Fuchs

…ilen

Norbert Fuchs

Mit Nährstoffen heilen

Eine Einführung in die komplexe Orthomolekulare Nährstoff-Therapie

3. überarbeitete und erweiterte Auflage

466 Seiten
96 Abbildungen
12 Tabellen

Ralf Reglin Verlag Köln

Bibliografische Information der Deutschen Bibliothek

Die Deutsche Bibiothek verzeichnet diese Publikation in der Deutschen Nationalbibiografie; detaillierte bibliografische Daten sind im Internet über http://dnb.ddb.de abrufbar.

Anschrift des Verfassers:

Norbert Fuchs
Moosham 29
A-5580 Unternberg

Wichtiger Hinweis: Alle in diesem Buch enthaltenen Angaben, Daten, Ergebnisse usw. wurden vom Autor nach bestem Wissen erstellt und von ihm und dem Verlag mit größter Sorgfalt überprüft. Gleichwohl sind Fehler nicht vollständig auszuschließen. Daher erfolgen die Angaben usw. ohne jegliche Verpflichtung oder Garantie des Verlages oder des Autors. Beide üben deshalb keinerlei Verantwortung oder Haftung für etwaige inhaltliche Unrichtigkeiten aus.

Abbildungen, Grafiken und Fotos, soweit im Text nicht anders vermerkt:
N. Fuchs, W. Papenroth, P. Linden

Satz und Layout: P. Linden u. R. Reglin

Endredaktion: F. Reglin

Druck: Druckerei Krieser & Reglin, Köln

Printed in Germany

Gesund sein bedeutet mehr als nur nicht krank zu sein. Die Statistiken über eine laufend steigende Lebenserwartung lassen häufig vergessen, dass gleichzeitig immer stärker wachsende Bevölkerungsteile an zivilisatorisch bedingten Erkrankungen leiden. Rheuma, Krebs, Herz/Kreislauferkrankungen, Hauterkrankungen, Allergien und immunologische Erkrankungen werden als Preis für die steigende Lebenserwartung hingenommen. Zu Unrecht, wie das Buch schlüssig aufzeigt.

Die medizinische Entwicklung hat in ihrem wissenschaftlichen Anspruch ein elementares Faktum übersehen, nämlich, dass die Materie Mensch aus Nährstoffen aufgebaut ist, und zwar ausschließlich. Nährstoffe bilden das komplexe und vernetzte Zahnräderwerk des „Uhrwerks" Mensch. Die Zahnräder werden durch die tägliche Nährstoff-Zufuhr ständig erneuert, vorausgesetzt, ihre Qualität und Menge entspricht den Bedürfnissen eines gesunden Organismus. Eine Mangelversorgung mit lebensnotwendigen Spurenstoffen hat auf Dauer ebenso fatale Folgen für die Gesundheit wie ein permanentes Zuviel an körperfremden Stoffen wie z.B. Rückständen aus Tieraufzuchtmitteln, die wir mit Billig-Milch oder Billig-Käse sozusagen „mitkonsumieren".

Es ist also der Stoffwechsel, präziser der Nährstoff-Wechsel, der darüber entscheidet, ob wir gesund oder krank werden, gesund oder krank bleiben. Wenn der Body-Builder seine Muskelmasse durch Proteine aufbauen kann, das junge Mädchen seine roten Blutkörperchen durch Eisensalze vermehren kann, warum sollen wir dann nicht auch z.B. den Herzmuskel, das Nervengewebe, die Leber, die Immunzelle und andere Organe und Systeme mit Nährstoffen gezielt „füttern" können?

Wir können.

Das Buch gibt einen fundierten Einblick in eine neue Ebene der Medizin. Ein Buch für kritische Interessierte, für Ärzte, Apotheker und Vertreter anderer Heilberufe.

Vorwort

Die Angst vor BSE und Creuzfeldt-Jakob löst Unbehagen aus. Die Menschen essen von nun an weniger Rindfleisch, dafür aber mehr Schweine- und Putenfleisch. Doch die Verdrängungs-Idylle währt nur kurz. Antibiotika und Hormone werden als gängige „Futtermittelzutat“ in der Schweinezucht entlarvt. Man verabreicht Hormone zur Beschleunigung des Wachstums und Antibiotika, um Infektionen in den Massen-Käfigen prophylaktisch einzudämmen. Andere Rückstände in Fleisch- und Milch-Produkten (z.B. Insektizide, Pestizide aus Getreideschrot) wurden bis jetzt noch nicht nachgewiesen. Nicht, weil Xenobiotika dieser Art nicht enthalten wären, sondern weil man noch nicht danach suchte. Unsere Motivation, Getreide-, Obst- und Gemüsefelder zu besprühen, Tiermehl, Antibiotika und Hormone an Pflanzenfresser zu verfüttern: Kostensenkung, Rationalisierung, Ertragsoptimierung, preiswertere Nahrungsmittel. Parallel dazu wird der Einsatz der Gentechnik in der Landwirtschaft vorangetrieben. Die Konsumenten werden laufend über die Unschädlichkeit und Sinnhaftigkeit gentechnologischer Verfahren „informiert“, um ihnen die Angst zu nehmen. Die Vorteile liegen auf der Hand: Kostensenkung, Rationalisierung, Ertragsoptimierung, preiswertere Nahrungsmittel.

Die Rechnung scheint allerdings nicht aufzugehen. Die Folgekosten für die Schadensbegrenzung (BSE- und Xenobiotika-Tests, Vernichtung von Fleisch-Überschüssen, Schließung von Produktionsbetrieben....) übersteigen bereits jetzt die vermeintlichen Einsparungen. Daneben wird auf politischer Ebene ernsthaft erwogen, Fleischüberschüsse zu verbrennen, um „den Markt zu stabilisieren“. Wir reden über Fleischproduktion, über Tomaten- und Butterberge und arbeiten permanent daran, noch rationeller und billiger zu „produzieren“. Kein Wort von Achtung vor 800 Millionen hungernden Kindern, von der Achtung vor der Schöpfung, vor Tier und Pflanze gar nicht zu reden.

Zurück zu den Kosten. Die billig (nicht zu verwechseln mit preiswert) produzierende Nahrungsmittel-Industrie hat - und darüber redet derzeit noch niemand - noch etwas produziert: Eine Vielzahl von Stoffwechselentgleisungen, die salopp unter der Bezeichnung „Zivilisationserkrankungen“ als unveränderbares Faktum hingenommen werden. Die jährlichen Kosten für ernährungsbedingte und -abhängige Krankheiten betragen mittlerweile in Deutschland etwa € 76,7 Milliarden, in Österreich mehr als € 7,3 Milliarden! Kosten für „Erkrankungen“ also, die durch Xenbiotika-Belastung oder Nährstoff-Mängel (oder durch beide Faktoren) verursacht werden. Und kein EU- oder Regional-Politiker (wo bleiben die Grünen?) steht auf, um auf diese Folgekosten hinzuweisen. Ist es Mangel an Mut oder einfach nur Unwissenheit? Verständlich, es klärt nicht unbedingt den Blick, wenn „Stoffwechselexperten“ staatlicher und universitärer

Institute immer noch akademisch die elementare Frage klären, ob der Vitamin B_2-Tagesbedarf eines Erwachsenen nun bei 1,3 oder 1,6 mg liegt. Oder wenn schlampig geplante (und ebenso schlampig interpretierte) Interventions- und Kohorten-Studien den Verdacht in die Welt setzen, Omega-6-Fettsäuren provozierten Brustkrebs. [248] Man hatte in Schweden 61.471 Frauen unter anderem nach ihrem täglichen Fettkonsum befragt und festgestellt, dass mit steigendem Konsum an „Omega-6-Fettsäuren" auch das Brustkrebs-Risiko steigt. Die Frauen hatten jedoch mehrheitlich nicht O-6-FS in naturbelassener Form (z.B. Distelöl) konsumiert, sondern Margarinen (!), die mit O-6-FS angereichert waren. Ein billiges Produkt also (mit nachgewiesener Maßen gesundheitsschädlichen Trans-Fettsäuren), das durch Zugabe von O-6-FS „aufgewertet" werden sollte. Und dann sind da noch die Ernährungspäpste, die nicht müde werden zu propagieren, der Bedarf an Mikronährstoffen werde bei ausgewogener Ernährung ohnehin gedeckt.

Richten wir nun den Blick von der Ernährungswissenschaft zur medizinischen Praxis. Dem Allergie-Patienten wird in der Regel empfohlen, sich vor den schädlichen Blüten- und Gräser-Pollen (also vor der Natur) zu schützen. Ein Blick auf die elementaren Gesetze der Biochemie und Physiologie könnte ein kausales diagnostisches Fenster öffnen: Vielleicht fehlen dem Patienten einfach nur hochungesättigte Fettsäuren und Antioxidantien? Hier liegt der Stoff, aus dem die Gesundheitskosten sind. Kosten für aufwendige Blutanalysen, für Sensibilitätstests, für zusätzliche Laborparameter, die zwar das klinische Krankheitsbild um ein weiteres Kriterium bestätigen, an der eigentlichen Ursache aber „vorbeidiagnostizieren".

BSE-Krise, Hormon-Skandale und überbordende Kosten im Gesundheitswesen haben aber auch positive Aspekte. Sie sensibilisieren den Menschen, ob als Konsument, Patient oder als Vertreter der Heilberufe. Immer mehr Ärzte, Apotheker, Ernährungswissenschafter erkennen das diagnostische und therapeutische Potential der Orthomolekularen Medizin. Immer häufiger wird mir von Vertretern dieser Berufsgruppen bestätigt, dass ihre Arbeit wieder mehr Sinn und Inhalt erhalten habe. Wie spannend und befriedigend es sei, ernährungsbedingte Stoffwechsel-Entgleisungen wieder mit Fachwissen, Intuition (auch das gehört dazu) und kausal - und somit nachhaltig - behandeln zu können. Nach dem Grundsatz „primum nil nocere", nach allen Regeln der Heilkunst. Durch Einsatz eines umfassenden medizinischen, pharmazeutischen und biochemischen Wissens. Tatsächlich, es spricht sich herum, dass die Orthomolekulare Medizin angewandte Biochemie ist und kein alternativer Hokuspokus.

Die Orthomolekulare Medizin aber ist letztlich nur die Brücke von der Medizin zur Ernährungswissenschaft und umgekehrt. Sie hilft dem erkrankten Organismus, den entgleisten Stoffwechsel rascher wieder ins Lot zu bringen. Sie ist keinesfalls Ersatz für gesunde und ausgewogene Ernährung. Der oberösterreichische Arzt Dr. Bronnenmayer knüpft seinen „Zivilisations-Patienten" wöchentlich einen Geldbetrag ab, den er an

Biobauern weitergibt. Die Patienten werden therapiebegleitend (unfreiwillig freiwillig) jede Woche mit einem gut sortierten und frischen Bio-Warenkorb beglückt.

Ein Test in einer deutschen Stadt ergab, dass Kinder mit Apfelduft nicht frische Äpfel sondern Haarshampoo assoziierten. Milch kommt nicht von der Kuh, sondern als aromatisiertes oder gefärbtes Joghurt oder als Milchreis aus den Lebensmittelregalen. Wir bezahlen für aufwendige analytische Tests, weil wir uns auf unsere Sensorik nicht mehr verlassen können oder wollen. Dabei macht gerade die Natürlichkeit den Unterschied zwischen Lebensmitteln und Nahrungsmitteln. Und man kann diese Natürlichkeit auch schmecken und riechen. Werner Lampert, der in Österreich bereits 1994 die erfolgreichste Bio-Marke Europas eingeführt hatte, meinte dazu in einem Interview: *„Bio-Produkte schmecken einfach besser. Mit den künstlichen Aromen geht alles kaputt, das Fühlen, das Riechen, das Schmecken. Das geht auch in den Köpfen und in den Herzen kaputt. Es ist ein verfluchtes Elend, wenn man auf Lebensmittel keinen Wert mehr legt."* Und mein Freund Hans Perner, ein Bauer aus meiner Heimatregion, erfüllte sich seinen Lebenstraum auf einfache Weise. Er betreibt biologischen Landbau und verkauft seine Produkte in seiner eigenen Gaststätte. Bei einem abendlichen Gespräch erzählte er mir: *„Ich kann aus dem Geschmack der Milch meiner Kühe erkennen, auf welcher Weide meine Kühe gegrast haben."*

Moosham, im März 2001

Allgemeiner Teil

Eine Einführung in die komplexe Orthomolekulare Nährstoff-Therapie

Einleitung

Dieses Buch wäre nicht geschrieben worden, gäbe es nicht mein Unbehagen aus zahllosen Gesprächen mit verzweifelten Menschen. Aus den Schilderungen der persönlichen Leidenswege dieser Menschen, hervorgerufen durch chronische und zum Teil lebensbedrohliche Krankheiten. Egal, ob diese Menschen an schmerzhaftem Rheuma litten, an psychisch belastenden Hauterkrankungen, an Herzerkrankungen, Krebs oder ob sie mit HIV infiziert waren – beinahe immer hatte ich den Eindruck (und im Nachhinein die Bestätigung), an der Therapie dieser Betroffenen fehle etwas Elementares.

Nun hat sich gerade die medizinische Forschung im Hinblick auf Diagnose und Therapie während der letzten Jahrzehnte enorm entwickelt. So unterscheidet der Gynäkologe heute zwischen Primärer und Sekundärer Osteoporose, differenziert erstere noch in die Postklimakterische, Idiopathische oder Senile Osteoporose, beurteilt die einzelnen Knochenerkrankungen dazu noch nach der Geschwindigkeit des Knochendichteverlustes und entscheidet erst nach exakter Diagnosestellung die entsprechende Therapie. Der Kardiologe behandelt seinen Infarktpatienten wahlweise mit Lipidsenkern, Antikoagulantien, Plättchenhemmern, Antiarrhythmika, Calciumantagonisten, Betablockern oder ACE-Hemmern, je nach erhobenem Ausgangsbefund. Kein Wunder, dass nicht nur der betroffene Patient, sondern auch die Ärzte selbst aus (berechtigtem) Respekt vor so viel Differenzierung und Fachwissen mit Diagnose und Therapie so vorsichtig umgehen wie nie zuvor.

Nun hat sich aber während der letzten Jahrzehnte eines nicht wesentlich geändert, nämlich der Mensch selbst. Wir sind nicht mutiert von der einfachen, mechanischen Rechenmaschine zum Computerchip, sondern sind geblieben, was wir immer waren:

ein vielzelliges, biologisches Wesen, bestehend aus all jenen Elementen, die wir aus der Umwelt aufnehmen und an sie laufend abgeben. Aus der Umwelt ?

In der Tat haben sich unsere Umwelt- und Ernährungsbedingungen während der letzten Jahrzehnte stärker geändert als in Jahrhunderten zuvor. Schätzungsweise 100.000 verschiedene Umweltchemikalien aus Industrieemissionen, Trinkwasser, Lebensmitteln, Kleidungsimprägnierungen, Wohnungsanstrichen und -isolierungen, Klebern, Pestiziden, Reinigungsmitteln und anderen Quellen belasten unseren Organismus, ohne dass wir uns diesen Einflüssen gänzlich entziehen könnten. Auf der anderen Seite werden unsere Lebensmittel industriell zu biologisch wertlosen Nahrungsmitteln „veredelt". Vor dem Hintergrund dieser Lebens- und Ernährungsbedingungen ist also der heutige Mensch nicht mehr das, was er vor 30, 40 Jahren war. Die Materie Mensch ist heute (durch die Umwelt) belastet wie nie zuvor und verliert (durch Nährstoff-Mängel) zugleich an Substanz, an Qualität und an Widerstandskraft. Die Zahl der Neurodermitis-Kinder steigt, die Krebs- und Herzinfarkt-Patienten werden immer jünger – dies aber nicht wegen der heute so hoch entwickelten Diagnostik.

Was ist nun das Elementare in der Therapie vieler Erkrankungen, das den heutigen modernen und differenzierten Therapiekonzepten fehlt? Es ist die Miteinbeziehung eines biologischen Grundgesetzes. Es ist die Beachtung der Tatsache, dass wir Menschen als biologisch offene Systeme ausschließlich aus jenen Molekülen bestehen, die wir aus unserer Umwelt aufnehmen. Jeder Bissen, den wir essen, jeder Schluck, den wir trinken, jeder Atemzug, den wir inhalieren, wird in unseren Organismus eingebaut, zu Körpersubstanz verstoffwechselt und nach erfolgter Abnutzung wieder ausgeschieden. Was in der Bau- oder Autoindustrie selbstverständlich ist, nämlich das Faktum, dass die Qualität der Werkzeuge und des Baumaterials die Qualität eines Gebäudes oder Fahrzeuges bestimmen, wird an uns selbst ignoriert. Als wären wir Menschen Wesen aus Kunststoff, wird unsere Körperlichkeit als unveränderlicher Endzustand hingenommen. Dabei haben wir im Gegensatz zu Häusern und Autos sogar noch das Privileg, „biologisch offene Systeme" zu sein. Dies bedeutet, dass wir uns Zeit unseres Lebens durch den Raum bewegen und ständig erneuern. Durch das, was wir essen, trinken und atmen. Dies bedeutet, dass wir unseren Umwelt- und Ernährungsbedingungen nicht ausgeliefert sind, sondern jede einzelne Zelle, jedes Organ unseres Körpers mit Nährstoffen gezielt „füttern" und stärken können. Dies bedeutet also, dass wir mit Nährstoffen auch gesund werden und gesund bleiben können.

In unserer mehr als zehnjährigen Forschungsarbeit hatten wir tausende Publikationen und unzählige Bücher zum Thema „Ernährung und Gesundheit" aufzuarbeiten. Es war eine mühsame, aber auch erfüllende Arbeit. Waren Nährstoffe für uns anfangs Proteine, Fette, Kohlenhydrate, Vitamine, Mineralstoffe und Spurenelemente, so entdeckten wir im Laufe unserer Arbeit, dass der Begriff „Nährstoffe" viel weiter zu fassen ist.

Wir beobachteten Pflanzen, vor allem Getreidepflanzen, in ihrem Stoffwechsel während des Wachstums. Zu unserer Überraschung stellten wir fest, wie sehr sich die

Zellen von Getreidekörnern und Menschen ähneln, nicht nur in ihrem Aufbau, sondern auch in ihrem zellulären Stoffwechsel. Die Zelle des Getreidekorns erhöht in Phasen der Zellneubildung ihre Produktion an Vitaminen, essentiellen Fettsäuren, Antioxidantien und anderen Nährstoffen um ein Vielfaches, damit die Zellenzyme ihren Aufgaben zur Neubildung von Zellmaterial nachkommen können. Auch der Mensch benötigt diese Nährstoffe vermehrt in Perioden der Krankheit, des Wachstums, im Alter, unter Stress oder unter vermehrter körperlicher Belastung. So entwikkelten wir auf Basis dieser Erkenntnisse ein biologisches Verfahren, Getreidefrüchte zu vermehrter Produktion natürlicher Nährstoff-Komplexe anzuregen. Wir brachten diese Nährstoff-Komplexe erfolgreich an (immunologisch) erkrankten Personen zur Anwendung. Daraus entwickelte sich das Prinzip der Panmolekularen Nährstoff-Therapie, einer komplexen Orthomolekularen Basis-Therapie mit Nährstoffen, die aufgrund ihrer natürlichen Gewinnung alle (griech. Pan) Moleküle von Nährstoffen enthält. An der Entwicklung dieses weltweit einzigartigen Nährstoff-Konzeptes war ein kritisches und gewissenhaftes Forscherteam beteiligt, dem ich an dieser Stelle namentlich danken möchte: Rosemarie Frühwirth, Gertrude Markolin, Roswitha Macheiner, Ingrid Guth, Georgine Schicka, Anton Hlebaina, Josef Lintschinger, Norbert Zelch, Hans-Werner Pfaffenberger, Peter Kößler, Johann Moner, Wolfgang Sterhammer, Kamran Mirzakhani, Rosha Tammaa und Bodo Kuklinski. Gabi Wimmler und Erika Exenberger danke ich für die Geduld, Ausdauer und Toleranz bei der Erstellung des Buchmanuskriptes, Ute Philepeit, Andreas Wirrer und Peter Kößler für die konstruktive Hilfe an der Endfassung des Manuskriptes.

Felicitas und Ralf Reglin danke ich, dass sie es spontan ermöglicht haben, das Buch über den Reglin-Verlag herauszugeben.

Wertvolle Anregungen für unsere Forschungsarbeiten erhielt ich von den Ärzten Raimund Schiefer, Peter H. Lauda, Kurt Österreicher, Herbert Bronnenmayer, Meinrad Lindschinger, Walter Mokrusa, Kurt Widhalm und Jörg Birkmayer.

Ich würde mich freuen, könnte das Buch dazu beitragen, kranken Menschen neue Wege aufzuzeigen.

Für Ilse und Inge

Working Class Hero

As soon as you're born they make you feel small
By giving you no time instead of it all
Till the pain is so big you feel nothing at all
A working class hero is something to be
A working class hero is something to be

They hurt you at home and they hit you at school
They hate you if you're clever and they despise a fool
Till you're so fucking crazy you can't follow their rules
A working class hero is something to be
A working class hero is something to be

When they've tortured and scared you for twenty odd years
Then they expect you to pick a career
When you can't really function you're so full of fear
A working class hero is something to be
A working class hero is something to be

Keep you doped with religion and sex and T.V.
And you think you're so clever and classless and free
But you're still fucking peasants as far as I can see
A working class hero is something to be
A working class hero is something to be

There's room at the top they are telling you still
But first you must learn how to smile as you kill
If you want to be like the folks on the hill
A working class hero is something to be
A working class hero is something to be

If you want to be a hero well just follow me
If you want to be a hero well just follow me

John Lennon, 1970

Inhaltsverzeichnis

1

Höhere Lebenserwartung bedeutet nicht zugleich permanente Gesundheit

Fortschritte in der Medizin erzeugen mehr Kranke

Es ist Tatsache, dass die durchschnittliche Lebenserwartung während der letzten 100 Jahre von 37 Jahren auf etwa 75 Jahre angestiegen ist. Hygiene und medizinische Versorgung sind heute optimal, Infektionskrankheiten konnten eingedämmt werden, die Mütter- und Säuglingssterblichkeit wurden drastisch reduziert. Die Medaille hat aber auch eine Kehrseite. Die Steigerung der Lebenserwartung ist nämlich auch begleitet von einer dramatischen Zunahme an Herz/Kreislauf-Erkrankungen, Allergien, Lebererkrankungen, diabetischen Stoffwechselerkrankungen und bestimmten Krebsformen, also von einer steigenden Morbidität.[3] Wenn Ignaz Semmelweis mit der revolutionären Einführung steriler Hygiene in Geburtshilfe und Chirurgie das Kindbettfieber und die Säuglingssterblichkeit drastisch reduzierte, wenn Robert Koch, Paul Ehrlich und Alexander Fleming als Pioniere der antibiotischen Versorgung wichtige Grundsteine zur Eindämmung epidemischer Infektionen (die den Tod hunderttausender Menschen verursacht hatten) setzten, so hatte dies statistisch immense Auswirkungen auf die durchschnittliche Lebenserwartung. Heute jedoch stehen wir einer Reihe von Erkrankungen gegenüber, deren Ursachen über das unmittelbare Umfeld der Medizin hinausgehen.

Kein nach Objektivität strebender Mensch wird die Errungenschaften der modernen Medizin in Frage stellen. Hervorragende Leistungen auf den Gebieten der Schockbekämpfung, der Notfallmedizin, der Chirurgie, aber auch auf dem Feld der medizinischen Diagnostik werden heute als selbstverständlich hingenommen. Zugleich aber müssen wir uns eingestehen, dass die Multimorbidität trotz medizinischer Fortschritte weiter steigt, die therapeutischen Erfolge nur teilweise befriedigen und die Kosten im Gesundheitswesen explodieren. [1, 37, 38] Es sind vor allem die Behandlungskosten für ernährunsbedingte Erkrankungen, deren Anteil an den Gesamtkosten im Gesundheitswesen jährlich steigt. Mittlerweile betragen sie in den Industrieländern bereits ein Drittel des Gesundheitsbudgets. Im Vordergrund dieses Buches steht daher die Frage, ob konventionell-therapeutische Maßnahmen überhaupt in der Lage sind, ernährungs- und zivilisationsbedingte Erkrankungen wirksam zu behandeln.

Bevor wir diese Frage näher beleuchten, wollen wir die Begriffe von Gesundheit und Krankheit mit Hilfe eines „Lebensuhr-Modells" darstellen.

Laut WHO-Definition (1990) ist „Gesundheit ein Zustand vollständigen körperlichen, geistigen und sozialen Wohlergehens, nicht nur die Abwesenheit von Krankheit und Schwäche".

Man hat also versucht, sowohl physische und psychische als auch materielle Kriterien in die Betrachtung mit einzubeziehen, wobei die einzelnen Ebenen einander auch bedingen und beeinflussen.

Gesundheit als harmonische Schwingung

Wir alle kennen den gleichmäßigen, beruhigenden Schlag von Pendeluhren, ihren milden Takt, in dessen Anwesenheit man so gut Bücher lesen und so wertvolle Gespräche führen kann. Vielleicht lieben wir den gleichmäßigen Takt der Pendeluhr auch deshalb, weil er uns an den Herzschlag (an unseren eigenen und an den im Mutterleib) erinnert.

Der rhythmische, immerwährende Takt der Pendeluhr ist Symbol für Leben, für Schwingung im materiellen und immateriellen Sinn. Die Frage, wer die Lebensuhr jedes einzelnen von uns aufzieht, ist zugleich eine ewige und unbeantwortete Frage nach der Schöpfung und nach dem Wesen des Todes.

Übertragen auf das Symbol der Pendeluhr ist Gesundheit gleichbedeutend mit einer harmonischen und rhythmischen Bewegung des Pendels unter konstanter Schwingungsamplitude. Lassen wir die Frage unbeantwortet, ob uns die Schöpfung im Rahmen unserer Raum-Zeit-Beziehung eine Lebensdauer von 120 oder 150 Jahren gewähren

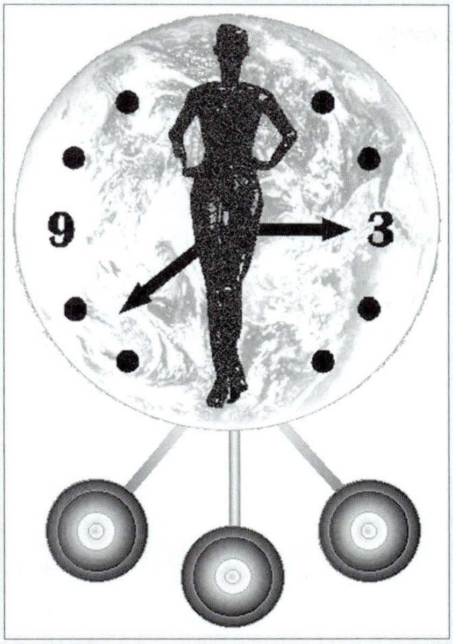

Abb. 1: Das Lebensuhr-Modell
Gesundheit bedeutet Harmonie und Gleichklang der Pendelschwingung

würde. Immer wäre der Zustand lebenslangen Wohlergehens gleichbedeutend mit dem unaufhörlichen, gleichmäßigen Pendeln unserer Lebensuhr, das erst mit Ablauf unseres körperlichen Daseins zum Stillstand käme.

Hartmut Heine, ehem. Vorstand des Anatomischen und Klinisch- morphologischen Institutes der Universität Witten-Herdecke beschreibt in seinem Lehrbuch der Biologischen Medizin [4] im Kapitel „Chronobiologie" sehr eindrucksvoll die Zusammenhänge verschiedener Lebensrhythmen und Schwingungen (Oszillationen) auf subatomarer, molekularer, organischer und kosmischer Ebene. So wie es die jährlich wiederkehrende Abfolge der Jahreszeiten gibt, den 4-wöchigen Rhythmus des Mondes, die Tages- und Nachtrhythmik, so gibt es ebenso eine rhythmische Abfolge in der Herztätigkeit, Atmung, Magen- und Darmperistaltik, einen zirkadianen Stoffwechsel-Rhythmus der Leber, ebenso wie eine Biooszillation im zwischen- und innerzellulären Bereich. Dabei gibt es auch Beziehungen der einzelnen Schwingungsebenen zueinander. Man denke nur an den 28-tägigen Menstruationszyklus, an die Sensibilität gewisser Menschen gegenüber dem Einfluss des Mondzyklus oder gegenüber erdmagnetischen Einflüssen. Oder man denke an die Tatsache, dass Herzinfarkte oder Angina pectoris-Anfälle am häufigsten während der Morgenstunden auftreten (da in den Morgenstunden der Kopplungsgrad zwischen Atmung, Herzschlag und arterieller Grundschwingung am geringsten ist).[4]

Auch ist bereits seit Hippokrates bekannt, dass Genesungsperioden nach Infekten, Operationen und Entzündungen eine zirkaseptane (also Siebentages-) Rhythmik aufweisen, was wiederum einem 4:1 Verhältnis zu den Mondphasen entspricht. So steht also der Mensch als offenes biologisches System in permanenter Wechselbeziehung zu seiner Umwelt.

Nun stehen wir zwar als sozusagen oszillierende biologische Wesen, Obertönen gleich, mit den kosmischen Grundschwingungen im Einklang, sind zugleich aber auch Störeinflüssen ausgesetzt, denen wir uns nicht entziehen können. Technische Entwicklungen auf dem Gebiet der Elektronik haben während der letzten 50 Jahre ein dichtes Netz von elektromagnetischen Feldern über unseren Planeten gezogen. Mit dem Schlagwort „Elektrosmog" wird heute eine Umweltbelastung völlig neuer Art bezeichnet. Elektromagnetische Störfelder sind in ihrer Gefährlichkeit noch nicht abzuschätzen, nicht nur, weil sie weder durch Geruch noch durch das Auge wahrnehmbar sind, sondern auch deshalb, weil Langzeituntersuchungen im Hinblick auf die Gesundheit noch nicht vorliegen. Auch die Entwicklungen und Auswüchse aus dem Bereich der Musik - und Musik war immer schon ein Spiegelbild des jeweiligen Zeitgeistes - geben sehr eindrucksvolle Beispiele für die Entkopplung von Psyche und Intellekt in unserem Kulturkreis während der letzten 200 Jahre ab. Bachs polyphone Musik, Mozarts gefällige Harmoniefolgen und selbst das noch spürbare Bedürfnis nach harmonischer Auflösung in Mahlers Musik wurden später abgelöst durch die atonale, intellektbetonte Zwölftonmusik und finden nun, am Ausgang des 20. Jahrhunderts, ihren Niederschlag in den synthetischen Klangbildern der Techno-Musik.

Betrachten wir diese Fakten, so müssen wir zur Kenntnis nehmen, dass es auch und vor allem die immateriellen Einflüsse sind, die unser Leben in entscheidendem Maße beeinflussen. Immaterielles aus unserer Umwelt führt zu materiellen Veränderungen in unserem Körper und umgekehrt. Sind es doch vor allem nichtmessbare und nichtwägbare Dimensionen, die unser Leben wirklich bestimmen. Denken wir nur an Liebe, Sympathie, Hass, Eifersucht und Neid. Hildegard von Bingen sprach bereits im 11. Jahrhundert von den „dunklen Säften", hervorgerufen durch Eigenschaften wie Geiz, Neid und Eifersucht.[10] Diese Grundgedanken zur „Säftelehre" wurden zur Mitte unseres Jahrhunderts gegen den Widerstand der etablierten Medizin von den Wiener Ärzten Eppinger, Pischinger, Bergsmann und Perger unter dem Arbeitstitel „Humoralpathologie" mutig und sensibel als Grundlagenforschung betrieben und erreichen heute unter Heine und Ohlenschläger Ebenen von noch nie erreichter wissenschaftlicher Tiefe.

Krankheit als Störung der harmonischen Schwingung

Wenn also Schwingung in ausgeglichener und rhythmischer Amplitude Gesundheit bedeutet, so muss Krankheit einer Störung dieser Rhythmik entsprechen. In der Tat erkranken wir, wenn unser Lebenspendel den Toleranzbereich der ihm von der Natur vorgegebenen Amplitude über einen mehr oder weniger langen Zeitraum nicht einhält. Dabei unterscheiden wir prinzipiell zwei Arten von Entgleisungen, nämlich das

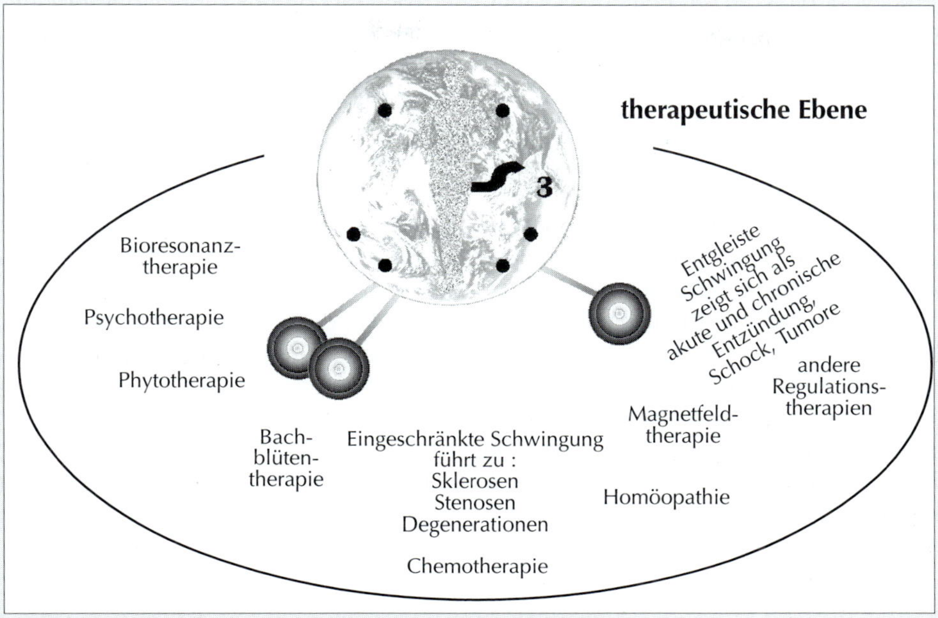

Abb. 2: Krankheit als Folge einer entgleisten Pendelschwingung
Überschiessende und eingeschränkte Pendelschwingungen als Ausdrucksformen zahlreicher Krankheitsbilder

Überschießen des Pendels über den vorgegebenen Amplitudenbereich (akute Entzündung, Schock, chronische Entzündung und Tumorwachstum) und die eingeschränkte Pendelbewegung (alle Erkrankungen mit eingeschränkter Stoffwechselleistung wie Stenosen, Sklerosen und degenerative Erkrankungen). Sowohl ein allzu heftiges Überschießen als auch eine eingeschränkte Schwingung unterhalb eines bestimmten Schwellenwertes führen dabei zum Tod.

Allen in der Abbildung 2 angeführten Therapiemethoden ist gemeinsam, dass sie regulierend in den Stoffwechsel (in die Pendelschwingung) eingreifen, wenngleich die einzelnen Therapien erhebliche Unterschiede in den Wirkungsarten und Wirkungsebenen aufweisen. Es sollte dem Patienten und dem Therapeuten vorbehalten bleiben, für welche Art der Therapie sie sich entscheiden. Abgesehen von den persönlichen Neigungen und Erfahrungen der Betroffenen entscheiden auch die Art, die Schwere und die Akutizität der Erkrankung, ob sich z.B. eine homöopathische, phytotherapeutische oder chemotherapeutische Behandlung besser zur Therapie eignet. So verschieden die einzelnen Therapieregimes sind, so ist ihnen allen gemeinsam, dass sie regulieren, also auf der Ebene des Pendels ansetzen. Es gereicht dem Gesundheitswesen und dem Patienten keineswegs zum Vorteil, dass die Vertreter verschiedener Therapieformen „ihre" Lieblingstherapie quasi als Ideologie betreiben, einander mit Teilerfolgen und Misserfolgen zu überzeugen und zu widerlegen versuchen. Abgesehen davon hen davon, dass die Qualitäten verschiedener Therapieregimes allein aufgrund unterschiedlicher Anwendungs- und Wirkungsebenen objektiv nur schwer gegeneinander abgrenzbar und beurteilbar sind, erfordert jede Therapiemethode für sich eine tiefe intellektuelle Auseinandersetzung und Erfahrung des Therapeuten.

Nun gibt es aber in allen Therapie-Methoden sogenannte therapierefraktäre Erkrankungen, also Erkrankungen, die auf die Therapie nicht ansprechen. Damit sind nicht Fehltherapien auf Grundlage von Fehldiagnosen gemeint, sondern Erkrankungen, die auf bestimmte Therapieformen (seien sie z.B. homöopathischer, phytotherapeutischer oder konservativer Natur) trotz scheinbar exakter Diagnose nicht ansprechen. Dazu müsste man auch einen Großteil jener Erkrankungen, die einer Dauermedikation bedürfen, als therapierefraktär bezeichnen, da sich diese Erkrankungen ja nur dem Daueinsatz der Medikation ergeben und bei Absetzen der Medikation wieder „aufflakkern". Warum ist es so, dass viele Erkrankungen auf herkömmliche Therapien nicht ansprechen oder nur mit Hilfe einer Dauermedikation beherrscht werden können? Dieses Phänomen liegt wohl in der Tatsache begründet, dass wir in der Beurteilung des erkrankten Menschen heute meist ein wichtiges System der Lebensuhr übersehen und ignorieren - nämlich das Uhrwerk.

2

Die Qualität der Hardware Mensch bestimmt die Qualität der Software Gesundheit

Die beste Software nützt nichts, wenn die Hardware Mängel aufweist

Wir haben bei der Betrachtung des Pendels das Uhrwerk vergessen. Wer ist das Uhrwerk? Wir sind das Uhrwerk. Wenn wir uns als materiell fassbare Individuen verstehen, die in der Lage sind, Schwingungen aufzunehmen und abzugeben, so müssen wir uns auch mit uns als Materie und mit der Qualität dieser Materie auseinandersetzen.

Sehen wir uns nun das Uhrwerk, die materielle Dimension des Menschen, genauer an. Das Uhrwerk einer Pendeluhr besteht aus verschieden großen Zahnrädern, die auf mehreren Ebenen ein fein abgestimmtes Räderwerk ergeben. Die Verletzung auch nur einer Zacke eines noch so kleinen Zahnrades hat zur Folge, dass das an das Uhrwerk gekoppelte Pendel seinen harmonischen Schwingungsrhythmus verliert.

Die unzähligen großen und kleinen Zahnräder des menschlichen Uhrwerks bestehen aus all jenen Nährstoffen, die wir täglich mit der Nahrung zuführen.

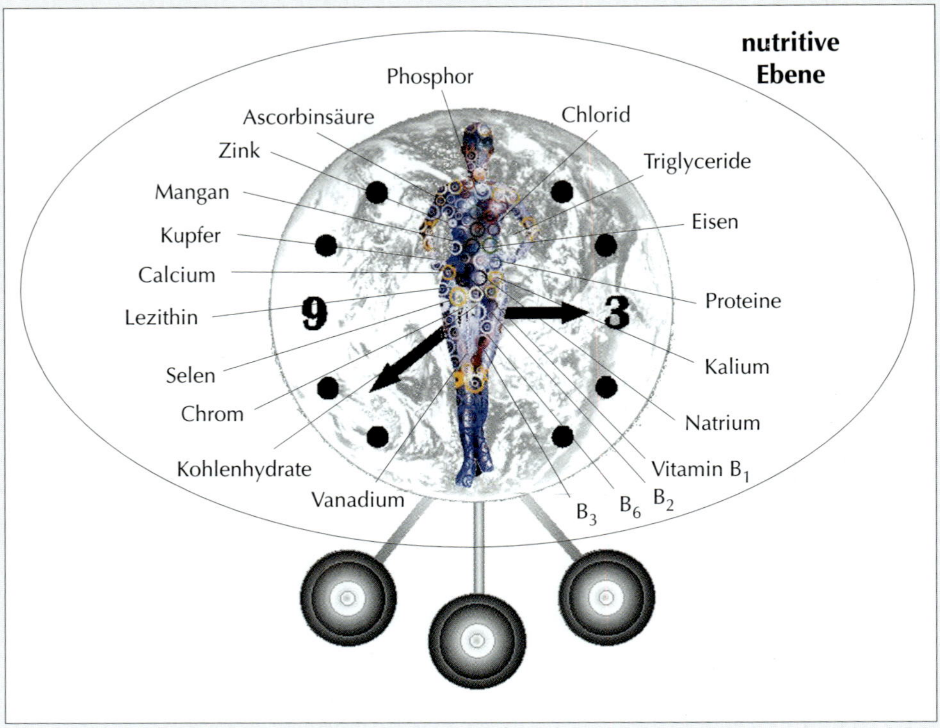

Abb. 3: Das Uhrwerk als materielle Grundlage energetischer Schwingungen
Die Zahnräder des Uhrwerkes „Mensch" sind durchweg aus Nährstoffen und deren Umwandlungsprodukten aufgebaut.

Die Zahnräder des menschlichen Uhrwerks sind heute zum Teil bereits bekannt. Sie heißen Glucose, Aminosäuren, Glycerin, Fettsäuren, Lecithin, Vitamin A, B_1, B_2, B_3, B_5, B_6, B_{12}, Pangamsäure, Calcium, Magnesium, Eisen, Kupfer, Selen, Chrom, Glutathion, Alpha-Liponsäure und Flavonoide, um nur einige zu nennen. Derzeit sind aus der Biochemie etwa 100 dieser biologischen Zahnräder identifiziert. Ab Seite 155 des Buches sind die Nährstoffe, die dem Aufbau und dem Funktionieren unseres Organismus dienen, im Einzelnen näher beschrieben.

Man teilt diese Nährstoffe ein nach der Fähigkeit des menschlichen Organismus, diese Biomoleküle aus eigenem Bestand herstellen zu können (= nichtessentiell), zum Teil selbst synthetisieren zu können (= semiessentiell) oder nach der Notwendigkeit, die Nährstoffe täglich über die Nahrung zuführen zu müssen (= essentiell). Man teilt sie aber auch ein nach ihrer biologischen Funktion (das Wort Vitamine stammt aus den beiden Begriffen „Vita" für Leben und „Amine" für stickstoffhaltige Verbindungen), nach ihrer chemischen Natur (z.B. Mineralstoffe) oder nach ihrem Tagesbedarf (z.B. Spurenelemente).

Die biologische Hardware ist ein komplexes System

Diese Einteilungen der Nährstoffe - nach welchen Kriterien auch immer - befriedigt zwar unser Bedürfnis, alles, was uns umgibt, messen und quantifizieren zu können, birgt aber auch eine große Gefahr in sich, nämlich jener, unsere lebenserhaltenden Nährstoffe reduktionistisch als isolierte chemische Substanzen zu betrachten. Die tabellarische Aufzählung von Eiweiß, Fett, Kohlenhydraten, Aminosäuren, Vitaminen, Mineralstoffen und Spurenelementen usw. und die Angaben ihrer Tagesbedarfszahlen erwecken in uns den falschen Eindruck, die isolierte Zufuhr dieser Nährstoffe würde ausreichen, unser Leben und unsere Gesundheit erhalten zu können.

Nun liegt aber z.B. Vitamin C in einem reifen Apfel nicht isoliert als reine Ascorbinsäure vor, sondern der Apfel enthält lückenlos auch sämtliche biologischen Vorstufen der Ascorbinsäure, die während der Reifung der Frucht zum Aufbau des Vitamin C geführt haben. Natürliches Vitamin C entsteht in reifen Früchten aus dem Zucker Glucose, der von der Pflanze aus den Ausgangsstoffen CO_2, Wasser und Sonnenlicht durch Assimilation gebildet wurde (Primärstoffwechsel der Pflanze). Mit Hilfe pflanzlicher Enzyme und unter dem Einfluss des Sonnenlichtes wird die Glucose dann schrittweise über die Zwischenstufen UDP-Glucuronsäure und L-Gulonsäure zum Vitamin C aufgebaut (Sekundärstoffwechsel der Pflanze). [45] Sinngemäß ähnlich verhält es sich mit allen anderen Vitaminen und bioaktiven Nährstoffen in pflanzlichen, vollwertigen Lebensmitteln. Damit ergibt sich ein wesentlicher Unterschied zwischen natürlichen und synthetischen Nährstoffen.

Obwohl, isoliert betrachtet, synthetische und natürliche Nährstoffe chemisch identisch sind, liegen die natürlichen Nährstoffe im natürlichen Umfeld ihrer unzähligen biologischen Metaboliten vor, was die Verträglichkeit und Verwertbarkeit dieser Nährstoffe für den menschlichen Organismus zum Teil ganz wesentlich beeinflusst. [7, 46-48]

Es sind also nicht nur die Nährstoffe selbst, die darüber entscheiden, wie sie nach der Aufnahme in den menschlichen Körper verarbeitet werden, sondern auch das Umfeld, in dem diese vorliegen. Mehr noch, wir wissen heute zum Teil noch gar nicht, ob die von der Ernährungswissenschaft als Nährstoffe definierten „Wirkstoffe" für sich isoliert gesehen auch wirklich die „biologischen Hauptnährstoffe" darstellen oder ob es nicht Nährstoffkomplexe sind, die erst in ihrer Komplexität die volle biologische Wirksamkeit im menschlichen Körper entfalten. [49, 50] So liegt z.B. Vitamin E in der Natur - im Gegensatz zu synthetischem D, L-Alpha-Tocopherol - immer komplex in acht verschiedenen Verbindungen vor und der Nährstoff Beta-Carotin, der heute als antioxidativer Nährstoff und pflanzliche Vitamin-A-Vorstufe bekannt ist, ist nur ein Vertreter aus einer Gruppe von bisher 600 bekannten, in der Natur vorkommenden, Carotinoiden. Die von unseren essbaren Pflanzen aus CO_2, Wasser und Sonnenlicht assimilierten und mit gelösten Nitraten, Sulfaten und Phosphaten weiter verstoffwechselten organischen Nährstoffe liegen also immer in komplexer Form, in der natürlichen Umgebung unzähliger „sekundärer" Pflanzeninhaltsstoffe vor und niemals isoliert als „Ernährungswirkstoffe", wie uns die zahlreichen Nährstofftabellenwerke suggerieren.

Etwas anders verhält es sich mit den anorganischen Nährstoffen, mit den Mineralstoffen und Spurenelementen, also mit jenen Nährstoffen, die nach der Verbrennung von Lebensmitteln als Asche zurückbleiben würden. Diese mineralischen Nährstoffe können nämlich nicht von der Pflanze im Primär- und Sekundärstoffwechsel selbst gebildet werden, sondern müssen von dieser über die Wurzeln aus dem Boden als Nährstofflösung aufgenommen werden. Die Mineralstoff- und Spurenelementgehalte von essbaren Lebensmitteln sind damit ganz wesentlich von den Mineralstoffgehalten des Bodens, von der Löslichkeit dieser Mineralstoffe, vom pH-Wert des Bodens, von den Anbaubedingungen und nicht zuletzt auch von der Affinität der einzelnen Pflanzen zu unterschiedlichen Mineralstoffen und Spurenelementen abhängig. Bereits vor gut 50 Jahren stellte dazu Werner Kollath [6] fest: *„Alle Mineralstoffe sind natürlich, sofern die Elemente 1 - 92 enthalten sind und nicht die künstlichen radioaktiven Elemente wie Plutonium usw.. In der Natur kommen alle Elemente fast niemals rein vor, sondern in Verbindungen. Sie sind im Laufe der Erdgeschichte entstanden, viele durch Mitwirkung lebendiger Organismen in neue Gesteine umgesetzt worden, z.B. in den Kalkgebirgen, ferner in den Ablagerungen der Urmeere oder in Süßwasserseen. Diese werden immer wieder von Pflanzen, diese von Tieren in einen neuen Kreislauf gebracht, bleiben aber immer die gleiche chemische Substanz. Dieser Mineralkreislauf ist der eigentliche Stoffwechsel im Bereich des Lebendigen. Gewinnt man aus den meist stark verunreinigten - z.B. mit organischen Resten - Rohablagerungen die mehr oder weniger reinen Mineralien, so bleiben sie doch immer, was sie waren: natürlich. Unnatürliche Mineralien gibt es nicht. Man muss leider sagen, dass die Mineralien in der Ernährungsforschung bisher unterschätzt und wie ein Stiefkind behandelt worden sind. Und dabei sollten sie doch eigentlich die Basis allen Geschehens sein, wie in dem Werden des Lebendigen. Sie bilden die Voraussetzung, dass sich organische Substanz bilden kann. ..."*

Kollath sollte recht behalten. 1957 wurde die lebensnotwendige Bedeutung des Selens für den Menschen entdeckt, 1959 jene des Chroms, 1970 jene von Zinn, 1971 jene von Vanadium, 1972 jene von Silizium und 1975 sogar jene von Arsen [44] (!).

Eine wichtige neue Erkenntnis hat die Nährstoffwissenschaft aber auch im Zusammenhang mit den anorganischen Nährstoffen zutage gebracht: Mineralstoff ist nicht gleich Mineralstoff und Spurenelement ist nicht gleich Spurenelement, denn Mineralstoffe und Spurenelemente können in verschiedensten chemischen Verbindungen auftreten. Im Gestein, in der Erde und in Mineralwässern sind sie anorganisch, z.B. als Nitrate, Sulfate, Phosphate, Chloride gelöst. Erst nach Aufnahme in die Pflanzen werden sie im Rahmen des sekundären Pflanzenstoffwechsels an organische Bindungspartner gekoppelt. Sie liegen dann in pflanzlichen Lebensmitteln als Gluconate, Orotate, Lactate, Aspartate oder Chelate vor. Damit gilt bedingt auch für die mineralischen Nährstoffe, was für die organischen Nährstoffe gilt, nämlich dass das biologische Umfeld und die chemische Struktur des Bindungspartners in pflanzlichen Lebensmitteln wesentlich die Qualität, Verträglichkeit und Verwertbarkeit auch der mineralischen Nährstoffe bestimmt. [46 - 48]

Trotz gegenteiliger Behauptungen ergeben sich daher in der Beurteilung synthetischer und natürlicher Nährstoffe erhebliche Unterschiede. So liegen die organischen Nährstoffe, wie z.B. Vitamine, in der Pflanze immer im komplexen Umfeld ihrer biologischen Vorstufen vor. Anders als in chemischen Produktionslabors werden die Vitamine in der Pflanze unter dem energetischen Einfluss des Sonnenlichtes und unter Beteiligung stoffwechselaktivierender Pflanzenenzyme über zahlreiche einzelne Stoffwechselschritte gebildet.

Obwohl also synthetische und natürliche Vitamine chemisch identisch sind, fehlt den synthetischen Verbindungen das komplexe Umfeld ihrer Vorstufen. Daneben enthalten pflanzliche Vitamine auch zahlreiche weitere Begleitstoffe, wie z.B. Chlorophyll, Flavonoide, Lignane, Carotinoide, die für den Menschen als Sekundär-Nährstoffe bedeutend sein dürften.

Bei den Mineralstoffen und Spurenelementen wird häufig übersehen, dass diese Nährstoffe nicht in metallischer Form für den Menschen bedeutend sind. Sie werden nur dann verwertet, wenn sie als meist positiv geladene Ionen (z.B. Na^{+}, Ca^{2+}, Mg^{2+}, Zn^{2+}) an gegenteilig geladene Bindungspartner (z.B. Nitrat, Sulfat, Orotat, Chelat) gebunden vorliegen. Dabei spielen der Bindungspartner und das Nährstoff-Umfeld eine große Rolle für die Verträglichkeit, Verwertbarkeit und für die biologische Wirksamkeit. Nur selten wird in der Ernährungsforschung beachtet, dass nicht der Mineralstoff oder das Spurenelement allein über die biologische Qualität entscheidet, sondern die Art seiner Verbindung und die Chemie seines Bindungspartners.

Somit bleibt unser Modell eines Uhrwerkes in gewisser Weise unvollständig, da es nur jene Nährstoffe beinhalten kann, die heute in ihrer biologischen Bedeutung bekannt sind. Der eigentliche Anspruch des Pendeluhr-Modelles geht jedoch in eine andere Richtung, nämlich in jene, eine gezielte Nährstoff-Zufuhr bei ernährungsbedingten Erkrankungen aus dem Umfeld therapeutischer Maßnahmen aller Art herauszuheben. Der alte Spruch „Der Mensch ist, was er isst" hat damit neue Gültigkeit, wenn auch aus einem tieferen Erkenntnisstand heraus. Der Mensch in seiner materiellen Existenz ist in Summe aus jenen Nährstoffen aufgebaut, die er Tag für Tag in Form von flüssigen, festen und gasförmigen (auch der Atmungssauerstoff ist ein Nährstoff) Lebensmitteln zu sich nimmt. Nun gibt es im Uhrwerk Mensch große Zahnräder (Kohlenhydrate,

Proteine und Fette), mittelgroße (z.B. Calcium, Natrium, Kalium), kleine (wie z.B. Eisen, Zink oder Vitamin B_1) und winzige (z.B. Vitamin B_{12}, Jod, Chrom, Selen). Der Größenvergleich bezieht sich dabei nicht auf die Molekülgröße der Nährstoffe, sondern auf die täglich notwendigen Zufuhrmengen. Vermutlich gibt es auch Zahnräder von derartiger Winzigkeit, dass unsere heutigen Messmethoden noch nicht ausreichen, diese „Ultraspurenstoffe" in ihrer biologischen Bedeutung richtig einzuschätzen. Die erwähnte, noch junge, Entdeckungsgeschichte einiger Spurenelemente spricht für diese Annahme.

Die Hardware „Mensch" erneuert sich permanent

Im Gegensatz zu unserem Modell-Uhrwerk ist das menschliche einem ständigen materiellen Wandel unterworfen. Mit jeder Nährstoffzufuhr erneuern wir Teile der Zahnräder, bringen alte, verbrauchte Materialien zur Ausscheidung und sorgen damit für einen permanenten Stoffwechsel im Körper. Die Notwendigkeit der täglichen Nährstoffzufuhr ergibt sich aus der Notwendigkeit, die materielle Substanz unserer Zahnräder ständig zu erneuern (Stoffaufbau) und die Pendelschwingung unserer Lebensuhr aufrecht zu erhalten (Energiegewinnung durch Stoffabbau). Aus dem Wissen um die Zahnräderfunktion aller Nährstoffe geht somit klar hervor, dass die Zusammensetzung unserer Lebensmittel auch die Zusammensetzung und Qualität des Uhrwerkes Mensch bestimmt. Die Harmonie der Rhythmik unserer Pendelschwingung, also die Frage, wie wohl wir uns fühlen, wie gesund oder krank wir sind, hängt in entscheidendem Maße davon ab, wie gut die materielle Technik des Uhrwerkes ausgestattet ist, die dieses Pendel bewegt. Die regelmäßige, ausreichende und ausgewogene Zufuhr aller lebensnotwendigen Nährstoffe ist somit die Basis für die Wiederherstellung und für die Erhaltung unserer Gesundheit. Wie wichtig neben einer ausgewogenen und ausreichenden Nährstoff-Zufuhr die regelmäßige Versorgung mit Nährstoffen ist, zeigt ein Blick auf folgende Tabelle.

Tab. 1: Lebensdauer von Zellen in verschiedenen Organen des Menschen [11]

Organe	Durchschnittliche Lebensdauer in Tagen	Organe	Durchschnittliche Lebensdauer in Tagen
Magen (Pylorus)	1,8 - 1,9	Rote Blutkörperchen	120,0
Magen (Cardia)	9,1	Harnblase	64,0
Dünndarm	1,3 - 1,6		
Leber	10,0 - 20,0	Epidermis:	
Dickdarm	10,0	Lippen	14,7
Enddarm	6,2	Sohlen	19,1
After	4,3	Bauchhaut	19,4
Luftröhre	47,5	Ohr	34,5
Lunge (Alveolen)	8,1	Nervensystem	vermutlich Jahre/ Jahrzehnte
Weiße Blutkörperchen	1,0 - 3,0		

Einige unserer Körperzellen werden also überraschend schnell erneuert. Dies bedeutet zugleich, dass wir selbst die Qualität unserer Körperzellen bestimmen können. Wir selbst sind verantwortlich für die Ausstattung, für das Baumaterial unseres Körpers. Denn letztendlich sind es ausschließlich Nährstoffe und deren Umwandlungsprodukte, aus denen wir bestehen. Und die Qualität unserer Lebensschwingung hängt letztlich ab von der Qualität unseres Lebens-Uhrwerks. Um in der Sprache unserer Zeit zu sprechen: Die Qualität eines Computerprogrammes (die Harmonie der Pendelschwingung) ist gebunden an die Qualität und Ausstattung des Computers (an die Ausstattung des Zahnräderwerkes). Mit anderen Worten, das Maß der Leistungsfähigkeit einer Software ist direkt gekoppelt an die Ausstattung der Hardware. So simpel diese Erkenntnis ist, so wenig beachtet wird diese Tatsache von den Verantwortlichen im Gesundheitssystem, seien es Politiker, Pharmaindustrie oder Therapeuten. Es ist eine der Hauptursachen der finanziellen Misere unseres Gesundheitswesens, dass wir nicht in der Lage sind, zwischen Uhrwerk und Pendel, zwischen Hardware und Software sachlich zu unterscheiden und die Abhängigkeit beider Systeme voneinander zu erkennen. Wie wollen wir die explodierenden Ausgaben im Gesundheitsbereich in den Griff bekommen, wenn ständig in die Weiterentwicklung der Software investiert wird (mittlerweile wird alles Heil in der profitträchtigen Gentechnologie gesucht), während die Hardware (also die Materie Mensch) von Jahr zu Jahr immer mehr Risse, Brüche, Materialschäden und Mängel aufweist?

3

Arzneistoffe sind kein Ersatz für Nährstoffe - und umgekehrt

Wenn Nährstoffe auch heilen, so sind sie damit noch längst keine Arzneistoffe...

Es ist ein grundlegender Irrtum, Nährstoffe unter den gleichen Kriterien wie Arzneistoffe in ihrer Wirkung auf den Körper zu bewerten. Ist es aus Gründen der Arzneimittelsicherheit durchaus sinnvoll, körperfremde Pharmaka in bezug auf ihre Resorption, Verteilung, Kinetik, Verstoffwechselung und Ausscheidung (also pharmakologisch-toxikologisch) zu untersuchen, müssen solche „pharmakologische" Untersuchungen von Nährstoffen unter einem ganz anderen Aspekt gesehen werden. Werden Arzneistoffe nämlich ausschließlich zu therapeutischen (oder zu diagnostischen) Zwecken verabreicht, dient die gezielte Zufuhr von Nährstoffen dazu, Nährstoffmängel zu beheben. Ein Körper erkrankt niemals, weil er etwa einen Mangel an Arzneistoffen hätte, wogegen nährstoffbedingte Mangelerkrankungen (Zivilisationskrankheiten) gerade in jenen Ländern auftreten, in denen die Lebensmittelindustrie durch technologische Veränderungen die Qualität der Grundnahrungsmittel verändert.

In welch undifferenzierter Weise die Wissenschaft bislang die beiden gänzlich unterschiedlichen Begriffe Arzneistoffe und Nährstoffe behandelt, wird klar, wenn man die Definitionen der beiden Forschungsrichtungen „Pharmakologie" und „Physiologie" in bezug auf ihre Forschungsansprüche hinterfragt. So *„untersucht die Pharmakologie die*

Wechselwirkungen zwischen körperfremden Stoffen (Pharmaka) und Organismen (biologischen Systemen)" [24]. Dagegen *„ist die Physiologie die Wissenschaft von der Funktionsweise lebender Organismen. ... die Physiologie untersucht etwa die Prozesse, die den lebenden Körper im Austausch mit der Umgebung in seiner Identität erhalten und seine Reproduktion für folgende Generationen sichern, oder sie beschreibt die Aufnahme von Informationen aus der Umwelt und deren Umsetzung in geeignete Reaktionen, mit denen das Lebewesen auf die Umwelt zurückwirkt."* [51] Während also die Pharmakologie die Aufgabe hat, eine therapeutische und toxikologische Wirkung körperfremder Arzneistoffe auf den Körper zu untersuchen, ist es Aufgabe der Physiologie, die Wechselwirkungen zwischen Mensch und natürlicher Umwelt (also all dem, was wir essen, trinken, atmen und mit unseren Sinnen aufnehmen) aufzuklären. Wir müssen daher versuchen, klar abzugrenzen zwischen dem gezielten, zeitlich abgegrenzten, therapeutischen Einsatz von Arzneistoffen und der täglichen Zufuhr von Nährstoffen in ernährungsphysiologischen Mengen. Auch müssen wir den Umfang des Nährstoff-Begriffes, der sich üblicherweise auf Eiweiß, Fette, Kohlenhydrate, Vitamine, Mineralstoffe und Spurenelemente beschränkt, erweitern auf die Summe all jener Stoffe, die wir im Austausch mit unserer natürlichen Umwelt in uns aufnehmen und verstoffwechseln. Während die pharmazeutische Industrie bestrebt sein muss, aus Gründen der Arzneimittelsicherheit die pharmakologisch wirksamen Arzneistoffe möglichst rein und isoliert zu produzieren, enthalten natürliche Lebensmittel die Nährstoffe in komplexer, „unreiner" Zusammensetzung. Wir atmen nicht reinen Sauerstoff, sondern Luft, wir trinken nicht destilliertes Wasser, sondern elektrolythaltiges Quellwasser und wir essen nicht Eiweiß, Öle, Kohlenhydrate, Vitamine und Spurenelemente in isolierter Zubereitung, sondern Käse, Butter, Brot, Obst und Gemüse mit einer Fülle weiterer Nährstoffe wie Lignane, Pflanzenöstrogene, Protease-Inhibitoren, Phenolsäuren, Phytosterine, Ballaststoffe, Aromastoffe etc.

Nährstoffe in isolierter Form entfalten oft keine Wirkung

Während ein reiner, chemisch definierter Arzneimittel-Wirkstoff mit dem Ziel verordnet wird, ein bestimmtes Organ oder System im Körper zu blockieren oder zu stimulieren, verschwinden Nährstoffe sozusagen in der Anonymität des Stoffwechsels. Dementsprechend werden Arzneistoffe in bezug auf ihre Resorption, Verteilung im Körper, auf ihre Verstoffwechselung und Ausscheidung genau untersucht, um möglichst präzise Aussagen über die Dosis-Wirkungsbeziehung und über die Toxizität des pharmazeutischen Wirkstoffes zu erhalten. [24] Gänzlich anders verläuft die Verteilung und Verstoffwechselung von Nährstoffen wie Vitaminen, Mineralstoffen oder Spurenelementen im Körper. Es ist praktisch unmöglich, Nährstoffe, wie z.B. Magnesium oder Calcium, die für sich allein und als Bestandteil zahlreicher spezifischer Stoffwechselenzyme ihre biologische Wirkung entfalten, im Körper bis in den letzten Winkel zu verfolgen. Nährstoffe entfalten nämlich ihre biologische Wirkung im Körper immer im Zusammenspiel mit und in Abhängigkeit von anderen Nährstoffen. So wird z.B. Vitamin C in einem biologischen Nährstoff-Umfeld besser in die Körperzellen aufgenommen und langsamer „verheizt", als in isolierter Form. [64] Der Mineralstoff Calcium wird bei gleichzeitiger Zufuhr alkalischer Nährstoffe (Basenmischungen, Gemüsesäfte, Kartoffeln) besser in die Knochenzellen aufgenommen als isoliert zugeführtes Calcium. Die gegenseitige Abhängigkeit von Nährstoffen wird häufig auch in Diskussionen um die „Essentialität" dieser Nährstoffe übersehen. So ist der Körper zwar durchaus befähigt, das herzwirksame Coenzym Q_{10} selbst zu bilden, allerdings nur unter der Voraussetzung, dass ausreichende Mengen an den Nährstoffen L-Methionin, Vitamin B_{12}, Folsäure, Niacin, Pyridoxin und Pantothensäure vorhanden sind. Auch ist die endogene Synthese des fettsäureabbauenden Carnitins nur bei ausreichenden Beständen an L-Lysin, L-Methionin, Vitamin C, Eisen, Niacin und Vitamin B_6 optimal gewährleistet. [92, 93] Aus dieser Sicht ist daher die Frage, ob Coenzym Q_{10} oder Carnitin „essentielle" Nährstoffe sind oder nicht, höchstens von akademischem Interesse.

Versteckte Nährstoff-Mängel zeigen bereits dramatische Auswirkungen

Im Gegensatz zu Arzneistoffen verfügt der Körper im Falle von Nährstoffen außerdem meist über Speicherdepots, die er im Falle vorübergehender Mangelzufuhr kurzfristig beansprucht. So befinden sich 99 % des Gesamt-Calciumbestandes und etwa 50 % des Körper-Magnesiumbestandes in den Knochen, wobei der Körper aber stets bestrebt ist, die Blut- und Gewebespiegel an Calcium und Magnesium auf Kosten der Skelett-Reserven aufrecht zu erhalten. Nun ist z.B. Magnesium Bestandteil und Aktivator von mehr als 300 (!) spezifischen Zell- und Gewebeenzymen, deren Rolle für die Aufrechterhaltung lebensnotwendiger Stoffwechselfunktionen wichtiger ist als die Rolle des Magnesiums als Skelettbaustein. So können die Magnesium-Gehalte der Skelettspeicher im Laufe der Lebensjahrzehnte auf ein Viertel des ursprünglichen Wertes abnehmen, ohne dass dies an den Serum-Magnesiumgehalten nachweisbar wäre. Auch die zelluläre Magnesium-Versorgung im Blut (in den Erythrozyten) kann bereits mangelhaft sein, ohne dass sich dieses Defizit in einem erniedrigten Plasmaspiegel äußern würde. Bedenkt man, dass bereits eine 25%ige zelluläre Magnesiumunterversorgung zu einer Aktivitätseinschränkung magnesiumabhängiger Zellenzyme um 50 % führt, lassen sich die Folgen latenter, langdauernder Nährstoff-Mängel auf unsere Gesundheit erahnen. [137] Brubacher erstellte 1993 eine 7-Stufen-Graphik zur Klassifizierung von Vitaminmangel-Stadien, die sinngemäß auch für Mineralstoffe und Spurenelemente gilt [17]. Aus Abbildung 4 (nächste Seite) ist ersichtlich, dass während der Stadien 0 und 1 der Organismus bei Mangelzufuhr auf seine Körperspeicher zurückgreift. Diese kurzzeitigen Mängel, die sich aus der üblichen Abwechslung in unserer Ernährung ergeben (kein Mensch isst täglich Lebensmittel, die exakt seinem jeweiligen Nährstoffbedarf entsprechen), deckt der Körper durch kurzfristige Mobilisation seiner Speicherreserven, die bei abwechslungsreicher Ernährung während der folgenden Tage wieder aufgefüllt werden.

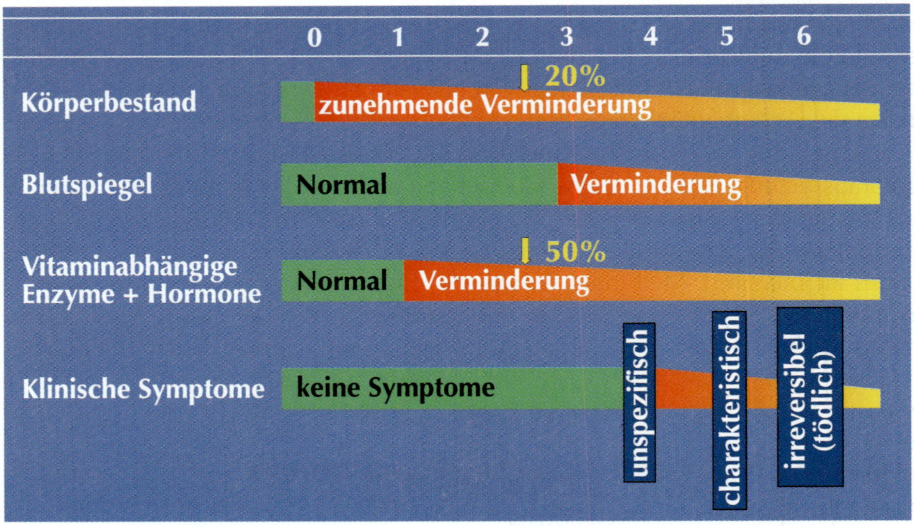

Abb. 4: Die Stufen des Vitaminmangels (nach Brubacher)

Stadium 1 - 3, also längerdauernde bzw. stärkere Mangelzufuhr an Mikronährstoffen, führt bereits zu einer Einschränkung zellulärer Enzymleistungen. Diese zeigen sich in Form eingeschränkter zellulärer Energiebildung, eingeschränkter Glucoseverwertung, verringerter Radikal- und Peroxid-Neutralisation, ohne dass sich diese gebremsten Stoffwechselaktivitäten im Blutbild oder als Krankheitssymptom äußern würden. Unsere Vitalität ist in diesem Stadium aber bereits eingeschränkt: Der Sportler ist in dieser Phase bereits nicht mehr in der Lage, seine persönliche Bestleistung zu erbringen, das Schulkind leidet unter Lern- und Konzentrationsschwächen, die Lehrerin „zeigt Nerven", der 50jährige hat Probleme mit seinem Blutzucker und die ältere Dame entwickelt erwartungsgemäß die postklimakterische Osteoporose. All diese als umwelt-, situations-, alters- oder gar genetisch-bedingt hingenommenen Stoffwechselschwächen haben eine simple gemeinsame Ursache, nämlich eine Mikronährstoffverarmung der Zelle.

Erst bei fortdauerndem Mangel (Stadien 3 - 4) treten unspezifische, aber bereits erkennbare Symptome und Abweichungen von den Blut-Normwerten auf, vorausgesetzt, entsprechende Kontrolluntersuchungen werden angestellt. In diesem Stadium treten die Krankheitssymptome so sehr in den Vordergrund, dass der Betroffene in der Regel den Arzt aufsucht. Nun hängt es von der Qualität der Anamnese und der Untersuchungen ab, ob die Erkrankung auch als nährstoffmangelbedingt erkannt wird.

Vermutlich wird häufig über ernährungsbedingte Erkrankungen medikamentös hinwegtherapiert, einfach deshalb, weil die Zusammenhänge zwischen Fehlernährung und Erkrankungen heute erst ansatzweise Eingang gefunden haben in die tägliche ärztliche Praxis.

Charakteristische klinische Symptome dagegen, wie in Stadium 5 angeführt, lassen sich zwar klinisch und labordiagnostisch exakt zuordnen, sind in den Industrieländern aber eher selten anzutreffen. Sie bedürfen der Zufuhr höherer, therapeutischer Nährstoff-Mengen unter ärztlicher Kontrolle. Werden auch diese Mängel nicht behoben, kommt es bei unbehandelten Personen zu irreversiblen Organ- und Funktionsschäden.

Besondere Bedeutung für den „Normalbürger" haben sicherlich die Stadien 1 bis 3 nach Brubacher. Praktisch alle Verzehrerhebungen und Ernährungsberichte öffentlicher Institutionen in den mitteleuropäischen Ländern stellen latente Nährstoff-Mängel an unterschiedlichen Personengruppen fest: An Schulkindern, erwachsenen Frauen und Männern, an Sportlern, Schwangeren und an älteren Personen. „Latent" bedeutet verborgen, also durch Blutspiegel-Analysen oder klinische Symptome nicht erkennbar. Diese scheinbar unbedeutenden Mängel (in Größenordnungen von 10 - 25 % im Vergleich zu optimalen Nährstoff-Körperbeständen) verursachen aber bereits drastische Stoffwechseleinschränkungen bis zu 50 %. Sie sind der Nährboden für unsere Zivilisationserkrankungen. In dieser Phase werden dann völlig harmlose Änderungen der Lebensumstände - z.B. ein Wachstumsschub des 13-Jährigen (Nährstoff-Mehrbedarf), die Geburt eines Kindes (erhöhter Bedarf für die Mutter), Krankheit und medikamentöse Therapien (Mehrbedarf), die entdeckte Liebe zum Leistungssport (erhöhter Verlust) oder der Umzug in eine neue Wohnung (Mehrbedarf durch Xenobiotika) - zum Auslöser von zum Teil schwerwiegenden Stoffwechselerkrankungen. Warum? Weil die/der Betroffene nun in das Stadium 4 „rutscht", so dass der Diabetes des Jugendlichen, die Allergie der jungen Mutter, das Zwölffingerdarmgeschwür des Mittvierzigers, die pektanginösen Herzbeschwerden des Freizeitsportlers oder die Fertilitätsprobleme des jungen Ehepaares klinisch zum Vorschein kommen.

Im Gegensatz zu den meisten Arzneistoffen sind Nährstoffe Bestandteil des biologischen Systems Mensch. Anders als Pharmaka wirken Nährstoffe nicht nach dem „Ja/Nein-Prinzip": Verminderungen des Körperbestandes schrauben in den ersten Mangelphasen die Stoffwechselleistungen der betroffenen Enzyme herunter. Erst gravierende Mängel führen dann zu Stoffwechselblockaden.

Diese wichtige Erkenntnis, dass nicht der manifeste, sondern bereits der latente Nährstoff-Mangel an akuten und chronischen Erkrankungen beteiligt sein kann, könnte ein wichtiges und großes diagnostisches und therapeutisches Fenster im ärztlichen Alltag schließen.

Die zusätzliche und gezielte Einnahme von Nährstoffen produziert also nicht nur teuren Urin, wie manchmal behauptet. Die Einnahme (sinnvoll ausgewählter) Nährstoff-Präparate dient dem Ziel, die Körperbestände wieder soweit aufzufüllen, dass die nährstoffabhängigen Enzyme und Hormone ihre 100%ige Leistung erbringen können. Um beim Beispiel Magnesium zu bleiben: Die Behebung eines 20%igen Magnesium-Mangels (ca. 5 g bzw. 200 mmol) würde bei üblicher Mischkost eine zusätzliche und tägliche Zufuhr von 300 mg Magnesium über einen Zeitraum von 100 Tagen benötigen. Der Umgang mit Nährstoffen erfordert also auch Geduld, Konsequenz und Ausdauer.

Wesentlich für die biologische Wirksamkeit von Nährstoffen ist auch der Versorgungszustand mit korrespondierenden Nährstoffen (Zahnrädern). Auch hier ein Beispiel aus der Magnesium-Forschung: Kalium-Defizite sind nur dann nachhaltig behebbar, wenn zugleich auch (latente) Magnesium-Mängel behoben werden. Jenes Bio-Molekül, das Kalium in unsere Körperzellen pumpt, ist in seiner Aktivität von Magnesium abhängig. Zelluläre Kalium-Defizite können somit bei gleichzeitig bestehenden Magnesium-Mängeln durch Kalium-Gaben alleine nicht behoben werden.

Tabelle 2 zeigt einige grundlegende Unterschiede zwischen Arzneistoffen und Nährstoffen auf:

Es ist ganz wesentlich, zwischen Arzneistoffen und Nährstoffen zu unterscheiden, ohne deshalb pauschal Arzneistoffe als schädlich und Nährstoffe als gesund zu klassifizieren. Es geht vielmehr darum, zu erkennen, dass die Einnahme von Medikamenten eine völlig andere Zielsetzung verfolgt als die Zufuhr von Nährstoffen.

Während Arzneistoffe dazu dienen, entgleiste Pendelschwingungen auf medikamentöser Ebene zu korrigieren, muss es das Ziel der Nährstoff-Zufuhr bleiben, das Zahnräderwerk der Uhr lückenlos mit frischem, unverbrauchtem Material zu versorgen. Unter diesen Voraussetzungen sollte es gelingen, den kranken Körper für Therapien aller Art besser zu konditionieren.

Die gezielte Zufuhr von Nährstoffen in ernährungsphysiologischen Mengen ist damit nicht Therapie von Erkrankungen, sondern Voraussetzung für den Erfolg nachfolgender oder begleitender therapeutischer Maßnahmen bei ernährungsbedingten Erkrankungen. Nährstoffzufuhr ist also nicht Ersatz therapeutischer Maßnahmen, sondern deren Erfolgsbasis. Therapeutische Maßnahmen bei ernährungsbedingten Erkrankungen ohne Korrektur der Ernährungsgewohnheiten und/oder ohne gezielte Nährstoff-Zufuhr jedoch gehen an der ursächlichen Behandlung vorbei.

Tab. 2: Die Unterschiede von Arzneistoffen und Nährstoffen

	Arzneistoffe	Nährstoffe
Wirkungsweise:	Pharmakologisch: Körperfremder Wirkstoff bindet an biologischen Rezeptor	Physiologisch: Körpereigener Nährstoff fügt sich in das biologische Stoffwechselgeschehen ein
Wirkungseintritt:	Meist spontan	Meist „schleichend" im Zeitraum von Tagen, Wochen oder Monaten
Wirkprinzip:	Meist durch Stimulierung oder Blockade entgleister Stoffwechselvorgänge	Meist durch Aktivierung zellulärer Enzymleistungen
Toxizität:	Grenzen zwischen therapeutischer und toxischer Dosis oft sehr eng	In ernährungsphysiologischer Menge unbedenklich
Wechselwirkung:	Wechselwirkung mit anderen Arzneistoffen und Nährstoffen sehr vielfältig	Wechselwirkungen mit anderen Nährstoffen in ernährungsphysiologischen Dosierungen sind erwünscht, da Nährstoffe in ihrem Stoffwechsel ineinander übergreifen
Nebenwirkungen:	Unterschiedlich je nach Arzneimitteltyp	In ernährungsphysiologischen Mengen nicht vorhanden
Gegenanzeigen:	Unterschiedlich je nach Arzneimitteltyp	Nur in besonderen Fällen (Nierenfunktionsstörungen, Nährstoff-Allergien, seltene Stoffwechselerkrankungen)
Daueranwendung:	Je nach Arzneimitteltyp sind Dauerschäden an anderen Organen möglich	Führt in ernährungsphysiologischen Mengen nicht zu Folgeschäden, da Nährstoffe vom Organismus „konsumiert" und ausgeschieden werden
Kontrollmaßnahmen:	Einnahme meist an Kontrolle durch Arzt oder Apotheker gebunden	Ärztliche Kontrolle nur bei Zufuhr hoher Dosierungen über längere Zeiträume notwendig

4

Die Illusion von der gesunden und abwechslungsreichen Ernährung

Erkannt, aber nicht realisiert

Betrachtet man die Verbraucherstatistiken im Wandel der letzten 50 Jahre, so stieg der jährliche Pro-Kopf-Verbrauch an Zucker von 2 kg auf 34 kg, an Fleisch von 37 kg auf 100 kg, an Obst von 51 kg auf 126 kg, an Gemüse von 50 kg auf 82 kg, während der Verbrauch an Kartoffeln von 186 kg auf 72 kg sank, jener an Getreide von 99 kg auf 74 kg, jener an Milch von 122 l auf 99 l.[1]

Diese auf den ersten Blick unauffälligen Zahlen bedeuten, dass wir heute etwa 45 % (d.h. beinahe die Hälfte) unseres Energieverbrauchs durch vorwiegend raffinierte, also praktisch mikronährstofffreie, Kohlenhydrate decken. Vereinfacht ausgedrückt decken wir beinahe die Hälfte unseres täglichen Nahrungsbedarfes durch Zucker (raffiniertes Mehl ist chemisch nichts anderes als polymerisierter, also chemisch verknüpfter Zucker). Unser täglicher Zuckerkonsum beträgt etwa 110 g (entsprechend ca. 15 % unserer täglichen Gesamtenergiezufuhr) in Form von Süßigkeiten, Zuckerbeigaben, Limonaden und Cola-Getränken. Der Anteil an Proteinen tierischer Herkunft beträgt etwa 65 % der gesamten Proteinzufuhr, jener an Fett etwa 36 % der Gesamtenergiezufuhr, jener an Alkohol etwa 5 % und jener an Energie tierischer Herkunft etwa 35 %. Obwohl wir die Möglichkeit hätten, uns aufgrund des vielfältigen Nahrungsmittelangebotes vernünftig und ausgeglichen zu ernähren, so tun wir dies offensichtlich nicht.

Insgesamt essen wir zu viel an wertlosen Kohlenhydraten, zu fettreich, zuviel an tierischen Nahrungsmitteln. Diese Fakten sind uns allen mehr oder weniger gut bekannt, da wir sie fast täglich über die verschiedenen Medien präsentiert bekommen. In der Regel assoziieren wir unsere ungesunden Ernährungsgewohnheiten mit der Tatsache, dass wir das eine oder andere Kilo Körpergewicht zuviel mit uns herumschleppen. Die Folgen dieser jahre- bzw. jahrzehntelangen Fehlernährung gehen jedoch viel tiefer. Täglich zuviel an leeren, wertlosen Kohlenhydraten, täglich zuviel an tierischem Protein, täglich zuviel an Nahrungsfett führt zwar auch zwangsläufig zu erhöhtem Körpergewicht, was aber eher ästhetische als gesundheitliche Fragen berührt. Die auf den ersten Blick nicht sichtbaren, aber gesundheitlich viel größeren Gefahren ergeben sich aus der Tatsache, dass wir unseren Körpern durch die energiereiche, aber nährstoffarme Ernährung täglich wichtige Nährstoffe vorenthalten; lebensnotwendige Nährstoffe, die für einen reibungslosen Ablauf in unserem Stoffwechselgeschehen unentbehrlich sind.

Die solcherart aufgebauten Nährstoffdefizite (Materialmängel und -schäden im Zahnräderwerk der Pendeluhr) bleiben meist über Jahre unbemerkt, da der Körper bei nicht allzu großen (latenten) Nährstoffmängeln in der Lage ist, Kompensations-Mechanismen [16] einzuschalten bzw. gewisse Stoffwechselleistungen „auf Sparflamme" zu fahren. Für den Arzt oder für uns selbst ersichtliche Erkrankungen treten dann erst oft nach 10, 20 oder gar 30 Jahren [17] auf, werden dann aber nur selten richtig als ernährungsbedingt diagnostiziert, sondern organ- oder funktionsbezogen medikamentös therapiert.

Jeder Dritte leidet an den Folgen von Nährstoff-Mängeln

Statistisch nachgewiesenermaßen [1, 37] leidet mindestens ein Drittel all jener Personen, die als Erkrankte unser Gesundheitssystem beanspruchen, an ernährungsbedingten Krankheiten: Bluthochdruck, Herz/Kreislauferkrankungen, Rheuma, Schädigungen des Immunsystems, Hauterkrankungen, Schädigungen des Bewegungsapparates, diabetische Stoffwechselerkrankungen und Störungen des Leberstoffwechsels, um nur einige zu nennen.

Ein interessantes Zahlenbeispiel wurde von Gerti Markolin, Mitarbeiterin unserer Forschungsgruppe, ausgearbeitet: Aufgrund der jährlichen Erhebungen der Nahrungsgewohnheiten des Durchschnittsösterreichers (Ernährungsbilanz 93/94, Statistisches Zentralamt, 2/4,1995) wurde der durchschnittliche Nährstoffgehalt eines Tagesmenüs aufaddiert und in Relation zu den Nährstoffempfehlungen der DGE von 1991 gesetzt.

Wie aus der Abbildung 5 ersichtlich, ist die Versorgung mit den Nährstoffen Vitamin A, B_6, Pantothensäure, Folsäure, B_1, Biotin, Calcium, Magnesium, Mangan, Kupfer, Chrom, Selen, Jod und Molybdän nur unzureichend gewährleistet. Vitaminverluste durch Kochprozesse und Mineralstoff-Verluste durch Auswaschen mit dem Kochwasser sind

Tägliche Mikronährstoffaufnahme eines Durchschnittsösterreichers (100% = DGE Empfehlung 1991)

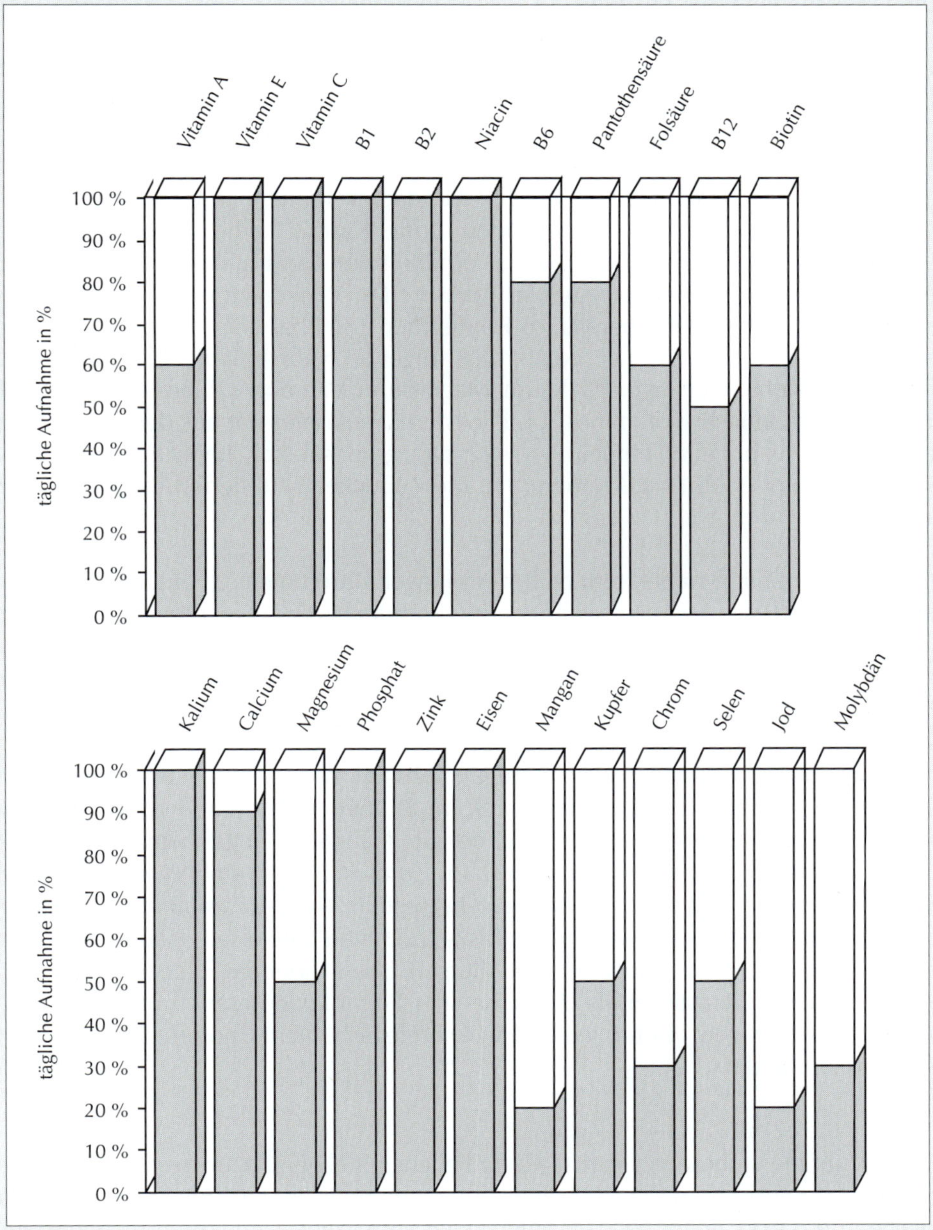

Abb. 5: Tägliche Mikronährstoff-Aufnahme bei durchschnittlichen Ernährungsgewohnheiten in Österreich

in dieser Tabelle nicht berücksichtigt. Es ist also davon auszugehen, dass die realen Nährstoff-Defizite größer ausfallen, als es die Tabelle aufzeigt.

Eine Untersuchung des Institutes für Ernährungsmedizin der Universität Wien unter I. Elmadfa (1994) konnte dieses theoretische Zahlenmodell in der Praxis bestätigen. [9] Vergleichende Blutuntersuchungen ergaben, dass Wiener Schulkinder Mängel an den Nährstoffen Vitamin D, B_6, Folsäure, Calcium, Zink, Jod und Eisen aufwiesen. 5 bis 10 % der Kinder waren untergewichtig, 10 bis 25 % der untersuchten Kinder übergewichtig. Wie bei allen Kindern der westlichen Industrienationen konnte durch Befragung eine besondere Vorliebe für Fast Food und zuckerhaltige Limonaden festgestellt werden. Überraschend war, dass jedes fünfte Kind (!) eine ungünstige Lipidzusammensetzung, also ein ungünstiges Verhältnis von Gesamt- zu HDL-Cholesterin, aufwies. Es ist ein besorgniserregendes Faktum, dass Risikofaktoren für Zivilisationserkrankungen mittlerweile bereits im Kindesalter festellbar sind. Dieselbe Untersuchung an Wiener Erwachsenen ergab, dass folgende Nährstoffaufnahmen unterhalb der DGE-Empfehlungen lagen: Calcium, Magnesium, Vitamin A, Vitamin D, Vitamin E, Vitamin B_1, Vitamin B_2, Vitamin B_6 und Folsäure. Auch hier trat aus den Erhebungen der Verzehrgewohnheiten eindeutig hervor, dass grundsätzlich zuviel an leeren, nährstoffarmen Kalorien (Brot aus raffiniertem Mehl, Zucker, Fett, tierisches Protein) konsumiert wird.

Diese latenten, nicht sichtbaren, Nährstoffmängel führen nicht zu akuten Erkrankungen und haben, wie bereits erwähnt, keine unmittelbaren Auswirkungen auf unsere Gesundheit. Die suboptimale Nährstoff-Versorgung spielt sich vielmehr auf biochemischer Ebene ab, indem jene Enzyme und Enzymsysteme, deren Bestandteile die jeweiligen ungenügend zugeführten Nährstoffe sind, ihre Aktivität reduzieren. Diese Aktivitätseinschränkung von Enzymen ist weder subjektiv spürbar noch für den Arzt erkennbar. Erst im Laufe von Jahren und Jahrzehnten, wenn sich die Nährstoffmängel aufaddieren, entsteht der spürbare Knick im Stoffwechselgeschehen. Je nachdem, welche Enzymsysteme und welche Organe vom Nährstoffmangel betroffen sind, treten Erkrankungen verschiedenster Natur auf. Zu diesem Zeitpunkt wird dann selten die Korrelation zu den Nährstoffmängeln hergestellt, da diese ernährungsbedingten Erkrankungen Vorlaufzeiten von Jahren bis Jahrzehnten aufweisen. Häufig wird dann der Einfachheit halber der Auslöser (ein Allergen, Stress) oder die Folge (erhöhtes Cholesterin, erhöhte Harnsäure) als „Ursache" der Erkrankung gesehen und behandelt, anstatt zu hinterfragen, warum jemand an Allergie, erhöhtem Cholesterin oder erhöhter Harnsäure leidet.

Ein Blick auf die Verbraucherstatistiken für Lebensmittel genügt, um festzustellen, dass wir uns nicht gesund und abwechslungsreich ernähren. Im Gegenteil, wir essen das Falsche und davon zuviel. Das oft zitierte Bild vom Mangel im Überfluss wird durch folgende Tabelle verdeutlicht:

Tab. 3: Mikronährstoff-Gehalte häufig konsumierter Nahrungsmittel [84]

Für Jugendliche/Erwachsene durchschnittlich empfohlene tägliche Mineralstoffzufuhr in mg (DGE 1991)		Mikronährstoffgehalt in 100 g raffiniertem Weißbrot (*) Angabe in mg	Zur Deckung des täglichen Mikronährstoff-Bedarfes notwendige Zufuhr-Menge	Mikronährstoffgehalt von 100 g Teigwaren (Spaghetti, Nudeln etc.)(*) in mg	Zur Deckung des täglichen Mikronährstoff-Bedarfes notwendige Zufuhr-Menge	Mikronährstoffgehalt von 100 ml Cola Getränken (*) Angabe in mg	Zur Deckung des täglichen Mikronährstoff-Bedarfes notwendige Zufuhr-Menge
Calcium	800-1200	58,0	2 kg	27,0	4,4 kg	4,0	30 l
Magnesium	300-100	24,0	1,6 kg	67,0	0,6 kg	1,0	40 l
Eisen	10-12	0,95	1,3 kg	1,6	0,75 kg	nicht enthalten	nicht möglich
Jod	0,18-0,2	0,006	3,3 kg	nicht enthalten	nicht möglich	nicht enthalten	nicht möglich
Zink	12-15	0,50	3 kg	nicht enthalten	nicht möglich	nicht enthalten	nicht möglich
Kupfer	1,5-3,0	0,33	1,4 kg	0,15	2 kg	0,03	10 l
Mangan	2,0-5,0	0,60	0,8 kg	0,73	0,70 kg	nicht enthalten	nicht möglich
Selen	0,02-0,1	0,028	0,4 kg	0,065	0,15 kg	nicht enthalten	nicht möglich
Chrom	0,05-0,2	0,037	5,4 kg	nicht enthalten	nicht möglich	nicht enthalten	nicht möglich
Molybdän	0,075-0,25	0,021	1,2 kg	0,049	0,5 kg	nicht enthalten	nicht möglich
Biotin	0,03-0,1	0,003	3,3 kg	0,001	10 kg	nicht enthalten	nicht möglich
Pantothensäure	6	0,69	0,9 kg	0,30	3 kg	nicht enthalten	nicht möglich
Vitamin A	0,8-1,0	nicht enthalten	nicht möglich	0,063	1,6 kg	nicht enthalten	nicht möglich
Vitamin D	0,005	nicht enthalten	nicht möglich	nicht enthalten	nicht möglich	nicht enthalten	nicht möglich
Vitamin E	12	nicht enthalten	nicht möglich	0,30	4 kg	nicht enthalten	nicht möglich
Vitamin K	0,06-0,07	nicht enthalten	nicht möglich	nicht enthalten	nicht möglich	nicht enthalten	nicht möglich
Thiamin	1,1-1,6	nicht enthalten	nicht möglich	nicht enthalten	nicht möglich	nicht enthalten	nicht möglich
Riboflavin	1,5-1,8	nicht enthalten	nicht möglich	nicht enthalten	nicht möglich	nicht enthalten	nicht möglich
Niacin	55-20	0,85	2,4 kg	1,90	1 kg	nicht enthalten	nicht möglich
Pyridoxol	1,6-2,1	nicht enthalten	nicht möglich	nicht enthalten	nicht möglich	nicht enthalten	nicht möglich
Folsäure	0,3	0,015	2,0 kg	0,011	2,8 kg	nicht enthalten	nicht möglich
Vitamin B_{12}	0,003	nicht enthalten	nicht möglich	nicht enthalten	nicht möglich	nicht enthalten	nicht möglich
Vitamin C	75	nicht enthalten	nicht möglich	nicht enthalten	nicht möglich	nicht enthalten	nicht möglich

Weißbrot, Nudelgerichte und Limonaden zählen, beispielhaft angeführt, durchaus zu jenen Nahrungsmitteln, die auf unserem täglichen Speisenplan stehen und dazu noch erhebliche Anteile unseres täglichen Kalorienbedarfs decken. Man könnte diese Tabelle noch erweitern um Grundnahrungsmittel wie Reis, Pommes frites und diverse Wurstsorten. All diesen Nahrungsmitteln ist gemeinsam, dass sie gerade jene Mikronährstoffe nicht oder nur unzureichend enthalten, die für ihre optimale Verwertung nötig wären. Es ist nicht verwunderlich, dass die Zahl der Diabetiker von Jahr zu Jahr zunimmt, wenn der Kohlenhydratbedarf durch Weißmehl, Spaghetti und polierten Reis gedeckt wird. Keine der genannten Kohlenhydrat-Quellen jedoch enthält relevante Mengen an Magnesium, Chrom, Zink, Mangan und Vitaminen des B-Komplexes, also an jenen Nährstoffen, die gerade für den Abbau von Kohlenhydraten und Zucker unabdingbar sind. Wider besseren Wissens aber werden Diabetiker darauf geschult, penibel auf Broteinheiten und den Kalorien-Gehalt ihrer Nahrungsmittel zu achten. Die Nährstoffdichte, also der Gehalt an Mikronährstoffen, tritt dagegen in diesen Empfehlungen meist in den Hintergrund oder wird völlig ignoriert. Keines der Nahrungsmittel ist geeignet, die für Herz und Kreislauf lebensnotwendigen Mikronährstoffe Kalium, Magnesium, Eisen, Kupfer, Selen, Vitamin K und B-Vitamine in ernährungsphysiologisch relevanten Mengen zuzuführen. Und keines der angeführten Nahrungsmittel enthält ausreichende Mengen an antioxidativen Nährstoffen wie Beta-Carotin, Selen, Kupfer, Zink, Mangan oder Vitamin D. Diabetes, Störungen des Herz/Kreislauf-Systems, Immunerkrankungen, Allergien, Rheuma und Krebs stehen also durchaus in ursächlichem Zusammenhang mit der geringen Nährstoffdichte jener Grundnahrungsmittel, die einen Großteil unseres täglichen Kalorienbedarfs decken.

Der „Brennwert" unserer Nahrung beschreibt nicht deren gesundheitlichen Wert

All diese Untersuchungen und Tabellen zeigen, dass sich die lebensmittelverarbeitende Industrie sehr einseitig entwickelt hat. Unser heutiges Nahrungsmittelangebot besteht überwiegend aus den Makronährstoffen Eiweiß, Fett und Kohlenhydraten und wird durch das Aufrechnen von Kalorien bzw. Joule qualifiziert. Der Energiegehalt unserer Nahrung ist aber nur eine Qualitäts-Kenngröße, beschreibt jedoch in keiner Weise den biologischen Wert. Man kann zwar ein Stück Zucker und einen Löffel Weißmehl verbrennen wie ein Stück Holz und daraus seinen Kalorienwert errechnen, erhält damit aber nur den theoretischen Brennwert. Bei der Verbrennung von Zucker, Weißmehl, Protein und Fett im Körper jedoch handelt es sich um biologische Oxidation, also um Verbrennung bei Körpertemperatur ohne Feuereinwirkung. Die biologische Oxidation läuft nur deshalb bei diesen niedrigen Temperaturen ab, weil Bio-Katalysatoren, also biologische Enzyme, diese Oxidationsprozesse vermitteln und steuern. Diese Enzyme bestehen zum größten Teil aus Vitaminen, Mineralstoffen, Spurenelementen sowie aus sekundären Nährstoffen oder benötigen diese als Stimulatoren und Coenzyme. Füttern wir das Uhrwerk Mensch vorwiegend mit den isolierten Bau- und Brennstoffen Eiweiß, Fett und Kohlenhydraten, ohne für die ausreichende Zufuhr von

Zellaktivatoren zu sorgen, so bleibt die biologische Ausbeute hinter den theoretischen Erwartungen zurück. Die biologische Oxidation (Nährstoff-Verbrennung) läuft ungenügend ab, die Schlackenbildung nimmt zu, es entsteht ein Übermaß an sauren Stoffwechselprodukten, Oxidations-Zündfunken (Radikale, Peroxide) werden enzymatisch unzureichend abgefangen und zerstören körpereigenes biologisches Material.

Eine verminderte Zufuhr an Mikronährstoffen führt also zu einer eingeschränkten Energieausbeute (Oxidation), ebenso zu einer eingeschränkten Aufbauleistung aus zugeführten Nährstoffen (Reduktion), wobei diese Einschränkungen in ihrem Ausmaß mit dem Ausmaß der eingeschränkten Mikronährstoff-Zufuhr korrelieren.

Die Realität unserer „gesunden" Ernährung ist geprägt durch ein tägliches Übermaß an leeren Proteinen, leeren Fetten und leeren Kohlenhydraten. Der Gehalt an jenen Nährstoffen, die wir nur in geringen Mengen (Mikronährstoffe), aber ebenso lebensnotwendig benötigen, wird durch lebensmitteltechnologische Einflüsse drastisch reduziert. Unsere Nahrungsmittel verlieren von Jahrzehnt zu Jahrzehnt mehr an Nährstoffdichte und an biologischer Qualität.

5

Warum die Irrtümer der konservativen Ernährungslehre so lange unerkannt blieben

Raffinierte Nahrungsmittel waren ein Privileg der Reichen

Es geschah 1873 auf der Weltausstellung in Paris. Der ungarische adelige Großgrundbesitzer Stefan Szechenyi stellte das erste Modell einer dampfbetriebenen Walzenmühle vor. Dieses Gerät war in der Lage, Kleie und Keim des Getreidekorns im großindustriellen Stil vom Feinmehl abzutrennen. [5] Damit begann die großtechnische Produktion von raffinierten Feinmehlen nahezu gleichzeitig in Europa und in den USA. Weiße Mehle und alle Erzeugnisse daraus galten von da an gleichsam als Zeichen des sozialen Wohlstands, der feinen Lebensart und des Fortschritts. Man muss sich vor Augen halten, dass in dieser Zeit des industriellen Aufschwungs die Lebensbedingungen in vielen Bereichen in geradezu revolutionärem Ausmaß geändert und größtenteils auch verbessert worden waren. Wie sollte man es da einer Industrie verübeln, auch im Bereich der Nahrungsmittelaufbereitung technische Errungenschaften dankbar und gewinnbringend umzusetzen; noch dazu, wo durch die Bearbeitung von Getreide eine Mehlqualität produziert wurde, die geschmacksneutral war, nahezu keimfrei (ungeschältes Getreide ist häufig mit Schimmel und anderen Keimen behaftet), bessere Rieselfähigkeit (Abfüllbarkeit) aufwies und vor allem nahezu unbegrenzt haltbar war? Mit Mehlen dieser Art konnte man außerdem uneinholbare Wettbewerbsvorteile auf dem Markt erzielen. So wurde das grobe und graue Getreidemehl quasi über Nacht durch weißes, feines Mehl vom Küchentisch verdrängt und ein weiteres Kapitel der technischen Revolution mit Stolz abgeschlossen. Alle waren zufrieden: Die Industrie hatte ein profitables Produktionsverfahren erfolgreich umgesetzt. Selbst der bei der Mehlproduktion entstandene Kleieabfall konnte gewinnbringend als „unentbehrliches Aufzuchtfutter für das Nutzvieh" abgesetzt werden. Und nicht zuletzt der Verbraucher sah im weißen Feinmehl nur Vorteile. Begleitend gab es (wie zu jeder Zeit) Wissenschaftler und Meinungsbildner, die einseitig und euphorisch die Vorzüge dieser lebensmitteltechnologischen Bearbeitung vor Fach- und Laienpublikum priesen.

Parallel zu dieser Entwicklung konnte auch die pharmazeutische Industrie ihre bahnbrechenden Fortschritte verzeichnen: Mit der Acetylsalicylsäure (Aspirin) trat ein schmerz- und fiebersenkendes Medikament seinen Siegeszug um die Welt an, Domagk entwickelte das erste Sulfonamid mit starker Wirksamkeit gegen infektiöse Mikroben, Alexander Fleming entdeckte die antibiotische Wirksamkeit des Penizillins, eifrig wurden Wirksubstanzen aus Pflanzenextrakten isoliert und identifiziert, die ihrerseits zu tausenden Präparaten mit unterschiedlichsten Wirkungs- und Anwendungsspektren aufgearbeitet wurden. Hochwirksame Pharmaka wurden entwickelt, in ihrer Wirkung auf den Menschen mit äußerster Präzision und Sorgfalt überprüft, jeder Schritt ihrer Verstoffwechselung im Körper verfolgt.

Der industrielle Fortschritt zeigt auch „Nebenwirkungen"

Im gleichen Zeitraum traten vermehrt Erkrankungen auf, die früher in ihrer Häufigkeit unbedeutend gewesen waren. Man gab diesen Krankheiten den Namen „Zivilisationserkrankungen", da man zwar einen Zusammenhang mit den verbesserten und zivilisierteren Lebensbedingungen sah, sich aber nicht einigen konnte über die exakte Zuordnung der Ursachen für diese Erkrankungen. Außerdem war es der pharmazeutisch-medizinischen Wissenschaft immer wieder gelungen - meist einen Schritt hinterher, aber immerhin - in den Forschungslabors Pharmaka gegen diese Erkrankungen zu entwickeln. Solange die Kosten für die Behandlungen dieser Wohlstandserkrankungen das staatliche Gesundheitsbudget nicht im Übermaß strapazierten, glaubte man, das Problem im Griff zu haben.

Enorme Leistungen auf den Gebieten der Physik und Chemie führten gleichzeitig zur Entwicklung von Analysegeräten und -methoden, die es mittlerweile bereits erlauben, Vorgänge in submolekularen Bereichen sichtbar zu machen, zu messen und zu beobachten. So gingen die Forschungen auf den Gebieten der Lebensmittelindustrie, Biochemie, Pharmazie, Medizin, Chemie und Physik Hand in Hand. Durch die verbesserte Analysetechnik entdeckte man, dass den Menschen - bedingt durch die Einflüsse der lebensmittelverarbeitenden Industrie, die mittlerweile ihre Technologien auf beinahe alle Bereiche der Nahrungsmittelaufbereitung ausgedehnt hatte - offensichtlich wichtige Nährstoffe fehlten. Im Laufe der Jahrzehnte identifizierte man Vitamine und Mineralstoffe als jene fehlenden Nährstoffe und erkannte deren Bedeutung für die Gesundheit. So begann man, entsprechend der jeweiligen Aktualität und entsprechend dem jeweiligen Erkenntnisstand, zuvor raffinierte Nahrungsmittel durch Vitamin-Zusätze „aufzuwerten". Heute bietet der Lebensmittelhandel eine Reihe vitaminangereicherter, häufig aber minderwertiger Nahrungsmittel an. So sind wir vermeintlich ausreichend mit Nährstoffen versorgt. Alle genannten Vitalstoffe sind ja in irgendeiner Form in den Verkaufsregalen der Lebensmittelketten zu finden. Für den Konsumenten ist es äußerst schwierig, zwischen billiger Konserven-Nahrung und hochwertigen Lebensmitteln zu unterscheiden. Einen Ausweg bietet hier nur der kritische Blick auf das Zutaten-Verzeichnis.

Bereits 1941 stellte der große Rostocker Ernährungsmediziner Werner Kollath [6] fest: *„Man hat bisher versucht, die Ergebnisse in Tabellen zusammenzufassen, in der Vorstellung, dass dies für die Ernährung der vielen Millionen einzelner Haushalte eine praktische Bedeutung habe. Diese Kalorien-, Mineral- und Vitamin-Tabellen müssten nun um Aromastoff-, Ferment- und Wuchsstoff-Tabellen bereichert werden..."*. Aber selbst diese, von Kollath vorgeschlagenen, erweiterten Tabellen wären wohl nur ein unzulänglicher Versuch, unser Bedürfnis, alles messen und wägen zu wollen, zu befriedigen. Es lässt sich zwar so gut argumentieren, beweisen, überzeugen und widerlegen mit Hilfe von Zahlen, Daten, Statistiken und Werten. Die systematische Aufgliederung und Einteilung der Nährstoffe nach ihren chemischen, physikalischen oder physiologischen Eigenschaften birgt jedoch die Gefahr in sich, weiten Bevölkerungsgruppen ein falsches Sicherheitsgefühl zu vermitteln. Nährstoffempfehlungen, auch wenn sie von autorisierten Behörden verlautbart werden, können immer nur den aktuellen Wissensstand widerspiegeln und sind eben nichts anderes als Empfehlungen.

Im Hinblick darauf, dass Nährstoffempfehlungen von Seiten der Gesundheitsbehörden in 4-5 jährigen Abständen korrigiert (meist nach oben) und in bezug auf neu entdeckte Nährstoffe erweitert werden, ist ein sklavisches Festhalten an diesen Empfehlungen nicht nur blauäugig, sondern sogar gefährlich. Auch wird häufig übersehen, dass seitens der Ernährungsbehörden aufgrund neuer Erkenntnisse laufend „neue" Nährstoffe in die Tabellen aufgenommen werden, sobald entsprechende wissenschaftliche Publikationen über diese Nährstoffe vorliegen.

Die tabellarische Auflistung des Tagesbedarfes für Eiweiß, Fett, Kohlenhydrate, Vitamine, Mineralstoffe und Spurenelemente (dazu noch untergliedert in unterschiedliche Bevölkerungsgruppen wie Kleinkinder, Jugendliche, Schwangere, Sportler) verführt zum Irrglauben, man müsse nur die genannten Nährstoffe in irgendeiner Form zu sich nehmen und habe damit seine Nährstoffbedürfnisse gedeckt.

Der Diener wurde zum Herrn

Dass wir alle diesem Irrglauben erliegen, hat vor allem historische Hintergründe. Unter dem massiven Eindruck des wissenschaftlichen und wirtschaftlichen Wettbewerbs fand seit der Industriellen Revolution, insbesondere aber während der letzten 50 Jahre, offensichtlich eine entscheidende Werteverschiebung statt: Aus sachlicher, nicht nur aus ethischer Perspektive, wäre die analytische Wissenschaft aus den Bereichen der Chemie, Physik, Biochemie, Pharmakologie und Toxikologie dazu ausersehen gewesen, tiefere Einblicke in das Wesen lebendiger Vorgänge zu vermitteln. Stattdessen werden heute analytische Ergebnisse in den Mittelpunkt gestellt. Anstatt Forschungsarbeiten (die bezeichnenderweise häufig zu unterschiedlichen Ergebnissen kommen) dem Ziel unterzuordnen, unseren Erkenntnisstand zu vertiefen, wurde die analytische Forschung als Maß der Naturwissenschaften in den Vordergrund gestellt. Der Diener wurde so zum Herrn.

Biologische Vorgänge sind zweidimensional nicht fassbar

Die analytische Forschung hat eine Reihe von Untersuchungsmethoden entwickelt, die zwar wichtige Teilergebnisse hervorbrachten, dabei aber den Fehler begangen, diese Teilergebnisse in dogmatischer Weise als das Maß aller Dinge in den Vordergrund zu stellen und andere Untersuchungsmethoden nicht oder nur eingeschränkt gelten zu lassen. In der Regel werden dabei zweidimensionale "Schlüssel-Schloss-Prinzipien" zur offiziellen Qualitätshürde für Therapieformen, die diesen (eingeschränkten) Beurteilungskriterien ihrem Wesen nach gar nicht genügen können. Ist es zum Beispiel nachvollziehbar, dass im Falle einer akuten Infektion (hier der Infektionserreger, da das Antibiotikum) linear-kausale Zusammenhänge zumindest auf grober Ebene ihre Geltung haben, so ist dies bei chronischen und nährstoffbedingten Erkrankungen nicht mehr der Fall. Es steht heute außer Diskussion, dass der Mensch als biologisches Wesen nur im kybernetischen Sinne aus dem Zusammenspiel mehrschichtiger, ineinander übergreifender Regelkreise verstanden werden kann. So führt z.B. der bevorzugte Konsum nährstoffarmer Nahrungsmittel zu Mikronährstoff-Defiziten im Organismus und in der Folge zu eingeschränkten zellulären Enzymleistungen. In Abhängigkeit von der biologischen Funktion der entsprechenden Mikronährstoffe muss bereits bei suboptimaler Versorgung mit einer reduzierten Energiebildung, mit eingeschränkter Syntheseleistung, mit vorzeitigem Verlust der Membranelastizität (und in der Folge mit erhöhter Mutationsrate im Zellkern und in den Mitochondrien), mit vermehrter Peroxid- und Radikal-Bildung sowie mit einem erhöhten Anfluten saurer Stoffwechselprodukte (und damit mit einer Übersäuerung des Bindegewebes) gerechnet werden. Müßig zu erwähnen, dass die klinischen Krankheitsbilder als Folge der genannten biochemischen Fehlleistungen diagnostisch gegeneinander nur schwer abgrenzbar sind. Dazu kommt, dass solche nährstoffmangelbedingten Erkrankungen Vorlaufzeiten (Latenzzeiten) von Jahren bis Jahrzehnten aufweisen. In diesen Fällen versagt dann das einfache Ursache-Wirkungs-Modell der klassischen, konservativen

Medizin völlig, sowohl im Hinblick auf die Diagnose als auch in bezug auf die Therapie.

Somit sind auch die meisten sogenannten "Ernährungsstudien" mit Vorsicht zu interpretieren, härter formuliert, als Stückwerk zu betrachten, da in diesen Untersuchungen meist nur einige wenige Vitamine und Mineralstoffe untersucht werden, während der Gesamternährungszustand der untersuchten Personen außer acht gelassen wird. Selbst die Unzahl an Ernährungsstudien, die den positiven Nachweis der Lebensnotwendigkeit von Nährstoffen aller Art beweisen, sind ihrer Qualität und ihrem Inhalt nach nichts anderes als Trend-Studien. Man muss sich bloß vor Augen halten, dass jeder einzelne Nährstoff für sich in unzählige enzymatische Vorgänge des Stoffwechselgeschehens eingreift und in seiner Funktion von der Anwesenheit anderer Nährstoffe abhängt. Galt noch vor 20 Jahren Vitamin C als der Nährstoff für den Immunstoffwechsel, so kennen wir heute mehr als 30 Nährstoffe, die für ein intaktes Immunsystem lebensnotwendig sind. Damit kann die Beschreibung einzelner oder weniger Immunnährstoffe - ohne Miteinbeziehung korrespondierender Nährstoffe – das biokybernetische Geschehen nur in Teilaspekten beschreiben, keinesfalls aber umfassend darstellen oder gar beweisen.

Die Ernährungswissenschaft ist noch nicht am Ziel

Dennoch werden Untersuchungen aus dem Bereich der Ernährungswissenschaft häufig geradezu apodiktisch interpretiert und mit dem Mantel einer „endgültigen Erkenntnis" umgeben. Selbst ein gewissenhafter Forscher wie Claus Leitzmann, der anerkannte Gießener Ernährungswissenschaftler, unterliegt der Wissenschaftshörigkeit, wenn er in seinem Buch „Vollwert-Ernährung" feststellt: *„Es ist sehr wahrscheinlich, dass heute alle essentiellen Nährstoffe bekannt sind, deren Fehlen in der Nahrung zu lebensbedrohlichen Gesundheitsschäden führen würde. In Zukunft werden möglicherweise noch einige Ultra-Spurenelemente wie Brom oder Cadmium als essentielle Nährstoffe anerkannt (Nielsen 1990). Jedoch ist eine eventuelle Essentialität dieser Elemente von rein akademischem Interesse, da im Falle nachgewiesener Essentialität nur so geringe Mengen gebraucht würden, dass aufgrund des weitverbreiteten Vorkommens dieser Elemente in Lebensmitteln eine unzureichende Versorgung kaum möglich wäre."* [1] Diese Aussage reflektiert unser unkritisches Vertrauen in den biochemischen Wissensstand. Außerdem ist es Tatsache, dass ein Spurenelement wie z.B. Chrom dem lebensmitteltechnologischen Raffinierungsverlust in der Relation ebenso unterliegt wie ein in größeren Tagesmengen benötigter Mineralstoff, z.B. Magnesium. Es ist also nicht so, dass der Chromverlust durch das Entschälen von Getreide weniger ins Gewicht fallen würde, weil wir täglich ohnehin nur Spuren dieses Nährstoffes benötigen. Mit dem Raffinieren von Grundnahrungsmitteln gehen Spurenelemente oder Ultraspurenelemente gleichermaßen verloren wie Mineralstoffe, absolut gesehen zwar in viel geringeren Mengen, in Relation auf den essentiellen Tagesbedarf jedoch in durchaus vergleichbaren Größenordnungen. Aus der nachfolgenden Tabelle ist ersichtlich,

Tab. 4: Mikronährstoff-Verluste im Rahmen der Mehlproduktion

Element	DGE-Tagesbedarf für Erwachsene (1991)	Gehalt in 100 g Vollkorn-Weizenmehl	Gehalt in 100 g Weißmehl	Raffinierungs-verlust in %
Chrom	50,0-200,0 mcg	175,0 mcg	23,0 mcg	87
Kupfer	1,5-3,0 mg	0,18-0,62 mg	0,062-0,063mg	70-90
Eisen	10,0-12,0 mg	0,8-3,1 mg	0,35-0,91 mg	~ 70
Mangan	2,0-5,0 mg	2,4-3,7 mg	0,21-0,35 mg	91
Molybdän	75,0-250,0 mcg	30,0-66,0 mcg	16,0-39,0 mcg	~ 50
Selen	20,0-100,0 mcg	4,0-71,0 mcg	1,0-63,0 mcg	11-75
Zink	12,0-15,0 mg	2,1-6,3 mg	0,39-1,05 mg	83

dass die Raffinierung von Vollkorn-Weizenmehl Spurenelement-Verluste in durchaus vergleichbaren Größenordnungen nach sich zieht [53] (Tab. 4)

Die Streuwerte der Spurenelementgehalte ergeben sich nach Angaben des Autors aus den unterschiedlichen Spurenelement-Gehalten der Böden, auf denen das Getreide gezogen wurde. Auch diese Tabelle enthält nur jene Spurenelemente, deren Gehalte analysiert wurden. Es ist davon auszugehen, dass alle anderen lebensnotwendigen Mikronährstoffe in ähnlichem Ausmaß von den Raffinierungsverlusten betroffen sind.

Einen aufschlussreichen Einblick in die Nährstoffgehalte verschiedener Weizenprodukte gibt auch die Gegenüberstellung auf der nächsten Seite. [84]

Wie zu erwarten, sind die Nährstoffverluste des Weizenmehles im Vergleich zum Vollkorn sehr hoch, wobei der Kaloriengehalt durch das Entschälen sogar zunimmt. Also, ganz im Trend der Lebensmitteltechnologie, eine Zunahme der Energiedichte bei gleichzeitig massivem Abfall der Nährstoffdichte. Auffallend ist, dass Weizenkleie aufgrund ihres hohen Gehaltes an Mikronährstoffen mehr als nur Ballaststoff ist. Die Tabelle zeigt zugleich, dass die wertbestimmenden Nährstoffe des Weizenkorns vor allem in Kleie und Keim enthalten sind. Kleie und Keim fallen jedoch im Rahmen der Weißmehlproduktion dem Raffinierungsverlust zum Opfer.

Tab. 5: Mikronährstoff-Gehalte einzelner Anteile des Weizenkorns

	100 g Weizen-Vollkorn enthalten:	100 g Weizenmehl raffiniert enthalten:	100 g Weizenkleie enthalten:	100 g Weizenkeime enthalten:
Nährwert	308,80 kcal	325,82 kcal	171,09 kcal	311,74 kcal
Faserstoffe	10,30 g	4,78 g	45,39 g	17,67 g
Natrium	8,01 mg	3,00 mg	2,00 mg	5,00 mg
Kalium	381,00 mg	170,00 mg	1,39 g	837,00 mg
Magnesium	128,00 mg	-	590,00 mg	250,00 mg
Calcium	34,58 mg	20,00 mg	43,00 mg	69,00 mg
Mangan	3,40 mg	1,32 mg	3,70 mg	11,42 mg
Eisen	3,14 mg	2,07 mg	3,58 mg	7,95 mg
Kobalt	2,00 mcg	-	-	1,70 mcg
Kupfer	400,00 mcg	215,00 mcg	1,55 mg	950,00 mcg
Zink	2,73 mg	1,63 mg	13,30 mg	12,00 mg
Nickel	12,17 mcg	-	-	-
Chrom	3,00 mcg	-	5,00 mcg	-
Molybdän	37,92 mcg	45,00 mcg	-	100,00 mcg
Selen	2,80 mcg	-	-	-
Silicium	8,00 mg	-	-	-
Carotinoide	20,00 mcg	-	5,50 mcg	62,00 mcg
Beta-Carotin	20,00 mcg	Spuren	5,50 mcg	62,00 mcg
Tocopherol	4,05 mg	2,30 mg	9,53 mg	31,06 mg
Vitamin B_1	459,00 mcg	260,00 mcg	650,00 mcg	2,01 mg
Vitamin B_2	107,00 mcg	60,00 mcg	510,00 mcg	720,00 mcg
Nicotinamid	5,10 mg	890,00 mcg	17,70 mg	4,52 mg
Pantothensäure	1,18 mg	630,00 mcg	2,50 mg	1,00 mg
Vitamin B_6	269,00 mcg	280,00 mcg	729,00 mcg	492,00 mcg
Biotin	6,00 mcg	2,90 mcg	44,00 mcg	17,00 mcg
Folsäure	87,00 mcg	22,00 mcg	195,00 mcg	520,00 mcg
Vitamin C	-	-	-	-
Palmitinsäure	390,00 mg	-	690,00 mg	10,00 mg
Stearinsäure	29,00 mg	-	40,00 mg	1,81 g
Palmitolsäure	29,00 mg	-	20,00 mg	40,00 mg
Ölsäure	280,00 mg	-	710,00 mg	1,54 g
Linolsäure	1,10 g	-	2,20 g	4,40 g
Linolensäure	76,00 g	-	160,00 mg	590,00 mg
Beta-Sitosterol	40,00 mg	-	-	-
Phospholipide	711,00 mg	-	-	-
Lecithin	472,00 mg	-	-	-

6

Die Körperzelle als kleinste Funktionseinheit

Omnis cellula e cellula

Seit 1858 der Potsdamer Arzt Rudolf Virchow die Zelle als kleinste Funktionseinheit und das Wesen der Erkrankung als zelluläre Funktionsstörung erkannt hatte (Zellularpathologie), rückte die Zelle und deren Stoffwechsel in den Mittelpunkt des medizinischen Interesses. Die Forschung konzentrierte sich ab nun primär auf die Aufklärung des Zellstoffwechsels. Hatte man vor der Zeit Virchows noch geglaubt, Zellen entstünden durch Kristallisation aus einem amorphen Plasma, so prägte Virchow mit seinem Satz „omnis cellula e cellula" - jede Zelle entsteht aus einer Zelle - die medizinische Entwicklung mehr, als es uns heute bewusst ist.

Zelluläre Strukturen sind mittlerweile in ihren biochemischen Funktionen und in ihrem morphologischen Aufbau weitgehend aufgeklärt. Mit Hilfe von Elektronenmikroskopen (Auflösungsvermögen im Nanometer-Bereich), verschiedensten chromatographischen Trennverfahren, Isotopentechnik, Zellfraktionierungsverfahren durch Zentrifugation und neuerdings mit Hilfe der Gentechnologie erlangte die Wissenschaft faszinierende Einblicke in zelluläre Vorgänge, selbst auf submolekularer Ebene. Wir wissen heute, dass eine durchschnittliche Körperzelle eine Größe von etwa 25 Mikrometer besitzt. Wir kennen Aufbau, Struktur und Funktionen subzellulärer Organellen wie des Zellkernes (enthält in Form seiner Chromosomen die genetische Bibliothek), der Mitochondrien (als Kraftwerke für die Bildung biochemischer Energie aus Sauerstoff und Nährstoffen), des Golgi-Apparates (als Protein-Exportabteilung), des Endoplasmatischen Retikulums (als Sammelstelle für Proteinbruchstücke), der Ribosomen (als Protein-Fabriken), der Endosomen (als Import-Sammelspeicher), der Lysosomen (als Müllverbrennungsanlage), des „Zytosol" genannten Zellsaftes (als wässriges Reaktions- und Transportmilieu des Zellinneren) sowie der doppelwandigen Membransysteme der Zelle selbst und ihrer einzelnen Organellen (als elastische Barriere gegenüber dem zu schützenden Inneren und als biologische Transportmittel). Dabei sind die zellinneren und zellbegrenzenden Membransysteme nicht starre, unbewegliche Schutzschalen, sondern verändern ständig ihre Struktur, können zeitweise sogar miteinander verwachsen und sorgen dann als beutelförmige Gebilde für den Austausch von Stoffen, die von außen in die Zelle gelangen (und dort aufgeschlossen werden). Umgekehrt werden über Membranbeutel (Vesikel) Stoffe aus dem Zellinneren an die Umgebung abgegeben. (Abb. 6)

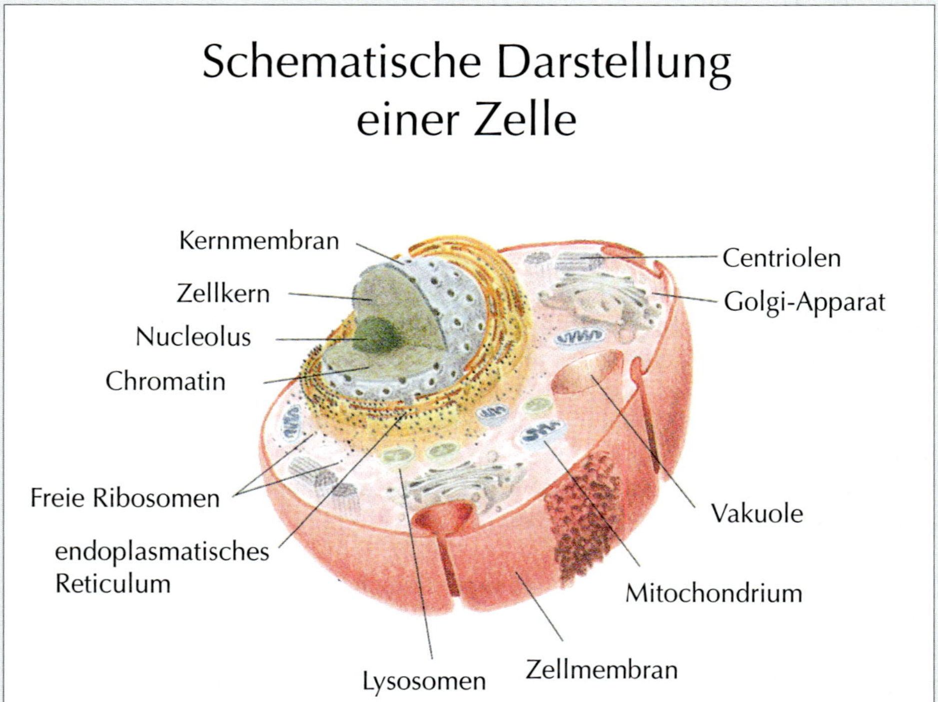

Abb. 6: Schematische Darstellung einer Zelle
Quelle: Voet, D. und Voet, J. G.: Biochemie, VCH Verlagsgesellschaft. Weinheim, New York, Basel, Cambridge, 1992

Versucht man, sich den Organisationsablauf und die Arbeitsgeschwindigkeit im Inneren einer Zelle vorzustellen, so ähnelt die Zelle einer Produktionsfabrik mit tausenden Mitarbeitern, verschiedensten Produktions-, Kontroll- und Lagerabteilungen, mit Import- und Exportdivisionen, mit eigener Energieproduktion und Müllverarbeitungsanlage, kontrolliert und gesteuert von einer Computerzentrale aus dem Zellkern mit unvergleichlicher Speicherkapazität. Wie in jeder Fabrik ist die Qualität der produzierten Erzeugnisse unter anderem stark abhängig von der Qualität der von außen zugeführten Rohstoffe (also von der Qualität dessen, was wir essen, trinken und atmen, ja sogar hören, fühlen und sehen), ebenso wie die Mengen und die Qualität der aus dem Zellstoffwechsel anfallenden Stoffwechselschlacken von der Nährstoffqualität abhängt. R. J. Williams beschreibt in seinem Buch „A Physicians Handbook on Orthomolecular Medicine" die Stoffwechselaktivität unserer Körperzellen wie folgt: [8] *„In jeder Mikrosekunde passiert etwas. Physikalisch-chemische Umwandlungen wie Filtern, Ultrafiltern, Emulgieren, Dispergieren, Aggregation, Resorption finden ständig statt."*

Damit die „Fabrik" Zelle optimale Energie- und Produktionsleistungen erbringen kann, benötigt sie eine regelmäßige, ausreichende und ausgewogene Nährstoff-Zufuhr. Sie benötigt ausreichende Mengen an Kohlenhydraten und Zucker zur Energiebildung in den Mitochondrien. Sie benötigt auch hochwertiges Eiweiß zur Bildung neuer Zellen und zur Synthese stoffwechselregulierender Enzyme. Die hochungesättigten Fettsäuren aus der Nahrung dienen dem Aufbau der biologischen Membranen zum Schutz des genetischen Materials im Zellkern, zum Schutz der Mitochondrien, aber auch zum Schutz der Zelle selbst. Daneben benötigt die Zelle ausreichende Mengen an Vitaminen, Mengen- und Spurenelementen als Baustoffe zellulärer Enzyme. Jede Zelle enthält etwa 10.000 Enzyme, die Stoffwechsel-Vorgänge überhaupt erst ermöglichen. Jede Zelle benötigt aber auch Pflanzenstoffe wie Anthocyane und Flavonoide, um verbrauchte Vitamine zu regenerieren und die schützenden Membranen vor Elastizitätsverlust und vorzeitiger Alterung zu bewahren.

Jeder Nährstoff also hat im zellulären Stoffwechsel seine eigene Bedeutung und kann nicht (oder nur eingeschränkt) durch andere Nährstoffe ersetzt werden.

Unser Körper ist aus etwa 60 Billionen dieser Körperzellen zusammengesetzt, wobei die Körperzellen bestimmter Organe sich von jenen anderer Organe nicht in ihrem prinzipiellen Aufbau, sehr wohl aber in der Intensität bestimmter Stoffwechsel-Leistungen voneinander unterscheiden. Diese Unterschiede in den Arbeitsschwerpunkten drücken sich dabei in der Regel in der Anzahl und/oder in der Größe der jeweiligen Zellorganellen aus. So besitzt z.B. eine Leberzelle 2500 bis 5000 Mitochondrien (Energiekraftwerke), eine Fettzelle dagegen nur wenige Dutzend. [18] Bei der außerordentlichen Vielfalt in den Funktionen unserer Körperzellen sollte man nicht vergessen, dass die hochdifferenzierte zelluläre Struktur jeder einzelnen Körperzelle ihren Ausgang in nur einer befruchteten Eizelle hat. Diese befruchtete Eizelle von 120 - 150 Mikrometer Größe hat in ihrem Zellkern bereits den gesamten Bau- und Funktionsplan des daraus entstehenden Menschen, ja sogar seine laufende Entwicklung, sein Altern und sein Vergehen in sich. Unmittelbar drängt sich auch hier wieder die Frage nach dem Wesen der Schöpfung auf und lässt - in Anbetracht dieser unbeantworteten Fragen - den moralischen Anspruch und die ehrgeizigen Erfolgsmeldungen der Gentechnologie doch sehr bescheiden erscheinen.

7

Die Zellmembran und ihr Nährstoffbedarf

Das „Baumaterial" unserer Zellen entscheidet, wie gut unser Stoffwechsel funktioniert

Unsere Körperzellen könnten nicht existieren, wären sie nicht durch eine Zellmembran von ihrer Umgebung abgegrenzt. Das Säure/Basen-Milieu, die Elektrolyt- und Protein-Zusammensetzung und die Enzymverteilung im Zellinneren unterscheiden sich nämlich wesentlich vom extrazellulären Gewebe. Aber auch einzelne Arbeitsbereiche - Organellen wie Mitochondrien, Zellkern, Golgi-Apparat und Endoplasmatisches Retikulum - sind, eingebettet in den Zellsaft, durch Biomembranen geschützt. Nur so können die Zellorganellen ihren unterschiedlichen Aufgaben (Energiebildung, genetische Aufgaben, Proteinsynthese) nachkommen.

Die Biomembranen unserer Körperzellen bestimmen daher ganz wesentlich die Leistungsfähigkeit unserer Zellen und ihre Lebensdauer.

Nachdem das zelluläre Stoffwechselgeschehen nicht starr abläuft, sondern eine ständige Umwandlung von Nähr- und Körperstoffen darstellt, müssen die Biomembranen zum Teil scheinbar widersprüchliche Eigenschaften aufweisen: Sie müssen einerseits für Nähr- und Schlackenstoffe durchlässig sein, andererseits aber genügend Stabilität aufweisen, um die einzelnen Organellen und Zellen von ihrer Umgebung abzugrenzen. Auch müssen sie die Eigenschaften elektrischer Isolatoren aufweisen. In ruhenden Nervenzellen liegt zwischen Zellinnerem und Zelläußerem eine elektrische Potentialdifferenz (Ruhepotential) von 60 - 80 mV (Millivolt) vor. Dabei ist das Innere der Zelle gegenüber der Membranaußenseite negativ geladen. Diese Potentialdifferenz kommt vorwiegend durch eine ungleiche Protein- und Elektrolytzusammensetzung innerhalb und außerhalb der Zellen zustande. Somit sind die Membranfluidität, die Membranelastizität und die Membranstabilität wesentliche Kriterien für den reibungslosen Stoffwechsel zwischen Zellinnerem und Zelläußerem und innerhalb der einzelnen Organellen.

Trotz ihrer Festigkeit aber sind Membranen flüssige Strukturen. Ihre Dicke liegt zwischen 6 und 10 nm, beträgt also nur ein Dreitausendstel (!) des durchschnittlichen Zelldurchmessers. Das gemeinsame Strukturmerkmal aller Biomembranen ist die seit-

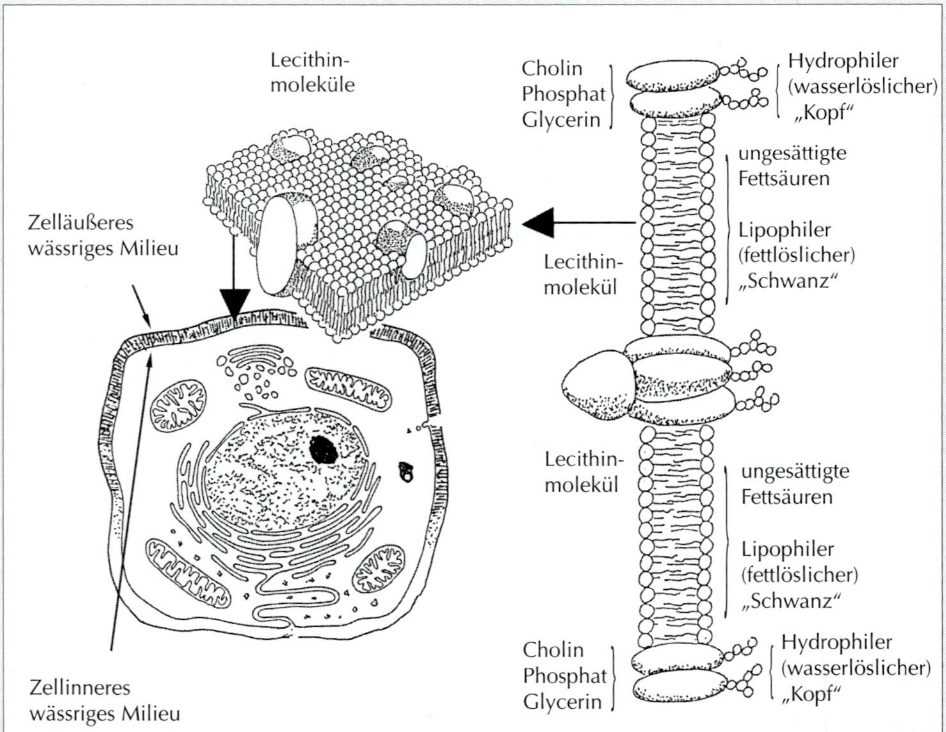

Abb. 7: Grobschematischer Aufbau von Bio-Doppelmembranen
Biomembranen müssen zugleich elastisch und reißfest sein, um sowohl den Stoffaustausch als auch die Schutzfunktion zu gewährleisten.

liche Aneinanderreihung von Phospholipid-Molekülen. Diese ergeben als Doppelmembran die Matrix der Membranstrukturen. [35] Phospholipide (genaueres siehe unter „Lecithine") bestehen aus einem wasserlöslichen „Kopf", der mit zwei fettlöslichen „Molekülschwänzen" verbunden ist. Nebeneinandergereiht ergeben diese, einerseits wasser- und andererseits fettlöslichen Moleküle eine zusammenhängende, aber höchst bewegliche Doppelmembran. Biomembranen sind an der Außen- und Innenseite von wässrigem Milieu umgeben, im Inneren der Membran jedoch wasserabstoßend. Sie werden vom Zellinneren laufend mit Nährstoffen versorgt und erneuert. Daher ist auch die Zusammensetzung der Membranen von der Stoffwechselaktivität abhängig. Je stärker die zelluläre Enzymaktivität und je wertvoller das Membran-Baumaterial, um so elastischer, fluider und zugleich stabiler geraten die Membranen.

Die Phospholipid-Doppelmembranen umgeben also sowohl die Zelle selbst, als auch die zellulären Kraftwerke (Mitochondrien), Proteinfabriken (Endoplasmatisches Retikulum) und die genetische Steuerzentrale (den Zellkern). Ähnlich wie Seifenblasen sind sie, lamellenartig in sich geschlossen, eine schützende und zugleich hochelastische Membran. Die Biomembranen erfüllen aber auch aktive Funktionen. Sie stabilisieren das Zellvolumen und die Elektrolytzusammensetzung. Daneben schleusen sie, aktiv oder passiv, Nährstoffe in die Zelle und eliminieren verbrauchte und toxische Moleküle. Letztlich bauen sie sogenannte Ionengradienten (elektrische Potentialdifferenzen) auf, eine Voraussetzung für die Erregbarkeit von Nerven- und Muskelzellen. Membranen können ihre hochdifferenzierten Aufgaben um so besser erfüllen, je höherwertiger ihre „Bausubstanz" ist. So hängt z.B. ihre Fluidität und Elastizität wesentlich von der Zusammensetzung der Fettsäuren ab.

Je höher der Anteil an (hoch)ungesättigten Fettsäuren, um so höher ist die Elastizität und Fluidität unserer schützenden Bio-Membranen. Da wir einige dieser ungesättigten Fettsäuren nicht selbst ausbilden können, sind wir auf ihre Zufuhr von außen angewiesen.

Daher ist es keinesfalls einerlei, welche Nahrungsfette wir essen. Billige Margarinen, Fritier- und Raffinade-Öle (versteckt in Fast-Food, Pommes Frites, Kantinen-Menüs) enthalten vorwiegend gesättigte Fettsäuren. Sie provozieren die Ausbildung spröder und brüchiger Membranen und sind ernährungsphysiologisch ohne Wert. Unsinnig wie gefährlich ist der Trend, kalorien- und fettarme Lightprodukte als gesund anzupreisen. Die Lebensmittelindustrie machte uns jahrzehntelang glauben, gehärtete Industrie-Fette und -Öle wären gesünder, weil „reiner". Nun wird Fett generell als schädlich dargestellt, obwohl dies nur für die billigen Industrieöle gilt. Kaltgepresste Pflanzenöle, Fischöle, Butter, Nüsse, Getreidekeime und Ölsamen jedoch sind lebensnotwendig. Sie enthalten wertvolle, hochungesättigte Fettsäuren und Phospholipide. Diese Lebensmittel sollten täglich konsumiert werden.

Die Bio-Membranen sind jedoch nicht so regelmäßig und einfach aufgebaut, wie in der Abbildung 7 dargestellt. Sie enthalten zusätzlich Cholesterin-Einlagerungen zur Festigung des Zusammenhaltes und zur Erhöhung der Seitenbeweglichkeit der Fettsäure-Ketten. Außerdem sind die Membranen durchsetzt von Proteinen. Diese „Ionenpumpen" regeln den aktiven Stoff-, Elektronen- und Ionentransport zwischen Zellinnerem und Zelläußerem. Daneben enthalten Biomembranen Kohlenhydrateinlagerungen als „Glykolipide" oder „Glykoproteine". Diese sitzen meist an der Zelloberfläche und fungieren als Rezeptormoleküle für Signalreize, Nährstoffe und für körperfremde Stoffe (z.B. Viren, Antigene). [4, 35]

Nicht zufällig reagieren gerade Organe mit hohem Stoffumsatz (Leber, Pankreas, Herz, Haut, reproduktive Organe, Immunsystem) besonders sensibel auf Membrannährstoff-Defizite. Spröde Membranen erhöhen auch das Tumorrisiko. Das Erbmaterial im Zellkern und in den Mitochondrien ist bei eingeschränkter Membranelastizität einer erhöhten Mutationsrate durch Strahlung, Viren und Umweltgifte ausgesetzt. Die wirksamste Maßnahme, unsere Zellen und unser Erbmaterial vor Alterungs- und Mutations-Schäden zu schützen, ist daher das regelmäßige und ausreichende „Füttern" unserer Biomembranen mit hochungesättigten Omega-3- und Omega-6-Fettsäuren sowie Phospholipiden (Lecithinen).

8

Unser Bindegewebe – das verkannte „Organ“

Der Mensch ist kein Einzeller

Wichtige Grundlagenforschungen aus den Bereichen der Biochemie und Molekularbiologie haben uns seit Begründung der Virchowschen Zellularpathologie tiefe Einblicke in das Stoffwechselgeschehen der Zelle eröffnet. Wir haben aber in unserer Fixierung auf den kleinsten Funktionsbaustein unseres Körpers ein wesentliches Organ außer acht gelassen; ein Organ, das dem Begriff „Organ“ eigentlich gar nicht gerecht wird, da es zwar eine Funktionseinheit darstellt, einen morphologischen Aufbau im herkömmlichen Sinne jedoch vermissen lässt. Gemeint ist das Bindegewebe. Es waren vor allem die unermüdlichen Arbeiten des Wiener Kreises um Pischinger, die zutage brachten, dass die Aktivität jeder unserer Zellen letztlich vom Zustand des Bindegewebes abhängt. Das in der zellulären Grundlagenforschung völlig Missachtete und unterschätzte Bindegewebe (allein schon die Bezeichnung „Bindegewebe“ steht für seine Unterbewertung) erfüllt nämlich Aufgaben, die über ein „Verbinden“ und „Verkitten“ einzelner Zellen weit hinausgehen. So ist das Bindegewebe die Transitstrecke zwischen jeder Zelle und ihren Nachbarzellen. Es erfüllt die Funktion eines Molekularsiebes und -filters, bildet tunnelförmige Transportwege für Nähr- und Schlackstoffe und führt über Änderungen seines elektrostatischen Grundtonus zu vielfältigen zellulären Reaktionen. Selbst Befehle an die Schaltzentrale der Zelle, an den Zellkern mit seinem genetischen Programm, gehen von Bindegewebs-Impulsen aus. [4]

So wichtig also die zelluläre Grundlagenforschung für das Verständnis physiologischer Vorgänge im Körper ist, so darf nicht vergessen werden, dass der Mensch nicht ein lose zusammenhängendes Gebilde voneinander unabhängiger Zellen ist. Der Zustand des extrazellulären Raumes (EZR) ist es, der entscheidet, welche Stoffe und Informationen, wie viel davon und wie schnell diese an die Zelle gelangen. Und es sollte nicht vergessen werden, dass auch der EZR selbst einem Stoffwechsel unterliegt, einem ständigen Auf-, Ab- und Umbau seiner Substanz. Dieser Stoffwechsel wird von Fibrozyten (Aufbau) und Makrophagen (Abbau) gesteuert und im Gleichgewicht gehalten. Dabei entscheidet auch im Falle des kolloidalen Bindegewebes die Nährstoff-Versorgung über seinen Zustand.

Betrachten wir den einheitlichen Zellverband eines Organs, wie zum Beispiel der Leber, so ist diese aus mehreren Milliarden, in feiner Kopplung arbeitenden, Mikro-Fabriken aufgebaut. Die Leberzellen müssen also zueinander kommunikativ in Kontakt stehen, um den Anforderungen einer Organeinheit zu genügen. Nicht nur das, auch das Organ Leber selbst steht funktionell in kommunikativem Kontakt zu seiner direkten Umgebung und zu weiter entfernten Organen. Diese unter allen unseren 60 Billionen Körperzellen permanent vorhandene Kommunikation läuft ab über verschiedenste immaterielle (Biooszillation, elektrochemische Signalübermittlung) und materielle (z.B. Hormone, Neurotransmitter) Ebenen in fein abgestimmten Regelkreisen. Jedes dieser Signale aber, ob nun stofflicher oder physikalisch-energetischer Natur, muss, um von einer Zelle zur nächsten zu gelangen, das kolloidale Zwischenzellgewebe (Bindegewebe) passieren. Nur so können Signale von einer Zelle zur anderen, von einem Organ zum nächsten gelangen. Lediglich kleine Moleküle, wie z.B. Aminosäuren, Zucker, gelöste Ionen und Nukleotide, fließen über sogenannte gap junctions (winzige Verbindungskanälchen zwischen einzelnen Zellen) direkt von Zelle zu Zelle. [4] Prinzipiell muss aber jeder Nährstoff, der vom Blut in das Gewebe übertritt, zuerst das Bindegewebe durchwandern, ehe er in die Zelle gelangt.

Das Bindegewebsorgan durchzieht unseren Körper lückenlos von Kopf bis Fuß

Die Forschungen von Heine und Mitarbeitern tragen heute wesentlich zur Strukturaufklärung und zum Verständnis des auch als „Grundsubstanz" bezeichneten Gewebes bei. [4] Laut Heine *„durchzieht die Grundsubstanz die Extrazellulärräume des gesamten Organismus, erreicht jede Zelle und reagiert stets einheitlich."* Das Bindegewebe eines Erwachsenen hat ein Gesamtgewicht von etwa 12 kg. Es wird von etwa 10-15 Litern Flüssigkeit (die ihrerseits in ständigem Austausch mit dem Zellinneren und mit der Blutflüssigkeit ist) durchspült. Die gallertigen Bestandteile des Bindegewebes sind aufgebaut aus einem Maschenwerk hochpolymerer Zucker-Proteinkomplexe. Diese Glykoproteine sind untereinander scheinbar zufällig vernetzt und ergeben die strukturelle Komponente des Bindegewebes. Je nach Anordnung und Verknüpfung der Zukker- und Eiweißmoleküle existiert so ein Gemisch aus elastischen Fasern (Kollagen,

Elastin), federartigen Elementen (Proteoglykanen), längsgestreckten Fasern (Glucosaminoglykanen) und netzartigen Verbindungselementen (Laminin, Fibronektin). Chemisch ist diesen Makromolekülen gemeinsam, dass sie über eine Unzahl von positiven und negativen (Teil)ladungen verfügen. Diese polaren Gruppen ermöglichen ein permanentes Wechselspiel von Anziehung und Abstoßung zwischen den Strukturmolekülen. Beeinflusst wird dieses Wechselspiel vor allem durch den Dipolcharakter der Wassermoleküle in der vorbeiströmenden Bindegewebsflüssigkeit. Die bumerangförmigen Wassermoleküle, an den Spitzen positiv und am Rücken negativ geladen, bilden nämlich um die polaren Gruppen der Strukturmoleküle sogenannte „Hydratationshüllen" von wechselnder Dicke aus. So sind die Wechselwirkungen an den einzelnen Molekülabschnitten der Kolloidfasern einmal heftiger, einmal milder, je nach dem Grad der Abschirmung durch die vorbeifließenden Wassermoleküle. Auf diese Weise ändert das Bindegewebe ständig seine Kolloidstruktur und ist - im gesunden Zustand - ständig in Bewegung. Diese für die zelluläre Nährstoffversorgung und zwischenzelluläre Signalübermittlung wichtige Elastizität hängt prinzipiell von drei Faktoren ab: von der Zusammensetzung des Bindegewebes selbst, von den Wassermolekülen der Bindegewebsflüssigkeit und von den in der Bindegewebsflüssigkeit gelösten Stoffen. Unser tägliches Nährstoffangebot bestimmt also nicht alleine den zellulären Stoffwechsel, sondern auch die Elastizität unseres Bindegewebes.

So erhöht eine permanente Eiweißüberfütterung (durch überhöhten Fleisch- und Milchkonsum) langfristig den Proteinanteil im Bindegewebe auf Kosten des Kohlenhydratanteiles. Im Vergleich zu den Zuckermolekülen sind Proteine mit stärkeren Ladungen ausgestattet, was zwangsläufig zu einer „Kompaktierung" des Bindegewebes führt. Ein kompaktes Bindegewebe ist aber weniger elastisch und für Nähr- und Schlackstoffe nur eingeschränkt durchlässig. Ein Mangel an Flüssigkeit führt ebenso zu verminderter Elastizität, wenngleich die Reagibilität des Bindegewebes durch Flüssigkeitszufuhr relativ rasch wiederhergestellt werden kann. Nicht zuletzt beeinflussen aber auch Entgleisungen des Elektrolytbestandes in der Bindegewebsflüssigkeit die kolloidosmotischen Eigenschaften der Grundsubstanz. Die gelösten Elektrolyte (z.B. Kalium, Calcium, Magnesium, Bicarbonat) nehmen nämlich ebenso teil am Wechselspiel zwischen den polaren Strukturmolekülen des Bindegewebes und den Ladungen der Wasserteilchen.

Trincher zeigt in seinen Untersuchungen, dass Bindegewebe und Bindegewebsflüssigkeit in wechselseitiger Abhängigkeit zueinander stehen. Er sieht die übermolekulare Struktur des Bindegewebes als wesentliches Merkmal für seine biologische Rolle an. Diese übermolekulare Struktur ist geprägt von einem ständigen Auf- und Abbau von Wasserstoffbrücken-Bindungen des Wassers in Wechselwirkung mit den Zuckerkomponenten der Grundsubstanz. [4] Besondere Bedeutung kommt diesen Erkenntnissen insofern zu, als in alternativen Zeitschriften und Büchern von „energieaufgeladenem" bzw. „levitiertem" Wasser berichtet wird, das besondere Heilwirkung bei bestimmten Erkrankungen aufweisen soll. [55, 56] Unter dem Aspekt, dass die Bindegewebsflüssigkeit nicht ein abgeschlossenes Kompartiment im menschlichen Körper darstellt, sondern in einem ständigen Fließgleichgewicht mit der Blut- und Gehirn-Rückenmarksflüssigkeit (Liquor) steht, sollte uns bewusst werden, dass wir über unsere Ernährung den Zustand unseres Bindegewebes ganz wesentlich beeinflussen können.

Felix Perger, ein Arzt aus dem wissenschaftlichen Kreis Pischingers, wies an tausenden Patienten nach, dass Elektrolytmangel zu Störungen der zwischenzellulären Reizübertragung führt. [14] So erkannte er, dass akut entzündliche und chronisch degenerative Erkrankungen vor allem Blockaden des Bindegewebes sind. Der Elastizitätsverlust und die eingeschränkte Reagibilität des Bindegewebes führen laut Perger zu Störungen des Organ- und Gewebestoffwechsels. Konsequenterweise waren die Therapiemaßnahmen Pergers nicht organbezogen, sondern zielten sozusagen „unspezifisch" auf die Wiederherstellung der Bindegewebs-Elastizität. Dabei war der Einsatz von Mikronährstoffen eine wesentliche Säule seines Therapiekonzeptes.

Das „primitive" Bindegewebe kontrolliert jeden Körperreiz

Gerade die unspezifischen Eigenschaften des Bindegewebes versetzen dieses Zucker-Protein-System in die Lage, schädigende Einflüsse von außen und innen (UV-Strahlen, Schwermetall-Belastung, Stress, Krankheitserreger, Stoffwechselschlacken aller Art) zu absorbieren, abzufedern und bis zu einem gewissen Grad auch wie eine Mülldeponie zu speichern. Erst bei langjähriger Überforderung durch die Summe vieler Belastungen bzw. bei allzu massiver Schädigung durch einen einzelnen Faktor wird das Bindegewebe derart in seiner Struktur verändert, dass eine Entkoppelung zu den „übergeordneten" Regelzentren auftritt. Dieser Kontaktverlust manifestiert sich klinisch zu Beginn als akute Entzündung, später jedoch als chronische Erkrankung. Seine großen Therapieerfolge an „unheilbaren" Patienten und zahllose Messungen von Gewebspotentialen und Elektrolyt-Analysen an Gesunden und Kranken führten Perger zu der Erkenntnis, dass dem Bindegewebe als entwicklungsgeschichtlich ältestem Organ im Sinne eines unspezifischen Regulationssystems eigentlich übergeordnete Bedeutung zukommt. Geht die klassische Lehre davon aus, dass die Steuerungszentrale unserer Lebensvorgänge in Gehirn und Rückenmark sitzt (als spezifisches, übergeordnetes Zentrum hormoneller Regelkreise), so meint Perger, dass dem Bindegewebe für die Steuerung zellulärer Vorgänge und zwischenzellulärer Kommunikation und Koordination mindestens ebenso große Bedeutung zukommt. Nach der Devise „Stell dir vor, es ist Krieg und keiner geht hin" können hormonelle Befehle aus dem Zentralnervensystem (und aus untergeordneten Regelsystemen) in der Tat nicht auf zellulärer Ebene ausführt werden, wenn das Bindegewebe die Information „blockiert" bzw. hormonelle Überträgerstoffe „absorbiert". Laut Perger wird irrtümlicherweise gerade „dem Zentralnervensystem eine diktatorische Rolle in allen Lebensbereichen zugeschrieben. Das trifft auch für die Aktivierung von Abwehrvorgängen zu". Die Entwicklungen auf dem Gebiet der Immunologie scheinen Perger recht zu geben. War es noch vor dreißig, zwanzig oder sogar vor zehn Jahren das erklärte Ziel der Immunmedizin, den Erregern von Infektionserkrankungen buchstäblich hinterher zu rennen, so geht man heute immer mehr dazu über, Wege zu suchen, das Immunsystem in seiner Komplexität zu stärken, also die Selbstheilungstendenzen des Organismus zu aktivieren.

Der Orthomolekularmediziner D. Noack brachte anlässlich eines Symposiums in Langenfeld 1994 den bildhaften Vergleich mit einem Zylindermodell. Danach wird unser Organismus, ähnlich einem zu Beginn leeren Glas, im Laufe der Lebensjahre mit Belastungen aller Art (Nährstoff-Schlacken, Umweltgiften, psychischen Belastungen) mehr und mehr gefüllt. Werden im Laufe des Lebens nur unzureichende Maßnahmen getroffen, den Belastungsspiegel im Glas auf niedrigem Niveau zu halten, so wird das Glas, je nach Lebensweise, früher oder später irgendwann bis zum Rand gefüllt sein. Dann ist es nur eine Frage des Anlasses, bis der berühmte Tropfen (dies kann ein seelisches Schockerlebnis, eine Schädigung durch Umweltgifte, eine Verletzung oder ein anderer Auslöser sein) das Glas zum Überlaufen bringt.

Das Zylinder-Modell in Abbildung 8 soll bildhaft die Überlastung unseres Bindegewebes mit Stressoren aller Art darstellen.

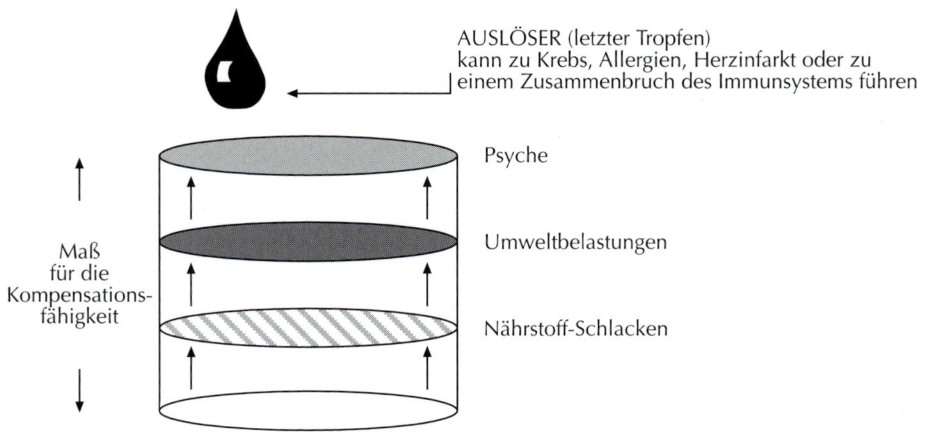

Abb. 8: Zylinder-Modell, modifiziert nach Noack
Häufig wird der Auslöser für die Hauptursache der Erkrankung gehalten und auf Grundlage dieser falschen Einschätzung eine entsprechend falsche Therapie gewählt. Das Heilungspotential auf Basis des Glasinhaltes jedoch wird nicht genutzt, obwohl es zielführender, erfolgreicher und vor allem dauerhafter wäre.

Diktiert das Bindegewebe sogar unsere Gene?

Vermutlich aber weist das Bindegewebe nicht nur unspezifische, passive Eigenschaften auf. Einzelne Untersuchungen zeigten, dass auch die Gene des Zellkerns ihre Aktionsreize aus dem Bindegewebe beziehen und nicht - sozusagen autonom - von sich aus aktiv werden. Gene sind somit offensichtlich nur als zentrales Bezugssystem eines Befehles von außen anzusehen. Oder, wie Blechschmidt 1966 formulierte: *„Dadurch wird das genetische Material an jeder Differenzierung beteiligt, ohne selbst die Ursache der Differenzierung zu sein."* [4] Der Nobelpreisträger Christian de Duve verweist ebenso indirekt auf die Rolle des extrazellulären Raumes, indem er die hierarchische Stellung des Zellkernes wie folgt relativiert: [54] *„Trotz seiner zentralen Lage in der Zelle und seiner Rolle als Hüter des Erbguts stellt der Kern nicht den autokratischen Despoten dar, den wir vielleicht in ihm gesehen haben. Er ist eigentlich kaum mehr als eine Marionette - wenn auch eine bewundernswert konstruierte und programmierte -, die ständig von eben den Objekten manipuliert wird, die sie selbst kontrolliert. Wenn ein Kern bestimmte Gene an- oder abschaltet, antwortet er damit auf Befehle von außen. Diese kommen häufig aus dem umgebenden Cytoplasma, manchmal aber auch von weiter entfernten Quellen; als Übermittler wirken dann Botenstoffe, die von anderen Zellen synthetisiert werden, oder Medikamente, Umweltgifte und sonstige Substanzen aus der Außenwelt. Das Zellplasma ist jedoch genauso wenig der Boss wie der Zellkern, denn seine Anordnungen werden von Proteinen übertragen oder erzeugt, die selbst wiederum nach Instruktionen des Kerns synthetisiert worden sind. Mit anderen Worten: Kern und Cytoplasma tun nichts anderes, als in wechselseitig koordinierter Weise aufeinander einzuwirken. Die Zelle ist ein kybernetisches System (vom griechischen „kybernetes" für Steuermann). Das gilt - wegen des überlagerten Netzwerks von Zell-Zell-Wechselwirkungen - auch für den ganzen Organismus."*

Das Bindegewebe vernetzt auch Psyche, Nerven und Immunsystem

Der Zustand unserer Grundsubstanz beeinflusst jedoch nicht nur unsere körperlichen Vorgänge, sondern auch unsere geistigen. Die Grundsubstanz steht ja mit allen Zellen des menschlichen Körpers direkt und einheitlich in Kontakt, also auch mit jenen unseres Gehirns. Damit ist durch die Grundsubstanz ein einheitliches Kommunikationssystem für alle Funktionssysteme unseres Körpers gegeben, für steuernde und ausführende Regelsysteme. So ergibt sich ein komplexes humorales, also durch Fliessen verbundenes, vielschichtiges System auch zwischen Körper und Psyche. Die neugegründete Wissenschaft der Psychoneuroimmunologie (PNI) wird nicht umhin können, gerade die Funktion und die stoffliche Qualität des Bindegewebes in ihre Gedanken zu integrieren. [14] Der vom amerikanischen Psychologen Robert Ader 1980 erstmals geprägte Begriff PNI beschreibt eine Forschungsrichtlinie, die sich mit den wechselseitigen Einflüssen von Psyche, Nerven- und Abwehrsystem unter hormoneller Regulation befasst. [19] So wertvoll der Denkansatz ist, nunmehr auch die Psyche als wesentlichen Einflussfaktor des immunologischen Geschehens miteinzubeziehen, so bleibt auch für die PNI die Gefahr bestehen, dass sie auf den konservativen Hierarchiemustern der klassischen Neurologie, Immunologie und Endokrinologie aufbaut. So gehen z.B. die Neurologie und die Endokrinologie davon aus, dass der endogene (im Körper von der Nebennierenrinde gebildete) Cortisolhaushalt vom ZNS (Limbisches System - Hypothalamus - Hypophyse) ausgehend stimuliert und durch Rückkopplung über den Gewebe-Cortisolspiegel reguliert wird, was isoliert betrachtet auch schlüssig ist. In dieser Betrachtungsweise aber wird die Rolle des Bindegewebes als Transitstrecke einerseits und als vom Cortisolspiegel auch betroffenes Organ andererseits geflissentlich übersehen. Die Nebennierenrinde muss nämlich auch in der Lage sein, den zentralnervösen Befehl, Cortisone zu produzieren, auszuführen. Und in der Folge muss es den Corticoiden möglich sein, die Zielorgane, nämlich die Muskel-, Haut- und Knochenzellen auch zu erreichen. Perger hatte bereits in den 70er und 80er Jahren festgestellt, dass bei hochdosierter Cortison-Zufuhr von außen, vor allem wenn sie monate- und jahrelang durchgeführt wurde, eine irreversible Entkoppelung zwischen Bindegewebe und den übergeordneten hormonellen Regelkreisen stattfindet. Diese Entkoppelung führt dazu, dass ein durch permanente Cortisolzufuhr überreiztes Bindegewebe seine elastische Reagibilität verliert und in der Folge nicht mehr in der Lage ist, hormonelle und andere zwischen-zelluläre Reize zu übertragen. Ein solcherart geschädigtes Bindegewebe führt laut Perger zu einer Isolation und zu einem „Aushungern" von Organen mit zum Teil irreversiblen degenerativen Schädigungen (Arthrose, MS, Krebs). Diese Irreversibilität der Bindegewebsschädigung beeinträchtigt auch die Ansprechbarkeit des Kranken auf therapeutische Maßnahmen.

Perger konnte mit diesen Erfahrungen schlüssig nachweisen, dass die Corticoidproduktion der Nebennierenrinde zwar über das Zentralnervensystem gesteuert wird, dass dieser Steuerungsmechanismus aber nicht mehr funktioniert, wenn das zwischen Gehirn, Nebennieren und Zielorgan vermittelnde Bindegewebe blokkiert ist.

Vermutlich sind auch alle anderen über - und nebeneinandergeschalteten hormonellen und endokrinen Regelreise (also z.B. der Zuckerstoffwechsel, der Calciumhaushalt oder die Regelkreise der Sexualhormone) nur bei optimaler Bindegewebselastizität entsprechend wirksam. Ohne die Erfolge der konservativen Medizin in Frage zu stellen, ist eine Erweiterung der herkömmlichen Lehrmeinung um das Gedankengut von Pischinger, Perger und Heine zwingend erforderlich. Diese Erweiterung würde in der Praxis nichts anderes bedeuten, als der elastischen Reagibilität des Bindegewebes vermehrt Augenmerk zu schenken. Es hieße ganz einfach, vor und neben die konservative Behandlung von Erkrankungen die Regeneration des Bindegewebes zu stellen. Nachdem das Bindegewebe im Hinblick auf seine Zusammensetzung und auf seine Elastizität im Wesentlichen von der Nährstoffzufuhr geprägt wird, ist eine lückenlose und ausreichende Nährstoff-Versorgung auch des extrazellulären Bereichs eine elementare Maßnahme zur Stabilisierung unserer Konstitution. Inwieweit die Nährstoff-Situation die kolloidale Struktur unseres Bindegewebes beeinflusst, zeigt das nächste Kapitel.

9

Wie selbst das schönste Haus in einem verwahrlosten Garten verkümmern muss

Das Bindegewebe wurde von der Medizin übersehen

Wenn das Bindegewebe eine derart wichtige Rolle im zellulären Stoffwechsel spielt, warum findet dann seine Bedeutung keinen Niederschlag in der Diagnosestellung? Die Antwort auf diese Frage ist so einfach wie bestechend. Das Bindegewebe wurde während der letzten 150 Jahre einfach „übersehen“. Sehr treffend wird dieses Faktum von Perger begründet [13]: „*Die extrazelluläre Substanz ist unscheinbar und unauffällig. Als Student im histologischen Praktikum bekommt man sie nie zu sehen, man sieht lediglich leere Zwischenräume zwischen den Organzellen - bei der Präparation und Färbung der Schnitte schwindet es vollkommen. Diesem Substrat, das man nie gesehen und von dem man nie gehört hat, soll man dann eine lebensentscheidende Rolle zubilligen - hier tauchen psychologische Schwierigkeiten auf, die durch den primären Ausbildungsgang bedingt sind.*“ Bezeichnenderweise war es gerade ein Histologe, nämlich Pischinger, der als wissenschaftlicher Leiter des Wiener Kreises seine Forschungsarbeiten in den Dienst der Aufklärung von Bindegewebsfunktionen stellte.

Die Nachlässigkeit, die eminente, weil alles beeinflussende, Rolle des kolloidalen Bindegewebes auf den zellulären Stoffwechsel übersehen zu haben, beeinflusst zwangsläufig auch Diagnose und Therapie von Erkrankungen. Man muss sich nur vorstellen, dass das Bindegewebe jedes Organ und jedes Funktionssystem des Körpers einheitlich durchzieht und damit auch die Stoffwechselqualität jedes Organs, jedes Funktionssystems und letztendlich jeder Zelle bestimmt. Jede Erkrankung von Organen, wie der Leber, der Bauchspeicheldrüse, der Nieren und des Herzens, jede Störung von Funktionseinheiten, wie des Nerven-, Kreislauf- oder Immunsystems muss zwangsläufig auch im Zusammenhang mit dem Bindegewebe gesehen werden. Denn einzig das Bindegewebe steht mit jedem Organ und mit jedem Organsystem - Zelle für Zelle - ständig und direkt in Kontakt. Mehr noch, jede spezifische Behandlung von Erkrankungen dieser Organe und Organsysteme müsste eine unspezifische Behandlung des umgebenden Bindegewebes miteinschließen.

Der Säure/Basen-Haushalt als Spielwiese akademischer Diskussionen

Seit knapp hundert Jahren entzweit im Zusammenhang mit dem Bindegewebe ein heftig diskutiertes Thema die Medizin: der Säuren-Basen-Haushalt des menschlichen Organismus. Allein die unpräzise Verwendung der Begriffe Säure, Base und Haushalt beinhaltet reichlich Konfliktstoff für Diskussionen zwischen Chemikern und Klinikern einerseits, zwischen Schulmedizinern und praktizierenden Ganzheitsmedizinern andererseits. Ist für einen Chemiker die „Säure" definiert als chemische Verbindung, die, in Wasser gelöst, Wasserstoffionen (Protonen) abgibt, wodurch sich ein pH-Wert (als Maß für den Säuregrad) von < 7 bis gegen 0 ergibt, so spricht die Medizin unpräziserweise bereits bei pH-Werten < 7,35 von „Übersäuerung", was aber aus chemischer Sicht immer noch einem alkalischen (basischen) Milieu entspricht.

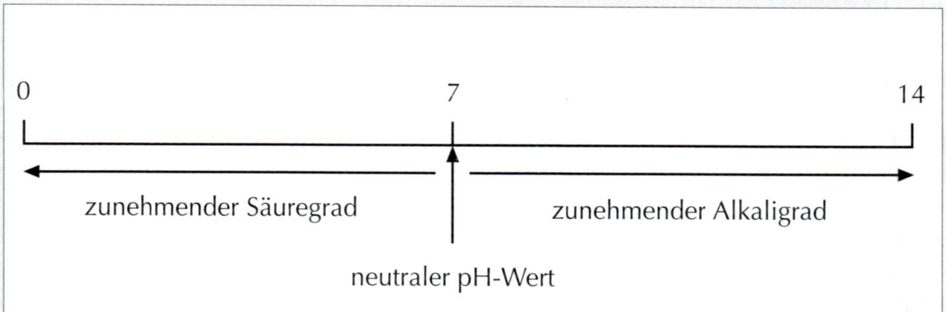

Abb. 9: pH-Werte
Der pH-Wert (potentio Hydrogenii) als Maß für die Azidität bzw. Alkalität eines Milieus.

Aber nicht nur Chemiker und Mediziner verwenden dieselben Ausdrücke für unterschiedliche Milieu-Zustände, auch innerhalb der medizinischen Fachdisziplinen stehen die Begriffe Azidose (Übersäuerung) und Alkalose (Überalkalisierung) für verschiedene Stoffwechselentgleisungen. So bedeutet Azidose (chemisch inkorrekt) in der Intensivmedizin [24, 25] ein respiratorisch (atmungs-) oder metabolisch (stoffwechsel-) bedingtes lebensbedrohliches Absinken des Blut-pH-Wertes unter den Wert von 7,35. Diese massive Stoffwechselentgleisung ist sowohl klinisch als auch über eine pH-Wert-Bestimmung des Blutes rasch erkennbar und bedarf entsprechender sofortiger intensivmedizinischer Maßnahmen (z.B. Infusion alkalischer Verbindungen wie Bicarbonat, Carbonat, Dichloracetat oder Citrat). [26]

Die Bindegewebs-Übersäuerung als Folge langjähriger Ernährungsfehler dagegen wird von Schulmedizinern nicht diagnostiziert und folglich nicht therapiert. Bei diesen versteckten, weil durch klinische und laboranalytische Diagnosen nicht erkennbaren Azidosen handelt es sich um sogenannte latente Azidosen des Bindegewebes. Im Gegensatz zu den dekompensierten (also durch Gegenregulation nicht mehr kompensierbaren) Blut-Azidosen haben die latenten Bindegewebs-Azidosen nicht eine Entstehungsdauer von Minuten oder Stunden, sondern entwickeln sich über Jahre und Jahrzehnte. Sie sind im Gegensatz zu den ersteren auch nicht lebensbedrohlich, schränken aber den Gesundheitszustand, scheinbar unmerklich, von Jahr zu Jahr mehr ein (Entstehung von Zivilisationserkrankungen). Es war der steirische Arzt Dr. F. X. Mayr, der als erster die Entsäuerung des Bindegewebes jahrelang im Rahmen seiner diätetischen Forschungen praktizierte. Auch heute noch wird die Therapie von Gewebsazidosen durch praktizierende Ärzte (Rauch [27, 28], Worlitschek [22], Grabowski [29-31], Böhmig [32]) als Basistherapie (d.h. zur Umstimmung des erkrankten, übersäuerten Milieus) erfolgreich betrieben. So stuft Worlitschek [22] in Erkenntnis seiner medizinischen Erfahrung verschiedene Erkrankungen als Folge jahrelanger Fehlernährung (und damit als Folge einer Bindegewebsübersäuerung) ein: Erkrankungen von Magen und Darm, Leber, des Herz/Kreislauf-Systems, Asthma bronchiale, Arteriosklerose, Durchblutungsstörungen, Diabetes mellitus, Migräne, Osteoporose, Weichteilrheumatismus, Immunstörungen, Nierenerkrankungen, Allergien, Hauterkrankungen, psychische Beschwerden, Zahnerkrankungen und sportbedingte Degenerationen. Der bekannte Kärntner Mayr-Arzt und Internist E. Rauch [27, 28] entwickelte aus jahrzehntelanger Erfahrung eine Liste von klinischen Diagnosemerkmalen aus den Erscheinungen des Hautbildes, der Haare, der Nägel, der Augen, des Mundes, der Zunge sowie aus Charakteristika des Mund- und Körpergeruches.

Die inkorrekte Verwendung des Begriffes „Übersäuerung" mag einer der Hauptgründe sein, warum die Problematik des Säure/Basen-Haushaltes von den etablierten Wissenschaften noch nicht ernst genommen wird. Hinzu kommt die Tatsache, dass der pH-Wert eines biologischen Milieus nicht linear von den Mengenverhältnissen einer Säure und einer Base (z.B. Salzsäure und Natriumbicarbonat) geprägt wird, sondern aus dem Zusammenspiel unzähliger Moleküle (Aminosäuren, Proteine, Zuckerproteine, Mineralstoffe, Spurenelemente, Vitamine, organische und anorganische Salze, bioaktive Nährstoffe) mit mehr oder weniger stark sauren und alkalischen Valenzen. Daher führen ernährungstherapeutische Maßnahmen, wie die isolierte Zufuhr alkalischer Einzelsalze (wie z.B. Natriumbicarbonat), zwar zu einer Korrektur des Säure/Basen-Ungleichgewichtes ins stärker Alkalische, nicht aber zu einer grundlegenden Behebung der Ursachen der Übersäuerung.

Um das Wesen der Bindegewebsverschlackung zu verstehen, sollte man seinen Blick über die isolierte Betrachtung der Säure/Basen-Verhältnisse heben: Die Verstoffwechselung unserer Nährstoffe (Proteine, Fette, Kohlenhydrate sowie Sauerstoff) spielt sich im Inneren unserer 60 bis 100 Billionen Körperzellen ab. Aminosäuren (aus Proteinen), Fettsäuren und Glycerin (aus Fetten und Ölen), Zucker (aus Kohlenhydraten) sowie Atmungssauerstoff werden mit Hilfe unzähliger Enzymsysteme zu körpereigenem Baumaterial (Zahnrädern unseres Uhrwerkes) aufgebaut oder zu Energie (Wärme und energiereiche Phosphate wie ATP, GTP) oxidiert. Dabei läuft jeder biochemische Um- und Abbauschritt der Nährstoffe nur unter Anwesenheit zellulärer Enzyme ab. Diese Enzyme sind größtenteils aus Mikronährstoffen aufgebaut, wobei ein Enzymtyp den anderen in seiner Funktion nicht ersetzen kann. Die zellulären Zwischenprodukte dieser Auf- und Abbauvorgänge (Stoffwechselmetaboliten) sind überwiegend saurer und nur selten alkalischer Natur. [35] Sind die zellulären Stoffwechselleistungen erhöht (bei Leistungssport, fiebrigen Erkrankungen, Entzündungen, Tumoren) oder die Enzymsysteme ungenügend mit Mikronährstoffen ausgestattet, so laufen Um- und Abbauleistungen des zellulären Stoffwechsels nur unvollständig ab. Es kommt zur übermäßigen Bildung von Stoffwechselsäuren. Da die Zelle bei Übersäuerung (bei pH-Werten unter 6,95) den Säuretod sterben würde, gibt sie die schädlichen Säuren an ihre Umgebung, also an das Bindegewebe und teilweise an das Blut ab. Einige dieser Säuren sind, z.B. als überhöhte Milchsäure (bei körperlicher Überanstrengung), oder als überhöhte Ketosäuren bei Diabetes und Hunger im Blut nachweisbar. Ein Mangel an Mikronährstoffen (also an Vitaminen, Mengen- und Spurenelementen sowie sekundären Nährstoffen) führt somit zu eingeschränkter Leistung zellulärer Enzyme und unvollständiger Verstoffwechselung von Eiweiß, Fett und Kohlenhydraten. Dabei ist die Enzymleistung um so stärker eingeschränkt, je größer der Mikronährstoffmangel ist und die Bildung saurer Stoffwechselschlacken um so intensiver, je stärker die Enzymleistung reduziert ist.

Nährstoff-Mängel führen zu Übersäuerung

Nun ist es Tatsache, dass das Blut Abweichungen seines von Natur vorgegebenen pH-Bereiches (7,32 - 7,45) nicht toleriert, so dass es bei Blutübersäuerung innerhalb kurzer Zeit zum Tod käme. Das Blut verhindert eine Übersäuerung seines Milieus neben der Einschaltung seiner Puffer- und Regulationssysteme auch dadurch, dass es Säureschlacken aus dem umgebenden Bindegewebe nur in dem Maße aufnimmt, als es in der Lage ist, diese Säuren abzupuffern und über Niere, Lunge und Darm auszuscheiden. Denn der Blutkreislauf ist als „hierarchisch höhergestelltes" System bestrebt, sein Lebens- und Arbeitsmilieu über seine Puffer-Systeme sowie über Lungen, Leber und Nieren im Gleichgewicht zu halten. Im Gegensatz zum Blut und zur Körperzelle ist das Bindegewebe in der Lage, saure Stoffwechselschlacken über Jahre und Jahrzehnte zu absorbieren, ohne dass dies zu akut lebensbedrohlichen Symptomen führen würde. Die chronischen Erkrankungen (also praktisch alle bekannten Zivilisationserkrankungen) sind dabei in ihrer Entstehungsgeschichte durchwegs von Bindegewebsazidosen begleitet. Die Versulzung des Bindegewebes führt zu einer Nährstoffverarmung der Körperzellen, diese reagieren mit vermehrter Bildung saurer Stoffwechselschlacken und der Teufelskreis ist geschlossen. Jeder Grundschüler weiß aus dem Chemieunterricht, dass sich flüssig-elastische Gele durch nur unwesentliche Änderungen der Elektrolytzusammensetzung bzw. des pH-Wertes in einen starren Zustand überführen lassen und umgekehrt. Ähnliche Veränderungen der Kolloid-Struktur erfährt bei Ernährungsfehlern (z.B. bei basen- oder elektrolytarmer Ernährung) unser Bindegewebe. Es „versulzt" bei Übersäuerung. Damit ist die Transit-, Speicher-, Informations- und Schutzfunktion des Bindegewebes für den zellulären Stoffwechsel eingeschränkt. Altert das Bindegewebe, so altert in der Folge auch die Zelle. Es kommt zum vorzeitigen Verschleiß von Organen und Organsystemen.

Unter Normalbedingungen treten Mikronährstoffmängel nicht in so gravierendem Ausmaß auf, dass es zu einem Totalausfall bestimmter zellulärer Stoffwechselleistungen mit entsprechenden klinischen Erscheinungen (z.B. Skorbut, Beriberi oder Nachtblindheit) kommt. Die Mangelversorgung an Mikronährstoffen ist unter unserem heutigen Nahrungsmittel-Angebot eher als suboptimal anzusehen, d.h. wir decken unseren täglichen Mikronährstoff-Bedarf nicht zu 100 % sondern nur zu 90, 80 oder 70 %. [3, 8, 9] Somit kommt es in der Regel nicht zum Ausfall bestimmter Stoffwechselleistungen, sondern nur zu deren Einschränkung. Jedenfalls aber kommt es unter diesen eingeschränkten zellulären Enzymaktivitäten zur unphysiologisch erhöhten Bildung saurer Stoffwechselmetaboliten, die dann an die Umgebung (Bindegewebe) abgesondert werden. Nun hängt es vom Vorhandensein freier alkalischer Nährstoffe (z.B. Magnesium, Kalium, Natrium, Calcium, Carbonat, Citrat) in der Bindegewebsflüssigkeit ab, ob die im Übermaß gebildeten Stoffwechselsäuren ausreichend neutralisiert und in dieser Form über den Blutweg durch die Nieren ausgeschieden werden können.

Da der Körper selbst nur eingeschränkt in der Lage ist, alkalische Bindungspartner (z.B. Bicarbonat) für die Stoffwechselsäuren zu bilden, müssen alkalische Nährstoffe (Kalium-, Calcium- u. Magnesiumsalze) von außen zugeführt werden. [25] Ist die Alkali-Zufuhr von außen ungenügend, greift der Organismus auf körpereigene Speicher (z.B. Knochen) zurück.

Die Bindegewebsazidose ist messbar

Es war das Verdienst des Arztes und Biochemikers Friedrich F. Sander [21], die Problematik des Säure/Basen-Haushaltes auf eine wissenschaftlich-hypothetische Grundlage zu stellen. Wenn man bedenkt, wie eingeschränkt der biochemische Wissensstand in den 30er, 40er und 50er Jahren war, so sind die Arbeiten Sanders aus dieser Zeit gar nicht hoch genug einzuschätzen. Bereits 1931 publizierte Sander eine indirekte Messmethode (des „Aziditätsquotienten") über den Urin zum Nachweis von Bindegewebs-Übersäuerungen. Diese nach heutigen Möglichkeiten etwas umständliche Messmethode wurde von Jörgensen [33] 1985 aktualisiert und der heutigen Laborpraxis angepasst. Im Gegensatz zu herkömmlichen Blutgasanalysen der Krankenhäuser (hier wird ein sogenannter Basenüberschuss aus der Bestimmung von pH, Hämoglobin und Partialdrucken von Sauerstoff und Kohlendioxid errechnet) lassen sich mit der Jörgensen-Methode die Pufferkapazitäten nicht nur des Blutes, sondern auch jene des Zellinneren und Zelläußeren über das venöse Blut bestimmen. Diese Messmethode ist insofern genauer, als sie nicht nur den aktuellen Belastungszustand des Blutes durch Stoffwechselsäuren eruiert, sondern weil sie eine Stufe tiefer geht, nämlich in die Erfassung des Säure-Puffervermögens (Neutralisationsvermögens) des Zellinneren und des Bindegewebes. Im Gegensatz zu herkömmlichen Blutgasanalysen ermöglicht die indirekte Bestimmung intra- und extrazellulärer Pufferkapazitäten nach Jörgensen prognostische Aussagen über die Entstehung degenerativer Organ-, Gewebe- oder System-Erkrankungen. Übersäuerungstendenzen durch Überlastung der Bindegewebs-Puffer mit sauren Stoffwechselschlacken sind dagegen durch die Blutgasanalyse nicht feststellbar, da sich diese Bestimmung ausschließlich auf die Verhältnisse im Blut bezieht. Nachdem aber Stoffwechselsäuren primär das Bindegewebe belasten, bevor sie in das Blut übergehen, kann das Bindegewebe bereits Erstarrungstendenzen aufweisen, während die Blutgasanalyse noch Normwerte anzeigt.

Um die feinabgestimmten pH-Bereiche zwischen Blut, Zellinnerem und Bindegewebe aufrecht zu erhalten, verfügt der Körper über entsprechende vegetativ-hormonelle (Sympathicus/Parasympathicus) Regelkreise, über die er mittels Lungen (Kohlendioxid-Ausscheidung), Haut (Schweißabsonderung), Leber (Harnstoffsynthese), Galle und Darm (Stuhl) sowie Nieren (Urin) die lebensnotwendigen engen pH-Bereiche in den einzelnen Kompartimenten aufrecht erhält. Darüberhinaus verfügen Blut, Bindegewebe und Bindegewebs-Flüssigkeit über zusätzliche Puffersysteme (z.B. Bicarbonat-Puffer, Phosphat-Puffer, Hämoglobinat-Puffer, Proteinat-Puffer, Glykoproteinat-Puffer), um akut anfallende Stoffwechselsäuren abzufangen (abzupuffern). An der Bedeutung und Existenz dieser Puffersysteme scheiden sich nun die Geister von Schul- und Ganzheitsmedizinern. So halten es konservative Ärzte für ausreichend, über Blutgasanalysen die Pufferkapazität des Blutes zu bestimmen. Dagegen vertreten Ganzheitsmediziner die Ansicht, dass dem Bindegewebe - vor allem im Hinblick auf die Entwicklung von chronischen Erkrankungen - eine mindestens ebenso wichtige Pufferfunktion (vor allem durch die Glykoproteine) zukommt. [21, 22, 29-31]

In der Tat verändert sich die Zusammensetzung der Bindegewebssubstanz - beschleunigt unter ungesunden Ernährungs- und Lebensbedingungen - im Laufe der Lebensjahrzehnte in Richtung höherem Kollagen-, also Aminosäure-Anteil („Amyloid" nach Wendt [20]). Ohne dass sich in diesen Zeiträumen Änderungen der Säure/Basen-Verhältnisse im Blut feststellen lassen würden, kommt es durch die Eiweiß- und Säure-Verschlackung des Bindegewebes zu einer Einschränkung seiner Elastizität. [4] Auch konnten am verschlackten Bindegewebe gebundene Stoffwechselschlacken wie Phenole, Indole, hochmolekulare Fuselalkohole, schwerlösliche Metallkomplexe, Antigen-Antikörper-Komplexe und Stoffwechselsäuren aller Art nachgewiesen werden. [4, 22]

Bindegewebsazidosen entstehen multifaktoriell

Das Problem der Bindegewebeverschlackung ist also offensichtlich nicht alleine über gestörte Säure/Basenverhältnisse erklärbar. Die Übersäuerung des Bindegewebes ist nicht Ursache, sondern Folge mehrerer einander überlappender Risikobedingungen. Es darf nicht übersehen werden, dass die Bindegewebsübersäuerung ihren Ausgang meist in einem gestörten zellulären Stoffwechsel nimmt. Eine Mikronährstoff-Verarmung der Zelle führt zu eingeschränkter Enzymaktivität und in der Folge zu vermehrter Bildung von Stoffwechselsäuren. Die (schulmedizinisch anerkannte) metabolische Azidose des Blutes und die (schulmedizinisch negierte) metabolische Azidose des Bindegewebes haben ihren Ausgang gleichermaßen in einem gestörten zellulären Stoffwechsel. Nachdem also - und dies ist ja unbestritten - die übermäßige Säureproduktion in den Gewebezellen stattfindet, wandert der „Säurestrom" naturgemäß vom Gewebe in das Blut, wo er letztlich zum lebensbedrohenden Zustand führt. Die Bindegewebsazidose ist also der metabolischen Blutazidose zeitlich und räumlich vorgeschaltet. Es ist daher logisch, dass der Säurestrom vom Bindegewebe abgepuffert wird, solange dessen Pufferkapazitäten ausreichen. Erst bei Überlastung der Bindegewebspufferkapazitäten (Dekompensation) tritt die Übersäuerung in das Blut über, wo sie dann als lebensbedrohliche metabolische Azidose sichtbar wird. So schlüssig, wie sich die Zusammenhänge zwischen Bindegewebs- und Blut-Azidosen darstellen, so unlogisch erscheint die Ablehnung einer Existenz von Bindegewebsazidosen durch die Schulmedizin. Aber auch die therapeutischen Maßnahmen zahlreicher Säure/Basen-Ärzte, Bindegewebsazidosen alleine durch „Basenmischungen" zu behandeln, gehen am Grundproblem vorbei. Mit dieser Maßnahme nämlich werden zwar Stoffwechselsäuren neutralisiert und ausgeschieden, die Körperzellen produzieren aber weiterhin unphysiologische Mengen an belastenden Säuren. Wir sollten uns daher im Klaren sein, dass Bindegewebsazidosen kausal saniert werden müssen, da sie multifaktoriell entstehen:

1. Durch übermäßigen Konsum von raffinierten Kohlenhydraten:
   Weißmehl und raffinierter Industriezucker sind nur indirekt Säurebildner. Aufgrund ihres geringen Mikronährstoffgehaltes können sie als Nahrungsenergie nur unvollständig verwertet werden. Die dadurch vermehrt gebildeten, nicht vollständig verwerteten Stoffwechselzwischenstufen (Citronensäure, Alpha-Ketoglutarsäure,

Brenztraubensäure, Bernsteinsäure, Fumarsäure, Oxalessigsäure) entstehen also indirekt durch zellulären Mangel an Mikronährstoffen [16]. Dagegen können Zucker und Kohlenhydrate bei ausreichendem Körperbestand an Vitaminen, Mineralstoffen und Spurenelementen über die erwähnten sauren Zwischenstufen restlos zu Energie, Wasser und CO_2 oxidiert werden. CO_2 als flüchtige Säure kann im Gegensatz zu den erwähnten Zellsäuren über die Lungen abgeatmet werden und belastet nicht die Puffersysteme unseres Körpers. Daher ist Zucker und Weißmehl für gesund ernährte Menschen weniger schädlich als für schlecht ernährte, „übersäuerte". Und deshalb ist Vollmehl (durch den 4 - 5 mal höheren Gehalt an Mikronährstoffen) gesünder und besser verwertbar als Weißmehl, und dies trotz des gleichen Kohlenhydrat- und Kaloriengehaltes. Aus demselben Grund führt der Konsum von Obst bei Personen mit azidotischer Stoffwechsellage zu Bindegewebsübersäuerung, während Personen mit ausreichenden Vitamin-, Spurenelement- und Basen-Speichern die im Obst enthaltenen Fruchtsäuren restlos zu Kohlendioxid verstoffwechseln. Ein Mangel an Vitaminen und Spurenelementen, die zwar im Hinblick auf ihren geringen Körperbestand keinen direkten Einfluss auf pH-Werte im Organismus haben, führt indirekt über eingeschränkte zelluläre Enzymleistungen zur Anhäufung halbverwerteter Stoffwechselsäuren.

2. Durch übermäßigen Konsum von Industrieölen und -fetten:
Gehärtete Öle und Fette enthalten aus Haltbarkeitsgründen ausschließlich gesättigte Fettsäuren. Gerade die ungesättigten Fettsäuren jedoch sind lebenswichtige Bestandteile aller zellulären Membransysteme und müssen ausreichend und regelmäßig über die Nahrung zugeführt werden. Eine Minderversorgung mit ungesättigten Fettsäuren führt zum Brüchigwerden der Zellmembranen mit vorzeitiger Zellalterung und Schäden im genetischen Material (da auch Mitochondrien und der Zellkern von Doppelmembranen umgeben sind). Gesättigte Fettsäuren dagegen sind als biologisches Baumaterial wertlos und können nur (wiederum über saure Zwischenstufen) zu Energie oxidiert werden (durch sogenannte Beta-Oxidation). Ähnlich wie im Falle des Weißmehls enthalten Industrieöle und -fette außerdem signifikant weniger fettlösliche Vitamine, was wiederum zu eingeschränkter zellulärer Enzymleistung und damit zusätzlich zu vermehrter Bildung von Säureschlacken führt. Ungesättigte und hochungesättigte Fettsäuren, aus kaltgepressten Pflanzenölen, in Butter, Nüssen und in Pflanzenlecithinen sind lebensnotwendige Nährstoffe, die als Bestandteile unserer Zellmembranen die Lebensdauer all unserer Körperzellen wesentlich beeinflussen. Nicht der Fettkonsum an sich ist schädlich, sondern der Konsum an minderwertigen Fetten und Ölen. Ein ausreichender und regelmäßiger Konsum an hochwertigen, kaltgepressten Pflanzenölen, Nüssen, Sojalecithin und Fischölen führt keineswegs zu Übergewicht, wie häufig vermutet, sondern im Gegenteil zu einer Optimierung zellulärer Stoffwechselleistungen. Den übermäßigen Konsum an minderwertigen Raffinade-Fetten und -Ölen nun durch Nahrungs-Konserven mit Fett-Ersatzstoffen ausgleichen zu wollen ist nichts anderes als der nächste Schritt zur Begünstigung von Stoffwechselerkrankungen aller Art.

3. Durch übermäßigen Konsum von Proteinen:
Proteine bestehen aus Aminosäuren. Tierisches Eiweiß und Hülsenfrüchte enthalten daneben Zellkernmaterial (Nukleinsäuren, Purine und Pyrimidine), was die Bildung saurer Stoffwechselschlacken (z.B. Harnsäure) begünstigt. Ein wesentlicher Risiko-Faktor in der Entstehung von Bindegewebestarren ist die übermäßige Zufuhr von Eiweiß. Es ist das Verdienst des Frankfurter Mediziners Lothar Wendt, die Einflüsse übermäßigen Proteinkonsums auf die Entstehung von Zivilisationserkrankungen wie Bluthochdruck, Arteriosklerose, Apoplex, Herzinfarkt, Parodontose, Rheuma und Immunerkrankungen erkannt zu haben. [20] Nach Wendt führt überhöhter Konsum an Proteinen (wenn also mehr Protein über die Nahrung zugeführt wird als durch den Harnstoffzyklus wieder abgebaut werden kann) langfristig zu einer Überlastung der Stauspeicher des Bindegewebes. Sind die Bindegewebsstauspeicher zur Gänze gefüllt, lagert der Körper weiteres überschüssiges Protein in den Basalmembranen der Blutkapillaren ab, in weiterer Folge in den Arterieninnenwänden. Der Säurestau wandert also im Laufe der Jahre aus dem überfüllten Bindegewebe über die Kapillarzellen der Blutgefäße bis in das Blut. Letztlich kommt es zu einem krankhaften Anstieg der Proteingehalte im Blut, erkennbar an Hämatokritwerten von 42 % und mehr. Während also in gängigen Blutbefunden Hämatokrit-Werte bis 48 % als „normal“ eingestuft werden, ist für Wendt eine Erhöhung des Hämatokrits über 42 % bereits indirektes Signal für gefüllte Bindegewebs-Eiweißspeicher und Alarmzeichen für das Entstehen zivilisatorischer Erkrankungen. Infolge der Bindegewebsverdickung durch abgelagertes Protein können Nährstoffe wie Glucose und Sauerstoff das Zellinnere nur mehr erschwert erreichen. Damit ist die zelluläre Nährstoff- und Sauerstoffversorgung eingeschränkt, was laut Wendt durch Zuschaltung anaerober (also sauerstofffreier) Stoffwechselprozesse zu einer Anhäufung saurer Stoffwechselprodukte (Milchsäure aus Glucose, Betahydroxybuttersäure und Acet-Essigsäure aus Fettsäuren) führt. Diese Gewebsazidosen (Gewebeübersäuerungen) führen nach Wendt zu Apoplex und Herzinfarkt. Als Beweis für den Zusammenhang zwischen Gewebsazidose und Infarkten führt er unter anderem an, dass sich Apoplex- und Infarkt-Patienten nach Zufuhr alkalischer (basischer) Nährstoffe wie z.B. Natriumbicarbonat signifikant rascher erholen als jene Patienten, die keine basischen Nährstoffe erhalten. Für Wendt waren also Arteriosklerose, Hypertonie, Gehirnschlag, Herzinfarkt, Rheuma und (Typ-II)-Diabetes „Eiweißspeicherkrankheiten“, hervorgerufen durch Proteinmästung. Vergleicht man die statistische Zunahme des Fleischkonsums während der letzten 50 Jahre (Verdreifachung!) [1] mit der Zunahme der genannten Zivilisationserkrankungen im gleichen Zeitraum, so erscheinen Wendts Theorien - auch im Hinblick auf seine klinischen Erfolge - sehr plausibel. Ob die von Wendt festgestellte Bindegewebsübersäuerung sekundär durch Bildung saurer Stoffwechselschlacken (Milchsäure, Ketoessigsäuren) oder primär durch den sauren Charakter der Aminosäuren verursacht wird, mag dahingestellt bleiben. Fest steht, dass übermäßiger Eiweißkonsum zwangsweise einen verminderten Konsum an Gemüse nach sich zieht. Durch gemüsearme Ernährung jedoch fehlen dem Körper wichtige neutralisierende Mineralstoffe, Spurenelemente und Vitamine.

Sowohl der hohe Proteinkonsum (Aminosäuren) als auch Mangel an Mineralstoffen, Vitaminen und Spurenelementen begünstigen Übersäuerungstendenzen im Körper. Griffig und klar wie seine Sprache sind auch die Therapievorschläge von Wendt: Eiweißfasten - Aderlässe - reichliche Zufuhr von Flüssigkeit und basischen Mineralstoffen.

4. Durch mangelnde Zufuhr von Lebensmitteln mit alkalischen Nährstoffen:
Lebensmittel wie Kartoffeln (nicht fritiert!), Blattsalate, grüne Bohnen, Kohl, Karotten, Rote Beete, basische Mineralwässer, Bananen, frische Molke, Kastanien, Mandeln und Paranüsse enthalten lösliche alkalische Nährstoffe. Daher gelten die genannten Lebensmittel als „basenbildend". Es sind vor allem die in den genannten Lebensmitteln basischen Natrium-, Kalium-, Calcium- und Magnesiumsalze, die im Zusammenspiel mit Flavonoiden, Sulfiden und anderen Sekundär-Nährstoffen eine Neutralisation der im Bindegewebe abgelagerten Säuren ermöglichen.

5. Durch mangelnde Zufuhr von Flüssigkeit:
Alkoholische Getränke und Limonaden sind nicht als Flüssigkeiten anzusehen, sondern als kalorienhaltige, minderwertige Nahrungsmittel, die Übersäuerungen begünstigen. Die Durchsaftung des Bindegewebes (der Mensch besteht zu etwa 60 % aus Flüssigkeit) ist wesentlich für dessen Entschlackung. Gemüse- und Kartoffelsäfte, Pflanzensäfte, Kräutertees, Quellwasser und basische Mineralwässer gelten als ideale Flüssigkeiten zur Förderung der Durchspülung des Bindegewebes.

6. Durch mangelnde körperliche Betätigung:
Eine überwiegend bewegungsarme Lebensweise führt aufgrund herabgesetzter zellulärer Stoffwechselaktivität zur übermäßigen Bildung saurer Stoffwechselschlacken. Hochleistungssport führt (aufgrund des erhöhten Sauerstoffumsatzes und der dadurch bedingten gesteigerten Oxidationsrate) zwar ebenso zu einer Anhäufung von Stoffwechselsäuren. Diese vermehrte Bildung von Stoffwechselsäuren kann aber durch gezielte Nährstoffzufuhr gut abgefedert werden. So konnte - auch durch Untersuchungen unseres Arbeitskreises - eindrucksvoll bewiesen werden, dass durch gezielte und ausgewogene Zufuhr von Mikronährstoffen und alkalischen Nährstoffen Leistungssteigerungen um mehr als 15 % zu erzielen sind, nicht zuletzt durch verbesserten Abbau des leistungslimitierenden Laktates. [34, 36]

7. Durch übermäßige Belastung mit materiellen und immateriellen Stressoren:
Die Belastungen durch körperfremde Schadstoffe (Schwermetalle wie Blei, Cadmium, Quecksilber sowie Fremdstoffe in Luft, Wasser und Nahrungsmitteln) führen ebenso wie optische, akustische und psychische Stressoren zur Überforderung des physiologischen Zellstoffwechsels. So wie isolierter Zucker unsere Pufferkapazitäten unnötigerweise zusätzlich belastet, so belasten Stressoren einzeln - und vor allem in kumulierter Form - unsere Säurepuffer und führen damit zu vermehrter Schlackenbildung im Bindegewebe.

Versuchen wir also die Phänomene der Bindegewebsverschlackung, des frühzeitigen Hunger- und Verschlackungstodes der Zelle und somit die Entstehung degenerativer Zivilisationserkrankungen über die bloße Betrachtung der Säure/Basen-Beziehungen hinauszuheben, so sehen wir deutlich die mehrdimensionalen Zusammenhänge im Ablauf unseres Stoffwechselgeschehens. Daher wäre die Korrektur gestörter Säure/Basen-Verhältnisse alleine durch „Basenpulver" zu einseitig, ohne den multifaktoriellen Dimensionen von „Übersäuerungen" zu entsprechen. Die ursächliche Nährstoff-Therapie von Bindegewebsazidosen verlangt neben ausreichender Basen-Zufuhr eine lückenlose Mikronährstoff-Versorgung. So werden zelluläre Enzymleistungen optimiert und die Bildungsrate zellulärer Stoffwechselsäuren auf ein physiologisches Maß reduziert.

10

Der Sauerstoff - Quelle des Lebens und des Todes

Knallgasreaktion und Biologische Oxidation setzen die gleiche Energie frei

Ähnlich Wärmekraftwerken werden in unseren Körperzellen Sekunde für Sekunde die Nährstoffe unter Anwesenheit des eingeatmeten Sauerstoffs verbrannt. Diese Vorgänge sind aber keine Verbrennung im herkömmlichen Sinne, da sie weder schlagartig noch unter Hitzebildung ablaufen. Sie erfolgen vielmehr stufenweise bei 37° Körpertemperatur und unter Anwesenheit zahlreicher Enzyme. Die biologische Oxidation ist somit ein Vorgang zur Erzeugung von Zell-Energie in Form von Wärme und energiereichen Phosphaten, wie z.B. ATP oder GTP (biochemische Speicherenergie), die zwangsläufig zugleich Molekül-Strukturen, nämlich jene, die zur Energiebildung oxidiert wurden, zerstören muss. Ohne die biologische Oxidation aber wäre das Leben vielzelliger Organismen wie das des Menschen nicht möglich, da sie die energetische Voraussetzung bildet für alle intra-, inter- und extrazellulären Stoffwechselvorgänge.

Am Beispiel der sogenannten „Atmungskette" sollen die Unterschiede zwischen Verbrennung an der Luft und biologischer Oxidation dargestellt werden. In der Atmungskette wird der aus Nährstoffen freigesetzte Wasserstoff schrittweise mit Atmungssauerstoff zu Wasser oxidiert. Während sich Wasserstoff und Sauerstoff in der Luft unter Anwesenheit von Platinstaub (als Katalysator) explosionsartig zu Wasser vereinigen, verläuft die biologische Oxidation in den Zellkraftwerken viel milder. Auch in den Mitochondrien sind es Katalysatoren, die eine Vereinigung von Wasserstoff und Sauerstoff ermöglichen. Anders als der Platinstaub allerdings weisen die Biokatalysatoren fein abgestimmte Reduktionspotentiale auf, die eine schrittweise Freisetzung der Energie bewirken. Die biologische Oxidation des Wasserstoffs zu Wasser verläuft stufenweise, vergleichbar mit Stauseen, die sich auf unterschiedlichen Höhenniveaus befinden und durch ihre Gefällestrecken miteinander verbunden sind. Die einzelnen Staustufen entsprechen den jeweiligen Reduktionspotentialen der Enzyme (Biokatalysatoren), aus der Atmungskette. Die Atmungsketten-Enzyme benötigen unter anderem die Nährstoffe Niacin, Vitamin B_2, Coenzym Q_{10}, Eisen, Vitamin B_{12}, Kupfer und Molybdän. Bei ausreichender Nährstoff-Versorgung ermöglichen sie die stufenweise Vereinigung von Wasserstoff und Sauerstoff, indem sie beide Reaktionspartner in eine dosiert-aktivierte Form überführen. Die enzymatisch aktivierten Moleküle liegen dann meist als sogenannte Radikale und Peroxide vor. Durch die Vereinigung der beiden aktivierten Reaktionspartner kommt es in der Folge zu stufenweiser Freisetzung von Wärmeenergie und zur Bildung von Speicherenergie. Im Rahmen der sogenannten „oxidativen Phosphorylierung" wird dabei energiereiches Phosphat (z.B. ATP) als zelluläre Speicherenergie gebildet.[124] So bildet ein etwa 70 kg schwerer Mensch im Laufe eines Tages, je nach Leistungsbedarf, etwa 40 - 70 kg ATP. Diese große Menge

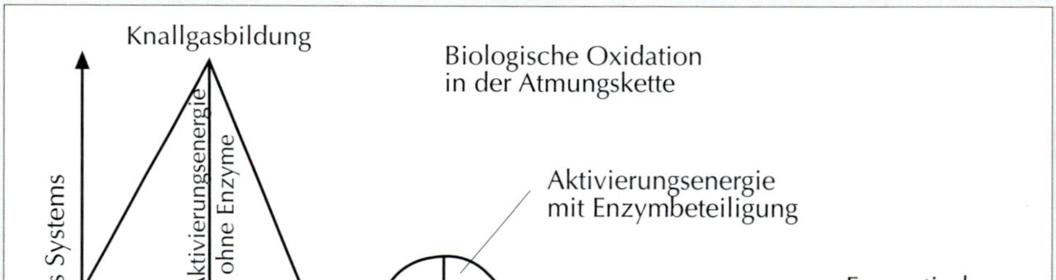

Abb. 10: Die Bildung von Wasser mit und ohne Hilfe von Enzymen
Die im Rahmen der Knallgasreaktion freigewordene Wärmeenergie (t) entspricht wertmäßig der gebildeten Menge an biochemischer Speicherenergie (ATP). Die Enzymkomplexe benötigen neben H_2 und O_2 folgende Nährstoffe: Niacin, B_2, Eisen (I), Coenzym Q_{10}, B_2, Eisen (II), Eisen (III), Kupfer, Molybdän (IV).

an Energiereserve wird tagtäglich im Zuge der Neusynthese von Enzymen, von Zellmaterial und Bindegewebssubstanz (biologische Reduktion) wieder verbraucht.

Prinzipiell laufen alle etwa 50.000 bekannten Stoffwechselreaktionen in unserem Körper nach dem dargestellten Prinzip ab. Unter Anwesenheit von Biokatalysatoren, also von Enzymen, werden Sauerstoff oder andere Reaktionspartner in einen aktivierten Übergangszustand versetzt, so dass sie unter biologischen Bedingungen chemische Reaktionen eingehen können. Es sind also die Enzyme, die biologischen Stoffwechsel, sei es in Pflanzen, Tier oder Mensch, überhaupt erst ermöglichen. Dabei regulieren diese Enzyme, entsprechend ihren jeweiligen Reduktionspotentialen, an unterschiedlichen Stoffwechselniveaus und, entsprechend ihrer jeweiligen Molekülstruktur, an unterschiedlichen Stellen eines zu verstoffwechselnden Moleküls. Die Molekülstruktur des Enzyms bestimmt aber auch, ob das Enzym vorwiegend an lipophilen Körperstrukturen wie z.B. an den Biomembranen der Zelle oder des Zellkerns, oder eher in hydrophilen Kompartimenten wie im Zellsaft oder im Extrazellulärraum (Bindegewebe) wirksam ist. Die mit Hilfe der Enzyme in den aktivierten Zustand übergeführten Stoffwechselteilnehmer nennt man nun Aktivierte Sauerstoffstufen (ASS), Freie Radikale, Peroxide oder Aldehyde, je nachdem, um welchen Typ der Verbindung es sich handelt.

Die Bildung dieser aktivierten Moleküle ist also durchaus im Sinne des biologischen Stoffwechsels, da dieser auf diese Weise überhaupt erst ermöglicht wird.

Radikale, Peroxide, Aldehyde und Aktivierte Sauerstoffstufen entstehen nicht nur im Rahmen der Atmungskette, sondern auch im Zuge der Neubildung genetischen Materials im Zellkern, bei der Verstoffwechselung von Eiweiß und Zucker im wässrigen Zellsaft, beim Abbau und bei der Neusynthese von Biomembranen und im extrazellulären Bindegewebe. Diese aktivierten Stoffwechselmoleküle sind derart reaktiv, dass sie neben den Nährstoffen körpereigenes, biologisches Material oxidieren und damit zerstören würden, wäre unsere Körpersubstanz nicht durch sogenannte antioxidative Nährstoffe, Enzyme und Enzymsysteme geschützt. Die biologische Substanz, aus der wir bestehen, also die Bausteine unserer intra- und extrazellulären Strukturen (Zahnräder unseres Uhrwerkes), sind chemisch praktisch identisch mit den Nährstoffen, die wir täglich zur Energiegewinnung und zum Aufbau körpereigener Substanz über unsere Nahrung zuführen. Somit wäre es für den Aktivierten Sauerstoff einerlei, ob er zugeführte Nährstoffe oder körpereigenes, biologisches Material oxidiert, gäbe es nicht das fein abgestimmte Zusammenspiel antioxidativer (d.h. vor Oxidation schützender) Vitamine, Aminosäuren und bioaktiver Nährstoffe zum Schutz unseres Körpers.

Unser Organismus ist Zeit seines Lebens bestrebt, ein Gleichgewicht aufrecht zu erhalten zwischen biologischer Oxidation (Energiegewinnung durch Abbau von Nährstoffen und recycliertem Baumaterial) und biologischer Reduktion (Aufbau biologischer Strukturen aus Nährstoffen und recycliertem Baumaterial bei gleichzeitigem

Reduktions-/Oxidationsquotient während einer Lebensspanne

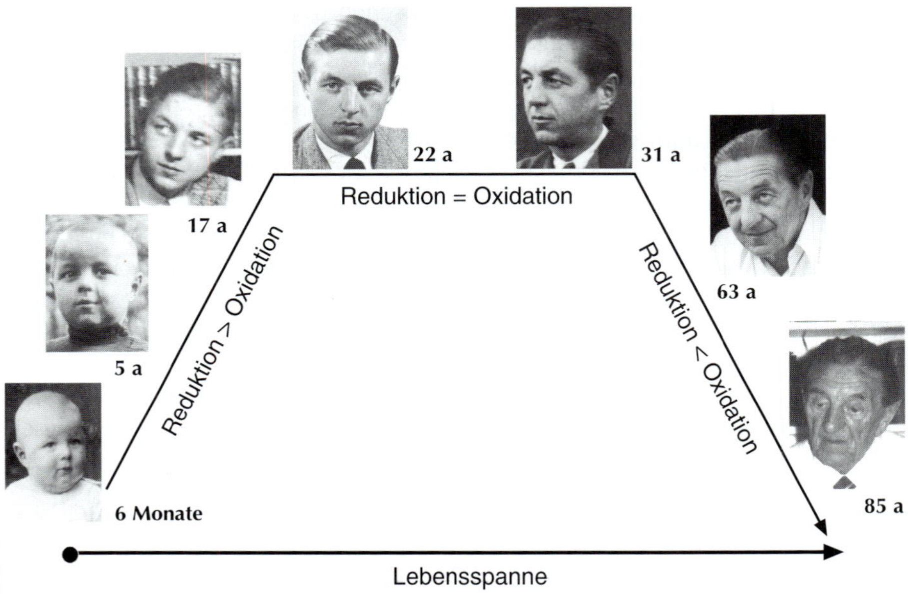

Abb. 11: Reduktions-/Oxidationsquotient während einer Lebensspanne
Leben, vor allem gesundes Leben im Hinblick auf Wachstum und Entwicklung, ist biochemisch darstellbar durch das Gleichgewicht zwischen Reduktions- und Oxidations-Vorgängen. Biologische Reduktion ist gleichbedeutend mit Syntheseprozessen, mit Stoffaufbau, mit Wachsen und Werden. Oxidationsprozesse dagegen dienen der Energielieferung durch Verbrennung, also durch Zerstörung der durch Reduktion aufgebauten biologischen Strukturen. Bezogen auf die gesamte Lebensspanne eines menschlichen Individuums überwiegen während der ersten zwei Lebensjahrzehnte reduktive Prozesse. Es dominieren also Synthese- und Wachstumsprozesse, wir sehen sozusagen, wie ein junger Mensch „heranwächst".
Während der nächsten ein bis zwei Jahrzehnte halten sich Synthese und Oxidation weitgehend im Gleichgewicht, vorausgesetzt, stoffwechselfordernde Einflüsse wie starke Nährstoff-Mängel, eine stoffwechselkonsumierende Lebenshaltung oder Krankheit führen nicht zu übermäßiger Oxidation. In dieser Lebensphase gilt die Volksweisheit „ab 25 ist der Mensch für sein Gesicht selbst verantwortlich".

Ab dem 3. bis 4. Lebensjahrzehnt überwiegen prooxidative Prozesse, wobei das Maß der oxidativen Dominanz ein kumulativer Ausdruck der Lebensführung und Lebensumstände ist.

Die Lebensdauer und Funktionsfähigkeit unserer biologischen Körpersubstanz ist daher wesentlich abhängig von der Existenz ausreichender Mengen antioxidativer Schutzstoffe in unserem Körper.

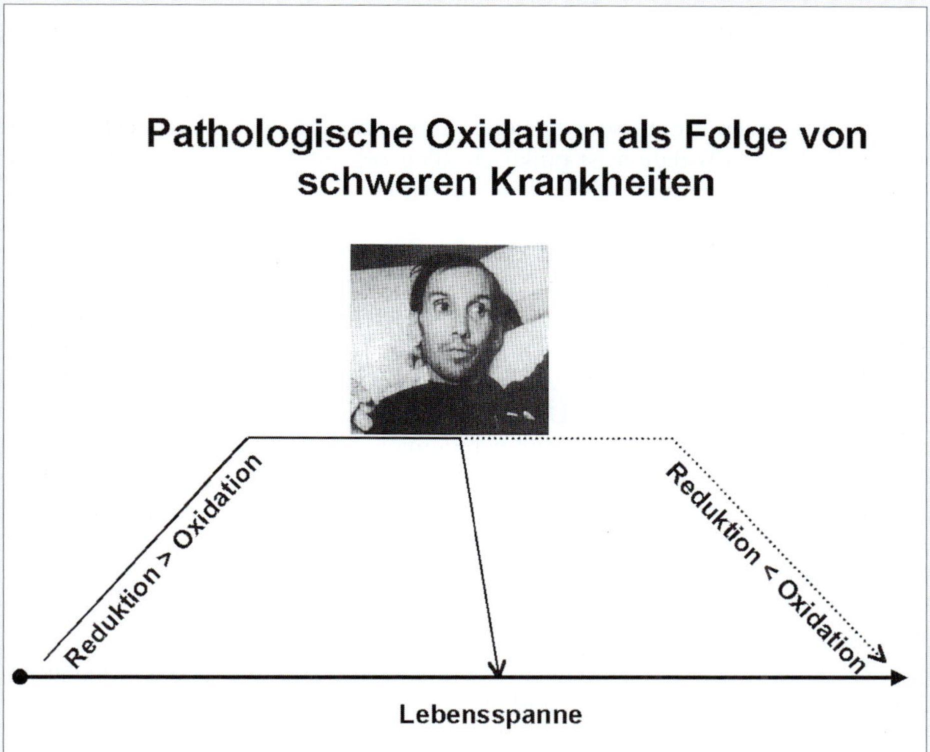

Abb. 12: Pathologische Oxidation als Folge von schweren Krankheiten
Führen schwere Erkrankungen zu oxidativen Prozessen, die durch unsere körperlichen Reduktionskapazitäten nicht mehr abgefangen werden können, so stirbt der Mensch vor seiner theoretischen Lebensdauer. Dabei müssen pathologische Oxidationsprozesse nicht zwangsläufig den gesamten Organismus betreffen, sondern können sich durchaus auf einzelne Organe und Systeme beschränken. In diesen Fällen laufen prooxidative Prozesse nach außen hin weniger spektakulär ab, der Arzt stellt dann Erkrankungen wie Arteriosklerose, Diabetes mellitus, Immunschwäche, Angina pectoris, einen Herzinfarkt, einen Katarakt oder z.B. einen Tumor fest.

Energieverbrauch). Alle unsere Stoffwechselprozesse sind somit gleichzeitig auch Redox (**Red**uktions**ox**idations)-Prozesse.

Übermäßige Oxidation führt zu frühzeitiger Zellalterung und Krankheit

Biophysikalisch und biochemisch gesehen ist es letztendlich - über Jahrzehnte betrachtet - eine leichtes Überwiegen der oxidativen Prozesse, das für Entwicklung und Alterung (Alterung ist nichts anderes als Entwicklung) verantwortlich ist und schließlich zum Tod - am Ende einer vorgegebenen Lebensspanne - führt. Dieses Ungleichgewicht in Richtung Oxidation ist praktisch allen organisch-biologischen Vielzellern, seien es Pflanzen, Tiere oder Menschen, von der Evolution vorgegeben und bestimmt damit über die „Links- oder Rechtslastigkeit" dieses Ungleichgewichtes die individuelle Lebensdauer eines Organismus. Was ist der Grund, dass es bestimmten Menschen gegönnt ist, ihr Leben jahrzehntelang unbeschadet von schweren Erkrankungen zu leben, obwohl sie während ihres Lebens ähnlichen seelischen und körperlichen Belastungen ausgesetzt sind wie ihre Mitmenschen? Warum erkranken manche Personen frühzeitig an Krebs, Rheuma, Allergien oder Arthrosen, ohne dass diese Erkrankungen zugleich im persönlichen Umkreis dieser Personen feststellbar wären? Warum überstehen bestimmte Menschen Grippeepidemien unbeschadet, während andere zur gleichen Zeit mit Fieber das Bett hüten müssen? Es ist meist ein Mangel an antioxidativen Schutzstoffen bzw. ein Überwiegen der schädigenden Angriffe aktiver Sauerstoffverbindungen (ASS und Freie Radikale), die Körperzellen, zwischenzelluläre Strukturen, Organe und Organsysteme so sehr belasten, dass Funktionsschwächen und -störungen auftreten. Ein Übermaß an Oxidation geht Hand in Hand mit einer Einschränkung der körperlichen Syntheseleistung. Vermehrte Oxidation führt zu gesteigerter Radikal- und Peroxidbildung, zu übermäßiger Zerstörung biologischer Strukturen und damit zu vorzeitiger Zell- und Organalterung.

Die signifikant wachsende Anhäufung zivilisationsbedingter degenerativer Erkrankungen [37] des Herz/Kreislauf-Systems (Infarkt mit 45), des Immunsystems (zunehmende Häufigkeit an Krebserkrankungen), des Bewegungsapparates (Rheuma, PCP, Osteoporose) und der reproduktiven Organe (etwa jedes sechste Paar bemüht sich vergebens um Nachwuchs) [38] zwingt förmlich zur Auseinandersetzung mit den Gleichgewichts-Phänomenen der biologischen Oxidation und Reduktion. Es war wiederum der Rostocker Ernährungsmediziner Werner Kollath, der bereits 1942 in geradezu seherischer Weise hinter der Entstehung von Krebs ein Kippen der biologischen Redoxsysteme (Reduktions-Oxidations-Systeme) vermutete: *„Deshalb wird man nun prüfen müssen, ob die Neigung der Körperzellen, bösartig zu entarten, nicht mit diesem biologischen Gesetz zusammenhängen könnte, und ob man sich bemühen muss, die „positiven" Redoxsysteme zu schützen, um die Entstehung der Krebskrankheit zu ver-*

hindern.“ [6] Was Kollath vor gut 50 Jahren, ohne sich auf fundierte biophysikalische Grundlagenforschung stützen zu können, aus seiner Gesamtschau heraus in visionärer Weise postulierte, machte Jahrzehnte später ein anderer Rostocker, nämlich Bodo Kuklinski, am dortigen Klinikum Südstadt zum Mittelpunkt seiner klinischen Forschungsarbeiten: Die Aufklärung der Ursachen des „oxidativen Stresses“ und deren Folgen für unsere Gesundheit. [38] In seinem Buch „Neue Chancen zur natürlichen Vorbeugung und Behandlung von umweltbedingten Krankheiten“ (Lebensbaum-Verlag, 1994) schildert Kuklinski in eindrucksvoller Weise seine Erfahrungen jahrzehntelanger medizinischer Arbeit mit tausenden Patienten, die an den Folgen übermäßiger Oxidationsprozesse erkrankt waren.

Sauerstoff bringt Leben, Sauerstoff zerstört Leben

Um das Zusammenspiel zwischen biologischer Oxidation und Reduktion zu verstehen, sollte die biologische Rolle des Atmungssauerstoffes in seiner Janusköpfigkeit genauer betrachtet werden. Wir atmen Sauerstoff mit jedem Atemzug ein, um die Verstoffwechselung unserer Nährstoffe zu ermöglichen. Um die oxidative Verwertung der Nährstoffe überhaupt zu gewährleisten, muss der reaktionsträge molekulare Sauerstoff (durch vitamin- und spurenelementhaltige Enzyme) in eine biologisch aktive Form übergeführt werden. Diese „Aktivierten Sauerstoffstufen“ (ASS), [18] die teils als Freie Radikale („frei“ wegen des freien Platzes in der Elektronenschale, „radikal“ wegen ihres radikalen Verhaltens) und teils als Peroxide vorliegen, ermöglichen nun, ähnlich den Zündfunken eines Verbrennungsmotors, die Nährstoff-Oxidation. Sind die Radikal- und Peroxid-neutralisierenden Enzymsysteme nicht ausreichend mit entsprechenden Bausteinen (z.B. Selen, Kupfer, Mangan oder Zink) versorgt, so greifen die aggressiven Zündfunken auf biologische Strukturen über. Es kommt zur Radikalisierung bzw. Peroxidierung biologischer Membranen und somit zur Zerstörung von Zellenzymen, Zellstrukturen, Zellkernmaterial mit darauffolgenden Genmutationen oder zur pathologischen Veränderung von Kolloid-Strukturen des Bindegewebes. Es hängt also wiederum davon ab, welche antioxidativen Nährstoffe oder Schutzenzyme unterrepräsentiert sind, so dass in Abhängigkeit der entsprechenden Nährstoff- oder Enzym-Mängel unterschiedliche Strukturen der biologischen Substanz radikalisch angegriffen und zerstört werden. Daneben gibt es äußerliche Belastungsfaktoren wie Hochleistungssport, UV- und radioaktive Strahlung, Belastungen mit Umweltgiften, Infektionen, Fieber, überschießende Immunreaktionen, Entzündungen oder psychische oder körperliche Stressoren (z.B. schwere Operationen), die zu einem Ansteigen der Radikalenbildung um den Faktor 100 - und dies noch wochenlang nach Einwirkung des jeweiligen Stressors - führen können. Beide Faktoren, sei es eine Unterversorgung mit antioxidativen Nährstoffen oder eine übermäßige Belastung mit äußerlichen Stressoren, führten zu einem Übergriff von Radikalen und Peroxiden auf unsere Körpersubstanz. Besonders fatal äußern sich übermäßige Radikal- und Peroxid-Bildungen bei gleichzeitigem Mangel an antioxidativen Nährstoffen.

Der oxidative Stress als Ursache zahlreicher Erkrankungen

Somit ist die ständige und ausreichende Bildung Freier Radikale und Peroxide einerseits lebensnotwendig, um zahlreiche Stoffwechselleistungen zu gewährleisten, die Bildung dieser „biologischen Zündfunken“ bleibt jedoch auch unter physiologischen Bedingungen nicht ohne Schaden für den betroffenen Organismus. So erleidet selbst eine gesunde Körperzelle pro Tag etwa 10.000 radikalinduzierte Veränderungen an der Erbmasse, die aber (mit Ausnahme der mitochondrialen DNS) durch Reparaturenzyme (Proteinasen, Ubiquitin, Phospholipasen, Transferasen und Peroxidasen) teilweise wiederhergestellt werden.[18] Wahrscheinlich ist diese hohe Mutationsrate sogar im Sinne der Natur, da es ohne ständige Mutationen keine Selektion, Anpassung, Differenzierung und Evolution gäbe. Gelingt es dem Körper jedoch nicht, das Gleichgewicht zwischen Bildung und Inaktivierung der aggressiven Radikale und Peroxide auf physiologischem Niveau aufrecht zu erhalten, gelangt unser Organismus in den Zustand des „oxidativen Stresses“. Hält dieser oxidative Stress nur kurzfristig an (z.B. durch Infektion mit geringen Mengen an Krankheitserregern, durch dosiertes Sonnenbaden oder dosierte körperliche Belastung), so werden durch diese ausgelösten „Radikal- und Peroxid-Spitzen“, über Genexpression vermittelt, vermehrt antioxidative Schutzenzyme (SOD, Katalasen, Peroxidasen) gebildet und ausgeschüttet. Hält der oxidative Stress jedoch länger an bzw. ist im Körper nicht genügend Baumaterial für die antioxidativen Schutzenzyme vorhanden, kommt es zur Beeinträchtigung und Zerstörung körpereigener Strukturen.

Wie bereits erwähnt, sind aufgrund der chemischen Ähnlichkeit mit den Nährstoffen sämtliche Baustoffe, aus denen wir bestehen, ständig in potentieller Gefahr, durch die Aggressivität Freier Radikale und Peroxide frühzeitig, also vor Ablauf der biologisch programmierten Lebenszeit, attackiert und zerstört zu werden: Proteine (Aminosäuren und Peptide als Bestandteil jeder Zelle und jedes regulierenden Zell-Enzyms), Lipide (Cholesterin als Hormonvorstufe sowie ungesättigte Fettsäuren als Bestandteil biologischer Membranen), Nukleinsäuren (als Baustein des genetischen Materials DNA und RNA) und Kohlenhydrate (Zucker als Strukturbestandteil des Bindegewebes). Dabei hängt es ab von der Art und Menge der jeweils gebildeten Radikale und Peroxide (bzw. umgekehrt, vom Mangel an den jeweils „kompetenten“ Antioxidantienschutzstoffen), welche biologischen Strukturen bevorzugt einem oxidativen Abbau unterliegen. So gibt es nach Ohlenschläger [18] eine beträchtliche Anzahl an Aktivierten Sauerstoffstufen (ASS) wie Superoxid-Anion-Radikal, Perhydroxyl-Radikal, Wasserstoffperoxid, Hydroxid-Radikal, Singulett-Sauerstoff und Ozon, die ihrerseits - meist in Form einer Kettenreaktion - die Bildung weiterer sauerstofffreier und sauerstoffhaltiger Radikale, Aldehyde und anderer reaktiver Metaboliten initiieren.

All diese Stoffwechselaggressoren haben Affinitäten zu unterschiedlichen Organen, Geweben und Zellstrukturen. So vielfältig wie die Organ-, Gewebe- und Zellstrukturen,

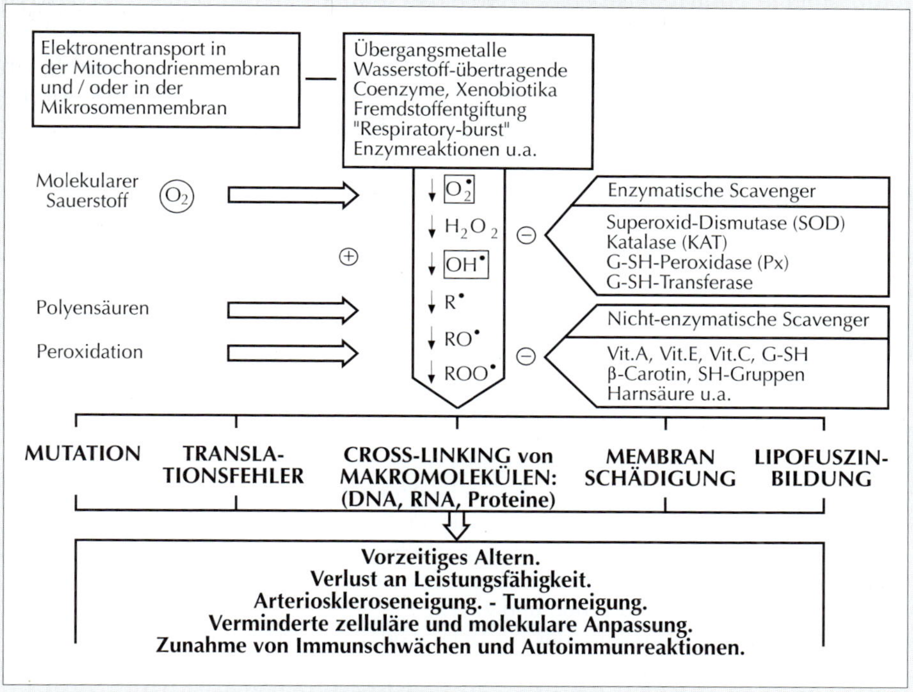

Abb. 13: Radikal- und peroxidinduzierte Erkrankungen (nach Ohlenschläger[18])
Arteriosklerose, Autoimmunerkrankungen, Allergien, Asthma bronchiale, Diabetes mellitus, Hauterkrankungen wie Ekzeme, Neurodermitis und Psoriasis, Arthrosen, Immunmangelerkrankungen, Herz/Kreislauf-Erkrankungen, Grauer Star (Katarakt), Chronisches Müdigkeitssyndrom, Hirnschwund, Polyarthritiden, Lungenfibrosen, vorzeitiges Altern, Leber- und Nierenerkrankungen, Durchblutungsstörungen, Bauchspeicheldrüsenerkrankungen und erhöhte Tumorneigung.

die einem oxidativen Angriff durch Radikale und Peroxide ausgesetzt sind, so vielfältig sind in der Folge die Erkrankungen, die durch oxidative Schädigungen entstehen können.

Faktoren, die den oxidativen Stress fördern

Gerhard Ohlenschläger, der große deutsche Philosoph, Mediziner, Biophysiker (und Jazzpianist!), stellte dazu fest: *„ASS, Freie Radikale, oxidativer Stress sind die pathologische Grundlage, sind Ursache und Begleitreaktionen möglicherweise aller, aber bestimmt fast aller Krankheiten, aller Leiden, aller degenerativer Prozesse und einer zeit-*

lich früh in einer Individuallebensspanne einsetzenden Altersatrophie." [18] Diese Feststellung stammt von einem Mann, der einen großen Teil seiner wissenschaftlichen Arbeit der Aufklärung biochemischer und biophysikalischer Vorgänge im Zusammenhang mit Radikal- und Peroxid-induzierten Schädigungen biologischer Strukturen gewidmet hat. Diese Erkenntnis beinhaltet aber auch den positiven Umkehrschluss, dass fast alle Krankheiten, Leiden, degenerativen Prozesse und frühzeitigen Alterungsprozesse von Organen durch Zufuhr antioxidativer Nährstoffe gelindert werden können.

Bevor wir uns mit den Schutzstoffen biologischer Strukturen beschäftigen, sollten wir uns klar werden, welche äußeren Einflüsse die Bildung von Freien Radikalen und Peroxiden begünstigen. Die Ausführungen des Umweltmediziners Kuklinski halten uns vor Augen, wie sehr sich unsere Umweltsituation während der letzten Jahrzehnte

1. Exzessive UV-Belastung (Ozonloch)
2. Bodennahes Ozon (Freisetzung zellschädigenden Singulettsauerstoffs)
3. Schwermetalle (Quecksilber aus Amalgam, Cadmium aus Tabakrauch, Blei, Nickel, Aluminium aus Industrieabfällen)
4. Hocherhitzte Nahrungsfette (Grillen auf offener Flamme)
5. Toxine von Pilzen, Bakterien und Viren
6. Extreme körperliche Belastung (Steigerung der Radikalen-Belastung bis zu 600 %)
7. Alkoholkonsum (übermäßige Bildung aggressiver Aldehyde)
8. Tabakrauch (jeder Zug einer Zigarette enthält etwa 10.000 Radikale)
9. Arzneimittel wie Paracetamol, Diuretika, Kontrazeptiva, Hypnotika, Antibiotika und Cytostatika
10. Polyzyklische aromatische Kohlenwasserstoffe (aus Verbrennungsprozessen aller Art)
11. Halogenierte Kohlenwasserstoffe (Lösungsmittel wie Methane, Athane, Tetrachlormethan, Benzole, Phenole, Isolierflüssigkeiten und Schmiermittel, Insektizide sowie Abbauprodukte der Kunststoffherstellung)
12. Pyrethroide als „haushaltstaugliche" Insektengifte
13. Lösungsmittel, Kleb- und Isolierstoffe aus dem Heimwerkerbereich
14. Synthetische Holzschutzmittel für den Innen- und Außenbereich
15. Formaldehyd in Farben, Lacken, Fliesenklebern, Tapeten und Hohlraumfüllungen
16. Kunststoffe, Lacke, Leime und Reiniger für Haushalt und Auto
17. Isocyanate in „formaldehydfreien" Spanplatten
18. Badezusätze
19. Kosmetika, Nagelhärter
20. Spülmittelrückstände
21. Elektrosmog (Funktelefone, Kopiergeräte, EDV-Geräte, Mikrowellengeräte)
22. Farbstoffe aus der Textilindustrie
23. Psychischer Stress
24. Physischer Stress (schwere Operationen, Traumen)

Abb. 14: Umwelt- und Schadstoffeinflüsse, die direkt oder indirekt eine vermehrte Bildung von Radikalen und Peroxiden auslösen (nach Kuklinski [38])

geändert hat. Insofern müssen damit auch die Gedanken der großen Ernährungsmediziner Maximilian D. Bircher-Benner (1867 - 1939) und Werner Kollath (1892 - 1970) relativiert werden, da zu deren Zeit - vor allem im Hinblick auf die Umweltsituation - Gesundheit allein durch gezielte Lebensmittelauswahl und ohne zusätzliche Nährstoffzufuhr beeinflussbar war. Allein die Aufzählung jener Schadstoffe, die nach den Erfahrungen Kuklinskis die Bildungsrate Freier Radikale und Peroxide erhöht, sollte uns klar machen, dass wir alle nicht in einem Glashaus leben, sondern einer Reihe von radikalinduzierenden Stressoren ausgesetzt sind, denen wir uns nur eingeschränkt durch gesunde Lebensführung entziehen können.

Gesundheit ist heute nicht mehr essbar

Der Mensch wird seit 5 Jahrzehnten mit einer unüberschaubaren Anzahl und Vielfalt naturfremder Schadstoffe belastet, deren negative Einflüsse (vor allem auf die Folgegenerationen) nicht beurteilbar sind. Tolerierbare Höchstmengen zum Schutz der individuellen Gesundheit werden von den nationalen Gesetzgebern nur für einzelne Schadstoffe verlautbart. [57] Niemand jedoch vermag das Ausmaß von Schädigungen durch diese Fremdstoffe in ihrer Vielfalt und synergistischen Gesamtwirkung zu beurteilen. Nicht für das Individuum und schon gar nicht für unsere nachkommenden Generationen, nicht im Hinblick auf die akute und schon gar nicht in bezug auf die chronische Toxizität. Zudem sind die Methoden zur Feststellung schädigender Toleranzgrenzen nicht zeitgemäß, da die Prüfung prooxidativer Schädigungen biologischer Strukturen nicht beinhalten. Die chemische Industrie entwickelt permanent neue Chemikalien zum Ersatz jener Schadstoffe, die sich im Laufe jahrelanger Verwendung als gesundheitlich bedenklich erwiesen haben. Diese neuentwickelten Ersatzstoffe werden dann häufig als gesundheitlich unbedenklich erfolgreich vermarktet (z.B. „formaldehydfreie Spanplatten“), nur weil sie die Toxizitätshürden der Vorgängerchemikalie passieren konnten. Die (öffentlich bestellten) Toxikologen laufen den Entwicklungen der Industrie, ähnlich Dopingjägern Dopingsündern, ständig hinterher, wobei der Zeitabstand zwischen Jägern und Gejagten von Jahr zu Jahr größer wird. Verbotene Chemikalien werden dazu noch, um Arbeitsplätze und Erträge zu sichern, in jene Länder exportiert, in denen es noch keine Verbote oder zumindest höhere Toleranzgrenzen gibt. Meist sind von diesen Exporten Länder mit niedrigerem sozialen Wohlstand betroffen. Abgesehen von der ethischen Verantwortungslosigkeit werden solcherart exportierte Schadstoffbelastungen - man denke an FCKW - wieder unfreiwillig „reimportiert“. Wir können uns daher dem Einfluss von Xenobiotika (Fremdstoffen) individuell nur teilweise entziehen. Fest steht, dass die in Abbildung 14 angeführten Umweltstressoren infolge einer erhöhten Radikalen- und Peroxid-Belastung einen Mehrbedarf an entsprechenden Schutzstoffen nach sich ziehen. Ein wirksamer Schutz vor individuell nicht beeinflussbaren Umweltbelastungen ohne zusätzliche Zufuhr von Antioxidantien ist heute aller Wahrscheinlichkeit nach nicht mehr möglich.

11

Antioxidantien – Biomoleküle als Schutz vor biologischen Zündfunken

Antioxidantien sind keine Entdeckung der Industrie

Was sind nun die antioxidativen Schutzstoffe, die unser körpereigenes biologisches Material vor dem Angriff aggressiver Radikale und Peroxide schützen, ohne deren physiologische Bedeutung zur Erzeugung von Energie und zur Abwehr von Bakterien, Pilzen und Viren zu beeinträchtigen? Die Natur hat mit der Einbeziehung und Nutzung des atmosphärischen Sauerstoffs im Rahmen des Stoffwechselgeschehens vielzelliger Organismen zeitgleich auch antioxidative Schutzsysteme entwickelt, um die den Sauerstoff nutzenden Organismen vor den negativen Auswirkungen der Oxidation zu schützen. Anders wäre die Jahrmillionen dauernde Evolution der Spezies Mensch auch gar nicht möglich gewesen. Der Mensch hätte sich wohl schon lange zuvor aus der Evolution „wegoxidiert", wären nicht alle für den Schutz und für die Erhaltung unseres Lebens notwendigen Schutzstoffe in der Natur vorhanden. Es sind gerade wir Menschen, die im Begriff sind, diese über unvorstellbar lange Zeiträume gewachsenen Ordnungs- und Regelprinzipien durch exzessive Produktion von Schadstoffen bei gleichzeitiger Denaturierung unserer Lebensmittel innerhalb weniger Jahrzehnte aus dem Gleichgewicht zu bringen.

Das „Reduktionspotential" als Maß für die Kraft von Antioxidantien

Antioxidantien, auch als Scavenger oder Radikalfänger bezeichnet, sind keine neue Entwicklung der medizinischen Forschung, sondern waren in der Natur immer schon existent. Der Mensch hat über Jahrmillionen seines Daseins immer schon Antioxidantien mit der Nahrung zugeführt und antioxidative Enzyme aus Nährstoffen aufgebaut, allerdings ohne sich dessen bewusst zu sein. Viele unserer Lebensmittel sind unter anderem deshalb gesund und wertvoll, weil sie antioxidative Nährstoffe wie Vitamin C, Carotinoide, Tocopherole, Flavonoide, Lignane und Anthocyane enthalten. Antioxidantien sind Moleküle, die andere Moleküle und Molekülstrukturen vor Oxidation schützen. Oxidation ist chemisch definiert als Entzug negativ geladener Elektronen. Antioxidantien schützen Molekülstrukturen, indem sie ihre Elektronen rascher an das Oxidans abgeben als die zu schützenden Molekülstrukturen.

Antioxidantien sind nichts anderes als Nährstoffmoleküle und Enzym-Komplexe, die schneller mit Stoffwechselradikalen reagieren als biologische Strukturen. Sie schützen also unsere Zell-, Gen- und Bindegewebs-Strukturen dadurch, dass sie die Stoffwechselzündfunken abfangen, bevor diese z.B. die ungesättigten Fettsäuren unserer Biomembranen oder schwefelhaltige Bauteile lebenswichtiger Struktur- oder Enzymproteine angreifen.

E_0 (Volt)	System
+ 0,82	O_2/H_2O
+ 0,366 (basisches Milieu)	Selenit
+ 0,300	Tocopherol (Vitamin E)
+ 0,100	Ubiquinon (Coenzym Q_{10})
+ 0,08	Ascorbinsäure (Vitamin C)
+ 0 (+ 0,16 bis -0,02 V)	Flavonoide
- 0,12	Riboflavin (Vitamin B_2)
- 0,22	Cystin/Cystein
- 0,23	G SH/GSSG
- 0,29	Thioctsäure (Alpha-Liponsäure)
- 0,32	NADH + H^+/NAD
-0,740 (saures Milieu)	Selenit

Abb. 15: Standard-Redoxpotentiale einiger Nährstoffe [187]
Redoxpotentiale in Volt einiger wichtiger Redoxsubstanzen, gemessen gegenüber einer Wasserstoffelektrode. Die Elektronenübergänge von Plus- bis in Minusbereiche ergeben eine spannungsabhängige Kaskade bzw. Hierarchie. Vitamin E als reine Radikalfängersubstanz läge oberhalb des Ubichinons und würde durch dieses regeneriert. Coenzym Q_{10} würde durch Vitamin C, dieses durch Flavonoide, diese wiederum durch Vitamin B_2 usw. regeneriert werden.

Nun verläuft unser Oxidations- und Reduktions-Stoffwechsel, also unser Energiebildungs- und Synthese-Stoffwechsel, niemals explosionsartig, sondern stufenweise, wobei der Körper nicht in der Lage ist, einzelne Stufen zu „überspringen". Entsprechend der Stufe, d.h. entsprechend dem Energieniveau, auf dem sich die jeweilige Radikal- oder Peroxidbildung gerade abspielt, sind daher auch nur jene Antioxidantien wirksam, die in ihrem Reduktionspotential in das entsprechende Energieniveau „passen". Das Reduktionspotential ist ein Begriff aus der Elektrochemie und gibt an, wie „gerne" ein Atom oder ein Molekül bereit ist, Elektronen abzugeben. Dabei weisen starke Antioxidantien (auch als starke Reduktionsmittel bezeichnet) negative Reduktionspotentiale auf, während starke Oxidantien (Oxidationsmittel) positive Reduktionspotentiale zeigen. Als Standardreduktionspotentiale bezeichnet man die Redoxpotentiale unter physiologischen Bedingungen, z.B. bei einem pH-Wert von 7, 25.

Auch Antioxidantien benötigen Antioxidantien zur Regeneration

Die in der Abbildung 15 (auszugsweise) angeführten Nährstoffe müssen in der reduzierten Form vorliegen, um antioxidativ wirksam sein zu können. Sobald ein Nährstoff seine Elektronen (meist sind es ein oder zwei Elektronen pro Molekül) abgegeben hat, geht er selbst in die oxidierte Form über und verliert seine Antioxidantien-Wirkung. Aus der Kenntnis der Standard-Redoxpotentiale dieser biologischen Systeme ist zugleich auch die Abhängigkeit der Redoxsysteme voneinander ersichtlich. So muss z.B. oxidiertes Vitamin E, das ein positiveres Standard-Redoxpotential aufweist als Coenzym Q_{10}, von diesem regeneriert werden, um seine Zellschutzfunktion wiederzuerhalten. Im Zuge dieser Regeneration wird aber das Coenzym Q_{10} selbst oxidiert und muss seinerseits wiederum durch Ascorbinsäure in die reduzierte Form übergeführt werden. Das oxidierte Vitamin C wird nun durch Flavonoide regeneriert, woraus sich der „vitaminsparende" Effekt von Pflanzenflavonoiden ergibt. Antioxidantien sind somit Reduktionsmittel, die selbst oxidiert werden, sobald sie ihre antioxidative Wirkung ausüben.

Diesen „vitaminsparenden" Effekt der Flavonoide machen wir uns schon lange zunutze, wenn wir im Winter Äpfel einlagern oder Sauerkraut einlegen. Zwar verlieren die Äpfel durch die Lagerung ihren ursprünglichen Vitamin-C-Gehalt. Die in ihnen enthaltenen Flavonoide jedoch bewirken eine Recyclierung, eine Regeneration des Vitamin C. Auf diese Weise gelang es den Menschen schon früher, ohne Vitamindefizite über den Winter zu kommen.

Aus dem Wissen um diese Abhängigkeiten der Redoxsysteme voneinander wird somit auch klar, dass die ausreichende Versorgung mit voneinander abhängigen Antioxidantien wie z.B. Vitamin E/Coenzym Q_{10} oder Vitamin C/Flavonoiden zu besseren Effekten führt als die alleinige Zufuhr einzelner Antioxidantien, auch wenn diese hochdosiert erfolgt.

Größtenteils verläuft die Regeneration der Antioxidantien durch „benachbarte" Redoxsysteme mit jeweils geringeren Standard-Redoxpotentialen.

Antioxidantien und Nährstoffe zur Bildung körpereigener antioxidativer Enzyme müssen daher täglich lückenlos und in ausreichender Menge über die Nahrung zugeführt werden, um einen optimalen Schutz unserer biologischen Strukturen zu gewährleisten. Antioxidantien sind aber nicht nur in bezug auf ihre Standard-Redoxpotentiale voneinander abhängig, sondern auch im Hinblick auf ihre Wirkungsspezifität und auf ihre Löslichkeit. So schützt das wasserlösliche Vitamin C vor allem niedermolekulare, wasserlösliche Carbonsäuren vor Peroxidation, während Beta-Carotin, Vitamin A und Vitamin E als fettlösliche Antioxidantien bevorzugt an den höhermolekularen Fettsäuren der Biomembranen ihre Schutzwirkungen entfalten. Antioxidative Enzym-Systeme wie die mangan-, kupfer-, eisen- oder zinkhaltigen Superoxid-Dismutasen (SOD) und spurenelementhaltige Katalasen (KAT) dagegen neutralisieren bevorzugt Aktivierte Sauerstoffstufen wie Peroxid-Radikale, Wasserstoffperoxid und Hydroxyl-Radikale. Pflanzliche Flavonoide wiederum sind sowohl wasser- als auch fettlöslich und stellen daher wichtige Bindeglieder zwischen fettigen und wässrigen Biostrukturen dar. Daher gilt für die Zufuhr von Antioxidantien, was auch für die Zufuhr von Mikronährstoffen zur Aktivierung der zellulären Enzymaktivitäten und was für die Zufuhr basenbildender Nährstoffe gilt: Die lückenlose Antioxidantienversorgung im Sinne des biologischen Geschehens ist sinnvoller als die hochdosierte Zufuhr einzelner antioxidativer Nährstoffe.

Es gibt mehr Antioxidantien als nur Selen, die Vitamine A, C und E

Allein die von Ohlenschläger angeführten, bisher bekannten Antioxidantien lassen vermuten, dass Jahr für Jahr neue Stoffe mit antioxidativer Schutzwirkung entdeckt werden dürften: Vitamine (A, E, C, fettlösliches Vitamin C, Beta Carotin und Carotinderivate), bioaktive Pflanzenstoffe (Flavonoide, Anthocyane, Phenolsäuren, Phenolester, Benzodioxole, Lignane, Tannine, Hydroxyterpene, Ellagsäure, Mannit) sowie bioorganische Moleküle des menschlichen Organismus (Harnsäure, Taurin, L-Cystein, Selenocystein, L-Methionin, Selenomethionin, Alpha-Liponsäure, Coenzym Q, reduziertes Glutathion, Glutathionderivate) und diverse synthetische Verbindungen sind laut Ohlenschläger antioxidativ wirksam. Daneben ist unser Körper in der Lage, mit Hilfe von täglich zugeführten Nahrungsvitaminen, -spurenelementen und -aminosäuren körpereigene antioxidative Enzyme und Enzymsysteme (SOD, Katalasen, Peroxidasen, Enzyme des Glutathion-Systems sowie Enzyme zur Bereitstellung von Reduktionsäquivalenten) zu bilden. [18] Wir führen also über unsere tägliche Ernährung- vorausgesetzt, sie besteht aus hochwertigen Lebensmitteln - dem Körper Nährstoffe zu, die neben zahlreichen anderen biologischen Wirkungen antioxidative Effekte aufweisen. Dazu gehören Vitamine wie Retinoide, Tocopherole, Ascorbinsäure, Carotinoide, zahlreiche bioaktive Pflanzenstoffe wie Flavonoide, Anthocyane, Lignane und andere.

Die körpereigene Synthese bioorganischer Moleküle wie Selenomethionin, Alphaliponsäure, Coenzym Q_{10} oder Glutathionderivate ist indirekt ebenso von den Nährstoff-Körperbeständen abhängig. Die ausreichende Taurin-Biosynthese z.B. benötigt genügenden Nachschub an L-Methionin, L-Cystein sowie Vitamin B_6.[74, 129] Das antioxidative Coenzym Q_{10} kann nur gebildet werden, wenn L-Phenylalanin, L-Tyrosin, L-Methionin, Vitamin B_{12}, Folsäure, Niacin, Pyridoxin und Pantothensäure bedarfsadäquat vorhanden sind. Ist auch nur einer der angeführten Nährstoffe defizient, so reduziert sich die körpereigene Q_{10}-Syntheseleistung im progressiven Verhältnis. Die Bildung antioxidativer Bio-Moleküle ist somit nicht ein unbeeinflussbarer, gottgegebener (oder, wie in letzter Zeit häufig behauptet, ein rein genetisch bedingter) Vorgang, sondern lässt sich sehr wohl über eine ausgewählte Nährstoffzufuhr steuern.

Ähnlich verhält es sich mit den körpereigenen antioxidativen Enzymen und Enzymsystemen. Auch die Syntheserate von Superoxid-Dismutasen (SOD), Katalasen (KAT) und Peroxidasen hängt von unseren Nährstoff-Körperbeständen ab. Häufig sind dies Spurenelemente wie Mangan, Kupfer, Eisen, Zink oder Selen. Die zur Ausbildung der antioxidativen Enzym-Systeme notwendigen Syntheseschritte sind ihrerseits aber wiederum abhängig von der Aktivität entsprechender Synthese-Enzyme. Auch die Enzyme zur Ausbildung körpereigener Enzyme benötigen also eine ausreichende und lückenlose Nährstoff-Zufuhr: Vitamine, Mineralstoffe und Spurenelemente, die als Enzym-Bestandteile und -Aktivatoren die Syntheseraten zur Neubildung antioxidativer Schutzenzyme steuern. Wir kommen also nicht darum herum, die biologischen Abläufe in unserem Körper komplex zu sehen, ohne deshalb den Blick für Einzelvorgänge zu verlieren.

Auch hier in der hochinteressanten Thematik des oxidoreduktiven Stoffwechsels gelangen wir wieder notgedrungen zu den Kernfragen und -aussagen Kollaths, wonach unsere Bemühungen, biologisch gewachsene Lebensmittel durch Formula-Diäten ersetzen zu wollen, Stückwerk mit Lücken bleiben müssen. Bedenklich stimmen sollte an Ohlenschlägers Aufzählung antioxidativer Substanzen auch die Tatsache, dass nur ein geringer Anteil dieser Substanzen offiziell als „Nährstoffe" geführt wird, obwohl wir all die von Ohlenschläger angeführten Stoffe mit der Nahrung aufnehmen oder aus der Nahrung bilden.

Die „saure" Oxidation, die „basische" Reduktion

Seien es nun grundlegende Unterschiede in den wissenschaftlichen Ansprüchen von Pharmakologie (Arzneistoffe) und Physiologie (Nährstoffe), seien es die komplexen Verflechtungen in der Entstehung gestörter Säure/Basen-Verhältnisse oder sei es das vielschichtige Zusammenwirken zellschützender antioxidativer Nährstoffe und Enzyme, wir können das mehrdimensionale Geschehen im biologischen Stoffwechsel nur dann erfassen (vom „Verstehen" sind wir noch weit entfernt), wenn wir zumindest bereit sind, die reduktionistische, zweidimensionale Ebene von Dosis-Wirkungs-Beziehungen zu verlassen.

Einen interessanten Vergleich stellte Ohlenschläger in seinen Grundlagenforschungen auf dem Gebiet der Oxidations-Reduktionsgleichgewichte mit der Beziehung des Säure/Basen-Haushaltes an. [18] Ist die Oxidations-Reaktion definiert als Elektronen-Abgabe eines chemischen Reaktionspartners an den anderen, so werden bei Säure/Basen-Beziehungen Wasserstoffionen übertragen, was indirekt einer Übertragung negativer Ladungen gleichkommt. Somit gibt es einen engen Zusammenhang zwischen Aufbau- und Abbaugeschehen (Reduktion/Oxidation) im zellulären Stoffwechsel und dem Säure/Basen-Haushalt, da Oxidation auf zellulärer Ebene der Säuerung (Protonen-Aufnahme) entspricht. So wie die Bindegewebsübersäuerung also nicht isoliert als „Alkalimangel" gesehen werden kann, sondern Folge von hinter- und nebeneinander geschalteten Stoffwechselentgleisungen ist, so ist auch die Entstehung radikalinduzierter Gesundheitsschäden multifaktoriell bedingt.

Einen weiteren wichtigen Hinweis auf die Zusammenhänge zwischen Übersäuerung des Bindegewebes und Antioxidantienmangel gibt Kuklinski: Danach ist übersäuertes Bindegewebe, wie auch von anderen Medizinern bestätigt wird, ein idealer Nährboden für das Wachstum und für die Ausbreitung krankmachender Pilze, z.B. Candida albicans. [40 - 43] Im Gegensatz zu Pilzen, die sich bevorzugt im übersäuerten Milieu vermehren, entfalten Viren ihre optimale Vermehrungsrate im basischen, besser gesagt im physiologischen Milieu. Wird das Bindegewebsmilieu nun (durch Zufuhr alkalischer Nährstoffe oder durch basenbildende Nahrungsmittel) umgestimmt, ohne dass etwaige Antioxidantien-Mängel behoben werden, so wird im Umfeld einer schwachen Abwehrlage das Wachstum von Viren begünstigt. Die lückenlose Zufuhr von Mikronährstoffen bei Bindegewebsazidosen dient daher nicht nur der Reduktion zellulärer Stoffwechselsäuren. Sie dient auch der Zufuhr und Ausbildung antioxidativer Schutz-Moleküle und der Stärkung der Immunkompetenz.

Die Auseinandersetzung mit dem Grundwesen der allgemeinen Nährstoffversorgung, des Säure/Basen-Haushaltes und des Oxidations-Reduktionsstoffwechsels zeigt uns deutlich die horizontalen und vertikalen Zusammenhänge zwischen den einzelnen Stoffwechsel-Betrachtungen. Sie offenbart deutlich das Dreidimensionale, ja im Hinblick auf den ständigen Stoffaustausch des menschlichen Organismus mit seiner Umwelt sogar Vierdimensionale im Werden und Vergehen des Menschen.

12

Die Nährstofflücken unserer Nahrung sind größer als vermutet

Die Lebensmitteltechnologie im Wandel der Zeit

Ein wesentliches Ziel der industriellen Lebensmittelverarbeitung ist es, die Haltbarkeit unserer Nahrung bei gleichzeitiger Erhaltung der Qualität zu verlängern. Unter den seinerzeitigen Vorstellungen von „Qualität" gelang dies auch, da die wesentlichen Nährstoffe, nämlich Eiweiß, Fett und Kohlenhydrate erstmals gereinigt, also raffiniert, hergestellt werden konnten. Endlich konnte damit die Bevölkerung lückenlos mit Grundnahrungsmitteln versorgt werden. Das primäre Ziel, die Menschen saisonunabhängig und ausreichend zu sättigen, war damit erreicht. Die Ware war dazu noch vor Verderb geschützt, da Pilze und andere Mikroorganismen, Schmutzreste und haltbarkeitslimitierende Lebensmittel-Inhaltsstoffe bei der Raffination entfernt wurden. Verständlich auch, dass die Lebensmittelindustrie im Laufe der Jahrzehnte ständig daran arbeitete, bei einem Minimum an Aufwand ein Maximum an Ertrag herauszuwirtschaften. Mit dem Fortschritt der chemischen Industrie wurden unsere Nahrungsmittel dann vermehrt mit Konservierungsstoffen, Aromastoffen, Farbstoffen, Emulgatoren, Stabilisatoren, Konsistenzgebern, Trennmitteln, Süßstoffen, Tauchmassen, kalorienlosem Fettersatz und anderen Fremdstoffen versetzt. Mit diesen Maßnahmen wurde die Verbrauchererwartung im Hinblick auf Aussehen, Farbe, Geschmack, Konsistenz, Kaloriengehalt usw. geprägt und auch erfüllt. Mittlerweile werden Nahrungsmittel im Labors „designed" und bei Erfüllung aller lebensmittelrechtlichen und absatzrelevanten Kriterien in Serie produziert.

Die Lebensmittelindustrie arbeitet vorwiegend ertragsorientiert

Ein genauerer Blick auf einzelne lebensmitteltechnische Verfahren zeigt, dass die verfahrenstechnischen Entwicklungen vorwiegend durch ökonomische Prinzipien geprägt werden. [77] Dabei haben sich diese wirtschaftlich ausgerichteten Zielvorgaben nicht nur auf die Lebensmittelaufbereitung selbst ausgerichtet, sondern auch auf die industriellen Vorstufen in der Landwirtschaft ausgedehnt. So wurden in der Bundesrepublik Deutschland im Jahre 1991 etwa 30.000 Tonnen Agrochemikalien (Pestizide, Düngemittel, keimhemmende Mittel, Wachstumsregulatoren) in die Landwirtschaft eingebracht. [1] Bezeichnend ist, dass diese unvorstellbaren Mengen zwar Gegenstand ökologischer Diskussionen sind, im Zusammenhang mit der Lebensmittelqualität aber nicht erwähnt werden, da Herbizid- und Pestizid-Rückstände im Rahmen der Getreidemehl-Aufbereitung ohnehin mit der Schale entfernt werden. Im Gegenteil, die Notwendigkeit der Getreideraffination wird sogar mit dem Nutzen der Schadstoffelimination durch das Entschälen begründet. Dabei wird übersehen, dass diese Rückstände zu einem großen Teil für die Tierfutter-Produktion verwendet werden und damit über Umwege sehr wohl wieder den Verbraucher erreichen. Dass gerade (ertragsorientiert produziertes) Fleisch zusätzlich mit Rückständen aus Hormonen, Antibiotika, Antiseptika, Antiparasitika und Tranquilizern belastet ist, rundet das Bild der ertragsorientierten Nahrungsmittel-Industrie auf fatale Weise ab. Die beiden folgenden Abbildungen geben uns einen Einblick, wie sehr die ernährungsphysiologische Qualität durch lebensmitteltechnologische Einflüsse vermindert wird. Die beiden Abbildungen zeigen wohlgemerkt nur das isolierte Geschehen der Grundnahrungsmittel-Aufbereitung. Diese Aufbereitungsvorgänge aber sind nur Glieder in der Mitte einer Kette, die mit Düngemittel-, Insektizid-, Fungizid- und anderem Pestizid-Einsatz beginnt und mit Konservierung, Aromatisierung, Stabilisierung, Emulgierung, Farbstoff-, Konsistenzgeber-, Trennmittel- und Süßstoff-Zugaben endet.

Die in den beiden Abbildungen 16 und 17 angeführten Grundnahrungsmittel (Stärkemehle, Öle) decken mehr als 50 % unseres täglichen Kalorienbedarfs. Die Übersichtsbilder zeigen, dass die Methoden der Lebensmitteltechnologie vorwiegend nach ökonomisch-hygienischen Gesichtspunkten ausgerichtet sind. Ernährungsphysiologische Qualitätsansprüche dagegen geraten völlig in den Hintergrund. Selbst wenn wir gezielt und bewusst versuchten, unsere täglichen Mikronährstoff-Bedürfnisse wenigstens über die restlichen 45 % unserer täglichen Kalorienzufuhr zu decken, wäre dies nur sehr schwer möglich. Bei einem durchschnittlichen Fleischkonsum von 35 % der täglichen Kalorienbedarfes bleiben gerade noch 20 % an täglichen Nahrungskalorien (Obst und Gemüse), die uns mit all dem versorgen sollten, was uns Weißmehle und Raffinadeöle vorenthalten. Zusammenhänge zwischen Ernährungsgewohnheiten einerseits und „zivilisationsbedingten" Erkrankungen andererseits sind also offensichtlich. Als ich vor einigen Jahren in Rostock mit Dozent Kuklinski darüber diskutierte, warum die Medizin nicht in der Lage sei, Zivilisationserkrankungen ursächlich zu

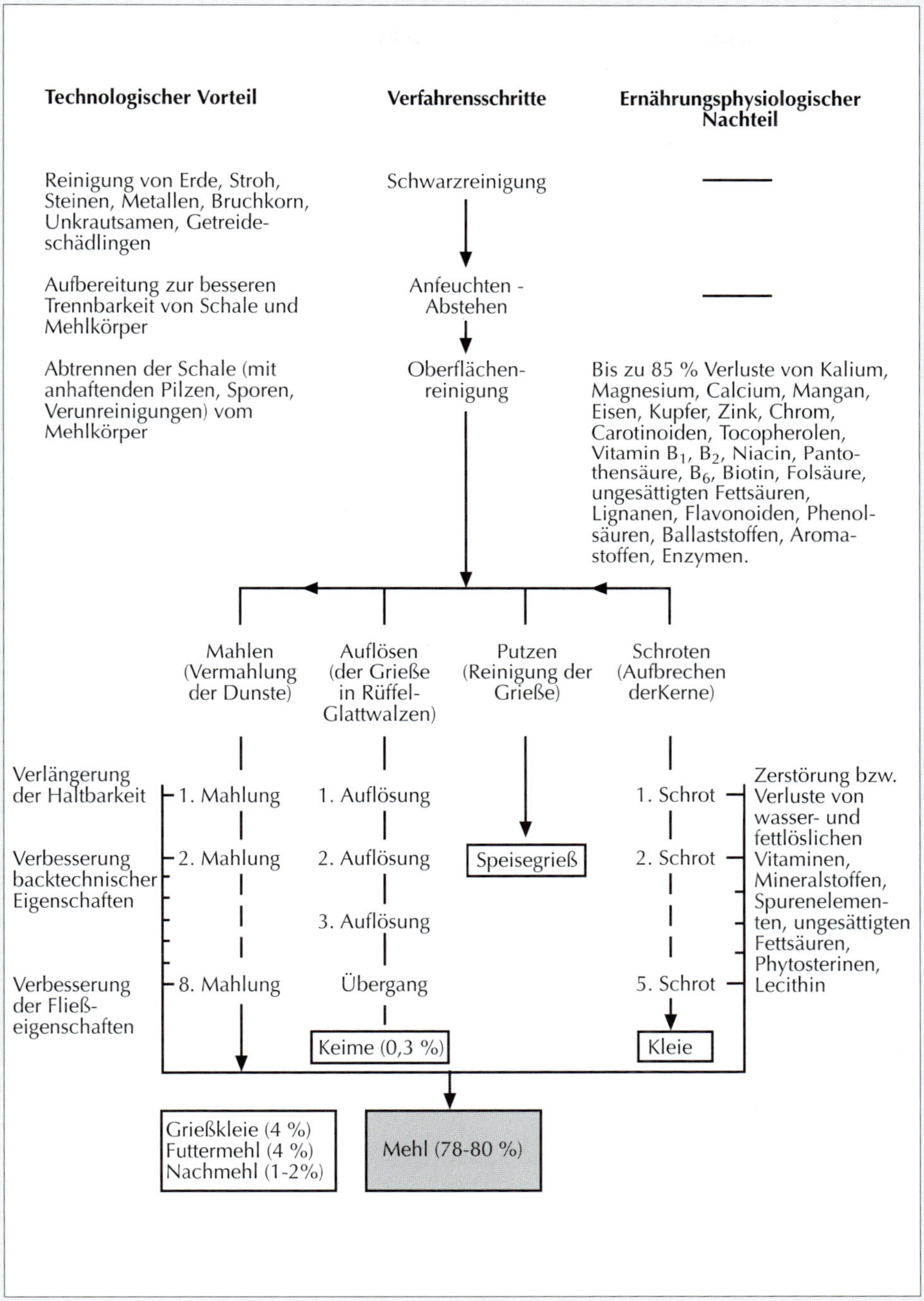

Abb. 16: Industrielle Herstellung von Weizen- und Roggenmehl [77]

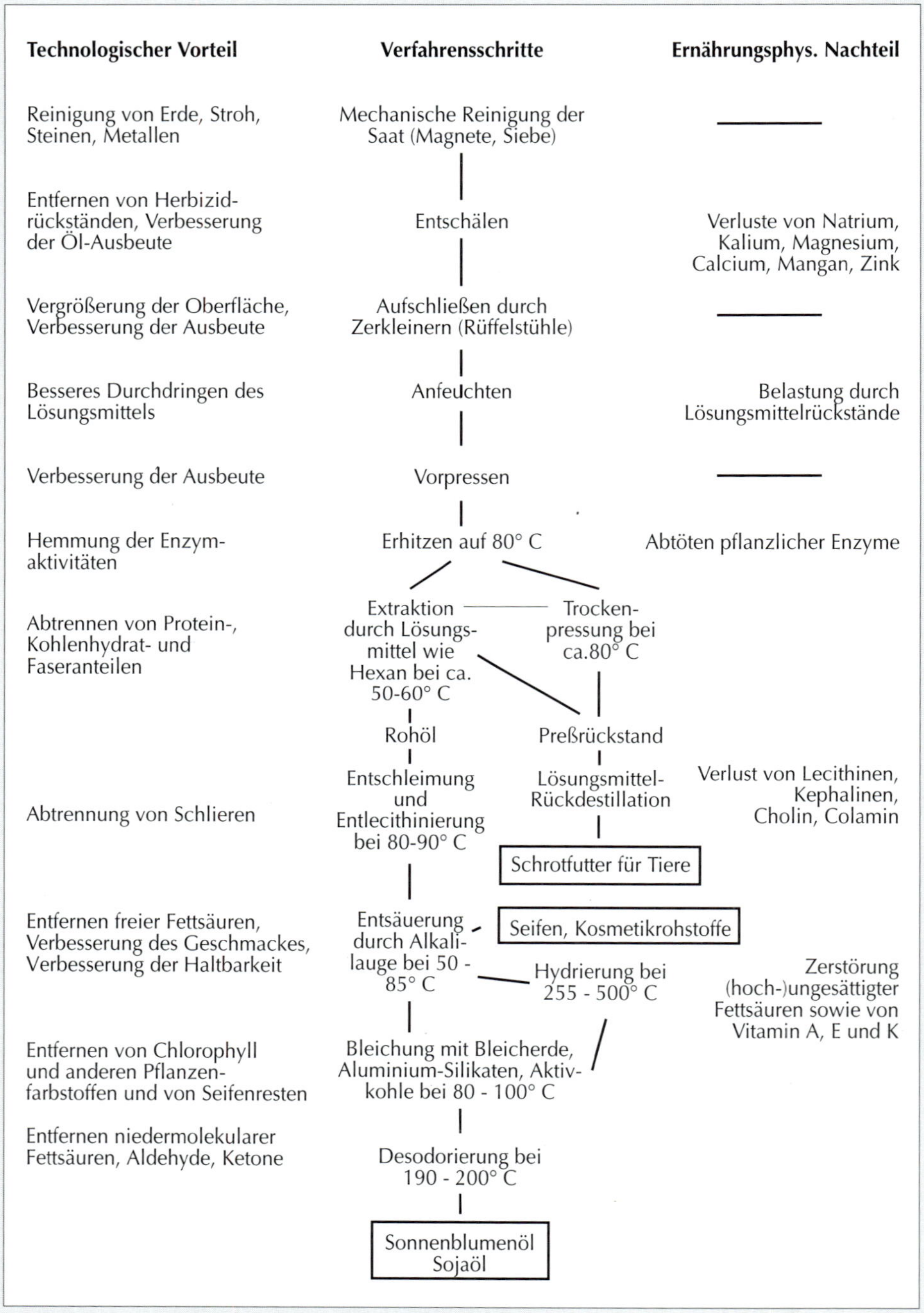

Abb. 17: Industrielle Herstellung von Speiseölen aus Sonnenblumen und Sojabohnen [77]

therapieren, sagte Kuklinski: „*Haben Sie denn nicht bemerkt, dass sich während der letzten Jahrzehnte zwischen Bauern, also Produzenten, und die Verbraucher, also uns alle, eine mächtige Lebensmittelindustrie gezwängt hat; eine Industrie, die praktisch alles, was wir heute auf den Tisch bekommen, raffiniert, aromatisiert, konserviert, kalorienreduziert, mit einem Wort, entwertet? Wir werden durch Ernährung und Umwelt krank und wollen durch Medikamente gesund werden.*"

Wie fatal sich die lebensmittelindustriellen Einflüsse auf unsere tägliche Mikronährstoff-Versorgung auswirken, verdeutlichen die folgenden fünf Tabellen (Tab. 6 - 10) auf den nächsten Seiten.

Die Zahlenangaben in den Tabellen sprechen für sich und müssen nicht näher kommentiert werden.

Zufuhr von Mikronährstoffen durch Maiskeimöl (gereinigt)

Für Jugendliche/Erwachsene durchschnittlich empfohlene tägliche Mikronährstoff-Zufuhr in mg (DGE 1997)		100 g Maiskeimöl enthalten in (mg) (Souci, Fachmann, Kraut, 1987)	Zur Deckung des täglichen Mikronährstoff-Bedarfes notwendige Zufuhr-Menge
Calcium	800-1200	15,0	8,0 kg
Magnesium	300-400	1,0	40,0 kg
Eisen	10-15	1,3	-
Jod	0,18-0,2	-	-
Zink	12-15	-	-
Kupfer	1,5-3,0	0,05	6,0 kg
Mangan	2,0-5,0	-	-
Selen	0,02-0,1	-	-
Chrom	0,05-0,2	-	-
Molybdän	0,075-0,25	-	-
Biotin	0,03-0,1	-	-
Pantothensäure	6	-	-
Vitamin A	0,8-1,0	0,023	4,3 kg
Vitamin D	0,005	-	-
Vitamin E	12	106,3	0,01 kg
Vitamin K	0,06-0,08	0,06	0,13 kg
Thiamin	1,1-1,6	-	-
Riboflavin	1,5-1,8	-	-
Niacin	15-20	-	-
Pyridoxol	1,6-2,1	-	-
Folsäure	0,15-0,3	-	-
Vitamin B_{12}	0,003	-	-
Vitamin C	75	-	-
Linolsäure	12,8-15,5 g	52250,0	0,03 kg
Linolensäure	1-1,2 g	930,0	0,129 kg

Zufuhr von Mikronährstoffen durch Sonnenblumenöl (gereinigt)

Für Jugendliche/Erwachsene durchschnittlich empfohlene tägliche Mikronährstoff-Zufuhr in mg (DGE 1997)	100 g Sonnenblumenöl enthalten in (mg) (Souci, Fachmann, Kraut, 1987)	Zur Deckung des täglichen Mikronährstoff-Bedarfes notwendige Zufuhr-Menge
Calcium 800-1200	-	-
Magnesium 300-400	-	-
Eisen 10-15	0,03	50,0 kg
Jod 0,18-0,2	-	-
Zink 12-15	-	-
Kupfer 1,5-3,0	0,007	42,9 kg
Mangan 2,0-5,0	-	-
Selen 0,02-0,1	-	-
Chrom 0,05-0,2	-	-
Molybdän 0,075-0,25	-	-
Biotin 0,03-0,1	-	-
Pantothensäure 6	-	-
Vitamin A 0,8-1,0	0,043	2,3 kg
Vitamin D 0,005	-	-
Vitamin E 12	62,53	0,019 kg
Vitamin K 0,06-0,08	0,075	0,1 kg
Thiamin 1,1-1,6	-	-
Riboflavin 1,5-1,8	-	-
Niacin 15-20	-	-
Pyridoxol 1,6-2,1	-	-
Folsäure 0,15-0,3	-	-
Vitamin B_{12} 0,003	-	-
Vitamin C 75	-	-
Linolsäure 12,8-15,5 g	62650,0	0,02 kg
Linolensäure 1-1,2 g	500,0	0,124 kg

Zufuhr von Mikronährstoffen durch Pommes Frites

Für Jugendliche/Erwachsene durchschnittlich empfohlene tägliche Mikronährstoff-Zufuhr in mg (DGE 1997)		100 g Pommes Frites enthalten in (mg) (Souci, Fachmann, Kraut, 1987)	Zur Deckung des täglichen Mikronährstoff-Bedarfes notwendige Zufuhr-Menge
Calcium	800-1200	20,0	6,0 kg
Magnesium	300-100	-	-
Eisen	10-15	1,70	0,7 kg
Jod	0,18-0,2	-	-
Zink	12-15	-	-
Kupfer	1,5-3,0	-	-
Mangan	2,0-5,0	-	-
Selen	0,02-0,1	-	-
Chrom	0,05-0,2	-	-
Molybdän	0,075-0,25	-	-
Biotin	0,03-0,1	-	-
Pantothensäure	6	-	-
Vitamin A	0,8-1,0	-	-
Vitamin D	0,005	-	-
Vitamin E	12	-	-
Vitamin K	0,06-0,07	-	-
Thiamin	1,1-1,6	-	-
Riboflavin	1,5-1,8	-	-
Niacin	15-20	2,50	0,8 kg
Pyridoxol	1,6-2,1	-	-
Folsäure	0,15-0,3	-	-
Vitamin B_{12}	0,003	-	-
Vitamin C	75	28	0,053 kg

Zufuhr von Mikronährstoffen durch geschälten Reis

Für Jugendliche/Erwachsene durchschnittlich empfohlene tägliche Mikronährstoff-Zufuhr in mg (DGE 1997)		100 g geschälter Reis enthalten in (mg) (Souci, Fachmann, Kraut, 1987)	Zur Deckung des täglichen Mikronährstoff-Bedarfes notwendige Zufuhr-Menge
Calcium	800-1200	6,0	20,0 kg
Magnesium	300-100	64,0	0,625 kg
Eisen	10-15	0,60	2,0 kg
Jod	0,18-0,2	0,002	10,0 kg
Zink	12-15	0,50	3,0 kg
Kupfer	1,5-3,0	0,13	2,3 kg
Mangan	2,0-5,0	2,0	0,25 kg
Selen	0,02-0,1	0,04	0,25 kg
Chrom	0,05-0,2	-	-
Molybdän	0,075-0,25	0,08	0,30 kg
Biotin	0,03-0,1	-	-
Pantothensäure	6	0,63	0,950 kg
Vitamin A	0,8-1,0	0,10	1,0 kg
Vitamin D	0,005	-	-
Vitamin E	12	-	-
Vitamin K	0,06-0,07	-	-
Thiamin	1,1-1,6	-	-
Riboflavin	1,5-1,8	-	-
Niacin	15-20	1,30	1,5 kg
Pyridoxol	1,6-2,1	-	-
Folsäure	0,15-0,3	0,029	1,0 kg
Vitamin B_{12}	0,003	-	-
Vitamin C	75	-	-

Zufuhr von Mikronährstoffen durch raffiniertes Roggenmehl (Typ 1800)

Für Jugendliche/Erwachsene durchschnittlich empfohlene tägliche Mikronährstoff-Zufuhr in mg (DGE 1997)		100 g Teigwaren enthalten in (mg) (Souci, Fachmann, Kraut, 1987)	Zur Deckung des täglichen Mikronährstoff-Bedarfes notwendige Zufuhr-Menge
Calcium	800-1200	23,0	5,2 kg
Magnesium	300-400	439,0	0,09 kg
Eisen	10-15	4,0	0,375 kg
Jod	0,18-0,2	-	-
Zink	12-15	3,67	0,4 kg
Kupfer	1,5-3,0	0,4	2,0 kg
Mangan	2,0-5,0	3,6	0,08 kg
Selen	0,02-0,1	-	-
Chrom	0,05-0,2	-	-
Molybdän	0,075-0,25	-	-
Biotin	0,03-0,1	-	-
Pantothensäure	6	-	-
Vitamin A	0,8-1,0	-	-
Vitamin D	0,005	-	-
Vitamin E	12	1,6	0,75 kg
Vitamin K	0,06-0,08	-	-
Thiamin	1,1-1,6	0,3	-
Riboflavin	1,5-1,8	0,14	1,3 kg
Niacin	15-20	-	-
Pyridoxol	1,6-2,1	-	-
Folsäure	0,15-0,3	-	-
Vitamin B_{12}	0,003	-	-
Vitamin C	75	1,9	3,9 kg

13

Lebensmittel leben, Nahrungsmittel sind tot

Theorie und Praxis unserer Ernährungsgewohnheiten

Fassen wir die vorangegangenen Kapitel des Buches nach ihren Inhalten zusammen, so deckt sich die Schlussfolgerung aus diesen Erkenntnissen weitgehend mit den Ernährungsempfehlungen offizieller Ernährungsbehörden: Unsere tägliche Ernährung sollte gesund und abwechslungsreich sein. Sie sollte kalorisch zu gut 50 % aus Kohlenhydraten, zu etwa 25 - 30 % aus Proteinen und zu etwa 25 - 30 % aus Fetten und Ölen bestehen. Soweit scheint also alles in Ordnung. Geringfügige Abweichungen von den vorgegebenen Empfehlungen dürften sich auch kaum auf den allgemeinen Gesundheitszustand auswirken.

Differenzierter allerdings zeigen sich die Zusammenhänge zwischen Ernährungsverhalten und Gesundheitszustand, wenn wir die anonym-statistische Ebene verlassen. Dann sehen wir den über Maßen fleisch- und alkoholkonsumierenden Hypertoniker, die kuchen- und tortenverschlingende Diabetikerin und das spaghetti- und limonadenverzehrende hyperaktive Kind. Wir sehen die ältere Dame mit Osteoporose, den Schwerarbeiter mit Rheuma, die Lehrerin mit Allergie und Heuschnupfen und das Kind mit Neurodermitis. Und sie alle sind subjektiv der Meinung, sie ernährten sich „normal“ (was, wenn man „normal“ im Gaußschen Sinne mit „größter Häufigkeit“ gleichsetzt, auch stimmt).

In der Tat ist es normal, täglich zum Frühstück, als Beilage zu Mittag und zum Abendessen Brot und Gebäck zu essen. Es ist auch normal, Teigwaren aus raffinierten Mehlen zu essen. Auch Kuchen, Kekse, Omeletts und diverse Soßen enthalten in der Regel raffinierte Getreidemehle. Raffinierte Stärke aber ist chemisch nichts anderes als polymerisierter, also kettenförmig verbundener, Zucker. Der Unterschied zwischen Stärke und Zucker ist, dass Stärke nicht süß schmeckt. Ernährungsphysiologisch aber ist raffinierte Stärke praktisch gleichzusetzten mit Zucker. Mit dem unkritisch hohen Weißmehl-Konsum entgeht uns also die wohl größte Chance, unserem Körper lebenswichtige Mikronährstoffe zuzuführen, deckt doch der Zucker- und Mehl-Konsum etwa 50 % unseres täglichen Kalorienbedarfs.

Wie sieht es nun mit der Fett- und Öl-Zufuhr aus? Die Absatzstatistiken über billige Raffinade- und Fritier-Fette und -Öle zeigen, dass wir alle diese Öle auch konsumieren. Meist sind diese minderwertigen Öle „versteckt" im Hamburger, im Stück Torte, im Keks oder Kuchen, im knusprig gebratenen Steak, in Pommes Frites, in Omeletts oder im Salatdressing. Somit ist also auch die zweite große Nahrungsmittelgruppe, nämlich die Fette und Öle, offensichtlich nicht in der Lage, die Mikronährstoffbedürfnisse unseres Organismus zu decken.

Es bleiben die Proteine. „Fleisch bringt Kraft und Energie", eine Aussage, die durchaus stimmt, sieht man sie vor dem Hintergrund unserer Brot-, Gebäck-, Spaghetti-, Pommes Frites- und Limonaden-Kultur. Im Hinblick auf den Konsum minderwertiger Kohlenhydrat- und Fett-Kalorien erscheint es in der Tat sinnvoll, die fehlenden Mikronährstoffe wenigstens teilweise über den Protein-Konsum zu decken. Somit ist es auch nicht verwunderlich, dass tierisches Protein, also Fleisch, als Energie- und Nährstoffquelle von besonders hoher Qualität propagiert wird. Lassen wir das Faktum beiseite, dass korrupterweise gesundheitsgefährdende Substanzen und Rückstände aus nicht erlaubten Aufzucht-Zusätzen in das Fleisch gelangen, so ist generell tierisches Protein als vollwertig im wahrsten Sinne des Wortes zu beurteilen. Weidevieh frisst während der Sommermonate frisches Gras und bekommt während der Wintermonate Heu, vollwertiges Getreideschrot und Pressrückstände aus der Ölsaat-Gewinnung. Während also der Mensch nährstoffarme Mehle, Fette und Öle konsumiert, werden die mikronährstoffangereicherten Rückstände aus der Mehl- und Öl-Erzeugung an das Schlachtvieh verfüttert. Der Mensch bekommt die den Grundnahrungsmitteln entzogenen Mikronährstoffe somit wenigstens teilweise indirekt über den Fleischkonsum wieder zurück. Ein überhöhter Fleischkonsum aber führt, wie bereits ausführlich dargestellt, zu Protein-Ablagerung im Bindegewebe und in den Blutgefäßen. Wir würden auf den hohen Fleischkonsum durchaus verzichten können, bestünde unser Kohlenhydrat-Konsum überwiegend aus Vollkorn-Mehlen und unser Fett- und Öl-Konsum vorwiegend aus Butter und kaltgepressten, hochwertigen Pflanzenölen mit einem hohen Gehalt an ungesättigten Fettsäuren. Auch die dem Fleisch zugeschriebene hohe Wertigkeit des Aminosäure-Musters ist durch entsprechenden Konsum an Kartoffeln, Hülsenfrüchten, Sojaprodukten, Milch (und Eiern) kompensierbar.

Ein kurzer Leitfaden für eine praxisnahe, gesunde Ernährungsweise

Die geschilderten Erkenntnisse sind alles andere als neu. Wir sollten uns aber klarmachen, dass Mikronährstoff-Mängel nicht erst dann zu gesundheitlichen Defiziten führen, wenn sie labordiagnostisch erkannt werden können. Wir haben auf Seite 31 ff. gesehen, dass Enzymaktivitäten bereits in frühen Mangelphasen drastisch nachlassen. Eingeschränkte Enzymaktivitäten führen zu eingeschränktem Stoffwechsel, zu eingeschränkter Syntheseleistung und zu vermehrter Schlackenbildung. Hierin liegt also die Gefahr der Mangelversorgung mit Mikronährstoffen. Der Organismus oder einzelne Organe des Menschen arbeiten mit reduzierter Aktivität, Regenerationsprozesse laufen verzögert ab, die Belastbarkeit ist eingeschränkt. Dieser Zustand kann sich über Monate, Jahre oder sogar Jahrzehnte ziehen, bis das System, ausgelöst durch ein Ereignis von „außen", kippt oder bis fortschreitender Mikronährstoff-Mangel das System zum Kippen bringt. Umgekehrt aber - und das ist der positive Aspekt - können die Zellaktivitäten durch gezielte Lebensmittelauswahl und/oder gezielte Mikronährstoff-Zufuhr auch optimiert werden.

Ohne dogmatische Ansprüche zu stellen, sollte die tägliche gesunde und abwechslungsreiche Ernährung in etwa aus folgenden Lebensmittelgruppen bestehen:

1. **Kohlenhydrate:**
   Stärkehaltige Lebensmittel, vor allem Getreidemehle und Reis, sollten etwa 50 % unseres täglichen Kalorienbedarfs decken und überwiegend ungeschält, also mit Schale (und Keim) gegessen werden. Schale und Keim enthalten etwa 80 % gerade jener Mikronährstoffe, die als zelluläre Enzymbestandteile für die Verstoffwechselung der zugeführten Kohlenhydrate verantwortlich sind. Ein Zuviel an Weißmehlen, Zucker und anderen raffinierten Kohlenhyraten führt unweigerlich zu einer Verarmung der Körperzellen an Mikronährstoffen und somit zu eingeschränkter Enzymaktivität. Eingeschränkte Enzymaktivitäten wiederum führen zu Leistungsabfall, übermäßiger Bildung von Stoffwechselsäuren und frühzeitigem Zelltod. Das Bindegewebe versulzt, die Zelle stirbt und der Körper erleidet degenerative Erkrankungen. Umgekehrt ist der Körper sehr wohl in der Lage, ein „gesundes Maß" an Zucker und Weißmehlen (also auch an Süßigkeiten) zu verstoffwechseln, wenn der Kohlenhydratanteil der Ernährung überwiegend aus Vollkorn-Getreide besteht.

2. **Fette und Öle:**
   Es ist ein weitverbreiteter Irrtum, zu meinen, Fett mache dick. Nicht so sehr die Menge unserer konsumierten Fette und Öle gefährdet unsere Gesundheit, sondern vielmehr die Qualität dieser Mengen. Butter, kaltgepresste Pflanzenöle sowie Margarinen mit hohem Anteil an kaltgepressten Pflanzenölen enthalten hohe Mengen an lebensnotwendigen ungesättigten Fettsäuren. Billige Raffinade- und

Fritier-Öle dagegen enthalten ausschließlich gesättigte (hydrierte) Fettsäuren, die der Körper aus Kohlenhydraten, Zuckern und Aminosäuren selbst bilden kann. Der Anteil unserer Nahrungsfette und -Öle an unserer täglichen Kalorienzufuhr sollte etwa 25 - 30 % (also 60 - 80 g) betragen. Dabei sollte die Zufuhrmenge an (hoch)ungesättigten Fettsäuren etwa 6 - 8 g betragen. Von diesen wiederum sollten etwa 2 g durch Omega-3-Fettsäuren gedeckt werden, da unser Körper nicht in der Lage ist, Omega-3- aus Omega-6-Fettsäuren zu bilden. Neben den erwähnten Lebensmitteln eignen sich besonders Nüsse und (gekeimte) Getreidesamen sowie Weizenkeime als Quellen hochwertiger Fette und Öle. Fett- und ölhaltige Lebensmittel enthalten neben den lebensnotwendigen ungesättigten Fettsäuren außerdem fettlösliche Vitamin- und andere Nährstoffkomplexe. Diese Lebensmittel beinhalten somit unentbehrliche Nährstoffe für den Aufbau biologischer Membranen und für die körpereigene Produktion wichtiger Signalstoffe (z.B. Prostaglandine). Sie sind daher durch keine andere Lebensmittelgruppe ersetzbar. Raffinierte Fritier-Fette und -Öle sowie „fettarme" Nahrungsmittel und Fettersatz-Produkte sind reine Kalorienträger und ernährungsphysiologisch wertlos.

3. **Proteine:**
Die Notwendigkeit eines regelmäßigen Fleischkonsums wird vor allem deshalb überbewertet, weil es mit der Nährstoffdichte des Kohlenhydrat- und Fettanteils unserer täglichen Ernährung so schlecht bestellt ist. So kann der tägliche Bedarf an essentiellen Aminosäuren durchaus durch Eier, Milch, Kartoffeln, Soja, Fisch, Käse, Bohnen und Vollkorngetreide gedeckt werden. Die ausreichende Versorgung mit ungesättigten Fettsäuren sowie mit Vitaminen, Mineralstoffen und Spurenelementen kann durch Vollkorn-Mehle, ungeschälten Reis, Milch und kaltgepresste Pflanzenöle gewährleistet werden. Ebenso sind die nur dem Fleisch zugeschriebenen Cobalamine (Vitamin B_{12}) in anderen Lebensmitteln wie Eiern, Käse und Kuhmilch (auch in Sesam, Sanddorn und Sonnenblumenkernen) enthalten. Auch der Bedarf an Nahrungs-Eisen kann durchaus mit ausreichendem Konsum an Vollkorngetreide, Gemüse, Kartoffeln und Soja gedeckt werden. Chlorophyllhaltige grüne Gemüsearten verbessern außerdem die Eisenverwertung. Zur Not kann ein Bedarf an Vitamin B_{12} oder Eisen durch Nahrungssupplemente sichergestellt werden. Ein Fleischkonsum von dreimal wöchentlich ist also durchaus als ausreichend anzusehen. Die tägliche Protein-Zufuhr sollte etwa 50 - 100 g betragen. Dabei sollte Fleisch, soweit möglich, von Tieren aus artgerechter Tierhaltung stammen.

4. **Gemüse:**
Gemüse ist neben den Kartoffeln (und frischer Milch) die einzige Lebensmittelgruppe, die ausreichende Mengen an basischen und basenbildenden Nährstoffen enthält. Daneben enthält Gemüse eine Reihe lebenswichtiger Sekundär-Nährstoffe wie Flavonoide, Chlorophyll und andere antioxidative Pflanzenpigmente, Phytosterine sowie lebensnotwendige Vitamine und Spurenelemente. Der tägliche Gemüse-Konsum sollte etwa 100 - 200 g Frischgemüse enthalten. Ein regel-

mäßiger Gemüse-Konsum ist durch keine andere Lebensmittelgruppe (auch nicht durch Obst!) ersetzbar. Ein regelmäßiger Gemüse-Verzehr dient daher vor allem der Entgiftung und Entsäuerung des Körpers. Treibhausgemüse ist, bedingt durch konzentrierte Nitrat- und einseitige Mineralstoff-Düngung, als minderwertig anzusehen. Der Anbau von Treibhausgemüse unter künstlichem Licht führt zu verminderter Bildung zellschützender und krebsvorbeugender Flavonoide, was den biologischen Wert von Treibhausgemüse weiter vermindert.

5. **Obst:**
Obst ist allgemein als Träger wichtiger Vitamine bekannt. Daneben enthält Obst aber auch antioxidative Flavonoide, Anthocyane, entgiftende Phenole und Phenolsäuren, verdauungsfördernde Pektine und Hemizellulosen, resorptionsfördernde Fruchtsäuren und krebsvorbeugende Pflanzenöstrogene. Der tägliche Obst-Bedarf sollte vorwiegend durch heimische Obstsorten (möglichst aus ökologischem Landbau) gedeckt werden. Import-Früchte erleiden durch belastende Ernte-, Transport- und Lagerbedingungen zum Teil beträchtliche Nährstoff-Verluste. Filtrierte Obst- und Fruchtsäfte sind kein Ersatz für frisches Obst.

6. **Milch und Käse:**
Vollmilch, Vollmilch-Produkte und fetthaltiger Käse, vor allem harte Sorten, sind hochwertige Lebensmittel. Ein übermäßiger Milch- und Käsekonsum kann allerdings auf Dauer ebenso zu einer Eiweißüberlastung des Körpers führen wie übermäßiger Fleischkonsum. Häufig werden - vor allem von „ernährungs- und kalorienbewussten" Personen - Milch und Milchprodukte wegen des hohen Nährstoff- und des geringen Kaloriengehaltes im Übermaß gegessen und getrunken. Dieses Verhalten führt jedoch zwangsweise zu einer Unterversorgung an Nährstoffen aus anderen Lebensmittel-Gruppen. Täglich 1/4 l Milch oder eine diesem Quantum entsprechende Menge an Joghurt oder Käse sollte als gesundes Maß gelten.

7 **Fisch und Eier:**
Ein- bis dreimal wöchentlich Fisch sowie ein Ei täglich sollten ebenso Inhalt eines gesunden Ernährungsplanes sein. Fische enthalten hochwertige Aminosäure-Muster sowie z.T. hochwertige Omega-3-Fettsäuren. Eier sind nicht nur Träger essentieller Aminosäuren, sondern enthalten vor allem hochwertiges Lecithin, einen lebensnotwendigen Baustoff zur Ausbildung zellulärer Biomembranen. Die häufig kolportierte Behauptung, der regelmäßige Konsum von Eiern erhöhe den Cholesterinspiegel, wurde bereits mehrmals wissenschaftlich widerlegt. Eine pathologische Erhöhung des Cholesterinspiegels wird nicht durch den Cholesteringehalt der Nahrung verursacht. Auch bei Eiern sollte auf die Qualität geachtet werden, da die Fütterung und Tierhaltungsbedingungen (Legebatterien) die Zusammensetzung und biologische Qualität wesentlich bestimmen.

8. Kartoffeln:
Kartoffeln enthalten neben Kohlenhydraten vor allem wertvolle Proteine, basische Nährstoffe sowie (in den Schalen) wertvolle Vitamine, Spurenelemente und Flavonoide. Kartoffeln sind neben Gemüse jene Lebensmittel, die den größten Gehalt an basischen Nährstoffen aufweisen. Auch bei Kartoffeln sollte auf ökologische Anbaubedingungen geachtet werden.

9. Nüsse, Samen und (gekeimtes) Getreide:
Die Natur hat es so eingerichtet, dass werdendes Leben immer mit den biologisch höchstwertigen Nährstoffen ausgestattet wird. Nüsse, Samen und gekeimte Getreidesamen gehören somit zu den höchstwertigen Lebensmitteln, die uns die Natur bietet. Vor allem enthalten diese Lebensmittel ein ausgewogenes Spektrum an Eiweiß, Fetten, Kohlenhydraten, Vitaminen, Mineralstoffen, Spurenelementen, essentiellen ungesättigten Fettsäuren sowie wertvolle Enzyme und Nukleinsäuren. Nüsse, Samen (Studentenfutter) sowie gekeimtes Getreide sind somit wahrscheinlich die biologisch wertvollste der genannten Lebensmittelgruppen. Beim Keimen von Getreide im Haushalt ist daran zu denken, dass die Keimbedingungen (Zimmertemperatur, Feuchtigkeit) einen optimalen Nährboden für Bakterien und Pilze an der Oberfläche des Getreides darstellen. Gekeimtes Getreide sollte daher unmittelbar vor dem Verzehr kurz mit kochendem Wasser überbrüht werden, um anhaftende Bakterien und Pilzkulturen abzutöten.

10. Flüssigkeiten:
Milch, Milch-Produkte und vor allem Limonaden sind nicht als Flüssigkeiten, sondern als Lebensmittel bzw. Nahrungsmittel anzusehen. Beim regelmäßigen Genuss von Limonaden und Cola-Getränken sollte daran gedacht werden, dass diese Getränke nichts anderes sind als Zuckersirupe und daher nur in Maßen konsumiert werden sollten. Zur täglichen Flüssigkeitszufuhr empfehlen sich vor allem Getränke wie stille Mineralwässer, reines Quellwasser, Pflanzensäfte aller Art (enthalten hochwertige Sekundär-Nährstoffe), Gemüsesäfte (enthalten entgiftende basenbildende Nährstoffe) und Kräutertees. Die tägliche Zufuhr an Flüssigkeit sollte 2 - 3 Liter betragen. Dabei ist zu bedenken, dass auch „feste" Nahrung zum Teil große Flüssigkeitsmengen enthält.

Dieser für die täglich Praxis vielleicht etwas aufwendig erscheinende Ernährungswegweiser ist bei zwei- oder dreimaligem Lesen durchaus leicht und ohne Komplikationen für jedermann durchführbar. Allein den täglichen Brotkonsum durch Vollkorngebäck (am Zutatenverzeichnis ist leicht zu erkennen, ob als Basis Weißmehl oder Vollkornschrot verwendet wurde) zu ersetzen, ist bereits ein wichtiger Schritt. Kaltgepresstes Distel-, Weizenkeim- oder Maiskeimöl kann in jedem Lebensmittelmarkt ebenso leicht gekauft werden wie billige Raffinadeöle. Qualitätsbewusste Autobahnraststätten bieten an der Salatbar kaltgepresste Pflanzenöle an. Den täglichen Apfel kann der Handelsreisende an jeder Ecke kaufen und als Ersatz für Gemüse kann zwischendurch auch Gemüsesaft getrunken werden. Es bleibt jedem unbenommen, seinen Flüssigkeitsbedarf überwiegend durch kalorienhaltige, aber nährstofflose Limonaden zu decken oder durch eine Tasse Pfefferminztee, ein Glas frischgepressten Fruchtsaft oder Mineralwasser. Es ist also sehr einfach, sein Ernährungsverhalten den täglichen körperlichen und geistigen Bedürfnissen anzupassen, ohne gleich zum Bio-Fanatiker, Vegetarier oder gar Veganer mutieren zu müssen. Die „Multivitamin-Mineral-Pille" zur Kompensation für Zigaretten-, Kaffee-, Alkohol-Konsum bei gleichzeitig einseitiger und ungesunder Ernährungsweise zu schlucken, ist als vorbeugende Maßnahme unzureichend. Nicht minder schädlich ist wahrscheinlich die Lebensweise von „Pudding-Vegetariern", die Fleischkonsum aus ideologischen und gesundheitlichen Gründen ablehnen, dafür aber mit Vorliebe Süßigkeiten, Feingebäck, Limonaden und anderes an wertlosen Nahrungsmitteln konsumieren. Da ist es vermutlich weniger schädlich, zwischendurch gemütlich eine Zigarette zu rauchen, dann und wann seinen Durst mit Cola zu löschen und hin und wieder ein Stück Torte zu geniessen.

Die Qualifizierung und Quantifizierung unserer Nahrungsmittel nach Protein-, Fett- und Kohlenhydratgehalten geht an den Bedürfnissen der modernen Menschheit vorbei. Die genannten Baustoff- und Energieträger sind für unseren Körper von minderem Wert, werden nicht gleichzeitig entsprechende Mengen an „Reduktionsäquivalenten", also an Vitaminen und anderen Mikronährstoffen, zugeführt. Denn erst diese reduktiven (oder auch antioxidativen) Nährstoffe ermöglichen es, die zugeführten Makronährstoffe, also Aminosäuren, Fettsäuren, Kohlenhydrate und Zucker zu biologischem Material und Energie zu verstoffwechseln. Es sind also jene 200 mcg Chrom, 10 – 15 mg Zink, 2 – 5 mg Mangan, 300 mg Magnesium und einige Milligramm B-Vitamine, die darüber bestimmen, ob die täglich zugeführten 250 g Mehl und Zucker zu Bindegewebe und Energie verstoffwechselt werden oder als Stoffwechselsäuren und Fettgewebe unseren Organismus belasten. Die biologische Wertigkeit, die Lebendigkeit unserer Ernährung wird also durch die Zusammensetzung und durch den Gehalt an Mikronährstoffen in unserer Nahrung bestimmt.

Die Vitalität unserer Lebensmittel ist heute bereits messbar

Eine Forschungsgruppe um Hermann Heinrich/Rostock arbeitet bereits seit Jahren daran, neue Messverfahren zur Bestimmung der „Vitalität" unserer Lebensmittel zu entwickeln. In Zusammenarbeit mit der Universität für Bodenkultur Wien und der Fachhochschule Weihenstephan/Triesdorf werden durch Bestimmungen des pH-Wertes, des Redoxpotentials und des spezifischen elektrischen Widerstands Kenngrößen ermittelt, die es erstmals ermöglichen, die biologische Qualität unserer Lebensmittel wertmäßig zu erfassen. [188]

Nach diesen Untersuchungen ist es der Anteil der reduktiven Substanzen, der die Wertigkeit unserer Lebensmittel und Nährstoffe ausmacht. Je stärker das Bestreben eines Nährstoffes, seine Elektronen an einen Reaktionspartner abzugeben, um so geringer ist sein Reduktionspotential, um so stärker seine antioxidative Kraft. Allein die Pflanze (von einigen Blaugrünalgen abgesehen) ist in der Lage, aus eigener Kraft die Sonnenenergie auf Elektronen zu übertragen und diese Vitalenergie in organische Biomoleküle (Vitamine, Flavonoide, Phenolsäuren) umzuwandeln und zu speichern. Die letzten Jahre unserer Forschungsarbeit waren ausschließlich vom Ziel geprägt, die gespeicherte Vitalität und die Reduktionskraft von Pflanzenzellen auf den erkrankten, oxidierten Organismus Mensch zu übertragen.

Lebensmittel	Redoxpotential (mV)
Muttermilch	23
Kräutertees (Brennessel, Lindenblüte, Hibiscus Hagebutte u.a.)	97 - 100
frische Kuhmilch	129
pasteurisierte Milch	130
Grüner Tee	135
H-Milch und Vollkornbrot	157
Fruchtsäfte	150 - 168
H-Milch	162
Rotwein	165
Pilsner, Vollbier	177
zitrushaltige Säfte	234
Erfrischungsgetränke, Cola	283
andere Säfte	299 - 304
Aromatisierte Früchtetees	306

Abnehmende biologische Aktivität

Abb. 18: Redoxpotentiale einiger Lebensmittel
Während man sich noch vor wenigen Jahrzehnten darauf beschränkte, den Wert von Lebensmitteln in Energiegehalten (Kalorien, Joule) zu beschreiben, ging man vor wenigen Jahren darauf über, auch die „Nährstoffdichte" (das ist der Gehalt an Vitaminen, Mineralstoffen und Spurenelementen pro 100 g Lebensmittel) als Qualitätskriterium zu erkennen.

Mittlerweile lässt sich sogar die Vitalität von Lebensmitteln messen. Als Vitalitätsmaßstab dient das sogenannte „Redoxpotential", was nichts anderes ist, als das Bestreben von Nährstoffen, Elektronen an andere Moleküle abzugeben. Je niedriger das Redoxpotential, um so höher die biologische Wertigkeit. Nährstoffe mit niedrigem Redoxpotential haben eine hohe biologische Wertigkeit, da sie dem Stoffaufbau dienen. Nährstoffe mit hohem Redoxpotential dagegen dienen vorwiegend der Energiezufuhr und fördern Oxidationsprozesse. Ab 200 mV wirken Lebensmittel prooxidativ.

Neben der Bestimmung des Redox-Potentials werden 2 weitere elektrochemische Parameter, nämlich der spezifische elektrische Widerstand (als Leitfähigkeitsmessungen) und der pH-Wert (als Milieufaktor) zur Qualitätsdifferenzierung von Lebensmitteln hoher Qualität und billigen Nahrungsmitteln herangezogen. Die isolierte Interpretation dieser 3 Qualitäts-Parameter zeigt aber Grenzen in ihrer Aussagekraft. Durch eine Ableitung dieser 3 elektrochemischen Werte nach der Nernstschen Gleichung ergibt sich jedoch ein integrierender Wert, der sogenannte P-Wert. Eine Arbeitgruppe um Manfred Hoffmann (Fachhochschule Weihenstephan) konnte durch zahlreiche Messungen sehr eindrucksvoll die qualitativen Unterschiede von konventionell, biologisch/organisch und biologisch/dynamisch gezogenen Obst- und Gemüse-Sorten aufzeigen.[246]

14

Die kleinste und perfekteste Nährstoff-Fabrik der Welt

Vollwertige Ernährung alleine reicht nicht aus, Nährstoff-Defizite ausgleichen

Grundsätzlich haben wir zwei Alternativen zur Auswahl, unsere täglichen Nährstoffbedürfnisse zu decken. Der eine Weg, weiterhin Raffinade-Nahrungsmittel zu konsumieren und die in der Folge aufgelaufenen Mikronährstoff-Mängel durch synthetische Vitaminpillen zu decken, kann die Nährstoff-Lücken nur mangelhaft schließen. Bleibt die zweite Möglichkeit, das Ernährungsverhalten in Richtung einer vollwertigen, abwechslungsreichen Ernährung zu korrigieren und auf diese natürliche Weise die ausreichende tägliche Versorgung mit verschiedensten Nährstoffen sicherzustellen. Wir sollten uns dabei aber bewusst sein, dass mit vollwertiger Ernährung alleine nicht die aktuellen Nährstoff-Bedürfnisse befriedigt und zugleich entleerte Mikronährstoff-Speicher wieder aufgefüllt werden können. Ebensowenig kann vollwertige Ernährung alleine, insbesondere bei bereits vorhandenen Mängeln, zugleich einen erhöhten Mehrbedarf unter besonderen Lebensumständen (z.B. bei konsumierenden Krankheiten, im Hochleistungssport, bei Schwerarbeit, bei psychischem und physischem Stress, während der Schwangerschaft und Stillzeit, nach Operationen, unter schweren medikamentösen Dauertherapien) sicherstellen. In diesen Fällen ist es sinnvoll, den erhöhten Bedarf an Nährstoffen durch hochwertige Nährstoff-Supplemente zu befriedigen. Reduzierte und blockierte Stoffwechselleistungen können so rascher und effektiver reaktiviert werden, Gesundungsprozesse werden auf diese Weise beschleunigt. Qualitätsunterschiede zwischen synthetischen und natürlichen Nährstoffen sollen in diesem Kapitel diskutiert werden.

Dieser Abschnitt des allgemeinen Teils gibt uns einen Einblick in das Leben der kleinsten und perfektesten Fabrik der Welt: in das Leben eines Weizenkorns. Er zeigt uns, mit welch ökonomischer und ökologischer Perfektion die Natur unsere Pflanzen ausgestattet hat, um ihre (und unsere) Stoffwechsel- und Energiebedürfnisse zu decken. Wir werden sehen, dass das unberührte, naturbelassene Weizenkorn neben Nahrungskalorien auch Lebensenergie in Form einer Fülle von Vitamin- und Mineralkomplexen, Enzymen, Nukleinsäuren und anderen wertvollen Nährstoffen enthält. Und - ohne auf esoterische Ebenen auszuweichen - wir werden erkennen, dass die Energie des Sonnenlichtes im Bildungsprozess dieser Nährstoff-Komplexe eine zentrale, nicht ersetzbare Rolle spielt. Wir werden leicht verstehen, dass die (vorwiegend ökonomisch ausgerichteten) negativen Folgen der industriellen Raffination, also der „Reinigung" von Getreide, nicht einfach durch nachträgliche Vitaminisierung und Mineralisierung ausgeglichen werden können. Die Raffinierungsverluste betreffen nämlich nicht nur jene wenigen Nährstoffe, die wir analytisch erfassen, sondern das gesamte Spektrum tausender biologischer Vitamin-, Aminosäuren- und Fettsäuren-Vorstufen sowie eine ganze Reihe von Sekundär-Nährstoffen. Dieser Abschnitt soll uns auch vor Augen führen, dass die Bildung natürlicher Nährstoffe nach gänzlich anderen, viel aufwendigeren und dennoch ökonomischeren und umweltfreundlicheren Regeln abläuft als die industrielle Nährstoff-Produktion.

Die stärkste Vitalität liegt im werdenden Leben

Als wir 1993 damit begannen, die Veränderungen der Nährstoff-Gehalte in keimenden Getreidekörnern zu analysieren, wussten wir nicht, dass uns dieses Thema jahrelang beschäftigen würde. Erst im Laufe der folgenden Monate und Jahre sollte uns bewusst werden, dass die Übereinstimmungen im morphologischen Aufbau von Pflanzen- und Menschenzellen tiefere Bedeutung haben sollten, als wir damals erahnten. Auch benötigten wir die folgenden Jahre, um zu erkennen, was es mit der Veränderung der Nährstoff-Gehalte und insbesondere mit der Vermehrung der Vitamin-Gehalte während des Keimungsprozesses auf sich hatte.

Die Natur hat es so eingerichtet, dass alles werdende Leben mit der höchsten Qualität an Reserve - und Nährstoffen ausgestattet wird, um das Entstehen neuen Lebens zu ermöglichen. Dies ist letztlich auch der Grund, warum scheinbar so unterschiedliche Lebensmittel wie Kaviar, Hühnereier, Ölsaaten, Nüsse und Vollkorn-Getreide zu den höchstwertigen Lebensmitteln gehören, die uns zur Verfügung stehen. Besonders eindrucksvoll jedoch zeigen sich die Leistungen der Natur, wenn wir - unter Einbeziehung der Komplexität in der pflanzlichen Nährstoffsynthese - die Nährstoffgehalte von ungekeimtem und gekeimtem Getreide vergleichen. Um das Weizenkorn zur Keimung zu bringen, benötigen wir ausschließlich reines Wasser, die Energie des Sonnenlichtes sowie Luft und moderate Keimungstemperaturen. Versetzt man keimfähige, unversehrte Weizenkörner mit Wasser und lässt sie bei Zimmertemperatur unter dem Einfluss des natürlichen Sonnenlichtes stehen, so beginnen die Körner nach wenigen Stunden zu quellen und nach einem Tag zu brechen, wobei bald darauf die Wurzel- und Blatt-Anlagen sichtbar werden. Dieses wunderbare, mit freiem Auge sichtbare Schauspiel wird begleitet von einer unvorstellbaren Synthese-Aktivität im Inneren des Weizenkornes. Während sich der Keimling - also der Vorläufer einer neuen Weizenpflanze (nicht zu verwechseln mit dem „Keim", dem „Embryo" des Weizenkornes) - ausbildet, kommt es im Inneren des Weizenkorns zu einem sprunghaften Anstieg syntheseaktiver Enzyme und Enzymkomplexe. Der Eintritt des Wassers durch die Siebplatte und die Energie des Sonnenlichtes wecken also den Samen aus seiner Ruhephase und stimulieren ihn zur Neubildung von Zellen und Zellorganellen in derart atemberaubendem Tempo, dass wir dieses Naturereignis innerhalb weniger Tage mit freiem Auge mitverfolgen können. Dabei ist das Weizenkorn im Gegensatz zum Menschen in der Lage, die für die Steigerung der Enzymaktivität notwendigen Vitamine selbst auszubilden. Wir können also, neben der täglichen Beobachtung des Wachstums des Weizenkorns, auch mitverfolgen, wie sich die Vitamin-Gehalte in den Weizenkörnern innerhalb weniger Tage verändern.

Das Weizenkorn ist die Frucht unserer Sonne

Wohl kaum denken wir daran, wenn wir Spaghetti, Brot, Kuchen, Omelettes und andere mehlhaltige Erzeugnisse essen, dass die Grundlage dieser Nahrungsmittel nicht von Lebensmittel-Konzernen, sondern von Getreidekörnern produziert wurde. Noch weniger ist uns wahrscheinlich bewusst, warum sich technologische Raffinierungsmethoden auf die ernährungsphysiologische Qualität des Mehles so sehr auswirken. Aus dem anatomischen Aufbau eines Getreidekorns erkennen wir, dass die Stärke, die uns über die Verkaufsregale als Mehl in verarbeitetem und unverarbeitetem Zustand angeboten wird, nur den kalorischen Teil des ganzen Getreidekorns darstellt. (Abb. 19)

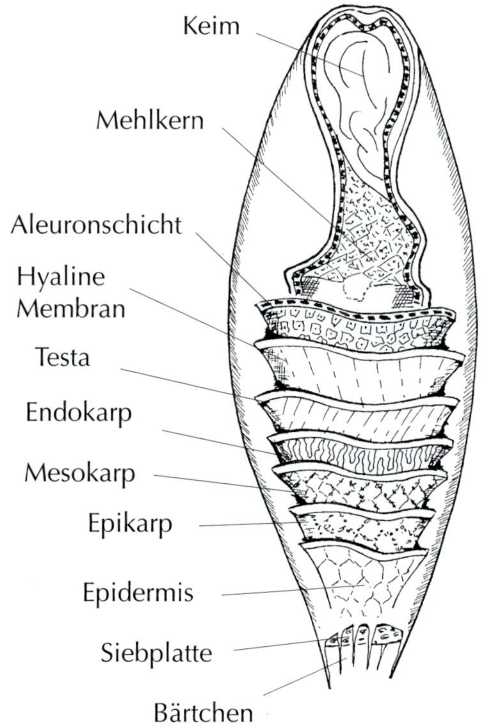

Abb. 19: Der morphologische Aufbau des Weizenkorns

Die Weizenfrucht, die gewichtsmäßig überwiegend aus den Samen besteht, entwickelt sich während der Sommermonate aus dem Weizengras, aus dem Fruchtknoten (Frucht), aus den Samenanlagen (Samen) und aus der Zygote (Embryo). Die Fruchtsamen- und Keimbildung ist ein monatelang dauernder Vorgang zahlreicher Zellteilungen und Zelldifferenzierungen, die am Ende der Fruchtreifungsperiode zum vertrauten Bild goldgelber, wogender Weizenähren führt. Anatomisch lässt sich das Weizenkorn klar differenzieren in Fruchtschale (wachshaltige Cuticula, Epidermiszellen, längszelliges Epikarp, querzelliges Mesokarp und schlauchzellenförmiges Endokarp), in Samenschale (farbstoffhaltige Testa, durchsichtige Samenhaut), in den als Weizenmehl angebotenen Mehlkörper (bestehend aus äußerer, fett-, eiweiß- und vitaminhaltiger Aleuronschicht und innerem Stärke-Mehlkern [Endosperm]) sowie in den Keim (als Embryo mit der qualitativ besten Nährstoff-Ausstattung). [6] Der mengenmäßig dominante Mehlkern (Endosperm) landet auf unserem Küchentisch, während alle übrigen Bestandteile im Zuge der Mehl-Raffination entfernt werden. Zu erwähnen ist, dass nicht nur Frucht- und Samenschale, sondern auch die fett-, protein- und vitaminhaltige Aleuronschicht den lebensmitteltechnischen Raffinierungsverlusten zum Opfer fallen.

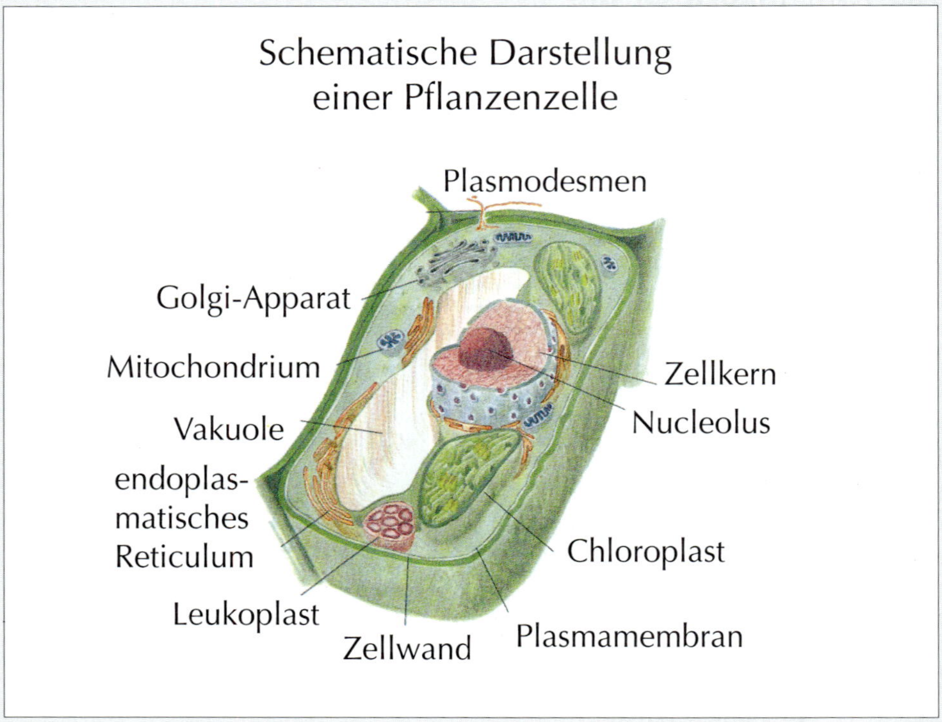

Abb. 20: Aufbau einer Pflanzenzelle
Quelle: Voet, D. und Voet, J. G.: Biochemie. VCH Verlagsgesellschaft, Weinheim, New York, Basel, Cambridge, 1992.

Die Pflanzenzelle als kleinste Funktionseinheit des Weizenkorns

Werfen wir einen Blick auf die kleinste Funktionseinheit des Weizenkorns, auf die Zelle. Ein Vergleich des pflanzlichen Stoffwechsels mit dem humanen Stoffwechsel zeigt, dass es im Auf-, Um- und Abbau von Nährstoffen mehr an Gemeinsamkeiten gibt als wir vermuten. Bevor wir auf einige biochemische Vorgänge im pflanzlichen Stoffwechsel näher eingehen, sollten wir uns kurz mit dem morphologischen Aufbau einer Pflanzenzelle auseinandersetzen. Bereits auf den ersten Blick können wir erkennen, dass die Pflanzenzelle eine Reihe bekannter Strukturen und Organellen enthält, die in ihrem Aufbau und in ihrer Funktion weitgehend jenen der menschlichen Zelle ähneln (vorherige Seite, Abbildung 20)

Genauso wie die menschliche Zelle ist auch die Pflanzenzelle mit ihren Organellen von einer schützenden, halbdurchlässigen und elastischen Bio-Doppelmembran umgeben. Die einzelnen Organellen sind ebenfalls in Cytosol eingebettet, wo sich der Grundstoffwechsel und die Protein-Biosynthese abspielen. Der pflanzliche Zellkern mit seiner genetischen Information (DNA), das Endoplasmatische Retikulum zum Aufbau von Proteinen und Membranlipiden, der Golgi-Apparat zum Protein-Export, die Mitochondrien für die Energiegewinnung (Citratzyklus, Atmungskette, oxidative Phosphorylierung) und die Peroxisomen zum Abbau der Fettsäuren ähneln prinzipiell den Organellen unserer humanen Zellen. Analog zu den menschlichen Zellen enthalten Pflanzenzellen auch Vakuolen zur Speicherung von Ionen, Zuckern, Flavonoiden und anderen Pflanzenstoffen sowie zur Verdauung und zum Abbau von Stoffwechselmolekülen (eine Funktion, die in der menschlichen Zelle die Lysosomen übernehmen). Als Ersatz für den extrazellulären Raum der humanen Zelle besitzt die Weizenzelle eine Zellwand außerhalb der Biomembran (bestehend aus Zellulose, Hemizellulose, Pektinen, Zuckerproteinen und Polyphenolen). Daneben enthalten Pflanzenzellen sogenannte Plasmodesmen als Verbindungskanäle zwischen den einzelnen Zellen (mit einem Durchmesser von etwa 30 - 50 nm) und Chloroplasten (zur Speicherung der Photosynthese-Pigmente und von Assimilationsstärke). Während der extrazelluläre Raum des menschlichen Gewebes aus Glycoproteinen (Collagen, Elastin) besteht, sind die pflanzlichen Zell-Zwischenräume mit Luft gefüllt. [180]

Pflanzliche und humane Zellen ähneln einander nicht nur im Aufbau, sondern auch im Stoffwechsel

Also nicht nur der anatomische Aufbau von pflanzlichen und humanen Zellen ist weitgehend homolog, auch die biochemischen Abläufe in den Zellen weisen über weite Strecken frappante Ähnlichkeiten auf. Die Pflanzenzelle ist, ähnlich der menschlichen, darauf angewiesen, mit Hilfe zellulärer Enzyme über die biologische Oxidation

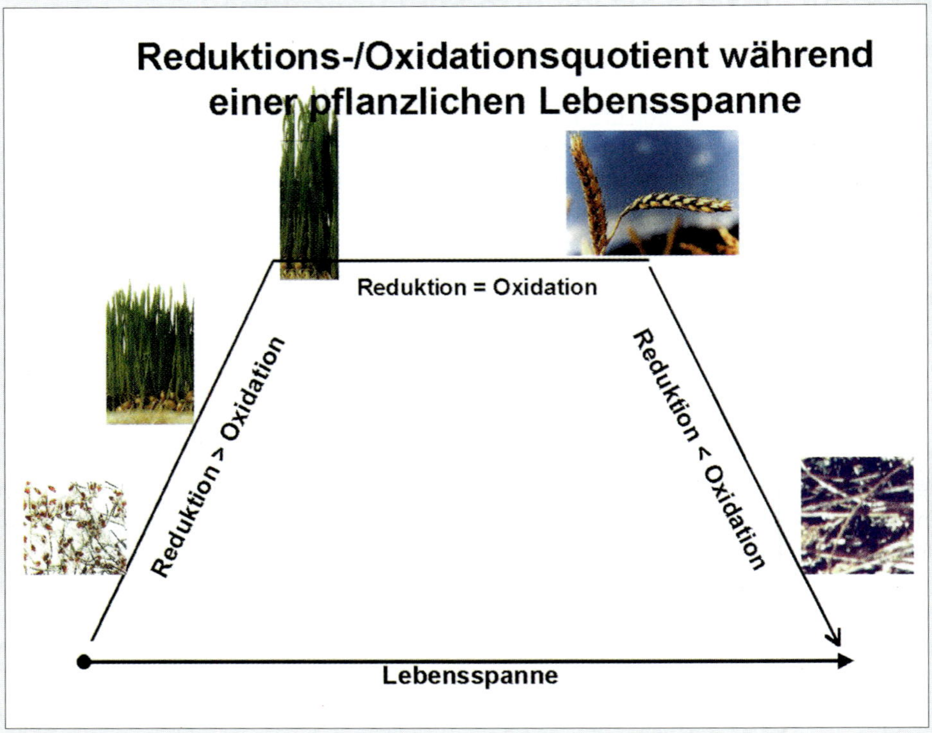

Abb. 21: Nicht nur im humanen Organismus ist Leben eine Abfolge von Reduktions- und Oxidationsprozessen
Auch die Pflanze - in diesem Falle die Getreidepflanze - durchläuft einen Lebenszyklus, deren Beginn durch Reduktion, das Vergehen dagegen durch Oxidationsprozesse geprägt ist.

Energie in Form von Wärme und ATP zu bilden; dies als energetische Voraussetzungen für ihren zellulären Stoffwechsel. Analog dem humanen Stoffwechsel werden nach dem Bauplan der Nukleinsäuren im Zellkern und in den Mitochondrien (in der Pflanze enthalten auch die Chloroplasten eine eigene DNA) Enzyme gebildet. Diese Biokatalysatoren ermöglichen die stufenweise Oxidation der Speicherreserven Kohlenhydrate (Stärke und Zucker aus den Plastiden und Vakuolen), Proteine (also der Eiweißspeicher aus den zellulären Proteinkörpern) und Fette (aus den Triglyceridreserven der zellulären Lipidkörperchen). Auch die biologische Oxidation der Pflanzenzelle mündet letztlich über die biochemischen Abläufe des Citratzyklus, der Atmungskette und der oxidativen Phosphorylierung zu den Endprodukten CO_2, H_2O und ATP. Die Pflanzenzelle „atmet" also ebenfalls. Natürlich ist die Pflanze gleichermaßen in der Lage, im Rahmen der Keimung, des Wachstums und der Differenzierung unter ATP-Verbrauch neues biologisches Material zu synthetisieren (biologische Reduktion). Damit ist sie zur biologischen Reduktion ebenso befähigt wie die menschliche Zelle.

Pflanzenzellen produzieren Sauerstoff und Kohlenhydrate

Neben diesen frappanten Analogien im Aufbau und im Stoffwechsel gibt es aber auch erhebliche Unterschiede zwischen pflanzlichen und menschlichen Zellen. Es sind gerade diese Unterschiede, die uns die wechselseitige Abhängigkeit von Mensch (Tier) und Pflanze vor Augen führen: Im Gegensatz zum Menschen ist die Pflanze unter dem Einfluss der Energie des Sonnenlichtes zur Assimilation befähigt. Assimilation ist ein Ausdruck für den Aufbau körpereigener Substanz aus körperfremden Stoffen. Die Pflanze bildet im Rahmen der Assimilation Speicherreserven in Form von Kohlenhydraten, die in der Folge auch zu Fetten und Proteinen umgebaut werden. Vor allem aber ist die pflanzliche Zelle befähigt, die Energie des Sonnenlichtes in Form energiereicher, stark reduktiver organischer Vitalstoffe (vor allem sind dies Vitamine) zu speichern. Während Tier und Mensch (und teilweise auch die Pflanze) die zum Stoffaufbau benötigte Energie aus der Nährstoff-Oxidation beziehen, ist die grüne Pflanze außerdem in der Lage, die Sonne als Energiequelle zu nutzen. Chlorophyll, Carotinoide und andere Pigmente absorbieren die Energie und werden dadurch angeregt. In diesem aktivierten Zustand setzen sie Sauerstoff, Protonen und Elektronen aus Wasser frei (Lichtprozess der Photosynthese). Protonen und Elektronen werden nun auf Kohlendioxid übertragen - es entstehen Zucker (z.B. Fructose, Saccharose und Stärke) und Wasser (Dunkelprozess der Photosynthese). Die Photosynthese ist also ein zentraler biochemischer Vorgang der Natur zur Bildung von Sauerstoff und zur Umwandlung von Kohlendioxid zu lebensnotwendigen Nähr- und Vitalstoffen. Die auf diese Weise gebildeten Kohlenhydrate sind für Pflanzen, Bakterien, Pilze, Tiere und Menschen gleichermaßen lebensnotwendige Energiereserven.

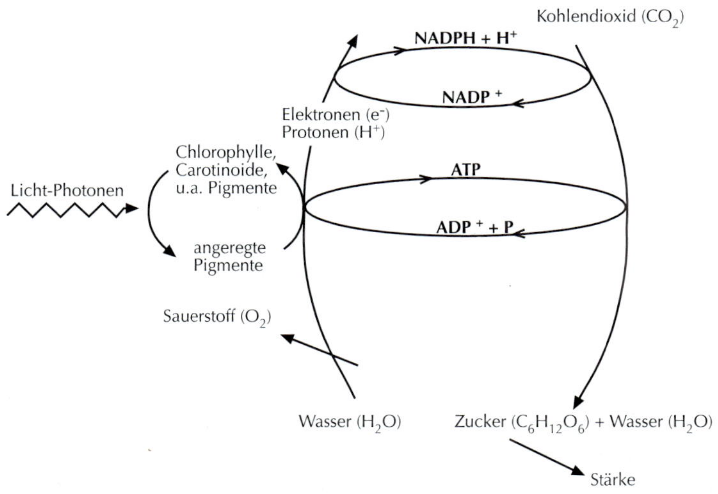

Abb. 22: Photosynthese in grünen Pflanzen

Abbildung 22 zeigt, dass die im Lichtprozess freigesetzten Protonen und Elektronen im Rahmen der Photosynthese nicht „frei herumschwirren“, sondern in Form energiereicher biochemischer Verbindungen (NADPH + H^+, ATP) gespeichert werden. Die Pflanzenzelle verwendet also die gleiche Form der Energiespeicherung wie die humane Zelle. Auch für den Menschen ist ATP ein wichtiger biologischer Energiespeicher und NADPH + H^+ ein lebensnotwendiges Reduktionsäquivalent zum Aufbau neuer biologischer Substanz. Da im Rahmen der ersten Phase der Photosynthese mehr Energie gebildet wird als für die Zuckerbildung notwendig ist, werden die Energie-Überschüsse auch in der Pflanze für Ionenaustausch-, Wachstums- und andere Stoffwechselprozesse nutzbar gemacht. Die Fähigkeit, aus den natürlichen Rohstoffen Wasser und Kohlendioxid mit Hilfe der Sonnenenergie Zucker und Stärke zu bilden, unterscheidet den pflanzlichen Stoffwechsel wesentlich vom humanen. Mensch und Tier dagegen sind auf die Zufuhr pflanzlicher Stärke und Zucker angewiesen, um ihre stofflichen und energetischen Bedürfnisse zu decken. Selbst die fossilen Brennstoffe (Kohle, Erdöl, Erdgas) sind letztendlich aus der Umwandlung organischer Verbindungen entstanden, die durch Photosynthese gebildet worden waren.

Pflanzenzellen produzieren Aminosäuren und Proteine

Die Pflanze kann aber nicht nur Kohlendioxid zu Kohlenhydraten assimilieren, sondern auch Stickstoff zu Aminosäuren. Ist der Mensch zur Deckung seines Stickstoff-Bedarfes auf die Zufuhr von Proteinen angewiesen, so kann die Pflanze (unter Mithilfe von Bodenbakterien) den freien Stickstoff der Luft fixieren. Der so im Boden gebundene Stickstoff wird in Form von Ammonium- und Nitrat-Salzen verwertet. So sind z.B. Schmetterlingsblütler, die Erle, die Luzerne (Alfalfa), der Sanddorn, die Sojapflanze und die Reispflanze befähigt, eine Symbiose mit Bakterien (und mit Farnen) einzugehen, die den Luft-Stickstoff binden. Die meisten anderen Pflanzen, so z.B. die Getreidegräser, sind dagegen auf nitratreiche Böden angewiesen. Nitrifizierende Bodenbakterien wie Nitrococcus und Nitrobacter oxidieren Kompost und organische Exkremente zu Nitraten. Diese werden über Wurzeln und nachfolgende Leitsysteme zu den einzelnen Pflanzenzellen transportiert, dort zu Ammoniak und in weiterer Folge zu Aminosäuren, Proteinen und anderen stickstoffhaltigen Nährstoffen aufgebaut. Die Assimilation des Luft- und Boden-Stickstoffes ist der zweite pflanzentypische Stoffwechselvorgang zur Bildung lebensnotwendiger Nährstoffe für Tier und Mensch. Die Synthese aller für den Menschen notwendigen Aminosäuren spielt sich also primär im pflanzlichen Stoffwechsel ab. Der Mensch kann zwar 10 bis 12 der 20 proteinogenen (zum Proteinaufbau benötigten) Aminosäuren durch „Transaminierung“ (Übertragung von Amino-Gruppen auf stickstofffreie Stoffwechselsäuren) selbst synthetisieren, ist aber auf die Zufuhr der restlichen acht „essentiellen“ Aminosäuren von außen angewiesen. Die Pflanze dagegen ist in der Lage, alle lebensnotwendigen proteinogenen Aminosäuren (und etwa 200 weitere nicht-proteinogene) zu bilden. [181] Neben CO_2 und Nitraten vermag die Pflanze auch Sulfate und andere oxidierte Formen des Schwefels aus dem Boden zu assimilieren. Diese nun reduzierten Schwefel-Verbindungen nützt der Mensch als Bestandteil verschiedener Aminosäuren (z.B. L-Cystein, L-Methionin), als Oligopetide (z.B. Glutathion) oder als Protein-Komplexe.

Pflanzenzellen produzieren Fettsäuren und Lecithine

Auch die Ausbildung von Fettsäuren, Triglyceriden und Phospholipiden ist im pflanzlichen Stoffwechsel komplexer und umfassender. So kann der Mensch die Fettsäuren der Omega-3- und Omega-6-Reihe nicht synthetisieren, da es ihm an entsprechenden Enzymen (Desaturasen) mangelt. Er ist also auf die Zufuhr dieser Fettsäuren über die Nahrung angewiesen. Bis zur Biosynthese (Reduktion) der Stearinsäure (einer gesättigten Fettsäure mit 18 Kohlenstoff-Atomen) verlaufen die Syntheseschritte in der humanen und in der pflanzlichen Zelle weitgehend analog. Ebenso ist die Ausbildung von Doppelbindungen, also die Synthese von ungesättigten Fettsäuren, innerhalb der Kohlenstoffe 2 - 9 beiden Zellarten möglich. Ab dem neunten Kohlenstoff aber vermögen nur die Pflanzenzellen Doppelbildungen einzufügen. Daher sind Omega-3- und Omega-6-Fettsäuren für Menschen essentiell. Die Bezeichnung „Omega-3-" bedeutet, dass die erste Doppelbindung im Fettsäure-Molekül am dritten Kohlenstoff, gezählt vom Schwanzende, vorliegt. Omega-6-Fettsäuren enthalten die erste Doppelbindung entsprechend am sechsten Kohlenstoff-Atom. Inwieweit andere ungesättigte Fettsäuren, z.B. der Omega-7-Reihe, für den Menschen essentiell sind, weiß man heute noch nicht. Die folgende Abbildung gibt ein Beispiel für die pflanzliche Biosynthese von mehrfach-ungesättigten Fettsäuren, die für Menschen und Säugetieren essentiell sind. (Abb.: 23)

Die gesättigten und ungesättigten Fettsäuren werden in den Pflanzenzellen größtenteils weiter verstoffwechselt zu Phospholipiden (Lecithinen, Kephalinen, Sphingolipiden). Die Phospholipide sind für Pflanze und Mensch gleichermaßen wichtige Bau-

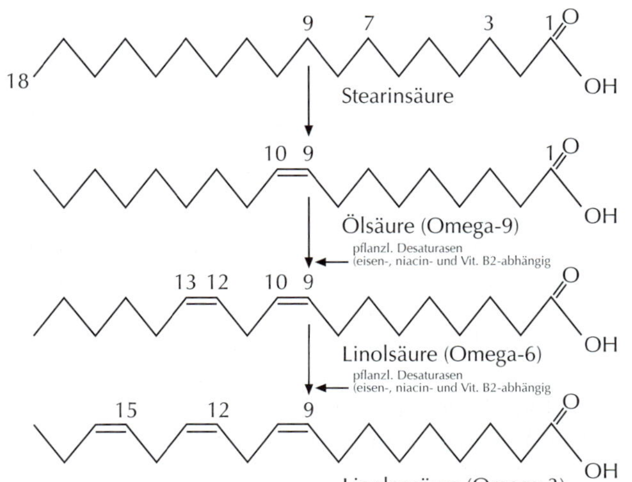

Abb. 23: Pflanzliche Synthese mehrfach-ungesättigter Fettsäuren

bestandteile der Biomembranen. Wir können diese Phospholipide zwar selbst aufbauen, allerdings hängt die Zusammensetzung dieser Membranbausteine ab vom „Pool" an Fettsäuren, der uns zur Bildung dieser Phospholipide zur Verfügung steht. Das heißt, je reichhaltiger unser Körpervorrat an hochwertigen Nahrungsfettsäuren ist, um so besser ist die Qualität der in unserem Körper aufgebauten Membran-Phospholipide und um so elastischer, reißfester und widerstandsfähiger sind die schützenden Membranen von Zellkernen, Mitochondrien, Endoplasmatischen Retikula und Zellen all unserer Organe und Systeme. Daher ist die tägliche Zufuhr von etwa 7 - 10 g an essentiellen Fettsäuren in Form hochwertiger, kaltgepresster Pflanzenöle für die menschliche Gesundheit unverzichtbar. Wer sich daran gewöhnt, regelmäßig hochwertige pflanzliche Öle zu konsumieren, wird bald den geschmacklichen Unterschied zu billigen Raffinadeölen feststellen. Man kann den Unterschied zu den „versteckten", minderwertigen Ölen in Pommes Frites, Schnitzelburgern und anderen Billigangeboten sehr bald riechen und schmecken, den Unterschied zwischen biologisch aktiven Lebensmitteln und toten Nahrungsmitteln also auch sensorisch erfassen.

Pflanzenzellen produzieren Pflanzennährstoffe

Ein völlig neues Feld pflanzlicher Nährstoffe eröffnen uns die sogenannten sekundären Pflanzenstoffe. Diesen, auch als nicht-nutritive Pflanzenstoffe oder als Phytochemicals bezeichneten, Naturstoffen wird allgemein jeglicher Nährstoff-Charakter abgesprochen. Der Grund liegt vor allem darin, dass diese Naturstoffe nicht in den herkömmlichen Eiweiß-Fett-Kohlenhydrat-Raster hineinpassen. In Lehrbüchern der Biochemie werden diese Vitalstoffe nicht erwähnt, was ein bezeichnendes Bild auf die gedanklich scharfen Abgrenzungslinien innerhalb der naturwissenschaftlichen Disziplinen wirft. Zu den sekundären Pflanzenstoffen zählen Molekülverbindungen wie Chlorophylle, Bioflavonoide, Anthocyane, Protease-Inhibitoren, Glucosinolate, Phytoöstrogene, Lignane, Terpene und zahlreiche andere Verbindungen. Einige dieser Naturstoff-Gruppen sind im zweiten Teil des Buches genauer beschrieben. Eine Literatur-Datenbank in Illinois/Chikago umfasst mittlerweile mehr als 60.000 wissenschaftliche Publikationen über Phytochemicals. Die Arbeiten beschreiben größtenteils die therapeutischen Wirkungen dieser Naturstoffe, worauf sich auch die Bezeichnung „Phytochemicals" begründet. Nun nehmen wir die bioaktiven Substanzen tagtäglich mit unseren Lebensmitteln ein, sofern wir vollwertige Lebensmittel konsumieren. Allein aus diesem Grunde wäre daher die Bezeichnung Sekundär-Nährstoffe oder Vitalstoffe angebrachter. Vor dem Hintergrund der zahlreichen pharmakologischen Untersuchungen aber wird uns, mehr noch als bei den Vitaminen und Mineralstoffen, suggeriert, diese Lebensmittelinhaltsstoffe hätten arzneiliche Wirkungen. Übersichtstabelle 11 verdeutlicht das komplexe Wirkungsspektrum der sekundären Pflanzenstoffe.

Aus den nachgewiesenen biologischen Wirkungen dieser Lebensmittel-Inhaltsstoffe lässt sich durchaus der UmkehrSchluss ziehen, dass die zivilisatorischen Erkrankun-

Tab. 11: Biologische Wirkungen verschiedener sekundärer Pflanzenstoffe [7]

Bioaktive Substanzen	Hinweise für folgende Wirkungen									
	A	B	C	D	E	F	G	H	I	J
Sekundäre Pflanzenstoffe										
Carotinoide	x		x		x					
Phytosterine	x							x		
Saponine	x	x			x			x		
Glucosinolate	x	x						x		
Polyphenole	x	x	x	x	x	x	x		x	
Protease-Inhibitoren	x		x						x	
Terpene	x									
Phytoöstrogene	x		x							
Sulfide	x	x	x	x	x	x	x	x		x
Phytinsäure	x		x		x			x	x	
Ballaststoffe	x				x			x	x	x
Substanzen in fermentierten Lebensmittel	x	x			x			x		

A = antikanzerogen
B = antimikrobiell
C = antioxidativ
D = antithrombotisch
E = immunmodulierend
F = entzündungshemmend
G = Blutdruck-regulierend
H = Cholesterin-senkend
I = Blutglucose-regulierend
J = verdauungsfördernd

gen auch deshalb im Zunehmen begriffen sind, weil wir unseren Vitalstoff-Bedarf über die Raffinade-Nahrung nicht decken können. Die angeführten Sekundär-Nährstoffe befinden sich nämlich, ähnlich wie Vitamine und Spurenelemente, vornehmlich in den äußeren Schichten von Gemüse und Getreide. Daneben sind diese Vitalstoffe häufig temperaturempfindlich. Die technologischen Raffinierungsverluste für die bioaktiven Pflanzenstoffe dürften also in ähnlichen Größenordnungen zur Wertminderung unserer Nahrung beitragen wie jene von Vitaminen, Mineralstoffen und Spurenelementen.

Dieses Kapitel zeigt uns, dass ein paar „essentielle" Nährstoffe, seien es 30, 40 oder 50 an der Zahl, noch kein vollwertiges Lebensmittel darstellen. Die Einstufung von Nährstoffen als „essentiell", „semiessentiell" oder „nicht-essentiell" muss nämlich - wie die letzten Jahrzehnte gezeigt haben - laufend revidiert werden. Sie hängt im wesentlichen davon ab, wie intensiv (und auf welcher biochemischen Ebene) sich die Forschung gerade mit der Rolle des jeweiligen Nährstoffes im humanen Stoffwechsel auseinandersetzt. Allein die Literaturdatenbank von Illionois lässt erahnen, wie weit-

soweit sie Bestandteil von eßbaren Pflanzen sind, prinzipiell als Nährstoffe anzusehen, da wir sie seit Jahrmillionen mit der täglichen Nahrung zuführen. Die Abqualifizierung dieser Nährstoff-Moleküle zu „sekundären Pflanzenstoffen" birgt die Gefahr, lebensmitteltechnologische Raffinierungsverluste dieser Pflanzenmoleküle zu verharmlosen und zu ignorieren. Da sie als „Nicht-Nährstoffe" bzw. als „nicht-essentiell" in die Qualitätsbeurteilung von Lebensmitteln nicht miteinbezogen werden, zeichnen wir uns das trügerische Bild der „gesunden und abwechslungsreichen Ernährung". Die reduktionistische Eingrenzung hunderter natürlicher Lebensmittel-Inhaltsstoffe auf wenige „Nährstoffe" vermittelt uns das falsche Bild, alles, was in den Verkaufsregalen angeboten wird, sei hochwertig, nur weil die Verpackungen Vitamin- oder Mineralstoffangaben enthalten.

Pflanzenzellen produzieren Vitamine

Und noch etwas unterscheidet die Pflanzenzelle wesentlich von der humanen Zelle: Der Mensch benötigt zur Ausstattung seiner zellulären Regulatorenzyme täglich ausreichende Mengen an Vitaminen, Mineralstoffen, Spurenelementen und Sekundär-Nährstoffen. Führt er diese Mikronährstoffe nur unzureichend zu, so vermindern die vom Mangel betroffenen Enzyme ihre Aktivität, es kommt zu Stoffwechselblockaden und zu ernährungsbedingten Erkrankungen. Die Pflanze bildet diese Enzymbestandteile und Coenzyme (mit Ausnahme der Mineralstoffe und Spurenelemente, die sie aus dem Boden bezieht) selbst aus. Es ist also die Pflanze selbst, die für die Ausstattung ihrer Regulator-Enzyme sorgt. Im Gegensatz zum Menschen kann die Pflanze also aus Kohlendioxid und Sauerstoff (die sie aus der Luft bezieht) sowie aus Wasser, Ammoniak und Nitraten, Kalium, Calcium, Magnesium, Phosphaten, Sulfaten, Chloriden, Eisen, Mangan, Borsäure, Zink, Kupfer, Molybdän, Nickel, Arsen, Selen und anderen anorganischen Spurenstoffen (die sie aus dem Boden bezieht) organische Reserve- und Regulatorstoffe selbst bilden. Dabei geht die Pflanze bei der Vitaminsynthese jedoch anders vor als die chemische Industrie, die z.B. aus den Ausgangsstoffen A und B unter gezielten technologischen Bedingungen Substanz C (also z.B. ein Vitamin) synthetisiert.

Wir haben an der Abbildung 19 gesehen, daß die Weizenfrucht bzw. der Weizensamen in Form seines Keimes (Embryo) die Anlage zur Ausbildung einer neuen Weizenpflanze enthält. Zu welch enormen Produktions- und Syntheseleistungen die Pflanze befähigt ist, können wir am Beispiel eines keimenden Weizenkornes beobachten. So konnte eine Forschungsgruppe um Anna-Elisabeth Hartmuth-Hoene an der Bundesforschungsanstalt für Ernährung in Karlsruhe im Verlauf einer viertägigen Keimung von Weizensprossen (Weizenkeimlingen) eine Erhöhung des Vitamin C-Gehaltes von 0 g (!) auf durchschnittlich 38,7 mg, bezogen auf 100 g ungekeimtes Ausgangsmaterial, feststellen [183, 184]

Keimende Weizenkörner sind aber nicht nur perfekte Produzenten von natürlichem Vitamin C. Auch Vitamin B_1, B_2, B_6, Vitamin E, hochungesättigte Fettsäuren sowie lösliche und essentielle Aminosäuren werden z.T. um ein Vielfaches angereichert. Mit Untersuchungen unserer Forshungsabteilung konnte sehr eindrucksvoll bewiesen werden, daß das Werden neuen Lebens, also der Aufbau neuen Zellmaterials, von einem Anstieg der entsprechenden Enzymaktivitäten und damit, begleitend, von einem Anstieg entsprechender Vitaminkonzentrationen abhängig sein muß.[185] Die Abbildungen 24 - 27 zeigen die Veränderungen verschiedener Vitamin-Gehalte an unterschiedlichen Pflanzenkeimlingen.

Pflanzenzellen produzieren niemals Nährstoffe in isolierter Form

Neben der Frage, wieviel an Nährstoffen das keimende Getreidekorn bildet, sollte uns auch die Frage beschäftigen, wie es dies tut. Die chemische Industrie produziert Vitamine, indem sie z.B. aus den Ausgangsstoffen A und B unter gezielten technologi-

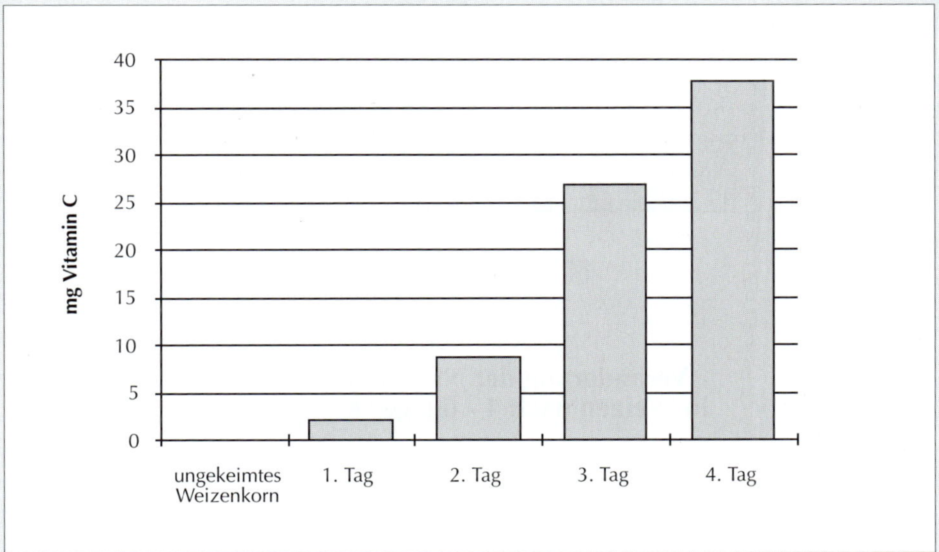

Abb. 24: Pflanzliche Synthese von Vitamin C am Beispiel von Weizensprossen (100 g)
Der stufenweise Anstieg der Vitamin C-Konzentration innerhalb weniger Tage ist zugleich Ausdruck der erhöhten Synthese-Aktivität der Weizenzellen. Der Reduktions-, also Aufbau-Stoffwechsel, überwiegt im Vergleich zum Abbau-, also Oxidations-Stoffwechsel. Im Hinblick auf die zahlreichen Analogien von pflanzlichen und humanen Zellen bedeutet dies: Die gesteigerte Syntheseaktivität eines lebenden Organismus erfordert eine erhöhte Enzymaktivität, somit auch einen Mehrbedarf an Vitaminen, Mineralstoffen und Spurenelementen.

Abb. 25: **Veränderung der Pantothensäure-Gehalte in Weizen nach 4 - tägiger Keimung**

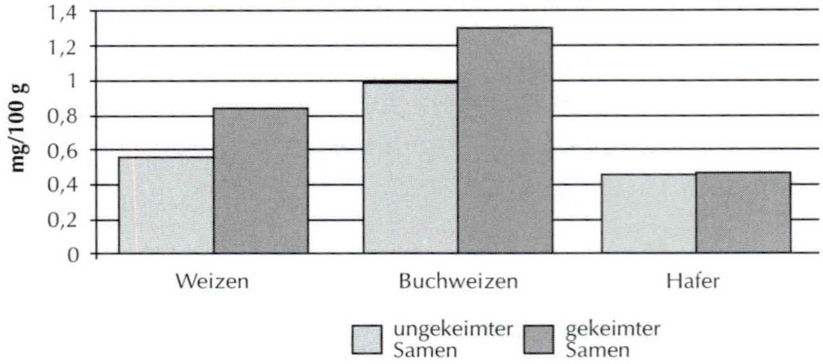

Abb. 26: **Veränderung der Folsäure-Gehalte in Weizen nach 4 - tägiger Keimung**

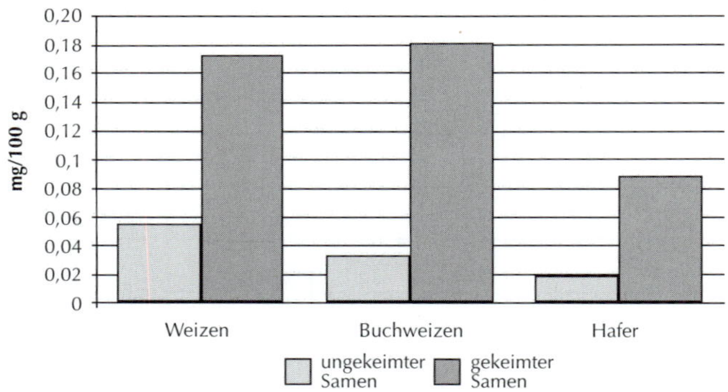

Abb. 27: **Veränderung der Niacin-Gehalte in Weizen nach 4 - tägiger Keimung**

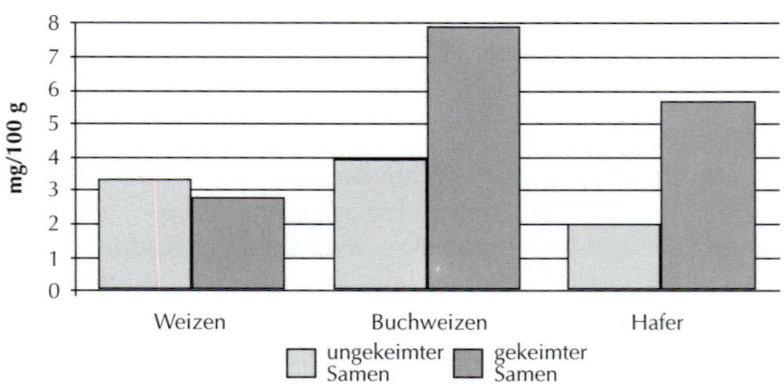

schen Bedingungen Substanz C (also z.B. ein Vitamin) synthetisiert. Die Pflanze bildet ihre Vitamine über zahlreiche Zwischenstufen aus, Stufe für Stufe, Schritt für Schritt, je nach ihrem Stoffwechselbedarf. Nur zwei Beispiele (aus hunderten weiteren möglichen!) zeigen uns das komplexe, hochkomplizierte und bis heute nur in Teilen verstandene Geschehen im Entstehen dieser für uns Menschen so wichtigen Nährstoffe (Abbildung 28)

Auf diese Weise also bildet ein Weizenkorn, das im ungekeimten Zustand kein Vitamin C enthält, nach etwa 4-tägiger Keimung natürliche L-Ascorbinsäure. [182] (Neben dem abgebildeten Vitamin-C-Biosyntheseweg gibt es noch andere Syntheseschritte der Pflanze, Ascorbinsäure aufzubauen. Aus Gründen der Übersichtlichkeit jedoch ist nur die Biosynthese über den Ausgangsstoff Glucose dargestellt.) Jedenfalls zeigt uns

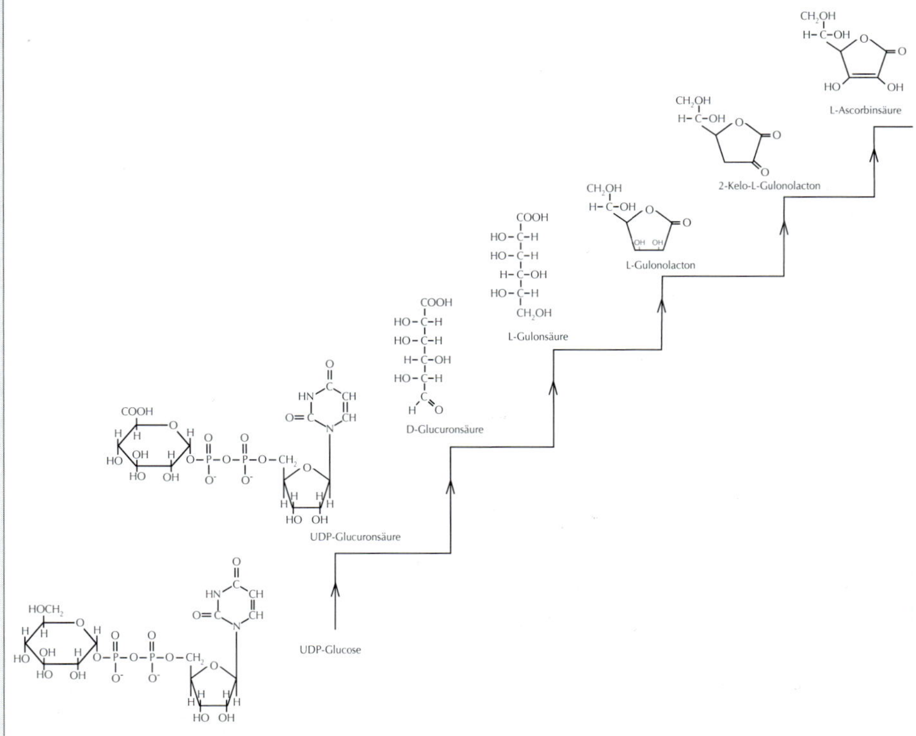

Abb. 28: Pflanzliche Synthese von Vitamin C

das Beispiel, dass Vitamine als essentielle Nährstoffe nicht von der chemischen Industrie erzeugt werden, sondern von unseren Pflanzen. Die Tatsache, dass eine Handvoll Weizenkörner innerhalb weniger Tage den Tagesbedarf (!) an Vitamin C zu bilden vermag, sollte uns die enorme „Produktionsleistung" dieser kleinsten und perfektesten Vitamin-Fabrik der Welt vor Augen führen. Dabei ist die Pflanze im Gegensatz zur Nährstoff-Industrie niemals bestrebt, Vitamine, Aminosäuren oder Fettsäuren chemisch rein zu produzieren. Jeder von der Pflanze ausgebildete Nährstoff liegt vielmehr unrein, also im komplexen Umfeld zahlreicher biologischer Vor- und Zwischenstufen vor. Somit ist zwar das „Endprodukt" L-Ascorbinsäure chemisch identisch mit industriell erzeugtem Vitamin C, nicht jedoch der Vitamin-C-Komplex. Ob daher der biologische und ernährungsphysiologische Anspruch durch synthetische Nährstoffe gedeckt werden kann, mag nach heutigem Wissensstand bezweifelt werden. Dass wir mit den pflanzlichen Vitaminen auch eine Unzahl an pflanzlichen Enzymen, die zur Ausbildung dieser Vitamine in den Pflanzen vorliegen, mitkonsumieren, ist eine weitere Tatsache, die unsere aktuellen Erkenntnisse der biochemischen Grundlagenforschung derzeit noch überfordert. Es ist nämlich durchaus denkbar, dass die pflanzlichen Enzyme zu einem gewissen Maße auch im menschlichen Körper für Vitamin-C-Nachschub sorgen. Dies wäre jedenfalls eine Erklärung dafür, dass natürliche Nährstoffe im Vergleich zu synthetischen neben der besseren Verträglichkeit häufig auch eine längere Wirkdauer aufweisen. Jedenfalls aber zeigen diese Formelbilder den Unterschied zwischen Lebensmitteln und Nahrungsmitteln auf, selbst wenn wir sie nur mit dem chemischen Auge betrachten. Auch die Synthesestufen der essentiellen Aminosäure Tryptophan zeigen uns, dass natürliche Nährstoffe in einem gänzlich anderen Umfeld vorliegen als isolierte Aminosäuren in industriell gemixten Formula-Diäten (Abbildung 29).

Also nicht nur Fettsäuren und Vitamine, sondern auch die proteinogenen und nichtproteinogenen Aminosäuren werden in pflanzlichen Zellen in stufenartiger Weise produziert. Tryptophan, eine lebensnotwendige Aminosäure zur körpereigenen Ausbildung des wichtigen B-Vitamins Niacin und des Nerven-Überträgerstoffes Serotonin, ist also ebensowenig ein "Designer-Nährstoff" wie die zahlreichen Vitamine, Fettsäuren, Spurenelement-Komplexe und Mineralstoffe.

Die Entwicklung eines Nährstoff-Komplexes von außerordentlicher Dichte und Lückenlosigkeit

Diese Analysenergebnisse waren für uns der Anstoß, ein Experiment durchzuführen. In einer Arbeitsgruppe um Josef Lintschinger begannen wir, biologisch gezogene Weizenfrüchte im Rahmen einer Versuchsreihe in destilliertem Wasser, in Gebirgsquellwasser und in Spurenelement-angereichertem Gebirgsquellwasser zur Keimung zu bringen. Die Ergebnisse der Untersuchung übertrafen unsere Erwartungen: Neben der erwarteten Steigerung der Vitamin-Produktion (die zur Ausbildung von Vitaminen notwendigen pflanzlichen Enzyme sind ihrerseits abhängig von den

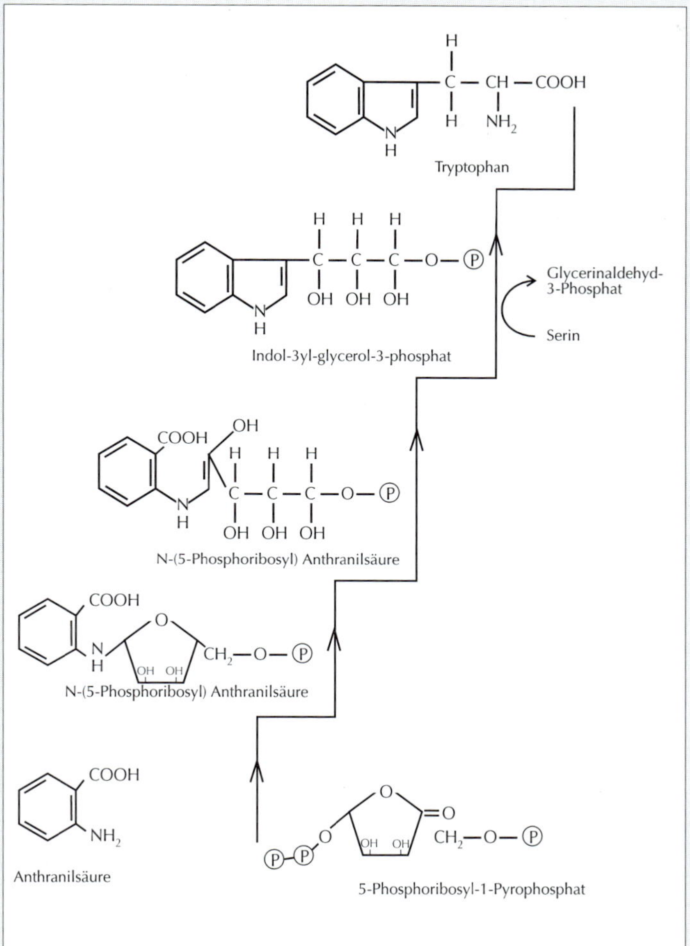

Abb. 29: Pflanzliche Synthese der essentiellen Aminosäure Tryptophan

Spurenelemente-Gehalten des „Grundwassers") waren vor allem die Spurenelement-Anreicherungen im Keimgut spektakulär. So konnten bis zu 800fache Steigerungen der Spurenelement-Konzentrationen in den Keimlingen festgestellt werden. Auf diese Weise gelang es weltweit erstmals, die unter üblichen Keimungsbedingungen auftretenden Spurenelement-Verluste nicht nur zu kompensieren, sondern die Gehalte an natürlichen Spurenelement-Komplexen in Keimlingen sogar signifikant zu erhöhen. (Abbildungen 30 und 31 nächste Seite)

Mit diesem Experiment war es also gelungen, ein Nährstoff-Konzentrat von außerordentlicher Nährstoff-Dichte herzustellen. Aufgrund der außerordentlichen Komplexität und Lückenlosigkeit der enthaltenen Nährstoffe gaben wir dem Verfahren einen eigenen Namen: **PMN** (**PMN** steht für **P**an**m**olekulare **N**ährstoffe.)

Abb. 30:

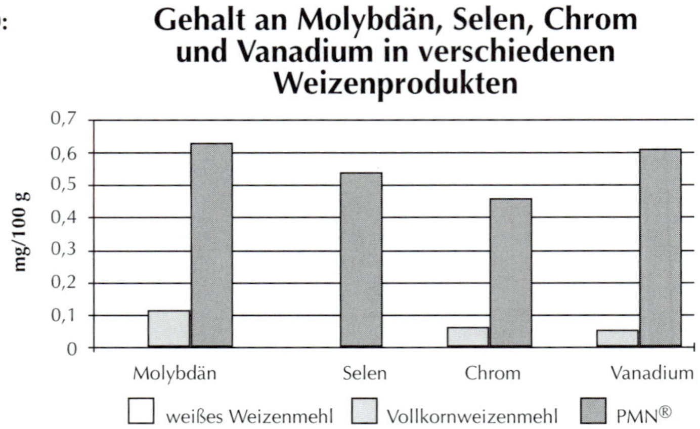
Gehalt an Molybdän, Selen, Chrom und Vanadium in verschiedenen Weizenprodukten
mg/100 g
0,7
0,6
0,5
0,4
0,3
0,2
0,1
0
Molybdän
Selen
Chrom
Vanadium
weißes Weizenmehl
Vollkornweizenmehl
PMN®

Abb. 31:

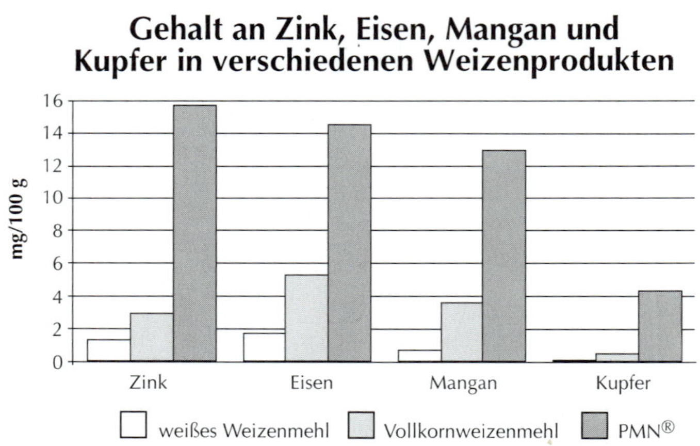
Gehalt an Zink, Eisen, Mangan und Kupfer in verschiedenen Weizenprodukten
mg/100 g
16
14
12
10
8
6
4
2
0
Zink
Eisen
Mangan
Kupfer
weißes Weizenmehl
Vollkornweizenmehl
PMN®

PMN®/PanMol® - Mehr als nur "reich an Vitaminen"

Neue Meßverfahren auf Basis eines erweiterten Qualitätsbewußtseins bieten die Möglichkeit, die Vitalität (vis-vitalis) unserer Lebensmittel und Nährstoffe zu beurteilen. Während Brennwert (Kalorien, Joule) und Nährstoffdichte (mg Vitamine pro g Nahrungsmittel) vorwiegend kalorische und chemische Kriterien unserer Nahrungsmittel bewerten, setzen die Qualitätskriterien von PMN® neue Maßstäbe im Hinblick auf die Lebendigkeit und Vitalität von Nährstoffen.

Das Redoxpotential

Die heutige Zellforschung bestätigt weitgehende Analogien zwischen dem Stoffwechsel der pflanzlichen und der humanen Zellen. Sowohl im Aufbau als auch im Ablauf des zellulären Stoffwechselgeschehens bedienen sich beide Zellarten der gleichen Strukturen und Mechanismen. Als kleinste Funktionseinheit organischen Lebens ist die Zelle im ständigen Austausch mit ihrer Umwelt und arbeitet - gleich einer Hochleistungsfabrik - Tag und Nacht: In jeder Mikrosekunde werden Biomoleküle zusammengesetzt, aufgebaut, umgebaut, filtriert, ultrafiltriert, emulgiert, dispergiert, aggregiert, resorbiert, ausgeschieden, verbrannt, zur Entgiftung oder als Signal- und Botenstoffe eingesetzt. Die Zelle lebt also, sie atmet, ist in ständiger Bewegung, sogar entgegen die Schwerkraft.

Woher nimmt die menschliche Zelle diese Energie zu leben, zu atmen, in permanenter Bewegung zu sein? Aus der Energie der Sonne, die in der pflanzlichen Zelle gespeichert ist. Pflanzen sind in der Lage - im Gegensatz zu menschlichen Zellen - über ihre Farbpigmente die Lichtquanten der Sonne in elektrochemische Energiepotentiale umzuwandeln. Über stufenweise Prozesse kann die Pflanze Wasser in Protonen, die positiv geladenen Wasserstoffionen, und in Elektronen, die negativ geladenen Teilchen, zerlegen. Dabei werden die negativ geladenen Elektronen schrittweise auf ein hohes Energiepotential angehoben und biochemisch in pflanzlichen Vitalstoffen (z.B. Vitaminen, Enzymen) fixiert. Die Fähigkeit der Pflanze, Lichtenergie zu fixieren und zu speichern, ist die Grundvoraussetzung für die Existenz von Tier und Mensch.

Jeder Stoffwechsel-Schritt in der pflanzlichen und humanen Zelle ist begleitet von einem Elektronen-Übergang von einem Molekül auf das andere. Jenes Molekül, das das Elektron aufnimmt, wird dabei reduziert, während jenes Molekül, welches das Elektron auf den Partner abgibt, oxidiert wird. Reduktions-Prozesse sind dabei vorwiegend aufbauende, strukturierende Prozesse. Oxidations-Prozesse dagegen dienen vorwiegend der Energiegewinnung, indem Strukturen abgebaut und zerstört werden. Somit sind alle Lebensvorgänge Reduktions/Oxidations-Vorgänge, häufig als Redox-Vorgänge bezeichnet. Gemäß internationaler Konvention wird das Potential, Elektronen zu übertragen (also der Elektronendruck, den ein Molekül ausübt), mit den sogenannten Redoxpotential angegeben. Dabei ist das Redoxpotential (angegeben in mV) um so negativer, je stärker der Druck zur Elektronenabgabe ist. Im menschlichen Organismus gilt als Biomolekül mit der stärksten Reduktionskraft das Coenzym NADH mit -320 mV. Das "hohe" Energiepotential der Elektronen in NADH ist die energetische Voraussetzung in der menschlichen Zelle, Strukturen zu erhalten, neue Strukturen aufzubauen und Energie aus der Verbrennung (Oxidation) von Eiweiß, Fett, Kohlenhydraten und Sauerstoff zu gewinnen.

Während der Mensch auf die Zufuhr von Vitalstoffen mit hohem Energiepotential von außen angewiesen ist, ist die Pflanze fähig, die Energie des Sonnenlichtes in Biomoleküle mit hohem Energiepotential (niedrigem Reduktionspotential) umzuwandeln. Dabei produziert die pflanzliche Zelle Vitalstoffe, deren Redoxpotential noch stärker (also stärker negativ) ist als das stärkste menschliche Antioxidans, nämlich NADH. Die lebenden Nährstoffe in PMN® weisen im Vergleich zu herkömmlichen Vitaminen überdurchschnittlich starke Redoxpotentiale (bis -660 mV!) auf. Die hohe Elektronenenergie in PMN® dient somit dazu, durch gezielte Vitalstoff-Zufuhr regenerative, strukturierende Prozesse im humanen Stoffwechsel zu fördern. Darüber hinaus sind die Vitalstoffe in PMN® äußerst starke (und lückenlos aufeinander abgestimmte) Anti-Oxidantien (reduktive Moleküle sind zugleich Anti-Oxidantien) und schützen somit biologische Strukturen vor schädigenden Radikalen und Peroxiden.

Die Sonnenkraft in PMN®/PanMol®

Organisches Leben ist letztlich nur möglich durch den permanenten Einfluß der Sonnenenergie. Eigentlich ist Licht unser elementares Lebensmittel. Die Pflanzenzelle fixiert Biophotonen (Lichtquanten), um Eiweiß, Fette, Kohlenhydrate und Vitalstoffe mit hohem Energiepotential aufzubauen. Der Mensch wiederum - zu dieser Umwandlung nicht in der Lage - benötigt die pflanzlichen Vitalstoffe für die Aufrechterhaltung seiner eigenen Vitalität. Durch die Fixierung der Biophotonen aus dem Sonnenlicht speichert die Pflanze nicht nur Energie (meßbar durch den Kaloriengehalt oder durch das Redoxpotential), sondern auch das Licht der Sonne selbst.

Nach Untersuchungen von Popp et al. zeigt sich die Qualität von Lebensmitteln und Nährstoffen durch ihrer Fähigkeit, Licht zu speichern. Je höher die Fähigkeit, Licht zu speichern, um so höher kann die Qualität von Lebensmitteln und Nährstoffen eingestuft werden. Dabei wird die Lichtintensität in Zählraten (also in "counts pro Sekunde") gemessen.

Ähnlich phosphoreszierenden Uhrzeigern sind hochwertige Lebensmittel, die dazu noch im Freiland gezogen wurden, besser und stärker in der Lage, das Sonnenlicht zu speichern. Durch anschließende Messung in Dunkelkammern können qualitative Unterschiede von Lebens- und Nahrungsmitteln ebenso eindeutig und klar abgegrenzt werden wie zwischen hochwertigen und minderwertigen Vitamin-Kombinationen. Die lebenden Nährstoffe von PMN® weisen im Vergleich zu herkömmlichen Nahrungsmitteln und Vitamin-Kombinationen enorm höhere Biophotonen-Zählraten auf. Der Einsatz von levitiertem, energiereichem Wasser zur Kultivierung der hochwertigen, lebenden PMN®-Nährstoffe führt zu einer zusätzlichen, signifikanten Verbesserung der Licht-Speicherkapazität. PMN®-Nährstoffe stellen somit eine einzigartige Qualität für Nährstoffe dar, Lichtnahrung, Sunfood sozusagen...

Die Lückenlosigkeit an Nährstoffen in PMN®/PanMol®

Die sorgfältigste Kombination und Komposition aller chemischen Ingredienzien eines Apfels macht die Mischung nicht zu dem, was sie nach chemischem Verständnis ergeben müßte, nämlich einem Apfel. Ganz offensichtlich gibt es also wesentliche Unterscheidungsmerkmale zwischen dem Apfel-Präparat und dem lebenden Apfel, zwischen Vitamin-Präparaten und lebenden Vitamin-Komplexen.

Betrachtet man den Stoffwechsel der wirklich einzig autarken Zelle, nämlich der Pflanzenzelle, wie sie in ihrem Wachstum - entgegen die Schwerkraft - das Sonnenlicht in biochemisches Energiepotential verwandelt, so fällt eine biochemische Besonderheit in starkem Maße auf: Alle von der Pflanzenzelle auf natürlichem Wege erschaffenen Vitamine sind in Wahrheit Vitamin-Komplexe. Nicht nur, daß es Hunderte Carotinoide sind, verschiedene Molekülformen des Vitamin E, unterschiedlichste Folsäure-Verbindungen, jeder einzelne dieser Vitalstoffe liegt zudem noch im komplexen Umfeld seiner natürlichen biologischen Vorstufen eingebettet vor. Diese stufenlose Komplexität und urschöpferische Lückenlosigkeit kann durch noch so komplexe Synthese-Mischungen nicht annähernd kopiert werden.

Natürliche Vitamin-Komplexe verfügen im Gegensatz zu synthetischen Vitaminen über die Fähigkeit des biologischen Nährstoff-Recyclings: Der tägliche Bedarf an neuen, unverbrauchten Vitaminen für den Menschen ergibt sich aus dem Faktum, daß tagtäglich verbrauchte Vitamine ausgeschieden werden und daher ersetzt werden müssen. In vitro-Versuche zeigen ebenso wie in vivo-Experimente, daß natürliche Vitamin-Komplexe in der Lage sind, einander zu regenerieren. Ein weiterer Beweis dafür, daß die Qualität unserer Nährstoffe wichtiger ist als deren Quantität. Wie bereits am Beispiel des Redoxpotentials erwähnt, wird ein Anti-Oxidans (also ein Reduktionsmittel) in jenem Moment, in dem das Anti-Oxidans Elektronen abgibt selbst oxidiert uns damit zum Oxidans. Dieses oxidierte Vitamin kann dann nur durch ein Molekül, das ein stärkeres Redoxpotential aufweist, wieder regeneriert werden. PMN®-Nährstoffe enthalten einen Cocktail an Antioxidantien mit unterschiedlichem Redoxpotential und sind daher in der Lage, einander zu regenerieren.

Die Entgiftungskapazität von PMN®/PanMol®

Zur Bestimmung der Entgiftungskapazität wird menschliches Serum mit einem Radikalbildner (z.B. Para-Benzochinon) versetzt. Im Vergleich zu einer nährstofffreien Testlösung wird ermittelt, welche Menge an Radikalen in einer bestimmten Zeiteinheit durch den zugesetzten Nährstoff neutralisiert, also entgiftet wird. Die Entgiftungskapazität wird dabei in Mikrogramm pro Milliliter mal Sekunden angegeben.

Neben der mangelhaften Versorgung mit vitalen Nährstoffen ist das zunehmende Problem der Schadstoffbelastung in den Industrieländern ein wesentlicher Grund für die Zunahme der Zivilisationserkrankungen. Hochwertige, lebende Nährstoffe aus biologisch gezogenen Lebensmitteln dienen dem menschlichen Organismus neben der Nährstoff-Funktion auch zur Ausschwemmung und Entgiftung körperfremder Substanzen, sogenannter Xenobiotika. PMN®-haltige Nährstoff-Gemische zeigten in Untersuchungen aus dem Jahre 1998 (Team Dr. Heinrich/Rostock) überaus starke Entgiftungs-Potentiale, stärker noch als Kartoffel-Frischsaft, roher Weißkohlsaft oder Milch.

Die Enzymaktivität von PMN®/PanMol®

Ohne zelluläre Enzyme wäre organisches Leben nicht möglich. Enzyme sind Biomoleküle in pflanzlichen und humanen Zellen, die die Aktivierungsenergie von Stoffwechsel-Reaktionen soweit herabsetzen, daß sie auch bei normalen Temperaturen (also Körpertemperatur oder Zimmertemperatur) ablaufen. Enzyme sind also Bio-Katalysatoren, die Stoffwechsel-Vorgänge aktivieren, hemmen und steuern. Die Aktivität von Zellenzymen ist ein Maß für die Aktivität des zellulären Stoffwechsels.

Bezogen auf das pflanzliche Leben, auf den pflanzlichen Stoffwechsel, sind die zellulären Enzyme der Pflanze dafür verantwortlich, daß die über Pflanzenpigmente eingefangene Sonnenenergie in organische Lebenskraft (vis-vitalis) umgewandelt wird. Wenn auch der direkte Einfluß pflanzlicher Enzyme auf den menschlichen Zellstoffwechsel heute noch nicht in allen Einzelheiten geklärt ist, so ist die Enzymaktivität naturbelassener pflanzlicher Lebensmittel sehr wohl ein meßbares Unterscheidungskriterium zu wertlosen Nahrungsmitteln und Vitaminpräparaten. PMN® weist im Vergleich zu synthetischen Vitaminpräparaten und raffinierten Grundnahrungsmitteln meßbare Enzymaktivitäten auf.

Die Urkraft evolutionär entwickelter Pflanzengene in PMN®/PanMol®:

Forschungen aus der medizinischen Enzymtherapie zeigen, daß der menschliche Organismus oral zugeführte Verdauungsenzyme (also Proteinmoleküle) vor der Aufnahme in den Körper nicht in die kleinsten Bruchstücke, in die Aminosäuren, spaltet, sondern in Form von längeren Aminosäurenketten, sogenannten Oligopeptiden, aufnimmt. Offensichtlich also tastet der menschliche Organismus die Anfangs- und End-Aminosäure aus der Aminosäure-Kette ab, erkennt diese als "für den Körper verträglich", ohne die innerhalb der Kette liegenden Aminosäuren einzeln abzutasten. Vor dem Hintergrund dieses ökonomischen Aspektes unseres Stoffwechsels ist es wohl nicht auszuschließen, daß der Mensch auch genmodifiziertes Material bruchstückweise - und nicht als Einzelteile - in seinem Stoffwechsel integriert. Ähnlich den Oligopeptiden (Aminosäure-Ketten) dürfte der menschliche Organismus auch das genetische Material in Form von "Oligonucleotiden" (und nicht als einzelne Nucleotide) aufnehmen und in den körpereigenen Stoffwechsel einbauen. Allein diese Horrorvision reicht aus, für die Gewinnung von PMN®-Komplexen ausschließlich GMO-freie Pflanzenrohstoffe einzusetzen.

Der gesundheitliche Mehrwert von PMN®/PanMol®

Keine noch so kritische Ernährungsstudie auf dieser Welt würde den enormen gesundheitlichen Wert hochwertiger pflanzlicher Ernährung anzweifeln. Studien, die gesundheitliche Effekte von Vitaminen in Frage stellen, wurden ausschließlich mit synthetischen Vitaminen durchgeführt. Kein Wunder, ist doch z.B. ein gesunder Beta-Carotin-Spiegel im Blut in Folge des regelmäßigen Konsums hochwertiger pflanzlicher Nährstoff-Komplexe ein Qualitätsparameter unter vielen, als Folge der gezielten Zufuhr isolierter Beta-Carotin-Präparate jedoch nichts anderes als Blutspiegel-Kosmetik.

Die Zufuhr von PMN®-Nährstoffen entspricht der Zufuhr hochwertiger Nährstoffe aus hochwertigen, natürlichen Lebensmitteln, allerdings in höher konzentrierter Menge. Dies ist also der einzige Unterschied zu Nährstoff-Komplexen aus natürlichen Lebensmitteln: Ein Mehr an lückenlos gewachsenen, lebendigen Nährstoffen bei gleichzeitiger Erhaltung aller biologischer Qualitätsparameter von natürlichen Lebensmitteln.

15

Möglichkeit und Grenzen der Orthomolekularen Medizin

Die Orthomolekulare Medizin setzt Nährstoffe wie Arzneistoffe ein

„Orthomolekulare Medizin (Therapie) ist die Erhaltung guter Gesundheit und die Behandlung von Krankheiten durch Veränderung der Konzentration von Substanzen im menschlichen Körper, die normalerweise im Körper vorhanden und für die Gesundheit erforderlich sind.“ Diese Definition einer neuen Therapierichtung wurde 1968 vom zweifachen Nobelpreisträger Linus Pauling in der Zeitschrift Science veröffentlicht.[17] Die Orthomolekulare Medizin und -Therapie versucht demnach, ernährungs- und umweltbedingte Erkrankungen durch gezielte Zufuhr der fehlenden und damit richtigen (= ortho) Nährstoff-Moleküle zu behandeln. Dabei beschränken sich Orthomolekular-Mediziner nicht auf die Verwendung von Nährstoffen, sondern betrachten auch die Supplementierung bestimmter fehlender Hormone (z.B. Insulin bei Diabetes) oder das Vermeiden bestimmter Nährstoffe bei Unverträglichkeit (z.B. Gluten bei Zöliakie oder Phenylalanin bei Phenylketonurie) als orthomolekular. Im wesentlichen aber umfasst das Instrumentarium der Orthomolekular-Mediziner Nährstoffe wie Vitamine, Mineralstoffe, Spurenelemente, Antioxidantien, Fettsäuren, Aminosäuren und Verdauungsenzyme.[17]

Es ist nicht verwunderlich, dass die geistige Bewegung der orthomolekularen Medizin in den USA entstand, ist doch in keinem Staat der Industrienationen der Anteil an raffinierten, wertverminderten Nahrungsmitteln größer als in den nordamerikanischen Staaten. Das wohl größte Verdienst der Orthomolekular-Mediziner ist, erkannt zu haben, dass ein Mangel an einem oder mehreren Nährstoffen zu Stoffwechsel-Dysbalancen führt, die sich in der Folge als psychische und/oder physische Erkrankung äußern können. Durch diese Erkenntnis wurde erstmals systematisch daran gearbeitet, Nährstoffdefizite über Serum-, Plasma-, Vollblut-, Urin- oder Haaranalysen aufzudecken und diese Ergebnisse mit verschiedensten Erkrankungen in Beziehung zu bringen. Nach nunmehr beinahe 30 Jahren angewandter Orthomolekularer Medizin hat sich dieser milde und dennoch effiziente Zweig in der modernen Medizin einen festen Platz im Bereich der Komplementärmedizin erobert. Orthomolekulare Medizin sollte nicht verwechselt werden mit der sporadischen und undifferenzierten Gabe von Vitamin- oder Mineralstoffpräparaten. Eine ausreichend hohe Dosierung, langfristige und regelmäßige Anwendung sowie eine komplexe Kombination der Vitalstoffe sind die wesentlichen Grundsätze einer erfolgreichen Verwendung orthomolekularer Substanzen. [80]

Die Orthomolekulare Medizin benützt zur Vorbeugung und Behandlung nährstoffbedingter Erkrankungen etwa 45 verschiedene Nährstoffe. Als orthomolekulare Nährstoffe gelten die in Tabelle 12 empfohlenen Tagesdosierungen.[17]

Die Orthomolekulare Medizin kann nur in ihrem biologischen Sinn verstanden werden

Pharmakologisch- toxikologische Aspekte treten auch in der Orthomolekularen Medizin in den Vordergrund, wenn die eingesetzten Nährstoffe in hoher Dosierung wie pharmazeutische Wirkstoffe gehandhabt werden, was ihrem grundsätzlichen Wesen im Rahmen des biologischen Stoffwechsels widerspricht. Wie aus den hohen Dosierungsbreiten in Tabelle 12 ersichtlich, kamen im Laufe der Jahre zum Teil wahre Megadosen einzelner Nährstoffe zur Anwendung. Damit wurden diese Nährstoffe auch in praxi zu pharmazeutischen Wirkstoffen. Auf diese Weise aber verschwammen die Grenzen zwischen physiologischen und pharmakologischen Dosierungen ebenso wie die Abgrenzungen von Nährstoffen zu Arzneistoffen.

Während Orthomolekular-Mediziner Mega-Dosen von Nährstoffen nur gezielt und unter „Begleitschutz" anderer Nährstoffe verwenden, zeigen die beiden jüngsten Beta-Carotin-Studien mit „überraschend" negativem Ergebnis[81], wie gefährlich die isolierte Zufuhr hoher Nährstoff-Dosen sein kann. Vom amerikanischen National Cancer Institute NCI initiiert, wurde in den USA im Rahmen der so genannten CARET-Studie an ca. 18.000 Raucherinnen oder Asbest-exponierte Personen jahrelang täglich 30 mg Beta-Carotin (5 mg Vitamin A) oder ein Scheinpräparat (Placebo) verabreicht. Nach 4

Tab. 12: Orthomolekulare Nährstoffe und ihre empfohlenen Tagesdosierungen

Vitamine:		**Mineralstoffe:**	
Vitamin C	75 mg - mehrere Gramm	Natrium	2 - 3 g
B_1	1,3 - 300 mg	Kalium	2 - 3 g
B_2	1,6 - 200 mg	Magnesium	0,3 - 0,4 g
Niacin	(1,8 - 750 mg	Calcium	0,8 - 1,2 g
B_6	1,8 - 350 mg	Phosphat	ca. 1 g
B_{12}	3 - 1000 mcg	Chlorid	1,4 - 6 g
Folsäure	0,3 - 0,4 mg		
Pantothensäure	6 - 500 mg	**Spurenelemente:**	
Biotin	30 - 100 mcg	Eisen	8 - 25 mg
A	1 - 6 mg	Zink	5 - 25 mg
E	12 - 500 mg	Mangan	2 - 6 mg
D	5 - 20 mcg	Kupfer	1 - 3 mg
K	30 - 120 mcg	Selen	50 - 200 mcg
		Chrom	30 - 200 mcg
		Molybdän	60 - 500 mcg
Vitaminoide:		Jodid	150 - 300 mcg
Beta-Carotin	2 - 30 mg	Fluorid	1,5 - 4 mg
Carnitin	200 - 600 mg		
Coenzym Q_{10}	30 - 90 mg	**Fette und Fettsäuren:**	
Alpha-Liponsäure	100 - 400 mg	Omega-6-Fettsäuren	7 - 10 g
Orotsäure	keine Angaben	Omega-3-Fettsäuren	1 - 2 g
Myo-Inosit	keine Angaben		
Cholin	0,8 - 4 g	**Essentielle Aminosäuren:**	
		Isoleucin	0,7 -3 g
		Leucin	0,9 - 3,5 g
		Lysin	0,7 - 3 g
Antioxidantien:		Methionin	1 - 4 g
Vitamin C	mindestens 300 - 500 mg	Phenylalanin	0,5 - 4 g
E	100 - 200 mg	Threonin	0,5 - 2 g
Beta-Carotin	15 mg	Tryptophan	0,2 - 1 g
Selen	50 - 200 mcg	Valin	1 - 4 g

Jahren wurde die Studie abgebrochen, als man sah, dass die Lungenkrebs-Häufigkeit in der Beta-Carotin/Vitamin-A-Gruppe im Vergleich zur Placebogruppe um 28 % erhöht war: In der Beta-Carotin/Vitamin-A-Gruppe traten 388 Lungenkrebsfälle auf, in der Placebogruppe nur 303. Ähnliche Ergebnisse brachte eine große Studie in Finnland (ATBC-Studie), in der etwa 29.000 männliche Raucher über einen Zeitraum von 5 - 8 Jahren täglich 20 mg Beta-Carotin bzw. 50 mg Alpha-Tocopherol, einzeln, in Kombination oder ein Placebo einnahmen. Auch die finnische Studie ergab eine um 18 % erhöhte Lungenkrebs-Häufigkeit in der Beta-Carotin-Gruppe.

Was war passiert? Man hatte in den Jahren zuvor aufgrund großangelegter Verbrachererhebungen erkannt, dass sich die Krebshäufigkeit (an Magen, Dickdarm, Lunge, auch Speicheldrüse, Leber, Mundhöhle, Brust und Kehlkopf) drastisch reduzierte, wenn Personen regelmäßig und ausreichend carotinoidreiches Obst und Gemüse aßen.[7, 81] Aufgrund von Blutspiegeluntersuchungen hatte man festgestellt, dass diese Personen im Vergleich zur Gesamtbevölkerung erhöhte Beta-Carotin-Spiegel aufwiesen. Nachdem Beta-Carotin als pflanzliche Vitamin-A-Vorstufe und neuerdings als Antioxidans bekannt war, meinte man so, den gesuchten Schutzwirkstoff gegen Krebs gefunden zu haben. Nun ist aber Beta-Carotin eines von 600 bisher bekannten Nahrungs-Carotinoiden und man hätte ebensogut ein anderes Carotin, etwa Lutein, Lycopin oder Canthaxanthin im Blut dieser Personen bestimmen können. Jedenfalls übersahen aber die NCI-Wissenschaftler, dass der Antioxidantienstoffwechsel im Körper auf mehreren biochemischen Ebenen abläuft, in wässrigen und lipophilen Zellkompartimenten, und dass ein Antioxidans für sich alleine im biologischen Netzwerk keinen ausreichenden Schutz bieten kann. Man hätte also auch den Vitamin-C-, Flavonoid-, Selen-, Kupfer-, Zink-, Mangan-, Anthocyan-Blutspiegel untersuchen müssen, um nur einige weitere Antioxidantien aufzuzählen. Werner Kollath hatte durch seine Rattenfütterungsversuche schon in den 40er Jahren erkannt, dass die isolierte Zufuhr von Beta-Carotin Degenerationsprozesse beschleunigt (prooxidative Wirkung von Beta-Carotin), wenn die Basisernährung mikronährstoffarm ist, also aus einem raffinierten Eiweiß-Fett-Kohlenhydrat-Gemisch besteht.[6] Wie im vorletzten Kapitel näher erläutert wurde, kann die hochdosierte Zufuhr einzelner Antioxidantien häufig nicht nur wirkungslos, sondern im Gegenteil sogar gefährlich werden. Antioxidantien werden ja im Zuge ihrer biologischen Wirkung selbst oxidiert und müssen durch korrespondierende Antioxidantien (mit niedrigerem Reduktionspotenial) regeneriert werden. Fehlen diese korrespondierenden Nährstoffe, so werden die verbrauchten Antioxidantien selbst prooxidativ. Das also war bei den beiden NCI-Studien passiert.

Die negativen Ergebnisse der beiden NCI-Studien zeigen deutlich, dass Nährstoffe eben keine Arzneimittel sind. Die Modellvorstellungen der Pharmakologie können das komplexe Verhalten von Nährstoffen nur in Teilaspekten erfassen. Auch zeigen diese Studien, dass eine vom Denkansatz her falsche Idee nicht dadurch richtiger wird, indem ein überproportionaler materieller Aufwand in diese Idee investiert wird. Mit großer Wahrscheinlichkeit werden auch die Spekulationen rund um die gentechnologische Forschung in einigen Jahrzehnten wieder den Boden der Realität erreichen. Nicht, dass die Gentechnologie für sich keine wichtigen Beträge im Rahmen der Grundlagenforschung bieten würde. Es ist vielmehr die nach Profit schielende Gier, die diesen neuen Wissenschaftszweig so gefährlich und beängstigend macht.

Um so vielversprechender ist dagegen, trotz einiger Rückschläge, das Forschungsgebiet der Orthomolekularen Medizin anzusehen. Bei allen Vorteilen (Verträglichkeit, Ungefährlichkeit, ursächliche Mangelbehebung), die sie bietet, sollte aber auch die Orthomolekulare Medizin in ihren Forschungsansprüchen mit der notwendigen objektiven Distanz aufgearbeitet werden. Die Zufuhr einzelner isolierter Nährstoffe und Nährstoff-Gemische (vor allem, wenn diese synthetischen Ursprungs sind) kann zur nutzlosen, in Einzelfällen sogar schädlichen Blutspiegelkosmetik werden, wenn die Basis der Ernährung Lücken aufweist; Lücken an den bis heute bekannten, aber ebenso an den heute noch nicht erforschten Nährstoffen.

16

Die komplexe Orthomolekulare Nährstoff-Therapie als Basis für erfolgreiche Therapien

Ein paar Grundbegriffe machen noch keine Orthomolekulare Medizin

Die Orthomolekulare Medizin setzt anstelle von Pharmaka vor allem Nährstoffe in der Therapie ein. Die Orthomolekulare Medizin nützt also durchaus die Erfahrungen der konservativen Medizin hinsichtlich Resorption, Verteilung, Elimination und Toxikologie ihrer Wirkstoffe. Die Abgrenzung zur „Schulmedizin" ergibt sich demnach vorwiegend durch das therapeutische Instrumentarium: hier Nährstoffe, dort pharmazeutische Wirkstoffe. Orthomolekulare Medizin wird bereits heute ansatzweise in der Schulmedizin betrieben, nämlich immer, wenn Nährstoffe anstelle von Pharmaka therapeutisch zum Einsatz kommen: Magnesium in der Kardiologie, Vitamin C in der Immunologie, B-Vitamine in der Neurologie, um nur einige Beispiele zu nennen.

Die komplexe Orthomolekulare Nährstoff-Therapie versteht sich als regelmäßige, ausgewogene, ausreichende und lückenlose Versorgung mit all jenen Nährstoffen, die in naturbelassenen Lebensmitteln enthalten sind, unabhängig von ihrer aktuellen Einstufung als essentiell, semiessentiell oder nicht-essentiell. Dabei bedient sich die komplexe Orthomolekulare Nährstoff-Therapie primär ernährungsphysiologischer Nährstoff-Dosierungen und bezieht den oxidoreduktiven Stoffwechsel sowie den Säuren-Basen-Haushalt in das Therapiekonzept mit ein. Sie ist somit als nutritive Basis-Therapie zu verstehen. Sie dient somit nicht primär dem gezielten Einsatz hochdosierter Einzel-Nährstoffe, sondern dem Ziel, reduzierte zelluläre Stoffwechselleistungen zu optimieren. Auf diese Weise schafft sie das Fundament für jeden therapeutischen Ansatz, sei dieser konservativ, homöopathisch oder physikalisch-energetischer Natur.

In der Praxis verfolgt die komplexe Orthomolekulare Nährstoff-Therapie folgende vier Ziele:

1. Optimierung zellulärer Enzymaktivitäten:
   Die Aktivität unserer Zellenzyme hängt ab von der ausreichenden und lückenlosen Ausstattung mit Mikronährstoffen. Das keimende Getreidekorn selbst ist Ausdruck und Beweis seines optimierten Synthese-Stoffwechsels. Das PMN-Verfahren zielt darauf ab, die im keimenden Korn natürlich gewachsene Mikronährstoff-Komplexe in ihrer Gesamtheit am Menschen einzusetzen; ohne Einsatz chemisch-körperfremder Substanzen, ohne gentechnologische Maßnahmen und ohne Umweltbelastung. Vor allem dient der Einsatz von PMN dazu, sämtliche Enzymstufen des Stoffwechsels zu erfassen und damit einseitige Enzym-Aktivierungen bzw. Enzym-Blockaden zu vermeiden.

2. Optimierung der Zellsynthese:
   Eine 100%ige zelluläre Enzymaktivität ist Voraussetzung für einen optimalen Synthese-Stoffwechsel. Darüber hinaus benötigen die Zellenzyme Bausubstrat im ausreichenden und lückenlosen Angebot, um neues biologisches Material aufbauen zu können. Je nach dem therapeutischen Ziel verwendet man Aminosäuren, Cholin, hochungesättigte Fettsäuren, Lecithine, Kephaline, spezifische Phospholipide oder Mineralstoffe, um diese Baustoff-Moleküle bedarfsadäquat zuzuführen.

3. Optimierung der Nährstoff- Bioverfügbarkeit:
   Der gezielte Einsatz von Nährstoffen ist nutzlos, wenn diese nicht an den Wirkort (in der Regel ist dies die Zelle) gelangen. Die komplexe Orthomolekulare Nährstoff-Therapie schafft die Bedingungen für eine optimale Nährstoff-Aufnahme in den Organismus, für die entsprechende Verteilung der Nährstoffe im Gewebe und für eine maximale Verweildauer im Organismus. Entsprechend dem therapeutischen Ziel werden zur Optimierung der Nährstoff-Bioverfügbarkeit Nährstoffe zum gesunden Aufbau der Darmflora, basische Nährstoffe zur Entsäuerung des Bindegewebes, Pflanzennährstoffe zur Entgiftung sowie Enzyme und Enzymkomplexe zur Ausscheidung abgelagerter Protein-Schlacken eingesetzt.

4. Optimierung des Zell-Schutzes:
   „Biologische Zündfunken" zerstören körpereigene Strukturen, wenn die antioxidativen Schutzsysteme überfordert sind. Ein lückenloser Oxidations-Schutz, ab

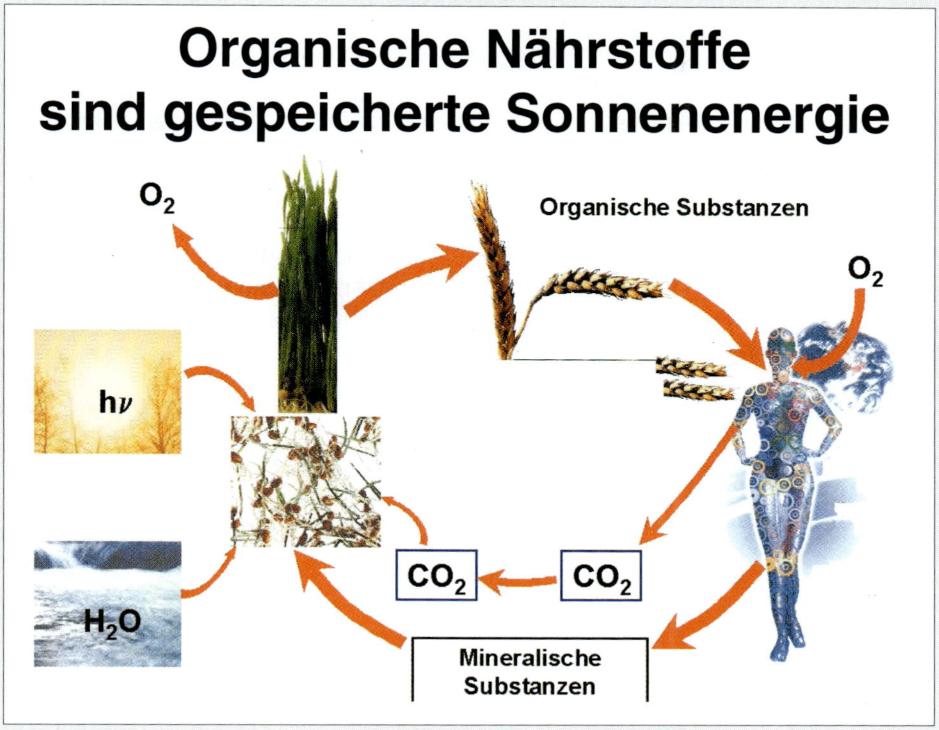

Abb. 32: Sonnenlicht speichert sich über Pflanzenpigmente in den Pflanzen
Die Fähigkeit von Pflanzenzellen, die Energie des Sonnenlichtes zu absorbieren und in Sauerstoff und energiereiche, organische Substanzen - also in hochwertige Aminosäuren, essentielle Fettsäuren, Kohlenhydrate, Vitamine und andere organische Nährstoffe - umzuwandeln, ist Voraussetzung für die Existenz heterotropher Organismen wie Tier und Mensch.

gestimmt nach Redoxpotentialen, Löslichkeit und Wirkungsspezifität, ist die vierte wesentliche Säule der komplexen Orthomolekularen Nährstoff-Therapie.

Auf Basis einer lückenlosen Nährstoff-Versorgung wird sogar die klassische Orthomolekulare Medizin sicherer und effizienter, als sie es früher war. Die komplexe Orthomolekulare Nährstoff-Therapie ist demnach eine weltweit einzigartige Nährstoff-Therapie. Sie ist nämlich erstmals in der Lage, pflanzliches vital-reduktives Lebens-potential auf den erkrankten, oxidierenden Organismus des Menschen zu übertragen und damit prooxidative Prozesse zum Stillstand zu bringen. Diese Therapie mit „denkenden", lebenden Nährstoffen befriedigt nicht nur lückenlos die physiologischen Bedürfnisse des erkrankten Organismus, sondern erfüllt letztlich auch die evolutionären Grundregeln in der Symbiose zwischen Mikroorganismen, Pflanze und Mensch, gesteuert und gespeist durch die energetische Urkraft unserer Sonne (Abbildung 32).

Somit essen wir letztlich nichts anderes als gespeicherte Sonnenenergie (man könnte überspitzt behaupten, wir essen Elektronen) in Form organischer Substanzen. Die Umwandlung von Aminosäuren, Fettsäuren, Kohlenhydraten und Luftsauerstoff in biologische Materie und Energie ist nur möglich bei gleichzeitiger und ausreichender Versorgung mit „starken Elektronenspendern“ (das sind Vitamine und spurenelementhaltige organische Verbindungen). Vor allem der Stoffaufbau, also die Neubildung von Enzymen, Hormonen und Immunzellen, hängt stark ab vom Vorhandensein dieser Mikronährstoffe. Letztlich aber wird alle biologische Materie stufenweise abgebaut zu CO_2 und mineralischen, stickstoff-, schwefel- und phosphorhaltigen Substanzen, die energetisch verbraucht sind. Erst durch Wiederaufnahme in den pflanzlichen Kreislauf werden diese energiearmen Verbindungen - mit Hilfe des Sonnenlichtes - wieder aufgebaut zu energiereichen organischen Substanzen .....

Spezieller Teil

Die Nährstoffe

Im Gegensatz zu den Nährstoff-Empfehlungen offizieller Ernährungsbehörden enthält dieser Teil des Buches eine Reihe offiziell nicht „anerkannter" Nährstoffe. Den Vorwurf, die Essentialität (Lebensnotwendigkeit) einiger angeführter Nährstoffe sei heute noch nicht ausreichend dokumentiert, möchte ich mit dem Vorschlag beantworten, jeder Kritiker möge sich permanent und ausschließlich nur mit Formula-Diäten aus offiziell anerkannten Nährstoffen ernähren.

Dieser Abschnitt enthält neben den gängigen Nährstoffen vor allem jene (pflanzlichen) Nährstoffe, deren Anwesenheit im keimenden Getreide und deren biologische Funktionen bereits in der Literatur dokumentiert sind. Zum Teil stellen einzelne Nährstoffe eigentlich Nährstoff-Gruppen dar. Diese Nährstoff-Gruppen enthalten ihrerseits teilweise hunderte oder sogar tausende Einzelsubstanzen.

Im Zusammenhang mit der Verwendung von Nährstoff-Präparaten treten häufig Fragen auf, die im Folgenden kurz beantwortet werden sollen:

Zu welchen Tageszeiten sollen Nährstoffe eingenommen werden?
Werden Nährstoff-Präparate vor den Mahlzeiten eingenommen, so werden sie in der Regel besser resorbiert, d.h. besser verwertet. Magenempfindliche Personen allerdings reagieren manchmal sensibel auf (höher dosierte) Nährstoff-Präparate, vor allem, wenn diese Eisen-, Zink- oder Kupfer-Salze enthalten. In diesen Fällen sollten Nährstoff-Präparate zu den Mahlzeiten oder danach eingenommen werden.

Werden manche Nährstoffe besser morgens, mittags oder abends aufgenommen?
Eisenverbindungen z.B. werden morgens, Zink-Salze wiederum abends besser verwertet. Man sollte diese Erkenntnisse aber nicht überbewerten. Eine konsequente und langfristige Verwendung von Nährstoff-Supplementen bringt in der Praxis mehr als die Beachtung der tageszeitlichen Resorptionsschwankungen.

Haben die Mondphasen einen Einfluss auf die Nährstoff-Aufnahme?
Darüber gibt es derzeit keine gesicherten Untersuchungen. Die Entscheidung, z.B. Entsäuerungskuren (mit basischen Nährstoffen) während abnehmender Mondphasen durchzuführen, die gezielte Nährstoff-Zufuhr zum Auffüllen leerer Speicher dagegen

während der Periode des zunehmenden Mondes, sollte von jedem persönlich getroffen werden.

Wie lange sollten Nährstoff-Kuren durchgeführt werden?
Der Ausgleich eines Magnesium-Mangels von etwa 5 g (entsprechend einer Verminderung des Körperbestandes um etwa 20 %) bedarf einer täglichen zusätzlichen Magnesium-Zufuhr von etwa 350 mg über einen Zeitraum von etwas mehr als drei Monaten. Das heißt, zusätzlich zur täglichen Magnesium-Zufuhr von etwa 300 mg über die Nahrung müssen täglich etwa 350 mg Magnesium in Form von Magnesium-Präparaten eingenommen werden. Das Nahrungsmagnesium deckt sozusagen das „Tagesgeschehen" im Stoffwechsel. Nur das zusätzlich eingenommene Magnesium dient der Behebung des Mangels, also dem Wiederauffüllen der entleerten Speicher in den Knochen, Muskeln, in den Weichteilgeweben, der Leber und in den roten Blutkörperchen. Aus einer wochen- oder gar nur tagelangen Einnahme von Nährstoff-Präparaten können somit keine wesentlichen gesundheitlichen Effekte erwartet werden.

Kann man Nährstoff-Mängel auch über eine vollwertige Ernährung ausgleichen?
Wenn man unter vollwertiger Ernährung die konsequente und abwechslungsreiche Ernährung mit Lebensmitteln mit hoher Nährstoffdichte versteht, treten gravierende Mängel kaum auf. Ein bereits bestehendes Nährstoff-Defizit allerdings lässt sich mit vollwertiger Ernährung alleine kaum ausgleichen. Wie das oben angeführte Magnesium-Beispiel zeigt, müsste man von magnesiumhaltigen Lebensmitteln täglich und monatelang die doppelte Menge konsumieren. Eine Betonung dieser einseitigen, wenn auch vollwertigen, Ernährung würde zwangsweise Lücken an anderen Nährstoff-Körperbeständen öffnen. Im Falle bestehender Nährstoff-Defizite ist es daher effizienter, zusätzlich zu einer ausgewogenen Ernährung hochwertige Nährstoff-Präparate einzunehmen.

Woran erkennt man Qualitätsunterschiede einzelner Nährstoff-Präparate?
An der Zusammensetzung und an der Dosierung. Minderwertige Präparate enthalten meist einzelne, synthetische Verbindungen, die eben nur einzelne Stufen des vielstufigen Stoffwechsels unterstützen. Der biologische Nutzen solcher Präparate ist eher gering. Manche Hersteller geben als Mengenangabe das Gesamtgewicht einer Verbindung pro Dosis an, z.B. 10 mg Zinksulfat (anstelle von 2,3 mg Zink) oder 100 mg Calciumcarbonat (statt 40 mg Calcium). Relevant aber ist immer die „Nettomenge" des jeweiligen Nährstoffes, nicht die „Bruttomenge" der gesamten Verbindung. Packungsangaben dieser Art täuschen also höhere Nährstoff-Inhaltsmengen vor.

Woraus ergibt sich der Qualitätsunterschied von PMN-Substanzen zu anderen Nährstoff-Präparaten?
Aus der Komplexität der Nährstoff-Zusammensetzung. Die Pflanzenzelle „weiß", welche Nährstoff-Zusammensetzung und -Konzentration für ihren Aufbaustoffwechsel optimal ist. Sie bildet daher entsprechende Nährstoff-Komplexe bedarfsgerecht selbst aus. Die menschliche Zelle, die der pflanzlichen Zelle weitestgehend ähnelt, hat in

PMN-Substanzen somit die optimale Nährstoff-Zusammensetzung als Basis zur Verfügung.

Kann sich der Körper an ein Zuviel an zusätzlichen Mikronährstoffen gewöhnen?
Gewöhnungseffekte im Sinne einer gesteigerten Ausscheidung treten nur dann auf, wenn sogenannte Mega-Dosen (ein Vielfaches des physiologischen Tagesbedarfs) über längere Zeiträume eingenommen werden. Eine zusätzliche Nährstoff-Zufuhr in der Höhe des ein- bis dreifachen Tagesbedarfs ist in der Regel auch über längere Zeiträume unbedenklich.

Gibt es Wechselwirkungen zwischen einzelnen Nährstoffen?
Es gibt Wechselwirkungen zwischen praktisch allen Nährstoffen. Es entspricht den biologischen Funktionen von Nährstoffen, dass sie in ihren Wirkungen ineinander übergreifen, einerseits aktivierend, andererseits hemmend. Bei ausgeglichener Zufuhr von Nährstoff-Komplexen, insbesondere, wenn diese bedarfsgerecht zugeführt werden, „klinkt" sich jedes Nährstoffmolekül in physiologischer Weise in den Stoffwechsel ein. Der Körper balanciert über das sogenannte Prinzip der „Homöostase" temporäre Mängel und Überschüsse aus. Niemand konsumiert z.B. täglich gerade soviel Obst oder Milch, wie es seinem täglichen Vitamin-C- oder Calcium-Bedarf entspricht. Tage-, wochen- oder sogar monatelange Schwankungen im Nährstoff-Bestand des Körpers sind normal, sowohl im Hinblick auf die tägliche Ernährung als auch im Hinblick auf eine zusätzliche Nährstoff-Zufuhr.

Was passiert bei Überdosierung von Elektrolytgetränken?
Elektrolytgetränke sind Nährstoff-Getränke mit hohem Gehalt an gelösten Salzen wie Magnesium-, Calcium-, Natrium- oder Kalium-Verbindungen (also Elektrolyten). Aufgelöst in Wasser dienen sie der raschen Zufuhr von Elektrolyten, von Wasser (Rehydratation) und Kalorienträgern wie Glucose oder niedermolekularen Kohlenhydraten. Eine zu starke Konzentrierung dieser Getränke bewirkt das Gegenteil des ursprünglichen Zwecks. Überdosierte Elektrolytgetränke sind hyperton. Sie ziehen Gewebswasser (mit den darin gelösten Nährstoffen) in den Verdauungsraum und führen zu Elektrolytverlusten, die sich durch dünnen Stuhl oder sogar Durchfall äußern.

Können Basen-Kuren auf Dauer schädlich sein?
Kuren mit sogenannten Basenmischungen dienen der Reinigung des Bindegewebes und der Neutralisation und Ausscheidung von Säureschlacken. Magenempfindliche Personen sollten Basenmischungen geringer dosiert als empfohlen (bzw. stärker in Wasser verdünnt) einnehmen. Auch wird die Verträglichkeit von Basenmischungen durch Einnahme unmittelbar vor den Mahlzeiten verbessert.

Personen mit erhöhter Harnsäure sollten Basenkuren ebenso eher niedrig dosiert und dafür über längere Zeiträume durchführen. Eine zu massive Zufuhr basischer Nährstoffe provoziert eine entsprechend massive Ausscheidung von Harnsäure über die Nieren (Nierengrieß, Nierensteine).

Eine Überdosierung mit basischen Nährstoffen sollte prinzipiell vermieden werden. Sie führt ebenso zu Elektrolytverlusten (mit dünnen Stühlen oder Durchfällen) wie die Überdosierung von Elektrolytgetränken.

Generell sollten Basenkuren nicht länger als drei Monate durchgeführt werden. Begleitend dazu und danach sollte versucht werden, die Ernährung „säure/basenbewusster" auszurichten.

Sind Schüssler-Salze geeignet, Nährstoff-Defizite auszugleichen?
Nein. Schüssler-Salze sind zwar Mineralstoffe, jedoch nach homöopathischen Prinzipien aufpotenziert. Schüssler-Salze sind Arzneimittel, die nach homöopathischen Regulationsmechanismen die Grundkonstitution von Personen stabilisieren oder verändern sollen. So wird z.B. „Kalium chloratum" nach Schüssler u.a. bei Katarrhen, Mittelohr- und Bindehautentzündungen eingesetzt, während Kalium als Nährstoff im Körper unter anderem die Muskelfunktionen steuert.

Gibt es Wechselwirkungen zwischen Nährstoffen und Medikamenten?
Bestimmte Antibiotika, z.B. Tetrazykline, können die Aufnahme gewisser Mineralstoffe blockieren und umgekehrt. Das gleiche trifft auf Biphosphonate zu, die bei Osteoporose und anderen Knochenerkrankungen eingesetzt werden. Kalium und Magnesium wiederum können die Wirkung von Herzglykosiden verstärken. In der Praxis ist es einfacher, sich an die Packungsbeilagen von Arzneimitteln zu halten: Bei jedem Arzneimittel ist angegeben, ob seine Wirkung durch einzelne Nährstoffe beeinflusst wird. Generell können jene Arzneimittel, die man während der Mahlzeiten einnehmen kann, auch zugleich mit Nährstoff-Präparaten konsumiert werden. Im Zweifelsfalle sollte man zwischen der Einnahme von Arzneimitteln und Nährstoff-Präparaten eine Zeitspanne von ein bis zwei Stunden vergehen lassen.

Gibt es Wechselwirkungen zwischen Nährstoff-Präparaten und Lebensmitteln?
Die Aufnahme von Nährstoffen wird durch jedes Lebensmittel beeinflusst, entweder positiv oder negativ. Für die Praxis haben aber auch diese Wechselwirkungen nicht jene Relevanz, die einzelne Resorptionsstudien vielleicht vermuten lassen. Gravierend auf die Resorption von Mineralstoffen jedoch wirkt sich der gleichzeitige Konsum von Vollkorngetreide, vor allem von Ballaststoffen und von Russischem Tee aus. Die genannten Lebensmittel fixieren Mineralstoffe zu schwer löslichen Verbindungen, die nicht in die Blutbahn übergehen können. Der gleichzeitige Konsum von Fettersatzstoffen oder Fettblockersubstanzen (Chitosan bzw. Resorbitol) unterbindet die Aufnahme lebenswichtiger fettlöslicher Vitamine und Vitaminoide.

Alpha-Liponsäure

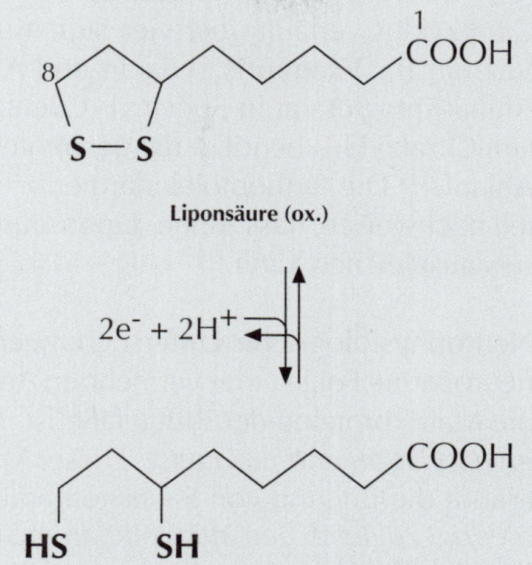

Liponsäure (ox.)

Dihydroliponsäure (red.)

Allgemeine Beschreibung:

Alpha-Liponsäure wird auch Thioctsäure genannt und dürfte ein essentieller Nährstoff mit vitaminähnlicher Wirkung sein, obwohl sie der menschliche Körper selbst bilden kann. [58, 60]

In der angloamerikanischen Literatur wird Alpha-Liponsäure als ALA (alpha lipoic acid) bezeichnet. Die chemische Bezeichnung für diese schwefelhaltige Fettsäure lautet „6,8-Dithiooctansäure".

Biochemische/physiologische Bedeutung:

Alpha-Liponsäure erfüllt wesentliche Funktionen in der zellulären Verwertung von Aminosäuren, Fettsäuren und Kohlenhydraten. Die oxidative Decarboxylierung von Brenztraubensäure (Pyruvat) zu Acetyl-Coenzym A ist der irreversible Übergang des letzten Schrittes der Glycolyse in den Citratzyklus. Dieser enzymatische Stoffwechselschritt erfolgt in den Mitochondrien und wird durch einen ALA- abhängigen Enzymkomplex namens „Pyruvat-Dehydrogenase-Komplex" katalysiert. Genau genommen besteht der Multienzym – Komplex aus drei einzelnen Enzymen, nämlich der Pyruvat-Dehydrogenase (Vitamin B_1 – abhängig), der Dehydrolipoyl-Transacetylase (ALA – abhängig) sowie der Dehydrolipoyl – Dehydrogenase (Vitamin B_2 – abhängig). Das Acetyl-Coenzym A seinerseits ist Pantothensäure-abhängig, so dass praktisch alle wesentlichen Stoffwechselvorgänge zur energetischen Verwertung von Amino-, Fett-Säuren und Glucose von der ausreichenden Existenz der genannten vier Mikronährstoffe abhängig sind. Das (latente) Defizit auch nur eines dieser vier Mikronährstoffe führt zu einer „Verengung" des Nadelöhrs zur Energiegewinnung in unseren Mitochondrien. Müdigkeit, Antriebslosigkeit, Leistungsschwäche und depressive Stimmungslage sind somit nur scheinbar „unspezifische" Symptomenbilder.

Im Zusammenspiel mit Vitamin B_1 (Thiaminpyrophosphat TPP) und Vitamin B_2 (als FAD) reguliert somit Alpha-Liponsäure den *Abbau von Zucker, Kohlenhydraten und Proteinen* sowie die endogene Fettsäurebildung. Dabei wird Hydrid auf NAD^+ übertragen, sodass bei diesem Stoffwechselschritt auch NADH gebildet wird. ALA fördert somit die *endogene NADH-Synthese.* Die energetische Verwertung von Aminosäure-, Fettsäure- und Glukose- „Brennstoffen" im Rahmen dieses Initialschrittes des Citratzyklus verläuft über vier Stufen und erfordert ausreichende Körperbestände an Vitamin B_1, Vitamin B_2, Niacin und Alpha-Liponsäure. Auch die Umwandlung von Alpha-Ketoglutarat in Succinyl- Coenzym A als fünfte Zwischenstufe des neun-stufigen Citratzyklus benötigt die genannten vier Mikronährstoffe für einen reibungslosen Ablauf. [124] Die Orthomolekularmedizin konnte inzwischen auch klinisch-experimentell nachweisen, dass Alpha- Liponsäure Fehlsteuerungen des diabetischen Stoffwechsels ausgleichen kann. [58]

Neurophysiologische Untersuchungen haben ergeben, dass die diabetische Polyneuropathie Folge einer vermehrten Anlagerung überschüssiger Glucose-Moleküle an die Matrixproteine der Blutgefäße ist. Man bezeichnet diesen Prozess als *„advanced glycosylation end products"*. Dieser Vorgang *vermindert den endoneuralen Blutfluß,* erhöht die Bildung von Sauerstoffradikalen in den peripheren Nervenzellen und *erniedrigt zugleich den intrazellulären Glutathion-Spiegel.* Alpha-Liponsäure verhindert die pathologische Anlagerung der Glucose-Moleküle an die Blutgefäße, normalisiert den endoneuralen Blutfluß, neutralisiert zugleich die freien Sauerstoffradikale und fördert die Regeneration des intrazellulären Glutathions.

Wesentliche Funktion hat die Alpha-Liponsäure auch als *Radikalfänger.* [4,38,58] Die antioxidativen Eigenschaften der Alpha-Liponsäure beruhen auf deren beiden freien SH-Gruppen im Molekül, die sich bei Oxidation zu einer -S-S-Verbindung umwandeln können und damit freie Radikale abfangen. [58] Kuklinski bezeichnet die Alpha-Liponsäure als eines der stärksten Antioxidantien im humanen Organismus. [38] In der Tat beträgt das Reduktionspotential E^0 von ALA –290 mV, liegt also nur knapp über jenem von NADH (-320 mV). Die Regeneration des oxidierten NAD+ (über die Zwischenstufe des Vitamin B_2-haltigen FAD) durch die reduzierte Form der Alpha-Liponsäure zeigt auf biochemischer Ebene sehr klar die wechselseitige Abhängigkeit endogener und exogener Antioxidantien. Die Regeneration verbrauchter (also oxidierter) Antioxidantien bedarf – im Sinne eines physiologischen Redoxrecyclings – des Zusammenspiels stufenweise aufeinander abgestimmter Biomoleküle. Auf elektrochemischer Ebene sind diese wechselseitigen Abhängigkeiten aufgrund der unterschiedlichen Redoxpotentiale in der Theorie (in vitro) nachvollziehbar und in der Praxis (in vivo) beweisbar. Dass trotz dieser elementaren Grundgesetze der Biochemie immer noch groß angelegte Interventionsstudien mit isolierten Antioxidantien (Vitamin C, Vitamin E, Beta-Carotin, ...) durchgeführt werden, zeigt, dass die herkömmlichen „Spielregeln" der Pharmakologie im Hinblick auf orthomolekulare Denkansätze überdacht werden sollten.

Ein weiteres Kriterium für den physiologischen Synergismus von Antioxidantien ist deren Löslichkeit. Da die Thioctsäure sowohl *wasser-* als auch *fettlöslich* ist, zeigt sie besonders gute Wirkung bei chronischen Umweltbelastungen, insbesondere bei *umweltbedingten Nervenschädigungen* (mcs = multiple chemical sensitivity). [38] Aufgrund ihrer Amphiphilie kann die ALA als eines der wenigen Antioxidantien destruktive radikalische Prozesse aus lipophilen Kompartimenten (z.B. Biomembranen) in wässrige Bereiche überführen und sie somit in das breitere Schutzfeld der hydrophilen Antioxidantien kanalisieren. Der Wiener Orthomolekularmediziner Peter Lauda vergleicht das Zusammenspiel der endogenen und exogenen Antioxidantien mit dem Klangkörper der Wiener Symphoniker. In diesem Sinne hätte Alpha-Liponsäure wohl die Funktion eines Cellos, überleitend von kräftigen Kadenzen in zarte Violin-Soli. Thiolhaltige Nährstoffe zeichnen sich generell durch starke Schwermetall-Bindungskapazität aus. Ein Molekül ALA enthält sogar 2 SH-Gruppen, die aufgrund ihrer Nachbarstellung am Ende des Moleküls besonders zur Komplexbildung befähigt sind. Entsprechend wird Alpha-Liponsäure zur *Ausschwemmung von Schwermetallen und organischen Xenobiotika* erfolgreich in der Umweltmedizin eingesetzt. [58]

Im Tierversuch zeigte Alpha-Liponsäure eine Steigerung der humoralen *(Antikörperbildung)* und zellulären *(T-Helferzellenbildung)* Immunität nach Cortison- und Strahlenbelastung. [58] Vermutlich schützt ALA die Leukozyten vor radikal- und peroxidinduzierten Schäden durch die Corticoid- und Strahleneinflüsse.

Auch ein *entzündungshemmender Einfluss* der Alpha-Liponsäure durch Beeinflussung des Arachidonsäure-Stoffwechsels konnte im Tierversuch nachgewiesen werden. [58] Auf dieser Ebene könnte sich ein orthomolekularer Therapieansatz in der komplexen Behandlung der Multiplen Sklerose abzeichnen.

Mangelerscheinungen und Anwendungsbeispiele:

Ein für Vitamine typischer Mangel an Alpha-Liponsäure konnte beim Menschen nicht festgestellt werden. [17,60] Bei diabetischen Stoffwechselentgleisungen sind die Lebergehalte an Alpha-Liponsäure verringert. Obwohl *Diabetes mellitus* nicht direkte Folge eines Alpha-Liponsäure-Mangels ist, kann die Zufuhr an Alpha-Liponsäure sowohl die *Hyperglykämie* als auch die *Ketonämie senken.* [58] Auch wird Alpha-Liponsäure zur Vorbeugung von diabetischen Spätfolgen und Begleiterkrankungen (diabetische Polyneuropathie) eingesetzt. [17,58] Aufgrund ihres starken Redoxpotentials und aufgrund der amphiphilen Eigenschaften setzen Kuklinski und Lauda Alpha-Liponsäure zur *Entgiftung des Nervengewebes* bei schädigenden Belastungen durch Haushalts- und Industrie-Chemikalien ein. [38] Alpha-Liponsäure ist fixer Bestandteil jeder Entgiftungstherapie bei multiple chemical sensitivity.

Als Bestandteil einer komplexen Antioxidantien-Formel konnte Alpha-Liponsäure im Rahmen einer klinischen Anwendungsbeobachtung bei *HIV-Positiven* die Ratio (den Quotienten aus T4/T8-Lymphozyten) über einen Beobachtungszeitraum von 15 – 34 Monaten stabilisieren und in Einzelfällen sogar wieder in den Normbereich bringen. [202, 203] Zugleich konnte auch die Mortalitätsrate um 30 % gesenkt werden. ALA wurde im Rahmen dieser klinischen Anwendungsbeobachtung jedoch nicht als Einzelsubstanz eingesetzt, sondern war Bestandteil einer komplexen Mikronährstoff-Formulierung. Diese Mikronährstoff-Formel (ISF-immune stabilising formula) wird derzeit im Rahmen klinischer Untersuchungen an geriatrischen und onkologischen Patienten getestet.

Einzelbeobachtungen zeigen, dass auch *Funktionsstörungen der Leber* (erhöhte Bilirubin-, Cholesterin- und Enzym-Werte) durch Alpha-Liponsäure behoben werden können. [38]

Vorkommen:

Der Gehalt in pflanzlichen Lebensmitteln ist gering. Alpha-Liponsäure kommt dagegen in höheren Konzentrationen im Fleisch (4 - 10 mg pro 100 g) vor. Herz und Leber weisen besonders hohe Gehalte auf.

Tagesbedarf:

Ein Tagesbedarf wird von den offiziellen Ernährungsbehörden nicht angegeben, da Alpha-Liponsäure im Körper gebildet wird.

Zur Schmerzlinderung bei diabetischer Polyneuropathie und zum Einsatz als antioxidativer Nährstoff werden 200 - 800 mg täglich über Monate empfohlen.[38,58] Dabei ist wichtig, dass Alpha-Liponsäure wegen ihrer *kurzen biologischen Wirkungsdauer* in mehreren Einzeldosen über den Tag verteilt eingenommen wird. Nebenwirkungen sind nicht bekannt.

Anthocyane

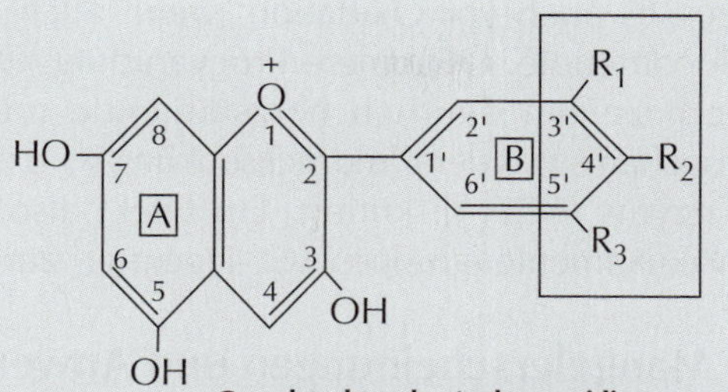

Grundstruktur der Anthocyanidine

Allgemeine Beschreibung:

Anthocyane sind die roten, violetten und blauen Farbstoffe von Blüten, Früchten und Blättern. Sie gehören zu den Flavonoiden und werden chemisch auch zur Gruppe der sogenannten Glykoside gezählt (Glykoside sind organische, zuckerhaltige Verbindungen). Zuckerfreie Anthocyane nennt man Anthocyanidine, deren polymere biologische Vorstufen nennt man Procyanidine oder auch Oligomere Procyanidine (OPC).

Biochemische/physiologische Bedeutung:

Anthocyane zählen nicht zu den klassischen Nährstoffen, da sie nicht direkt in die Verstoffwechselung von Eiweiß, Fett und Kohlenhydraten eingreifen. Sie „ernähren" also nicht und werden daher als „Sekundäre Pflanzenstoffe" oder als „Phytochemicals" bezeichnet.

Neue Untersuchungen zeigen, daß den Anthocyanen und Procyanidinen aufgrund deren zahlreichen phenolischen OH-Gruppen wichtige antioxidative, zellschützende Funktionen zukommen.[59] Dabei treten die Anthocyane und Procyanidine in Wechselwirkung mit anderen Flavonoiden, mit Ascorbinsäure, reduziertem Glutathion und riboflavinhaltigen Enzymsystemen.[4] Mit einem Standardredoxpotential von + 160 bis – 20 mV (je nach chemischer Struktur und Anzahl der OH-Gruppen) regenerieren die Anthocyane vorwiegend „verbrauchtes" Vitamin E, Vitamin C und Coenzym Q10.

Im Tierversuch zeigten Anthocyane (aus Auberginen) eine Senkung des Serum-Cholesteringesamtspiegels und eine Erhöhung des HDL-Cholesterins.[7]

Ernährungsmediziner wie Bodo Kuklinski oder Meinrad Lindschinger vermuten, dass nicht so sehr die Höhe des Gesamtcholesterin-Spiegels, sondern der Anteil an oxidiertem Cholesterin entscheidend ist für die Entwicklung der Arteriosklerose. Cholesterin ist ja bekanntermaßen ein endogenes Antioxidans, das der Körper bei Mangel an Nahrungs-Antioxidantien vermehrt synthetisiert. [38] Dieser Kompensations-Schutz ist allerdings nur von kurzer Dauer, da das endogen gebildete Cholesterin permanent verbraucht (also oxidiert), aber – aufgrund fehlender Nahrungsantioxidantien – nicht regeneriert wird. Anthocyane senken nicht nur erhöhtes Cholesterin, sondern schützen es auch vor Oxidation, wenn auch im geringeren Maße als Tocopherole und Tocotrienole. Oligomere Procyanidine (OPC) aus Weißdorn und anderen Heilkräutern zeigen deutlich herzstärkende und blutdrucksenkende Effekte. Als Wirkmechanismus der Blutdrucksenkung wird eine Hemmung des Angiotensin-Converting-Enzyms (ACE) diskutiert. Ein Effekt also, der auch Wirkprinzip einer bestimmten Medikamentengruppe (ACE-Hemmer) zur Blutdrucksenkung ist. [214]

Mangelerscheinungen und Anwendungsbeispiele:

Da Anthocyane und Procyanidine nicht zu den essentiellen Nährstoffen gezählt werden, gibt es auch keine Angaben über typische Mangelerscheinungen. Definiert man aber den Begriff des „Ernährens" über den antiquierten Aspekt des „Eiweiß, Fett ...... Kalorien"-Rasters hinaus, so könnten Mangelerscheinungen durchaus sichtbar werden: Erhöhtes Cholesterin, Bluthochdruck und Arteriosklerose sind wohl auch Folge eines Mangels an „sekundären" (also zweitrangigen?) Pflanzenstoffen aus Obst und Gemüse.

Anthocyane fördern das „Redoxrecycling" von Vitamin C, E und oxidiertem Glutathion. Sie gelten vor allem als antioxidative Schutzstoffe in wässrigen Körperbereichen (Blutflüssigkeit, Zellzwischenräume, Zellinneres, innerhalb von Mitochondrien und in der Gehirn/Rückenmarks-Flüssigkeit). Auch schützen sie langsam ernährte Gewebe (Augenhornhaut, Augenlinse, Glaskörper, Knorpel, Knochen, Bindegewebe) vor oxidativem Streß. Daher erscheint eine Zufuhr anthocyanreicher Lebensmittel bei all jenen Erkrankungen sinnvoll, die durch oxidativen Streß ausgelöst wurden.[59]

Vorkommen:

Anthocyane kommen in tierischen Lebensmitteln nicht vor. Anthocyanfarbstoffe sind vor allem in Kirschen, Pflaumen, Beerenobst, Roten Rüben, Rotkohl, Auberginen, Heidelbeeren, Hibiscus- und Malvenblüten enthalten.7, 59 Schwarze Johannisbeeren (2500 mg pro kg Frischgewicht) und Kirschen (1000 – 4500 mg pro kg Frischgewicht) sind besonders reich an Anthocyanen. [215]

Tagesbedarf:

Nach verschiedenen Berechnungen wird die tägliche Gesamtflavonoid-Aufnahme (einschließlich der Anthocyane) auf 20 – 1.000 mg geschätzt. Jedenfalls ist die durchschnittliche tägliche Zufuhr an Nahrungsflavonoiden wesentlich höher als jene an antioxidativen Vitaminen wie z.B. Vitamin E oder Provitamin A. Die tägliche Zufuhrmenge an Anthocyanen und Bioflavonoiden sagt allerdings noch nichts aus über die Aufnahmerate und Verteilung im Gewebe (Bioverfügbarkeit). Die Verwertbarkeit der Anthocyane wird zur Zeit intensiv erforscht und ist von verschiedenen Parametern abhängig, nicht zuletzt auch von der Zusammensetzung unserer Darmflora. [216]

Arsen

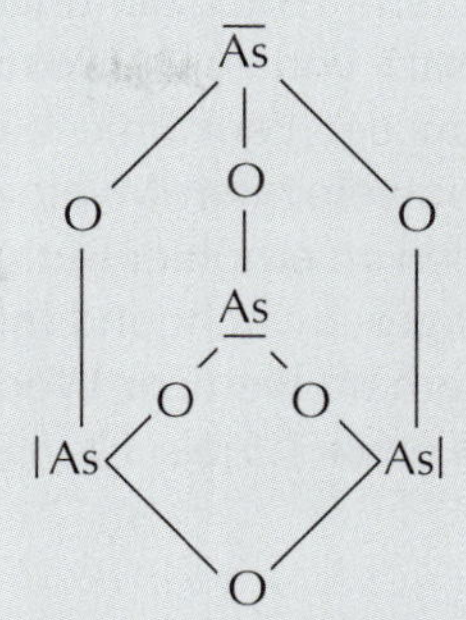

Arsentrioxid As_4O_6

Allgemeine Beschreibung:

Arsen, ein Halbmetall wie Selen, dürfte nach neuesten Kenntnissen auch für den Menschen ein essentielles Spurenelement sein.[44, 66]

Biochemische/physiologische Bedeutung:

Eine biochemische Wechselwirkung zwischen Arsen und Selen dürfte sich stabilisierend auf den Immunstoffwechsel äußern. In Gebieten mit arsenarmen Nahrungsmitteln und arsenarmem Trinkwasser treten häufiger Krebserkrankungen auf.[44]

In Untersuchungen an Tieren konnte festgestellt werden, dass Arsen das Wachstum und die Fertilität fördert.[66]

Arsenmangel führte bei Ziegen zu frühzeitigem Tod durch Myokardinfarkt.[69] Diese Untersuchungen zeigten aber auch, dass der Arsen-Stoffwechsel eng an jenen der Nährstoffe Zink, Cholin, Methionin, Vitamin B_6, Taurin und Arginin geknüpft ist.[69-73] Ursache der Wachstums-, Fertilitäts- und Myokard-Defekte dürfte ein vorzeitiger oxidativer Zerfall der Mitochondrien- bzw. Zell-Membranen der betroffenen Organe sein.[70]

Eine nahrungsbedingte Arsen-Unterversorgung dürfte vermutlich zu einem vorzeitigen Zusammenbruch der Mitochondrien- bzw. Zell-Membranen führen, was den Ausfall der betroffenen Organe (Herz, reproduktive Organe) zur Folge hat.[70]

Mangelerscheinungen und Anwendungsbeispiele:

Spezifische Arsen-Mangelerscheinungen beim Menschen konnten bis heute noch nicht entdeckt werden. Hier ist man noch auf Vermutungen im Zusammenhang mit den Tierversuchen angewiesen. Vermutlich wird in den nächsten Jahren und Jahrzehnten, wie die Forschungen um das Spurenelement Selen gezeigt haben, auch das Spurenelement Arsen durch die Wissenschaft vom Giftstoff zum Immunaktivator erhoben werden. Schon heute deutet vieles auf eine antioxidative Rolle des Arsens im oxidoreduktiven Stoffwechsel hin. Die früher von Ärzten verordnete (arsenhaltige) Fowler-Lösung bei Asthma, Leukämie, Psoriasis und Anämie lässt eine biologische Funktion von Arsen im Immun- und Hämoglobin-Stoffwechsel vermuten.

Aktuelle Untersuchungen in China und in den USA zeigten dramatische Erfolge im Einsatz von Arsentrioxid bei akuter Promyelozyten-Leukämie. Bei dieser speziellen Form der Leukämie bleibt die Differenzierung der Stammzellen im Knochenmark (Promyelozyten-Myelozyten-Granulozyten) auf der ersten Stufe stehen. Die Patienten leiden an erhöhter Blutungsneigung und sind (durch den generellen Leukozyten-Mangel) geschwächt und infektanfällig. In der amerikanischen Studie trat Spontanheilung innerhalb weniger Wochen bei 11 von 12 Patienten ein. Die Patienten erhielten täglich etwa 7,5 bis 12 mg Arsentrioxid (0,15 mg pro kg Körpergewicht) als Infusion. [217]

Vorkommen:

Nahrungsmittel-Analysen von Woidrich und Pfannhauser [44] ergaben relevante Arsengehalte in Reis, Mais, verschiedenen Obstsorten und vor allem in Kartoffeln.

Tagesbedarf:

Da Arsen aus der Vergangenheit eher als Mordgift bekannt ist, war man sich über die Abgrenzung giftige/tödliche Dosis schneller einig als über die Feststellung eines Minimalbedarfes. Das phorensische Interesse an Arsen hat, ähnlich wie bei Selen, die Forschung über die physiologische Bedeutung des Arsens jahrzehntelang unterdrückt. Wurde die mittlere tägliche Arsenaufnahme über die Nahrung noch vor wenigen Jahrzehnten auf etwa 1 mg geschätzt,[74] so beziffert man nach den heutigen, reproduzierbaren Analysenmethoden die tägliche Arsenaufnahme mit durchschnittlich 20 - 100 mcg.[44] Diese Angabe dürfte realistisch sein, da der Körperbestand an Arsen mit 14 mg etwa jenem des Selens (20 mg Körperbestand/Tagesbedarf an Selen = 20 - 100 mcg) entspricht.

Die toxische Dosis von Arsenik (Arsentrichlorid) wird mit 10 - 50 mg (entsprechend etwa 4 - 20 mg Arsen) angegeben.[75, 76] Die tödliche Dosis liegt nur geringfügig darüber. Die Tatsache, dass sich in früheren Zeiten kräftige, steirische Bergarbeiter durch das regelmäßige Einatmen von Arsentrioxid (Hüttenrauch, Hittrach) zu täglichen Arsenmengen jenseits der Letal-Dosis „hinaufarbeiteten“, sollte nicht zu heroischen Selbstversuchen mit Arsen verleiten. Dennoch gilt gerade für Arsen der historische Paracelsus-Leitsatz, dass es die Dosis macht, ob ein Stoff zum Wohle oder Schaden des Anwenders wird.

Ascorbinsäure (Vitamin C)

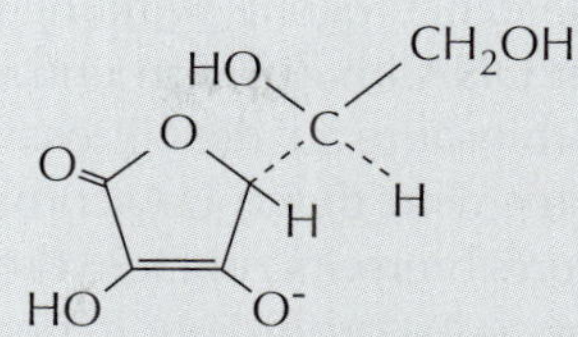

Ascorbinsäure (Vitamin C)

Allgemeine Beschreibung:

Die chemische Bezeichnung für Vitamin C lautet L-Ascorbinsäure. Im Gegensatz zu synthetischem Vitamin C kommt natürliche L-Ascorbinsäure in der Natur immer im Verband mit ihren biologischen Vorstufen, häufig (in Grüngemüse, Kartoffeln, Obst und Zitrusfrüchten)[7] auch zusammen mit Bioflavonoiden vor, so daß *natürliches Vitamin C* eigentlich als *Substanzgemisch* gesehen werden müßte.

Biochemische/physiologische Bedeutung:

Im Gegensatz zu anderen Vitaminen, z.B. jenen der B-Gruppe, gibt es für L-Ascorbinsäure keine spezifische enzymatische Wirkform.[60] L-Ascorbinsäure wirkt vielmehr *unspezifisch*, vor allem in wässrigem Milieu, als biologisches Antioxidans. So neutralisiert L-Ascorbinsäure aggressive Stoffwechsel-Superoxide und radikalbildendes Wasserstoffperoxid. Dabei wird Ascorbinsäure selbst zu Semidehydroascorbinsäure oxidiert und muß in der Folge mit Hilfe anderer Antioxidantien wie niacinhaltigem NADH, eisenhaltigen Cytochromen, Vitamin B_2-haltigem $FADH_2$, Flavonoiden, Vitamin E oder Glutathion zu Ascorbinsäure regeneriert werden. Diese vielfältigen Reaktionsmechanismen zeigen, daß *die isolierte Zufuhr einzelner Antioxidantien nicht sinnvoll ist*, wenn dem Körper zugleich jene lebenswichtigen Nährstoffe fehlen, die für die Regeneration des jeweils hoffnungsvoll zugeführten „Immun-Nährstoffes" nötig wären. Nur wenn also auch die Versorgung mit den angeführten Regenerations-Nährstoffen gewährleistet ist, erfüllt Vitamin C seine wichtige *Schutzfunktion* in den wässrigen Kompartimenten des Körpers, also *im Bindegewebe* und *im Zellinneren*.[4, 60]

Die *Bildung körpereigener Peptidhormone* (z.B. Calcitonin, Corticotropin-releasing-factor, Wachstumshormon-releasing-factor, Ocytocin, Vasopressin u.a) ist nur bei ausreichender Versorgung mit Vitamin C gewährleistet.[59, 60]

Vitamin C hemmt auch die Bildung von Nitrosaminen im Verdauungstrakt. Nitrosamine entstehen aus Nitrat-Rückständen (z.B. in Trinkwasser und Gemüse), welche durch intestinale Bakterien zu Nitrit reduziert werden können. Diese Nitrite sind aber auch normaler Bestandteil des Speichels. Sie reagieren mit sekundären Aminen aus Nahrungsmitteln wie Käse oder gebratenem Fleisch und Fisch zu hochtoxischen Nitrosaminen, die mutagen und stark cancerogen sind. Sekundäre oder tertiären sind übrigens auch in vielen täglich verordneten oder frei verkäuflichen Arzneistoffen enthalten.

Die cancerogene Wirkung der Nitrosamine beruht auf deren Wechselwirkungen mit der DNA im Zellkern und in den Mitochondrien.[24,59,60] Die Hemmwirkung der L-Ascorbinsäure auf die Nitrosaminbildung beruht auf ihrem starken Reduktionsvermögen. Nitrit wird durch L-Ascorbinsäure zu Stickoxid und Wasser reduziert, die Ascorbinsäure ihrerseits zur Dehydroascorbinsäure oxidiert. Aus In-Vitro-Versuchen weiß man, dass L-Ascorbinsäure in der Lage ist, Nitrit gänzlich abzubauen, sofern das Vitamin C im äquimolaren Verhältnis zu Nitrit eingesetzt wird. [58,251]

L-Ascorbinsäure fördert auch den *Aufbau des Bindegewebes* (Collagen-Bildung) und schützt dieses zugleich vor der oxidativen Zerstörung durch Radikale und Peroxide.[59, 60] Einerseits stimuliert Ascorbinsäure die Transkription und Translation, aber auch die Stabilität von messenger-RNA zur Synthese von Procollagen. Aber auch die Sekretion des gebildeten Procollagens zur Ausbildung extrazellulärer Matrix wird durch Vitamin C stimuliert. Letztlich aber wird die Collagen- Synthese selbst durch L-Ascorbinsäure stimuliert: die eisenabhängigen Enzyme Prolyl- Hydroxylase und Lysyl- Hydroxylase sind auch Ascorbat-abhängig. [250] Diese Aufbau- und Schutzwirkung ist bedeutend in der *Wundheilung*, nach *Verbrennungen* und bei der Neubildung des Knochengewebes.[59, 62]

Erwähnenswert auch der Hinweis, daß die gleichzeitige Zufuhr von Vitamin C (25 - 75 mg) die *Aufnahme von Nahrungseisen* in den Körper verfünffachen kann.[60] Von praktischer Bedeutung ist dies vor allem für Vegetarier, da Eisen aus pflanzlichen Quellen und aus Eisenpräparaten generell schlechter resorbiert wird als „tierisches Eisen“, sogenanntes Häm-Eisen. Darüber hinaus fördert L-Ascorbinsäure den Einbau von Eisen in die Speicherform Ferritin und die Mobilisation des Ferritin-Eisens.[251] Eine weitere biochemische Funktion erfüllt L-Ascorbinsäure in der *Spermienbildung*, in der körpereigenen *Carnitin-Bildung* aus Lysin und Methionin sowie in der Biosynthese von *Nervenhormonen* und *Nervenüberträgerstoffen* (erhöhter Vitamin C-Bedarf bei Streß und Depressionen).[17, 59]

Mangelerscheinungen und Anwendungsbeispiele:

Skorbut, die klassische Vitamin C-Mangel-Krankheit (Gewebeblutungen durch Kapillarbrüchigkeit, Zahnausfall), tritt unter heutigen Ernährungsbedingungen praktisch nicht mehr auf, da Skorbut erst bei einer täglichen Vitamin C-Zufuhr von weniger als 10 mg über Monate auftritt. Heute stehen vielmehr subklinische Mangelerscheinungen im Vordergrund, die sich in *verminderter körperlicher Leistungsfähigkeit, Müdigkeit* und *Schlafbedürfnis, Reizbarkeit* sowie *Schmerzen* in *Gelenken* und *Gliedern* äußern. Auch die Immunkraft ist bei Vitamin C-Mangel herabgesetzt.

Raucher (Cadmiumbelastung) und Berufsautofahrer (Bleibelastung) sollten täglich wenigstens 100 - 200 mg Vitamin C zuführen, da Ascorbinsäure die Aufnahme dieser *toxischen Schwermetalle* verringert.[17] Die Herabsetzung der Toxizität von Schwermetallen beruht auf den reduzierendem Eigenschaften der L-Ascorbinsäure. Zum Beispiel wird (toxisches) Chrom VI durch Vitamin C zu (ungiftigem bzw. sogar essentiellem) Chrom III reduziert. Cadmium und Blei wiederum werden im Verdauungstrakt durch L-Ascorbinsäure gebunden, somit in ihrer Resorption stark gehemmt. So konnte bereits in den 70er Jahren des 20. Jahrhunderts nachgewiesen werden, dass L-Ascorbinsäure die renale Ausscheidung von Delta-Aminolävulinsäure (ein Parameter für die Bleibelastung) um 65% senkt. [251]

Auch Personen, die unter *oxidativem Streß* stehen (bei Infektionen, Tumoren, Arbeitsstreß, Verletzungen) sollten Vitamin C zuführen, zugleich aber auch andere Antioxidantien.[38] L- Ascorbinsäure wird durch Abgabe eines Elektrons zum Mono-Dehydro-Ascorbinsäure-Radikal oxidiert. Im Vergleich zu vielen anderen verbrauchten (also oxidierten) antioxidativen Biomolekülen ist das radikalisierte Vitamin C mesomeriestabilisiert, also vergleichsweise nur begrenzt aggressiv. Durch Abgabe eines weiteren Elektrons (eigentlich durch Abgabe eines Hydrids) stabilisiert sich die radikalisierte Mono-Dehydro-Ascorbinsäure endgültig in Form der Dehydroascorbinsäure. Eine endgültige Stabilisierung der mesomeren Zwischenform kann auch durch Disproportionierung zweier mesomerer Radikale in je ein Molekühl L-Ascorbinsäure und Dehydroascorbinsäure vor sich gehen.[251] Die universelle Radikalfänger-Eigenschaft und die Ausbildung relativ reaktionsträger (und somit vergleichsweise nur mäßig toxischer) verbrauchter Radikale macht L-Ascorbinsäure zu einem zentralem Molekül im Rahmen der Redox-Stoffwechselkaskade. Historisch gesehen waren diese „glücklichen" Eigenschaften des Vitamin C vermutlich wesentlich verantwortlich für den prophylaktischen und therapeutischen Einsatz von Mega-Dosen an einzelnen Mikronährstoffen. Analoge Einsätze isolierter Antioxidantien (Alpha-Tocopherol, Beta-Carotin) in pharmakologisch hohen Dosierungen zeigten Jahre später teilweise fatale Folgen, weil die applizierten Radikalfänger teilweise zu „Oxidantien" mutierten, wie die CARET- und ATBC- Studie zeigten. Man hatte Risikogruppen (Raucher, Asbest-Arbeiter) mit synthetischen, chemisch-isolierten Antioxidantien versorgt, um das „pharmakologische" Potential dieser Antioxidantien therapeutisch zu nutzen. Dabei hatte man offensichtlich das physiologische Zusammenspiel von Nährstoffen aus den Augen verloren. Ein isoliertes Antioxidans alleine macht noch keinen immunologischen Frühling. Im Gegenteil, ein Fehlen korrespondierender, regenerativer Mikronährstoffe überlässt die oxidierten Antioxidantien ihrem Schicksal, sie werden selbst zu Radikal-Geschossen. Hätte Linus Pauling sein Lebenswerk nicht dem Vitamin C, sondern dem Vitamin E oder den Carotinoiden gewidmet, so hätte die medizinisch-historische Entwicklung der (leider sehr pharmakologisch orientierten) Orthomolekularen Medizin wohl einen anderen Verlauf genommen. Während die Zufuhr hoher Einzeldosierungen von L-Ascorbinsäure also vergleichsweise unbedenklich ist, können isolierte Tocopherole und Carotinoide bereits in relativ geringeren Dosierungen gesundheitliche Schäden auslösen.[68,81] Aus heutiger Sicht zeigt sich letzten Endes der gezielte Einsatz von Antioxidanzien-Cocktails (abgestimmt nach Löslichkeit und Redox-Potentialen) als sinnvoller und effizienter, vor allem in der Langzeitanwendung.

Verschiedene Studien belegen, daß bei ischämischen Herzerkrankungen die Vitamin C- und Vitamin E-Blutspiegel erniedrigt sind.[59] Diese Feststellung soll jedoch nicht zum Irrtum verleiten, die isolierte Zufuhr von Vitamin C und Vitamin E könne vor *Angina pectoris* und *Herzinfarkt* schützen. Die Studienergebnisse sind vielmehr so zu interpretieren, daß zum Schutz vor Herzerkrankungen (die ja auch radikal- induziert sind)[38] bevorzugt Vitamin C- und Vitamin E-haltige Lebensmittel konsumiert werden sollen.

Auch bei *chronischem Alkoholkonsum* ist der Vitamin C-Bedarf erhöht.[59] Dies deshalb, weil Alkohol einerseits die Vitamin C-Aufnahme reduziert, zum anderen, weil Vitamin C für die Neutralisation des zellschädigenden Acetaldehyds (Stoffwechselprodukt aus Alkohol) vermehrt verbraucht wird.

Auch die Einnahme bestimmter *Medikamente* (Tetrazykline, Acetylsalicylsäure, Corticoide, orale Kontrazeptiva, Calcitonin, Barbiturate) führt zu einem Abfall der Vitamin C-Konzentration im Blut.[59] Einige der genannten Pharmaka steigern die renale Ascorbinsäure-Ausscheidung, andere erhöhen den Ascorbinsäure-Verbrauch (durch Oxidation). Acetylsalizylsäure wiederum hemmt die Aufnahme von L-Ascorbinsäure durch den Darm.[251]

Vorkommen:

Nur der Mensch und einige Tiere wie manche Primaten, Vögel, Fische und das Meerschweinchen können aufgrund des Fehlens des Enzymes L-Gulonolacton-Oxidase Vitamin C nicht selbst bilden. Daher kommt Vitamin C in fast allen Fleischsorten vor. Dennoch werden als Hauptlieferanten Grüngemüse, Kartoffeln, Obst und Zitrusfrüchte angesehen.[60]

Der Nobelpreisträger Albert Szent-Györgyi, der in den 30iger Jahren als erster den Strukturnachweis des Vitamin C erbrachte, meinte schon damals, die biologische Aktivität des Vitamin C sei nur unter Anwesenheit der Bioflavonoide voll wirksam. So war er auch der Meinung, daß Skorbut nicht allein durch Vitamin C-Mangel entstünde, sondern gleichzeitig auch einen Flavonoid-Mangel darstelle. Wenn diese Aussage auch umstritten ist, so ist jedenfalls der „Vitamin C-sparende" Effekt von Flavonoiden erwiesen.[58]

Aufgrund der komplexen Zusammensetzung sind *Vitamin C-reiche Lebensmittel* (Acerolakirsche, grüne Gemüse, Kartoffeln) synthetischer Ascorbinsäure *vorzuziehen.*

Eine Besonderheit stellt die amerikanische Patentsubstanz *Ester C* dar. Ester C ist ein Gemisch verschiedener Ascorbatverbindungen und weist aufgrund seiner neutralen Eigenschaften und seiner komplexen Zusammensetzung Vorzüge wie bessere Verträglichkeit, höhere Aufnahmerate und längere Verweildauer im Körper auf.[63,64]

Bei der Lagerung und Zubereitung Vitamin C-haltiger Nahrungsmittel ist zu beachten, daß Vitamin C gegen Luftsauerstoff, Alkalien und Spuren von Schwermetallionen empfindlich ist und zerstört wird. So kann die Lagerung von Kartoffeln Vitamin C-Verluste bis zu 75 % bedingen, anschließendes Schälen und langes Kochen das restliche Vitamin C vollkommen abbauen.[60,65] Etwa 60 bis 70% der Ascorbinsäure-Produktion in den Industrieländern wandern in die Lebensmittelindustrie: Vitamin C dient der Stabilisierung (und Aufwertung?) von Getränken, Obst-, Gemüse- Pilzkonserven, der Stabilisierung von Bier, Wein, Fleisch und Wurstwaren sowie zur Verlängerung der Haltbarkeit von Ölen und Fetten.[251]

Tagesbedarf:

Kein anderer Nährstoff wird in Bezug auf den Tagesbedarf so unterschiedlich eingeschätzt wie Vitamin C. Die amerikanische FDA empfiehlt für gesunde Erwachsene 60 mg täglich, die DGE 75 mg, wobei für Raucher, Schwangere und Stillende ein Mehrbedarf von 25 - 50 mg pro Tag empfohlen wird.[66]

Verschiedene Wissenschaftler jedoch erachten diese Empfehlungen aufgrund der heutigen Umweltbedingungen als zu gering. So empfiehlt B. Kuklinski, je nach Belastung, die Zufuhr von 500 mg bis mehreren Gramm, allerdings verteilt in mehrere Einzeldosen, da dadurch sowohl die Verträglichkeit als auch die Blutspiegelsättigung optimal sind.[38] Kuklinski stört sich auch nicht an der Tatsache, daß die Aufnahmequote von Vitamin C mit steigender Dosis abnimmt (von 90 % bei 180 mg auf 40 % bei 3 g bzw. 16 % bei 12 g), da nicht aufgenommenes Vitamin C den gesamten Darmtrakt antioxidativ vor Schadstoffen schützt. Die Aufnahmerate für Vitamin C sinkt somit mit steigenden Zufuhr-Dosierungen enorm. Man schätzt die maximal absorbierbare Tagesmenge von L-Ascorbinsäure mit 1,2 bis 1,5 Gramm täglich ein.[251]

Der zweifache Nobelpreisträger Linus Pauling ging sogar so weit, eine tägliche Aufnahme von 10 - 20 g zu empfehlen.[62,68] Pauling begründete seine Empfehlung u.a. mit der Tatsache, daß Tiere wie Ziegen, Kühe, Schafe, Hasen, Hunde und Katzen täglich vergleichbar große Mengen an Vitamin C bilden würden. Auch verwies Pauling auf die Tatsache, daß die genannten Tiere unter Streß vermehrt Vitamin C bilden. Unabhängig vom wissenschaftlichen Streit um diese Aussage muß festgestellt werden, daß Vitamin C völlig unschädlich ist. Eine überhöhte Zufuhr an L-Ascorbinsäure kann zu dünnem Stuhl führen, was sich allerdings vermeiden läßt, wenn man auf gepuffertes Vitamin C (neutrale Ascorbat-Salze) zurückgreift. Auch die Einnahme zu den Mahlzeiten, die Aufteilung auf mehrere Einzeldosen oder die gleichzeitige Zufuhr von reichlich Flüssigkeit verbessern die Verträglichkeit.

Wahre Mega-Dosen wurden von den amerikanischen Ärzten F. Klenner und R.F.Cathcart zur Behandlung virusbedingter Immunstörungen verwendet, nämlich bis zu 200 g täglich.[8, 38] Diese Mengen wurden verständlicherweise nicht oral zugeführt, sondern über Infusionen.

Schnellkraft- und Ausdauersportlern werden 300 - 800 Milligramm L-Ascorbinsäure täglich empfohlen. Manche Profisportler nehmen hohe Vitamin C-Dosen allerdings nicht nur zur Leistungssteigerung ein. L-Ascorbinsäure senkt nämlich auch den pH-Wert des Primärhahns, wodurch die renale Ausscheidung verbotener Dopingsubstanzen beschleunigt wird.[251]

Physiologische Zufuhrmengen von L-Ascorbinsäure werden zu etwa 25% unverändert, zu etwa 20% als 2,3-Diketo-1-Gulonsäure und zu etwa 50% als Oxalsäure ausgeschieden. Der Rest von etwa 5% ist ein Cocktail verschiedener Ascorbat-Metaboliten. Mit steigender Vitamin C- Zufuhr steigt allerdings auch die renale Elimination unveränderten Ascorbats, während für die Bildung von Oxalat aus Ascorbat relativ rasch eine Sättigungskinetik eintritt. Hohe Vitamin C-Dosen fördern also nicht die Ausbildung von Oxalatsteinen. Lediglich Personen mit Neigung zu erhöhter Oxalsäure-Bildung sollten exzessive Ascorbinsäure-Dosierungen vermeiden. Vereinzelte Berichte über Harnsteinbildung und Hyperoxalurie durch hohe Dosen von Vitamin C konnten durch spätere zuverlässige Studien nicht bestätigt werden.[251]

Ballaststoffe

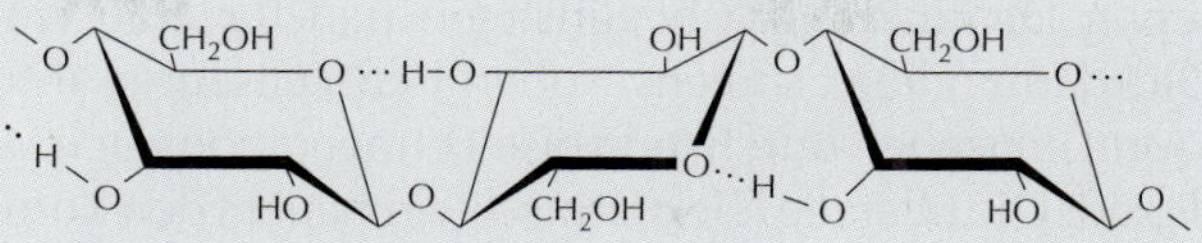

Cellulose
(β-1,4-Bindungen)

Allgemeine Beschreibung:

Ballaststoffe ist ein Sammelbegriff für vorwiegend pflanzliche Nahrungsbestandteile wie Pektine, Gummi, Hemizellulosen, Beta-Glucane, Zellulosen und Lignin. Sie heißen Ballaststoffe, weil sie von den menschlichen Magen- und Darm-Enzymen nicht aufgeschlossen und somit nicht verdaut werden können. [1, 82]

Biochemische/physiologische Bedeutung:

Noch vor wenigen Jahrzehnten war man der Meinung, die unverdaulichen Faseranteile unserer Nahrung seien für die Ernährung unnötiger Ballast, daher der Name.

Ballaststoffreiche Lebensmittel führen zu gesteigerter Speichelabsonderung im Mund (intensiveres Kauen), zu längerer Verweildauer im Magen, zu verzögerter Nährstoffaufnahme im Dünndarm sowie zur Erhöhung von Stuhlgewicht und Stuhlfrequenz. [1]

Eine ausreichende Ballaststoffzufuhr senkt erhöhte Gesamtcholesterin- und LDL-Cholesterinwerte im Blut. Dies unter anderem deshalb, weil Ballaststoffe freie Gallensäuren aus der Galle binden und damit deren Rückführung zur Leber verhindern. In der Folge muss Cholesterin aus dem Blut zur Neusynthese von Gallensäuren in der Leber herangezogen werden.

Eine ausreichende Ballaststoffzufuhr verhindert auch ein zu starkes Anfluten des Blutzuckerspiegels durch verzögerte Freigabe von Kohlenhydraten und Zuckern aus dem Dünndarm. So können durch regelmäßige und ausreichende Ballaststoffzufuhr Insulin- und Antidiabetika-Dosierungen reduziert werden. [1]

Die cholesterin- und blutzuckersenkenden Effekte ballaststoffreicher Lebensmittel beruhen aber auch auf der logischen Konsequenz, dass bei höherem Konsum ballaststoffreicher Lebensmittel die Zufuhrmengen kalorienreicher Nahrungsmittel automatisch reduziert werden.

Ein Teil der Ballaststoffe kann zwar nicht von den Verdauungsenzymen, sehr wohl jedoch von der Mikroflora des Dickdarms (Bifidusbakterien, Bacteroides) abgebaut werden. Dabei entstehen kurzkettige Fettsäuren, die das Wachstum der physiologischen Dickdarmflora begünstigen und für eine wünschenswerte Ansäuerung des Dickdarmmilieus sorgen. Neben den Fettsäuren (Milchsäure, Propionsäure, Buttersäure) entstehen durch teilweise Fermentation auch Wasserstoff, Methan und Kohlendioxid. Die über die Dickdarmschleimhaut in den Körper aufgenommenen kurzkettigen Fettsäuren dürften ebenso zu einer Senkung des Cholesterinspiegels beitragen.[82] Neben den unverdauten Ballaststoffen trägt auch die durch eine ausreichende Ballaststoffzufuhr vermehrt gebildete mikrobielle Zellmasse wesentlich zu einer Vermehrung des Stuhlvolumens bei. So kann das Stuhlvolumen bis zu 40% aus Mikroben bestehen.

Wie sehr die Ballaststoffe in ihrer ernährungsphysiologischen Bedeutung verkannt wurden, zeigen auch deren Nährstoffgehalte: So enthält 100 g Weizenkleie etwa 600 mg Magnesium (!), 3,7 mg Mangan, 1,5 mg Kupfer sowie 13,3 mg Zink, also das Ein- bis Zweifache des täglichen Bedarfes. Aber auch sämtliche Vitamine, Spurenelemente, Aminosäuren und essentielle Fettsäuren sind in durchaus nennenswerten Mengen enthalten.

Neben den genannten Nährstoffen dürfte auch der Gehalt an sekundären Nährstoffen (Flavonoide, Indole, Phenole) an den stoffwechselbegünstigenden Wirkungen der Ballaststoffe beteiligt sein.

Mangelerscheinungen und Anwendungsbeispiele:

Ballaststoffarme Ernährung führt zu Stuhlträgheit, Alkalisierung des Dickdarmmilieus durch vermehrte Ammoniakbildung und dürfte mit einem gehäuften Auftreten von Dickdarmkrebs in Zusammenhang stehen.

Mangel an Ballaststoffen in der täglichen Ernährung führt auch zu einem Überwuchern dysbiotischer Mikroben im Dickdarm (Fäulnisbildner), da vor allem die nützlichen Bacteroides die unverdaulichen Faser-Kohlenhydrate als Nährsubstrat benötigen.[83]

Ballaststoffarme Ernährung begünstigt Hypercholesterinämie und Hyperglykämie.[1, 82]

So weisen z.B. Äpfel und Orangen einen glykämischen Index von 30 - 40% auf, Vollkornbrot nur 70%, während Weißbrot 90% und Traubenzucker 100% aufweisen. Der glykämische Index eines Lebensmittels gibt den Blutzuckerbelastungswert für Kohlenhydrate und Zucker an.[1]

Vorkommen:

Die wasserlöslichen Ballaststoffe Pektin und Gummi kommen vor allem in Obst und

Gemüse vor, die teilweise wasserlöslichen Hemizellulosen und Beta-Glucane in Hülsenfrüchten, Hafer, Roggen und Gerste. Weizen und Mais enthalten vor allem wasserunlösliche Zellulose und Lignin. Der Ballaststoffanteil von Weizenkleie beträgt etwa 45%.[84]

Tagesbedarf:

Während die tägliche Ernährung der Menschen in den Entwicklungsländern etwa 40 - 140 g Ballaststoffe enthält, beträgt die durchschnittliche tägliche Ballaststoffzufuhr in den Industrieländern 10 - 30 g. Die tägliche Ballaststoffzufuhr sollte etwa 30 - 50 g betragen. [1]

Eine Umstellung auf ballaststoffreiche Kost sollte jedoch langsam erfolgen, um Verträglichkeitsprobleme (bei bestehender dysbiotischer Dickdarmflora kann es bei zu radikaler Kostumstellung zu einem Überwuchern der Clostridienflora mit Bildung von Gärgasen kommen) zu vermeiden. Eine übertrieben hohe Zufuhr von Ballaststoffen (z.B. bei Schlankheitskuren) kann durch das starke Quellvermögen der Ballaststoffe zu Mikronährstoffmängeln führen. Bei exzessiver Ballaststoffzufuhr tritt nämlich der Quellungsreiz der Ballaststoffe in den Vordergrund, was eine vermehrte Ausscheidung von Gewebsflüssigkeit (mit den darin gelösten Vitaminen, Mineralstoffen und Spurenelementen) aus dem Körper nach sich zieht. Andererseits kann übermäßiger Ballaststoff-Konsum bei gleichzeitig flüssigkeitsarmer Ernährung zu Verstopfung und sogar DarmverSchluss führen. Also auch hier gilt die Erfahrung „viel hilft nicht viel".

Betain

$$(CH_3)_3-\overset{+}{N}-CH_2-COO^-$$

Betain

Allgemeine Beschreibung:

Betain wird auch Trimethylglycin genannt und ist das Oxidationsprodukt von Cholin. Betain kann, ähnlich wie Cholin, im Organismus synthetisiert werden und zählt daher nicht zu den essentiellen Nährstoffen. Chemisch werden all jene Biomoleküle als Betaine bezeichnet, die an einem Ende des Moleküls einen Stickstoff mit drei CH_3-Gruppen und am anderen Ende eine Säuregruppe (Carboxylgruppe) aufweisen. Somit gehört auch z.B. L-Carnitin zu den Betainen. [85]

Biochemische/physiologische Bedeutung:

Betain dient im menschlichen Organismus als sogenannter „Methylgruppendonator", das heißt, es gibt CH_3 -Gruppen frei für die Übertragung von einem Biomolekül auf das andere. So entsteht im Körper z.B. aus Homocystein mit Hilfe des Betains die äußerst wichtige Radikalfänger-Aminosäure Methionin. Homocystein ist ein wichtiger Metabolit zur endogenen Synthese antioxidativer Biomoleküle wie Methionin, Cystein und Glutathion. Während ein relativer Mangel an Betain (oder an Folsäure und Vitamin B_{12}) die Methionin-Bildung aus Homocystein reduziert, hemmt ein Vitamin B_6-Mangel die Cystein-Synthese aus Homocystein. Da Cystein biochemische Vorstufe von Glutathion ist, erniedrigt sich in der Folge auch das intrazelluläre Glutathion, eines der wichtigsten Antioxidantien im Zellinneren. Ein Mehrverbrauch oder Mangel an einem der genannten Nährstoffe führt also zu einem „Stau" an Homocystein. Überhöhte Homocystein-Spiegel werden in der modernen Cardiologie als gefährlicher Risikofaktor für Arteriosklerose, koronare Herzkrankheit und Schlaganfall gewertet. Vielleicht ist gar nicht das Homocystein selbst der Auslöser für Herzinfarkt und Apoplex, sondern der Mangel an aktiven Schutzstoffen (Methionin, Cystein, Glutathion) im Herz/Kreislauf-System. Wie auch immer: Betain-Mangel führt sekundär zu einem Mangel an antioxidativen Biomolekülen. [124]

Im Tierversuch können durch regelmäßige Zufuhr von Betain Nierenschäden und Leberverfettung verhindert werden. [74] Auch diese Ergebnisse deuten auf die Schutzfunktion von Antioxidantien im Nieren- und Lebergewebe hin. Schließlich überwiegen im Rahmen der Neubildung von Gewebezellen immer reduktive (antioxidative) Prozesse, während Abbau und Degeneration oxidative Prozesse darstellen.

Beim Menschen konnte durch regelmäßige Betain-Zufuhr eine Senkung des Cholesterinspiegels und die Normalisierung eines gestörten Fettstoffwechsels beobachtet werden. [85] Kuklinski ist der Meinung, ein erhöhter Cholesterin-Spiegel sei immer Signal für oxidativen Stress bzw. für einen Mangel an Nahrungs-Antioxidantien. Der Organismus bildet zum Ausgleich fehlender Antioxidantien vermehrt Cholesterin, das ja in der Tat antioxidativ ist. [38]

Betain-Hydrochlorid, das Salz des Betains, dient als stabile Form zum Ausgleich bei Hypoazidität (verminderter Salzsäurebildung des Magens). [86] In dieser Verbindung fördert es auch die Resorption von Vitamin C.

Mangelerscheinungen und Anwendungsbeispiele:

Betain-typische Mangelerscheinungen wurden bis heute noch nicht gefunden (aber auch nicht gesucht).

Vorkommen:

Betain ist im Pflanzen- und Tierreich weit verbreitet. Es wurde in der Roten Rübe (Beta vulgaris) erstmals entdeckt, daher sein Name.

Tagesbedarf:

Tagesbedarfszahlen sind nicht bekannt, da Betain vom Körper synthetisiert werden kann.

Personen mit reduzierter Magensäureproduktion sollten nicht mehr als 1 g Betain-Hydrochlorid pro Dosis zu sich nehmen, um Irritationen des Magens zu vermeiden. Aus den gleichen Gründen sollten Betain-Hydrochlorid-Mengen, die 300 mg überschreiten, unmittelbar zu Beginn der Mahlzeiten genommen werden. Betain-Hydrochlorid soll nicht bei Magengeschwüren eingenommen werden. Basisches Betain dagegen wurde bei Homocysteinurie erfolgreich in Mengen von 6 g täglich eingesetzt, ohne dass Nebeneffekte aufgetreten wären. [218]

Biotin (Vitamin H, Vitamin B_7)

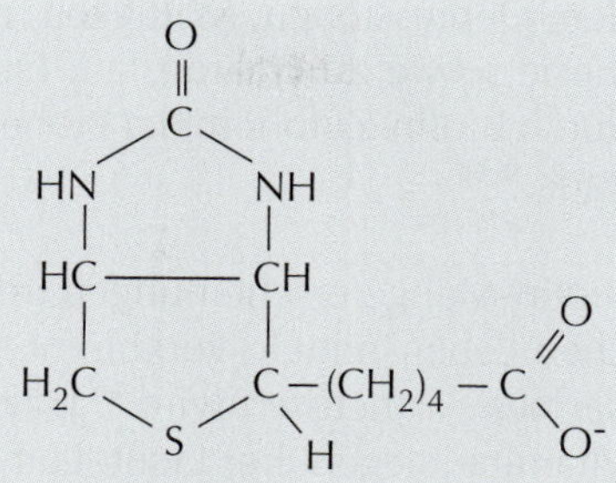

Biotin (Vitamin H, Vitamin B_7)

Allgemeine Beschreibung:

Biotin gehört zur Gruppe der wasserlöslichen B-Vitamine. Es besitzt im Molekül drei sogenannte asymmetrische Kohlenstoff-Atome, so daß es in 8 stereoisomeren Formen vorkommen kann. Biologische Aktivität besitzt aber nur die D-(+)-Form, also rechtsdrehendes Biotin. Dabei ist die biologisch aktive Form nicht das Biotin selbst: Biotin wird durch Säureamid-Bindung an das Lysin-Ende des Apoenzymes kovalent fixiert. Erst durch diese Koppelung von Apo- und Coenzym entstehen die biologisch aktiven Holoenzyme. Im Falle des Biotins handelt es sich nach heutigem Wissensstand dabei ausschließlich um Carboxylasen.

Biochemische/physiologische Bedeutung:

Im menschlichen Organismus sind vier biotinabhängige Enzyme, sogenannte Carboxylasen, bekannt. Drei dieser Enzyme entwickeln ihre Aktivität in den *Mitochondrien* der Zellen: Eines dieser Enzyme (die Pyruvat-Carboxylase) reguliert die körpereigene Neubildung von Glucose (Gluconeogenese), die beiden anderen mitochondrialen Enzyme steuern den *Abbau* der Aminosäuren *Isoleucin, Valin* und *Leucin.*[58] Das vierte, im *Zellsaft* vorkommende Enzym, reguliert die körpereigene *Neubildung von biologischen Fettsäuren.*[58, 60]

Interessant ist vielleicht der Hinweis, daß eine reduzierte Aktivität der (biotinabhängigen) Pyruvat-Carboxylase, die für die Gluconeogenese verantwortlich ist, zu einem Anstieg von Pyruvat und Lactat bei gleichzeitig erniedrigter Energiebildungsrate führt.[58] Daher dürfte eine ausreichende Biotin-Zufuhr besondere Bedeutung im *Leistungssport* haben.

Mangelerscheinungen und Anwendungsbeispiele:

Biotinmängel zeigen relativ klare Symptome: Versuche an freiwilligen Probanden führten nach kontrollierten Gaben von rohem Protein zu seborrhoischen Dermatitiden, Depressionen, Mattigkeit, panikartigen Zuständen, Muskelschmerzen, Hyperästhesie sowie zu Haarausfall. Die Symptome verschwanden innerhalb weniger Tage durch Biotin-Zufuhr in der Höhe des dreifachen ernährungsphysiologischen Tagesbedarfs.[58,60]

Biotin-Mangelerscheinungen treten äußerst selten auf, da Biotin einerseits in zahlreichen Lebensmitteln vorkommt, zum anderen auch von der Mikrobenflora des Dickdarmes synthetisiert wird.[60] Dazu kommt, daß Biotin, anders als die meisten übrigen Vitamine, gegenüber Licht, Luft und Wärme relativ stabil ist.[58]

Die Resorption von (freiem) Biotin erfolgt in den proximalen Dünndarmabschnitten. Während niedrige, ernährungsphysiologische Mengen vermutlich aktiv über Carrier vermittelt werden, erfolgt die Absorption höherer Biotin-Konzentrationen über einfache Diffusionsprozesse.

Rohes Hühnereiweiß enthält einen Stoff namens Avidin, der Biotin im Darm bindet und so für den Körper nicht verfügbar macht.[58] Nach heutiger Erkenntnis gibt es aber auch andere Biotin-analoge Verbindungen, die die Carrier- vermittelte Biotin-Resorption kompetitiv hemmen. Einseitige Diätformen mit unzureichender Vitaminzufuhr, regelmäßiger Genuss von rohem Eiweiß, Leistungssport sowie Schwangerschaft und Stillzeit gehören zu den häufigsten Risikofaktoren für Biotin-Defizite. Klinische Indikationen für eine Biotin-Substitution sind ausgedehnte Dünndarmresektionen sowie totale oder teilweise parenterale Ernährung.[58,60]

In der orthomolekularen Medizin wird Biotin (100 - 300 mcg pro Tag) bei psychischen Störungen wie Depressionen und *Panikattacken* sowie bei dermatologischen Störungen wie *Haarausfall* und *brüchigen Fingernägeln* verabreicht. Dabei ist es wichtig, Biotin in Kombination mit Vitamin C und dem gesamten B-Komplex zu geben.[17] Labordiagnostisch zeigen sich Biotin-Mängel an einer verringerten Aktivität biotinabhängiger Enzyme wie der Pyruvat-Carboxylase, Acetyl-CoA-Carboxylase sowie der Propionyl-CoA-Carboxylase. Im Harn zeigen sich Biotin-Defizite durch erhöhtes Lactat, Methylcitrat und 3-Hydroxyisovalerianat. [58,60]

Arzneimittel zur *Epilepsie-Behandlung* (z. B. Phenobarbital, Pyramidon und Carbamazepin) hemmen die Biotin-Aufnahme aus dem Darm bzw. steigern die Biotin-Ausscheidung über die Nieren.[58] Daher ist es sinnvoll, Biotin mit den angeführten Vitaminen auch bei Dauermedikation von Antiepileptika zusätzlich einzunehmen.[17]

Tägliche Dosierungen von 1 - 40 mg Biotin wurden zum Teil erfolgreich an Kleinkinder verabreicht, die an sehr seltenen genetischen Störungen des Biotin-Stoffwechsels (genetische Enzymdefekte) leiden.[58] Diese Kinder leiden an angeborenen Enzym-Defekten, wobei entweder die Synthese biologisch aktiver Holoenzyme oder die Abspaltung freien Biotins im Sinne einer Reutilisation gestört ist. Die klinischen Symptome wie Lethargie, Hypotonie, Alopecie sowie seborrhoische Dermatitis sprechen auf therapeutische Biotin-Zufuhr rasch an und verschwinden innerhalb weniger Wochen bis Monate.[58,60]

Vorkommen:

Biotin kommt in Nahrungsmitteln weitverbreitet vor. In den meisten Lebensmitteln jedoch sind die Biotin-Gehalte eher gering (0,1 - 3mcg/100g). Hohe Biotingehalte weisen lediglich Lebensmittel wie Leber (100mcg/100g), Bier, Hefe (80mcg), Soja (60 - 70mcg), Linsen und Blumenkohl (13 - 17mcg) und Hühnerfleisch auf. Im Rahmen des weltweit patentierten PanMol-Verfahren gelang es, hohe Gehalte an natürlichem Biotin durch Extraktion von keimendem Getreide, Getreidegräsern und Algen zu gewinnen. PanMol-Extrakte enthalten- in Abhängigkeit der extrahierten Rohstoffe- mehrere tausende Mikrogramm an natürlichen Biotin-Verbindungen/100g.
Die Auflistung der (wenigen) biotinreichen Lebensmitteln zeigt, dass einseitige Diäten durchaus zu latenten Biotin-Defiziten führen können. [58,60,185]

Tagesbedarf:

Die Deutsche Gesellschaft für Ernährung empfiehlt eine tägliche Biotin-Zufuhr von 30 - 100 mcg. Inwieweit die körpereigene Biotinsynthese der Darmbakterien die Vitamin-Versorgung gewährleistet, ist nicht bekannt. Biotin gehört zu den am wenigsten giftigen Nährstoffen Selbst bei Tagesmengen von 40 mg für Kleinkinder wurden keinerlei Nebenwirkungen beobachtet.[58] Eine zusätzliche Biotin-Zufuhr von 100 - 300 mcg ist jedenfalls völlig unbedenklich. Die europäische Ernährungsbehörde gibt als unbedenkliche Langzeit-Dosierung eine Obergrenze von 2500 mcg, also 2,5 mg, an. [221]

Als Referenzwerte für physiologische Biotinkonzentrationen im Serum gesunder Erwachsener gelten Mittelwerte von 1,26 ± 0,50nmol/l beziehungsweise Plasma-Werte von 2,41 ± 0,91nmol/l. Diese Werte wurden von Williams und Campbell durch Radioimmunoassay beziehungsweise Chemolumineszenz ermittelt.[58]

Bor

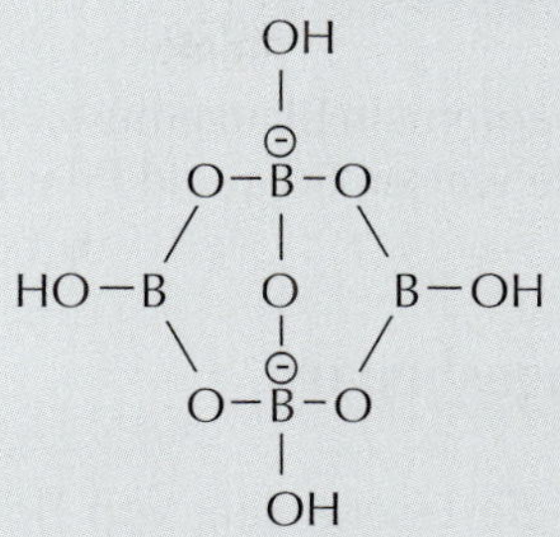

$[B_4O_5(OH)_4]^{2-}$

Tetraborat

Allgemeine Beschreibung:

Bor ist ein 3-wertiges Nichtmetall aus der dritten Gruppe des Periodensystems der Elemente. In der deutschsprachigen Literatur über Spurenelemente wird Bor entweder nicht angeführt oder als nichtessentiell bezeichnet. [17, 44, 74]

Biochemische/physiologische Bedeutung:

Amerikanische Arbeiten berichten über Studien, nach denen eine tägliche Bor-Zufuhr von 2 - 3 mg die Calciumaufnahme in die Knochen verbessert. [87, 88] Nach diesen Berichten konnte bereits 8 Tage nach täglicher Zufuhr von 3 mg Bor (in Form von Natriumtetraborat-Kapseln) die Calcium- und Magnesium-Ausscheidung über die Nieren deutlich reduziert werden. In diesem Zusammenhang wurden auch der Magnesium- und Calcium-sparende Effekt bei ischämischen Herzerkrankungen und postmenopausaler Osteoporose durch Bor erkannt. [88]

Anstiege der Östrogen- und Testosteron-Spiegel im Blut der untersuchten Frauen wurden im Rahmen der Untersuchung ebenfalls festgestellt. [88]

Inkorrekter Weise wurden diese Beobachtungen spekulativ auch auf den männlichen Testosteron-Spiegel bezogen, so dass Bor in amerikanischen Fitness-Studios als Bio-Spurenelement für Body-Builder (Muskelaufbau durch stimulierte Testosteronbildung) gehandelt wird. Eine klinische Überprüfung dieser Annahme steht jedoch noch aus.

Alles in allem gilt aber als gesichert, dass das Spurenelement Bor die Synthese körpereigener Steroidhormone (Östrogen, Testosteron, Vitamin D) fördert. [222]

Mangelerscheinungen und Anwendungsbeispiele:

Erkrankungen durch mangelnde Bor-Zufuhr sind nicht bekannt. Epidemiologische Untersuchungen zeigen jedoch eine deutlich höhere Arthritis-Inzidenz in Bor-armen Ländern (z.B. Jamaika, Mauritius). In Bor-reichen Ländern (z.B. Israel) dagegen treten Gelenkstörungen äußerst selten auf. [222]

Vorkommen:

Bor kommt in Blattgemüse, Früchten, Nüssen und Vollwert-Getreide vor. [87] Hohe Borgehalte weisen Soja und Pflaumen (2,7 - 2,8 mg pro 100 g) auf.

Tagesbedarf:

Da die Essentialität von Bor bis heute noch nicht erwiesen ist, gibt es auch keine Angaben für benötigte Tagesmengen. Der Gesamtbestand eines erwachsenen Menschen an Bor wird mit 48 mg angegeben. [74] Tägliche Bor-Zugaben von 5 - 10 mg können bei Gelenkentzündungen gute Wirkung zeigen. Eine tägliche Borzufuhr von 3 mg reduziert die Ausscheidung von Calcium und Magnesium um 25 - 40%. Ob dieser Effekt direkt durch Bor oder indirekt (durch vermehrte Östrogen- und Vitamin D-Synthese) zustande kommt, müssen zukünftige Untersuchungen erst zeigen. [222]

Es gab Borvergiftungen an kleinen Kindern, bei denen irrtümlicherweise reine Borsäure als Puder verwendet wurde. Borsäurehaltige Talkum-Puder sind daher heute vom Markt verbannt. Tödliche Vergiftungen mit Borsäure bei Säuglingen traten bereits bei Zufuhren von 1 g auf, für Erwachsene sind Borsäure-Mengen von 18 - 20 g tödlich. [89] Akute Vergiftungen durch Bor (als Borsäure oder Natriumtetraborat = Borax) äußern sich durch Erbrechen, Durchfall und Krämpfe. Spätsymptome bei Kindern waren Krämpfe, Kollaps, Koma, Hautläsionen und Harnverhalten.

Tägliche Zufuhrmengen von 10 mg täglich sollten ohne Rücksprache mit Arzt oder Apotheker nicht überschritten werden.

Calciferole (Vitamin D-Gruppe)

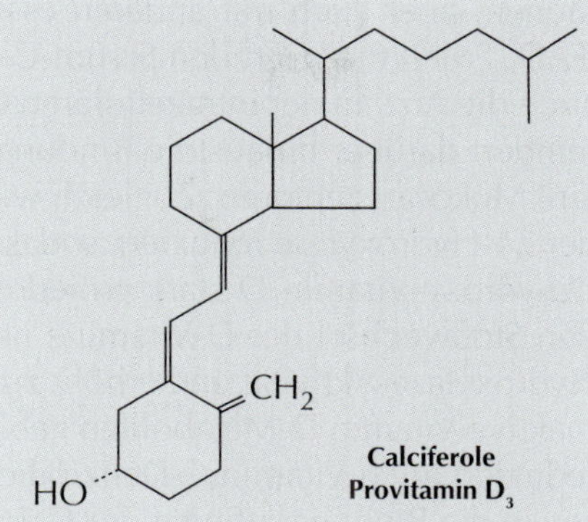

Calciferole Provitamin D_3

Allgemeine Beschreibung:

Die Calciferole gehören zur Gruppe der fettlöslichen Vitamine und sind ein Oberbegriff für sogenannte „Secosteroide" mit biologisch aktiver Wirkung.[58] Die wichtigsten Vertreter sind Vitamin D_3 (Cholecalciferol), Provitamin D_3 (7-Dehydrocholesterin), Vitamin D_2 (Ergocalciferol) sowie Provitamin D_2 (Ergosterin). Daneben gibt es noch zwei endogene Metaboliten (Calcidiol, Calcitriol) mit noch höherer biologischer Aktivität.[58] Die Vitamine der D-Gruppe werden auch als Hormone bezeichnet, da sie bereits in sehr geringen Mengen und nicht am Syntheseort wirken.

Biochemische/physiologische Bedeutung:

Das in der Haut gespeicherte 7-Dehydrocholesterin wird, aktiviert durch UV-Strahlung (täglich 10 – 15 Minuten Sonnenlicht auf Gesicht, Arme und Hände reichen aus), zu biologisch aktivem Cholecalciferol (Vitamin D_3) umgewandelt. Dieses Vitamin D_3 kann aber auch über Lebensmittel wie Eigelb, Fischöle und Leber direkt zugeführt werden. In der Leber wird Vitamin D_3 (durch eine Leber-Hydroxylase) in die Speicherform 25-Hydroxy-Vitamin D (Hydroxycholecalciferol bzw. Calcidiol) umgewandelt. Dieses Calcidiol kann in den Nieren durch ein weiteres Enzym (1 Alpha-) in eine biologisch noch aktivere Form, nämlich zum 1,25-Dihydroxy-Vitamin D (Dihydroxy-Cholecalciferol bzw. Calcitriol) metabolisiert werden. [24]

Die Aktivierung der 1- Alpha-Hydroxylase zur Bildung biologisch aktiven Calcidiols wird ausgelöst durch niedrige Calcium- und/oder Phosphat-Spiegel, aber auch bei erhöhtem Calciumbedarf in der Schwangerschaft, Stillzeit oder während Wachstumsphasen. Bei ausgeglichenen Calcium-, Phosphat- und Calcidiol-Spiegeln dagegen wird ein anderes Enzym, die renale 24-Hydroxylase stimuliert, was zur vermehrten Synthese des weniger wirksamen 24, 25-Dihydroxy Vitamin-D führt.68 Der einheitliche Gattungsname Vitamin-D verschleiert die unterschiedlichen biologischen Wirkungsqualitäten und Organaffinitäten der einzelnen D-Vitamine. Bis heute sind mehr als 20 Vitamin-D-Metaboliten mit unterschiedlichen Vitamin-D-Aktivitäten bekannt. Darüber hinaus unterliegt der Stoffwechsel der Calciferole dem Wechselspiel mit anderen Hormonen, aber auch mit anderen essentiellen Nährstoffen. Ein Mangel an Riboflavin (FAD, FMN) reduziert den Serum-Calcidiolgehalt um mehr als 50%, vermindert aber auch die Anzahl der intrazellulären Calcitriolrezeptoren in der Darmmukosa und vermindert darüber hinaus die Bindungsaffinität des Calcitriols an die (bereits reduzierten) Mukosarezeptoren. Zugleich wird bei Vitamin B_2-Mangel aber auch die Aktivität der 24-Hydroxylase reduziert, sodass in der Folge das biologisch wenig aktive 24, 25-Dihydroxy-Vitamin D stark erniedrigt wird.[58] Auch Vitamin C-Defizite beeinflussen den Stoffwechsel der D-Vitamine negativ: Vitamin C-Mangel reduziert die 1 Alpha-Hydroxylase-Aktivität und erhöht zugleich jene der 24-Hydroxylase, sodass vermehrt inaktive Vitamin D-Metaboliten gebildet werden. Ähnlich wie bei Vitamin B_2-Mangel reduziert auch Vitamin C-Defizit die Anzahl der intramukosalen Calcitriolrezeptoren sowie die Bindungsaffinität des Calcitriols.[58]

Im Darm bewirkt Vitamin $D_{3,}$ insbesondere Calcitriol, eine *Steigerung der Calcium-Aufnahme* aus der Nahrung. Dabei werden die Schleimhautzellen des Darmes zur vermehrten Synthese eines calciumbindenden Proteins stimuliert.[76] Durch Bindung von Calcitriol an einen (im Cytosol der Mukosa-Zellen gelegenen) Rezeptor kommt es zur Ausbildung eines Calcitriol-Rezeptor-Komplexes. Dieser stimuliert den Zellkern zur vermehrten Synthese von Calcium-Transportprotein CaBP (Calcium bindendes Protein). Über dieses Transportprotein gelangt das Nahrungscalcium aus den Mucosazellen des Darms in die Blutbahn.

Im *Knochengewebe* regulieren die D-Vitamine sowohl die Calcium- und Phosphatmobilisation (durch Stimulierung der Osteoklasten) als auch den Calcium- und Phosphor-Einbau in das Knochengewebe (durch Beeinflussung der Osteoblasten).[60] Calcitriol fördert nicht nur die Calcium-Mobilisation aus den Dünndarm-Zellen, sondern mobilisiert auch Calcium aus den Knochen durch Stimulation der Osteoblasten. Für den Einbau des Calciums in die Knockenmatrix (durch Stimulierung der Osteoblasten) scheint dagegen das 24, 25- Dihydroxy- Vitamin D hauptverantwortlich zu sein. Neben der Stimulierung der Osteoblasten beeinflusst das 24,25-Dehydroxy- Vitamin D vermutlich Stimuliert über die siliciumhaltige auch die kolloide Struktur der collagenen Querverbindungen in der Knochenmatrix. Calcitriol dürfte somit als Hormon vor allem erniedrigte Calcium-Gewebespiegel durch eine vermehrte Calcium-Mobilisation aus Dünndarm und Knochen ausgleichen. Das 24,25-Dehydroxy- Vitamin D dagegen aktiviert die Knochenmineralisation bei physiologisch ausgeglichenen Calcium-Blutspiegeln. Über fein abgestimmte Regelkreise mit den Hormonen Calcitonin und Parathormon, aber auch in Abhängigkeit vom Körperbestand an weiteren Vitaminen (z.B. Vitamin K) und Spurenelementen wird auf diese Weise ein physiologisches *Gleichgewicht zwischen den Phosphor- und Calciumgehalten von Blut, Gewebe und Knochen* aufrechterhalten.[58] Damit steuern D-Vitamine die Hormonbildung in der Schilddrüse (Calcitoninbildung unterdrückt die Calciumfreisetzung aus den Knochen) und in den Nebenschilddrüsen (Parathormonbildung fördert die Calcium-Freisetzung aus den Knochen). Umgekehrt wird von diesen Hormondrüsen im Sinne einer Rückkopplung die_Bildung und Umwandlung aktiver Vitamin-D-Metaboliten gesteuert.[60]

Calcitriol-Transportproteine befinden sich jedoch nicht nur in den Mucosazellen des Dünndarms. So fördert Calcitriol die Insulin-Synthese und die Sekretion von Insulin in den B-Zellen des Pankreas. Damit erfüllt Vitamin D auch eine zentrale Rolle im Stoffwechsel des Diabetikers.[58]

In der Skelettmuskulatur stimuliert Vitamin D die Phosphat-Aufnahme und erhöht den intrazellulären ATP-Gehalt. Vitamin D verbessert somit die Energiereserven der Muskulatur. Darüber hinaus fördert Vitamin D den Einbau von Leucin in das Muskelprotein.[58]

Im Bereich des zellulären Immunsystems fördert Calcitriol die Differenzierung der Monocyten zu ein- und vielkernigen Makrophagen. Bei ausreichenden Blutspiegeln an DBP (Vitamin D-bindendem Protein) fördert Calcitriol auch die Proliferation von Lymphozyten.

Ebenso wurde nachgewiesen, dass Calcitriol die Melanocyten in der Haut stimuliert und auf diese Weise die Pigmentierung der Haut fördert.[58]

Im hormonellen Regelkreis ist Calcitriol der synergistische Partner des Parathormons. Bei erniedrigten Calcium-Blutspiegeln wird vermehrt Parathormon aus den Nebenschilddrüsen sezerniert. Dieses Hormon stimuliert über die Adenylatcyklase einen Anstieg des c-AMP-Gehaltes, was eine vermehrte zelluläre Synthese des Enzymes 1-Alpha-Hydroxylase in den Mitochondrien nach sich zieht. Auf diese Weise wird die Calcitriolbildung angeregt, es kommt zu vermehrter Calcium- und Phosphatmobilisation aus dem Dünndarm. Die Freisetzung von Calcium und Phosphat aus den Knochen wird durch Parathormon und Calcitriol gemeinsam bewerkstelligt. Bei normaler Versorgung mit Nahrungscalcium stimuliert Calcitriol primär die intestinale Calciumresorption, während Parathormon das Knochencalcium mobilisiert. Bei Hypercalcämie dagegen wird aus den C-Zellen der Schilddrüsen Calcitonin sezerniert, das einer Mobilisation von Calcium aus den Knochen entgegenwirkt und vermutlich auch die renale Elimination von Calcium und Phosphat fördert.[58]

Mangelerscheinungen und Anwendungsbeispiele:

Vitamin D-Mangel führt zu ungenügender Calcium- und Phosphat-Aufnahme aus dem Darm und zu ungenügender Rückresorption dieser beiden Nährstoffe über die Nieren.[60] *Verminderten Calcium- und Phosphatspiegel im Blut* fördern einen Anstieg des Enzymes „Alkalische Phosphatase“ im Serum und eine vermehrte Ausschüttung von Parathormon aus den Nebenschilddrüsen. Auf diese Weise wird Phosphat aus dem weichen Gewebe (durch Alkalische Phosphatase) und Calcium aus den Knochen (durch Parathormon) zur Aufrechterhaltung der Blutspiegel mobilisiert. Vitamin D-Defizite lassen sich somit labordiagnostisch relativ rasch durch eine erhöhte Aktivität der alkalischen Phosphatase im Serum und durch erhöhte Parathormon-Konzentrationen (sekundärer Hyperparathyreoidismus) objektivieren.58 Klinisch äußern sich Vitamin D-Mängel auch durch neurologische Symptome wie latenter oder manifester Spasmophilie. Während sich die latente Spasmophilie in einer erhöhten Schreckhaftigkeit und Reizbarkeit äußert, zeigt die manifeste Spasmophilie ausgeprägte Muskelschwäche und Muskelkrämpfe.[58]

Vitamin D-Mängel zeigen sich bei Säuglingen und Kleinkindern als *Rachitis* (verzögerter Fontanellenschluss, „rachitischer Rosenkranz" an der Knochen/Knorpel-Grenze des Brustbeins, Deformierungen der Wirbelsäule sowie der Beine), bei Erwachsenen als *Osteomalazien* (verringerte Calcium- und Phosphat-Gehalte im Knochen- und Skelettsystem mit Skelettdeformierungen, Spontanbrüchen und Knochenschmerzen).[58, 60]

Während sich also die Rachitis vor allem durch pathologisch weiche und biegsame Knochen äußert, betreffen Osteomalazien den fertig ausgebildeten Knochen. Diagnostisch werden Osteomalazien in Osteoporose (Abnahme des Knochengewebes bei Erhalt der Knochenstruktur) und Osteodystrophie (Abnahme des Knochengewebes bei gleichzeitiger Zerstörung der Knochenstruktur) differenziert. [58,60]

Vitamin D-Defizite führen zu verringerter Insulin-Synthese und – Sekretion in den B-Zellen des Pankreas. Eine Arbeitsgruppe um Lind konnte durch 3-monatige Zufuhr von Vitamin D bei Dialyse-Patienten die Glukosetoleranz verbessern, den Blutzucker und den HbA-1c-Wert reduzieren. Darüber hinaus wurde im Rahmen dieser Studie auch eine Reduktion der Serumtriglyceride sowie ein Anstieg des HDL-Cholesterins erzielt.[58]

Da Vitamin D3 auch eine Regelfunktion in der allgemeinen Zellentwicklung (Zelldifferenzierung) hat, führen D3-Mängel bei Kindern zu verzögerter Entwicklung, zu Immunstörungen (häufige Infekte) sowie zu unterentwickelten Knochen und Zähnen. [222]

In-vitro-Versuche zeigten eine hemmende Wirkung von Calcitriol auf das Wachstum von Tuberkelerregern. Vermutlich wird bei Immuninfekten in Makrophagen vermehrt Calcitriol aus Calcidiol synthetisiert, um die Zelldifferenzierung des Immunsystems zu aktivieren.[58]

Mangelnde UV-Bestrahlung, vegetarische Ernährungsweise, Resorptionsstörungen (Magen- oder Darmresektion, exogene Pankreasinsuffizienz, chronische Cholestase, Morbus Crohn), Leber- und Niereninsuffizienz, Schwangerschaft, Leistungssport und Diabetes gelten als Haupt-Risikofaktoren für Vitamin D- Defizite.

Vorkommen:

Besonders hohe Vitamin D-Gehalte weisen Fische und Fischleberöle (bis 300 mcg pro 100 g) auf. Milch und Milchprodukte sowie Innereien sind ebenfalls reich an Vitamin D. Eine ergiebige *pflanzliche* Vitamin D-Quelle ist die Avocadofrucht (5 mcg pro 100 g).[60]

Tagesbedarf:

Die exakte Feststellung eines Tagesbedarfes ist schwierig, da Vitamin D unter UV-Einwirkung aus der Vorstufe 7-Dehydrocholesterin (Provitamin D_3) vom Körper gebildet werden kann. So werden bereits ausreichende Mengen an Vitamin D gebildet, wenn Gesicht und Handrücken für einige Minuten dem Sonnenlicht ausgesetzt sind. Die Resorptionsrate für Vitamin D beträgt etwa 70 bis 80%. Die Resorption erfolgt vor allem in den oberen Dünndarmabschnitten. Der Großteil des resorbierten Vitamin D (etwa 90%) gelangt über die Lymphe in die Pfortader, nur etwa 10% werden direkt in das Blut abgegeben und an spezifische Alpha-Globuline (DBP) gebunden.

Bei Funktionsstörungen von Leber und Niere sollte der Vitamin D-Haushalt regelmäßig überprüft werden, da beide Organe für die Bildung aktiver Vitamin D-Metaboliten wesentlich verantwortlich sind.[60, 90]

Die DGE gibt den Vitamin D-Tagesbedarf für Säuglinge, Kleinkinder, Schwangere und Stillende mit 10 mcg an, jenen für Kinder im Wachstum und für Erwachsene mit etwa 2,5 bis 5 mcg.[67]

1 mcg Vitamin D_3 entspricht 40 internationalen Einheiten (I.E.).[17]

D-Vitamine sollten ohne ärztliche Überwachung keinesfalls in hohen Dosierungen eingenommen werden. Exzessive Vitamin D-Zufuhr führt zu erhöhten Calcium-Blutspiegeln mit Appetitlosigkeit, Übelkeit, Erbrechen, gesteigertem Durst und Herzrhythmusstörungen.[17] Eine Tagesmenge von 25 mcg Vitamin D sollte in Eigeninitiative keinesfalls überschritten werden.[17] Exzessives Sonnenbaden führt nicht zu einer vermehrten körpereigenen Bildung von Vitamin D, da bei langer und starker UV-Einwirkung die Vitamin D-Synthese gedrosselt wird.

Pflanzliches Vitamin D2 (Ergosterin bzw. Ergocalciferol) wird von der Nahrungsmittelindustrie preisgünstig hergestellt, in dem man D_2-produzierende Pilzarten unter UV-Licht züchtet. Diese Form des Vitamin D sollte nicht konsumiert werden, weil es zu Calcium-Ablagerungen im Bindegewebe führt. [222]

Als sichere tägliche Langzeit-Maximaldosierung geben die europäischen Ernährungsbehörden für Vitamin D3 20 mcg an. [221]

Als physiologische Vitamin D-Plasmakonzentrationen gelten für Kinder etwa 20 – 50 mcg Vitamin D_3/l , für Erwachsene etwa 18 – 75 mcg/l. Optimale Calcitriol-Plasmakonzentrationen liegen zwischen 10 - 50mcg/l, für Calcitriol gelten 20 - 50 ng/l als optimal.[58]

Calcium

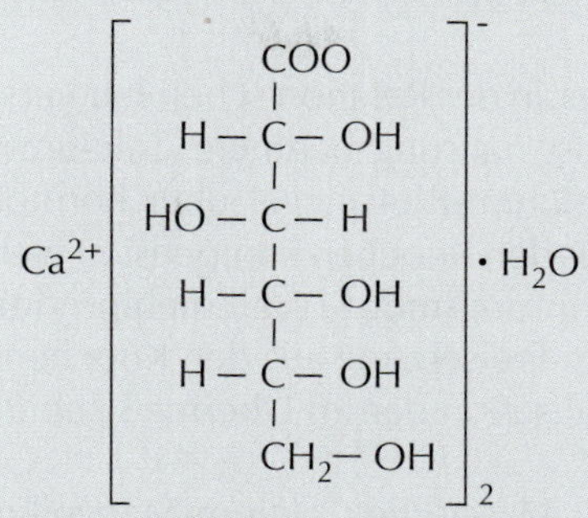

Calciumgluconat

Allgemeine Beschreibung:

Calcium ist jener Mineralstoff, der mengenmäßig in unserem Körper überwiegt. Der Körperbestand des erwachsenen Menschen liegt bei 1 bis 1,5 kg.[76] 99% des gesamten Calciumbestandes sind im Skelett gespeichert, aber auch etwa 90% des Phosphats, 80% des Carbonats, 70% des Citrats, 60% des Natriums und 50% des Magnesiumbestandes.

Biochemische/physiologische Bedeutung:

Mengenmäßig dominant ist die Rolle des Calciums, zusammen mit Phosphat, als Bestandteil der mineralisierten Knochensubstanz als Hydroxylapatit.[76] 20% des Skelett-Gesamtvolumens bestehen aus mineralisierter Knochensubstanz, etwas 50% davon aus Calciumphosphat. Die restlichen 80 Volumenprozent dagegen bestehen aus dem Hohlraumsystem und den Markräumen.

Die Tatsache, dass nur 1% (also etwa 10 - 15 g des Calcium-Körperbestandes) im Gewebe gelöst sind, soll nicht über die eminente Bedeutung des Calciums für lebenserhaltende Stoffwechselprozesse außerhalb der Knochen und Zähne hinwegtäuschen: Die Erregbarkeit aller Körperzellen, Kontraktion und Entspannung von Muskelzellen, die Sekretion von Drüsenzellen, aber auch grundlegende Funktionen wie die Zellteilung und Zelldifferenzierung benötigen Calcium als wichtigen biologischen Regulator.[17, 65, 67] Ein ausgewogener Calcium-Blutspiegel ist auch für die Aktivierung des Prothrombins und damit für die Gerinnungsfähigkeit des Blutes notwendig.[35] Das Faktum also, dass Calcium im Blut und im weichen Gewebe akut lebenserhaltende Funktionen ausübt, lässt auch die Entstehung einer Osteoporose in einem anderem Licht erscheinen. Der Körper wird nämlich immer - im Sinne der Erhaltung vitaler Funktionen - weniger wichtige Organe (im Falle des Calciums also das Knochenskelett) zur Versorgung sensiblerer Funktionssysteme mit lebensnotwendigen Nährstoffen „opfern". Die Aufrechterhaltung physiologischer Calcium-Blutspiegel (auf Kosten des skelettalen Calciums) wird deshalb immer im Vordergrund unserer körperlichen Regelsysteme stehen. Daher lässt sich eine Calcium-Verarmung der Knochen nicht mittels Blutanalysen feststellen. Ist unsere Nahrung also arm an Calcium und an Magnesium, so holt sich der Körper diese wichtigen Nährstoffe aus den Knochenspeichern.

Mangelerscheinungen und Anwendungsbeispiele:

Der in der Relation scheinbar verschwenderisch große Speichervorrat in den Knochen lässt nahrungsbedingte Calcium-Mängel jahrelang unentdeckt bleiben, da niedrige Calcium-Blutspiegel über hormonelle Regelkreise durch Mobilisation von Calcium aus den Knochen kompensiert werden. [17] Auch die Zufuhr überwiegend säurebildender Nahrungsmittel (Weißmehlprodukte, tierische Proteine, Feingebäck) fördert die Calcium-Freisetzung aus den Knochenspeichern. Das mobilisierte Calcium dient der Neutralisation der im Übermaß gebildeten Säureschlacken. [22, 29]

Als klassische Calcium-Mangelkrankheiten gelten Rachitis und andere Stoffwechselerkrankungen des Knochens, wie z.B. Osteoporose. Dabei ist die Calcifizierung des Knochens aber auch abhängig von anderen Nährstoffen, wie z.B. Mangan, Kupfer, Fluorid, Magnesium, Phosphor, Silicium, Zink, Strontium, Citrat, Carbonat und D-Vitaminen. [74, 76]

Calcium-Mängel im Gewebe führen zu gesteigerter Erregbarkeit, erhöhter Krampfneigung (Tetanie), vor allem an den Gelenken, zu erhöhter Reizbarkeit und zu Herzrhythmusstörungen. [17] Vor allem bei Ausdauersportlern, die sehr viel Calcium über den Schweiß verlieren, können die genannten Symptome in mehr oder weniger starker Form auftreten. [17]

Vorkommen:

Milch und Milchprodukte sind bekanntlich gute Nahrungsquellen für Calcium. Aber auch Fische, Sesam, Nüsse und Gemüse enthalten beachtliche Mengen an Calcium.

Tagesbedarf:

Die DGE gibt den Tagesbedarf für Jugendliche und Erwachsene mit 800 bis 1.200 mg (0,8 - 1,2 g) Calcium an. [67] Verschiedene Untersuchungen haben gezeigt, dass die reale Calcium-Versorgung in den Industrieländern mit 0,5 bis 0,7 g Calcium deutlich unterhalb der Zufuhrempfehlungen liegt. [17, 91] Neben dieser alimentären Unterversorgung wird der Calciumhaushalt zusätzlich durch protein- und weißmehlreiche Ernährung belastet. So nimmt es nicht wunder, dass die Osteoporose heute eine der weitest verbreiteten Volkskrankheiten ist. [76]

Die europäischen Ernährungsbehörden geben als tägliche Langzeit-Maximaldosis für Calcium eine Zufuhrmenge von 2.500 mg (2,5 g) an. [221]

Carnitin (Vitamin T)

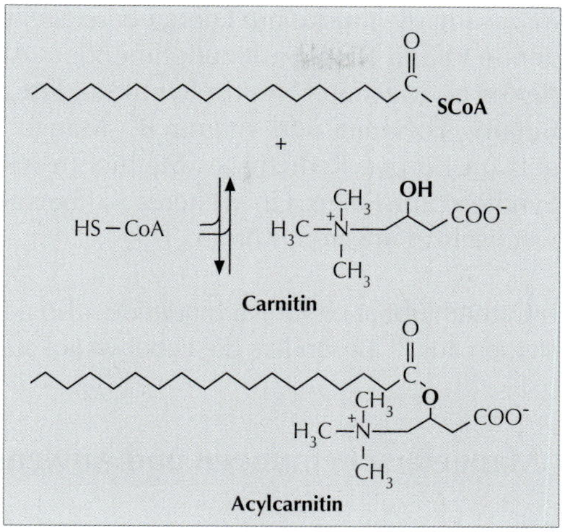

Allgemeine Beschreibung:

Carnitin, früher auch als Vitamin T bezeichnet, ist für Gesunde nicht als Vitamin anzusehen, da es aus den beiden Aminosäuren Lysin und Methionin mit Hilfe der Nährstoffe Vitamin C, Eisen, Niacin und Vitamin B_6 synthetisiert werden kann.[92, 93] Die exakte chemische Bezeichnung lautet Beta-Hydroxy-Gamma-Trimethylaminobuttersäure. Carnitin ist daher als Aminosäure anzusehen, ohne dass sie allerdings dem Proteinaufbau dient.

Biochemische/physiologische Bedeutung:

Im Gegensatz zu den synthetischen D- und D, L-Formen wird vom Körper ausschließlich L-Carnitin gebildet, das als einzige Form biologisch aktiv ist.

L-Carnitin schleust - im Inneren der mitochondrialen Doppelmembran gelegenen - mit Hilfe dreier Enzyme freie Fettsäuren aus dem Cytosol in das Innere der Mitochondrien. Dort werden die eingeschleusten Fettsäuren über sogenannte „Betaoxidation" zu Energie verbrannt.[93] L-Carnitin ist also ein Transport-Molekül zur Verbesserung des Energiestoffwechsels der Zelle. Einigermaßen gut untersucht ist vor allem die Stärkung der Herz- und der Skelettmuskulatur durch Carnitin.

Da L-Carnitin (indirekt) die Oxidation freier Fettsäuren fördert, werden carnitinhaltige Supplemente in den USA als „Fatburner" im Handel angeboten.[92] L-Carnitin ist daher Bestandteil zahlreicher (mehr oder weniger wertvoller) Schlankheitspräparate auf den europäischen und den US-amerikanischen Märkten.

L-Carnitin steigert vermutlich auch den oxidativen Abbau des Blutzuckers und verhindert dadurch übermäßige Lactatbildung, die beim anaeroben (also sauerstofffreien) Abbau der Glucose vermehrt auftritt.[94] In der sportmedizinischen Anwendung verbessert L-Carnitin somit die Energieverwertung aus freien Fettsäuren, verzögert zugleich aber auch die Lactatbildung.

Der Abbau freier Fettsäuren und die Verhinderung übermäßiger Lactatbildung erhöht insgesamt die muskuläre Energiebereitstellung und fördert die Herzarbeit. [38] Das steigende Infarkt-Risiko mit zunehmendem Alter ist vermutlich auch Folge der verminderten endogenen Carnitin-Synthese. Ein „Homocystein-Stau", hervorgerufen durch Betain-, Folsäure- und Vitamin B_{12}-Mängel führt zu einem Abfall des Methionin-Spiegels im Körper. Reduziertes Methionin wiederum hat eine eingeschränkte Carnitin-Synthese zur Folge. Ein weiteres Fallbeispiel also für die Komplexität des Nährstoffwechsels in unserem Körper. [124]

L-Carnitin übt auch radikalbindende, also antioxidative Schutzwirkung in zellulären Systemen aus. [95] Besonders die Leber ist auf ausreichende Carnitin-Bestände angewiesen.

Mangelerscheinungen und Anwendungsbeispiele:

L-Carnitinmängel bei Kleinkindern, hervorgerufen durch einen Enzymdefekt in der Leber, führen unbehandelt zu Stoffwechselentgleisungen und zum Tod. [93]

Dialysebehandlung, Schilddrüsenüberfunktion, Diabetes mellitus und bestimmte Medikamente wie z.B. Valproinsäure steigern die Carnitin-Ausscheidung, so dass in diesen Fällen L-Carnitin zugeführt werden muss. [93]

Auch bestimmte Formen der Muskeldystrophie (Typ Duchenne) verlangen nach regelmäßiger Carnitin-Zufuhr. [93]

Eine wichtige Rolle spielt Carnitin im Energiestoffwechsel des Herzens. Autopsiebefunde zeigten bei Patienten nach Myokardinfarkt stark erniedrigte Carnitin-Gehalte im Herzmuskel. [223] Mittlerweile beweisen bereits mehrere klinische Studien eine Verbesserung der kardialen Belastungstoleranz und eine Schutzwirkung vor Angina pectoris durch Carnitin. Eine signifikante Stärkung der Herzfunktionen (Herzmuskelschwäche, Angina pectoris) wurde durch 2 x 1.000 mg täglich nachgewiesen.

Die Verbesserung der Leber-Entgiftungsleistung durch Carnitin dürfte auf dessen antioxidatives Potential und auf den aktivierten Fettsäure-Abbau zurückzuführen sein. Die Entgiftungsleistung der Leber (sie ist unser enzymreichstes Organ) hängt maßgeblich ab von ihrer antioxidativen Kapazität.

Vorkommen:

L-Carnitin kommt vor allem in Fleisch vor. Schafe weisen durchschnittlich 210 mg pro 100 g, Rinder 60 mg pro 100 g und Schweinefleisch 30 mg pro 100 g auf. Vergleichsweise geringe L-Carnitin-Gehalte haben pflanzliche Lebensmittel wie Äpfel, Birnen, Pfirsiche, Spargel, Erbsen, Reis und Avocados. [92]

Tagesbedarf:

Es gibt keine Angabe eines Tagesbedarfes für L-Carnitin, da es vom gesunden Körper unter Normalbedingungen ausreichend synthetisiert wird. Die Eigensynthese des Körpers setzt aber, wie bereits erwähnt, ausreichende Zufuhrmengen und Körperbestände an den Aminosäuren Lysin und Methionin sowie an Vitamin C, Eisen, Niacin und Vitamin B_6 voraus. Am Beispiel des Nährstoffes L-Carnitin zeigt sich, wie relativ die Einordnung von Nährstoffen als „essentiell" oder „nicht-essentiell" zu bewerten ist.

Als Nahrungsergänzung werden täglich etwa 200 - 1.000 mg empfohlen. [38] Eine zusätzliche Carnitin-Zufuhr ist völlig unbedenklich, hohe Einzel-Dosierungen können allerdings aus osmotischen Gründen zu dünnem Stuhl führen.

Carotinoide

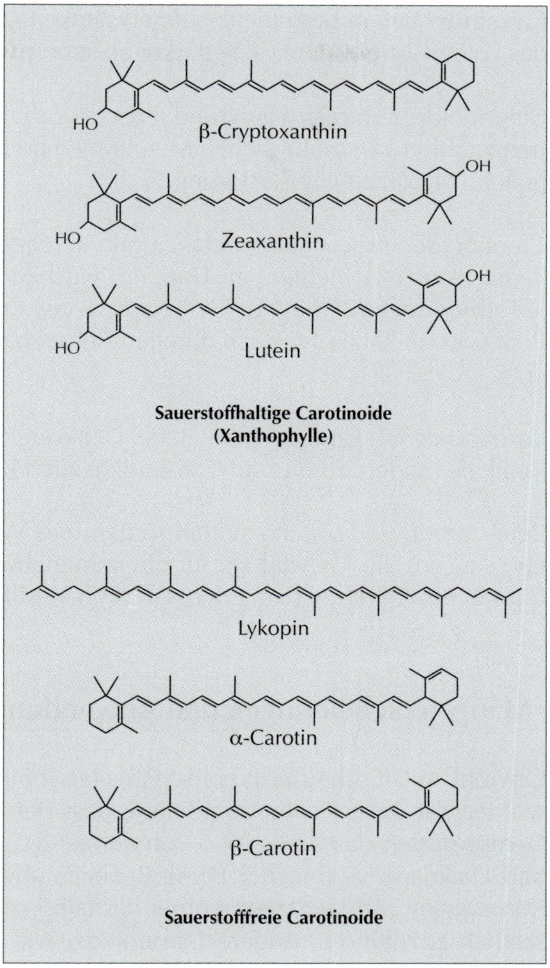

Allgemeine Beschreibung:

Carotinoide ist ein Sammelbegriff für die gelb-roten Pflanzenfarbstoffe aus Gemüsen und Früchten. Zur Zeit sind etwa 700 Carotinoide in ihren chemischen Strukturen aufgeklärt. [97] Für den Menschen haben nach heutiger Erkenntnis etwa 40 Carotinoide biologische Bedeutung. Den Carotinoiden ist gemeinsam, dass sie meist 40 Kohlenstoffatome enthalten, die eine große Anzahl ungesättigter Doppelbindungen aufweisen. [98] Die Alpha-, Beta- und Gamma-Carotinoide unterscheiden sich durch ihre Struktur an den Enden der Molekülketten. Sauerstoffhaltige (also teilweise oxidierte) Carotinoide bezeichnet man Xanthophylle. [7] Diese sind vor allem in grünen Gemüsesorten enthalten. [215]

Biochemische/physiologische Bedeutung:

Noch vor wenigen Jahrzehnten sprach man einzig dem Beta-Carotin physiologische Bedeutung zu, da bekannt war, dass der Körper aus pflanzlichem Beta-Carotin (Provitamin A) lebensnotwendiges Vitamin A bilden kann. [35] Mittlerweile jedoch weiß man, dass die Carotinoide, unabhängig von ihrer Provitamin-Funktion, wesentliche biologische Aktivität für das Immunsystem besitzen. [7, 38]

Carotinoide sind aufgrund der großen Anzahl ihrer Doppelbindungen in der Lage, zellschädigenden Singulettsauerstoff (wird vermehrt bei UV- und Ozon-Belastung freigesetzt) abzufangen, ohne selbst dabei zerstört zu werden. [97] In neuerer Zeit wird dem

Carotinoid Lutein besondere Aufmerksamkeit gewidmet. Die antioxidative Kapazität des Luteins ist etwa um 70% stärker als jene von Beta-Carotin.

Carotinoide verhindern aufgrund ihres fettlöslichen Charakters eine gesteigerte Lipidperoxidation von biologischen Membranen und schützen daher Zellen und Zellorganellen vor vorzeitiger Zerstörung. [97]

Carotinoide, insbesondere Beta-Carotin, reichern sich bei gezielter Zufuhr in den äußeren Hautzellschichten an. Dadurch wird zum Teil zellschädigende UV-Strahlung absorbiert und die mittlere Erythemdosis etwa um den Lichtschutzfaktor 3 erhöht. [96] Beta-Carotin kann also auch durchaus als essbarer Lichtschutzfaktor angesehen werden.

Carotinoide schützen das Erbmaterial DNA direkt vor Mutationen, indem sie mutagene Radikale binden. Somit sind Carotinoide auch krebsvorbeugend.[7, 97]

Beta-Carotin und Canthaxanthin fördern das Wachstum von B- und T-Lymphozyten und steigern die Aktivität der für die Immunabwehr wichtigen Makrophagen. Alpha-Carotin erhöht die Aktivität der Natürlichen Killerzellen. [7]

Mangelerscheinungen und Anwendungsbeispiele:

Obwohl spezifische Carotinoid-Mangelerscheinungen bis heute noch nicht erkannt wurden, ist als gesichert anzusehen, dass der Verzehr carotinoidreicher Obst- und Gemüsesorten das Krebsrisiko von Lunge, Magen und Darm, Prostata, Blase, Brust und Dickdarm verringert. [7] Diese Beobachtungen sollten jedoch nicht zur falschen Konsequenz verleiten, dem Körper deshalb isoliertes, synthetisches Beta-Carotin zusätzlich zuzuführen. Andere Carotinoide, wie z.B. Lutein, Lycopin, Alpha-Carotin, Canthaxanthin und Zeaxanthin weisen ebenso krebshemmende, radikalbindende und immunstimulierende Wirkung auf. [7] Beta-Carotin unterscheidet sich von den anderen Carotinoiden vor allem durch seinen Provitamin A-Status, was aber für die zellschützende Funktion nicht relevant ist. Im Gegenteil, Carotinoide wie z.B. Lycopin sind möglicherweise in bestimmten Geweben viel wirksamer als Beta-Carotin. [7]

Carotinoide sind daher empfehlenswert zur Stabilisierung des Immunsystems, zum Schutz vor übermäßiger UV- und Ozon-Belastung und zum Schutz vor verschiedenen Krebsarten, allerdings nicht in isolierter Form, sondern im natürlichen Verband.

Bedeutend ist die antioxidative (zellschützende, regenerierende) Wirkung der Carotinoide für das Nervensystem. Das Myelin, die Isolier- und Leitsubstanz des zentralen und peripheren Nervensystems, benötigt zum Schutz und Aufbau seiner funktionellen und strukturellen Kapazitäten ausreichende Reserven vorwiegend lipophiler Antioxidantien. Daher zählen für Umweltmediziner wie B. Kuklinski oder P. Lauda die hochkomplexen Carotinoid-Verbindungen zu wesentlichen Bestandteilen von Entgiftungstherapien. [38]

Vorkommen:

Carotinoide sind ausschließlich in pflanzlichen Lebensmitteln enthalten, so z.B. in Karotten, Paprika, Tomaten, Spinat, Mangos, Melonen, Pfirsichen und Aprikosen. [97] Als besonders carotinoidreich gelten die mexikanische Alge Spirulina, Palmfrüchte sowie die australische Alge Dunaliella salina. Carotinoide werden bei längerer Lichteinwirkung inaktiviert. Nicht-erhitztes Obst und Gemüse ist besonders reich an hochwertigen Xanthophyllen. Diese werden jedoch bei Hitze zerstört. Daher dürfte frisches, unerhitztes grünes Gemüse aufgrund seines Xanthophyll-Reichtums in der Krebsvorbeugung besonders wirksam sein. [7]

Tagesbedarf:

Die DGE empfiehlt in vorsichtiger Weise eine tägliche Beta-Carotin-Zufuhr von 2 mg über die Nahrung. [67] Seitens der orthomolekularen Medizin werden dagegen tägliche Zufuhrmengen von 15 mg empfohlen. [17, 38] Zur Erzielung eines effektiven Sonnenschutzes sollten täglich 30 mg Beta-Carotin, allerdings bereits Wochen vor dem Sonnenurlaub, zugeführt werden. [96] Wenn hier von Beta-Carotin die Rede ist, so sind damit immer natürliche Carotinoidgemische mit standardisiertem Beta-Carotin-Gehalt als Bezugssubstanz gemeint. Werden Carotinoide zusammen mit fetthaltigen Lebensmitteln eingenommen, so erhöht sich ihre Aufnahmerate. Bei optimaler Aufnahme wird aus 6 mg Beta-Carotin etwa 1 mg Vitamin A gebildet. Dies entspricht in etwa dem Tagesbedarf an Vitamin A. [67] Werden Carotinoide dagegen auf nüchternen Magen eingenommen, so entfalten sie ihre Wirkung vorwiegend im Bereich des Darmes, was durchaus erwünscht sein kann, um die Immunzellen im Darmbereich vor zellschädigenden Schadstoffen zu schützen.

Tägliche Carotinoid-Zufuhren von z.B. 30 mg Beta-Carotin sind auch in der Schwangerschaft oder Stillzeit unbedenklich. Bekanntermaßen kann exzessive Vitamin A-Zufuhr während der Schwangerschaft zu Fehlbildungen des Neugeborenen führen. [24] Pflanzliches Beta-Carotin wird selbst bei Zufuhrmengen, die ein Vielfaches der üblichen Konsumgewohnheiten betragen, nicht in mehr Vitamin A umgewandelt, als der Körper benötigt. [224-226] Offensichtlich verfügt der menschliche Organismus über einen Sperrmechanismus, der eine unphysiologische Vitamin A-Synthese aus Beta-Carotin verhindert.

Chlorid

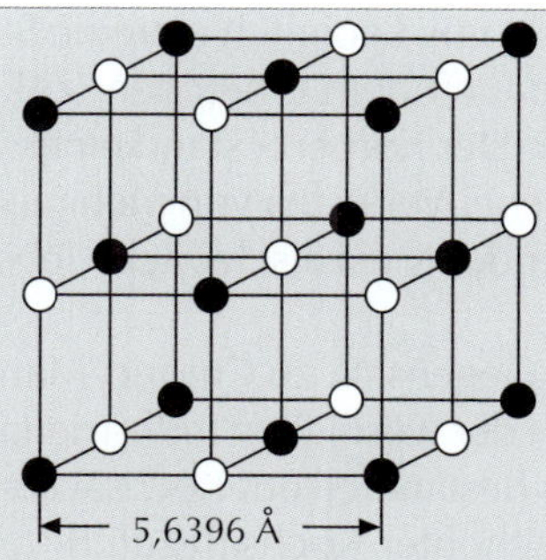

Ladungsschwerpunkte der Ionen des Natriumchloridgitters

Allgemeine Beschreibung:

Chloride sind Salze des Chlorwasserstoffs (Salzsäure, HCl), die wir mit der Nahrung meist als Natriumchlorid (Kochsalz, NaCl) zuführen. Chlorid ist ein essentieller Nährstoff.

Biochemische/physiologische Bedeutung:

Während Natrium das häufigste positiv geladene Ion (Kation) der extrazellulären Flüssigkeit ist, kommt Chlorid als das häufigste negativ geladene Ion (Anion) der extrazellulären Flüssigkeit vor. [67] Chlorid findet sich in hoher Konzentration in der Gehirn/Rückenmarks-Flüssigkeit sowie in den Verdauungssekreten (Salzsäure des Magens).

Das komplexe Zusammenspiel im Stoffaustausch zwischen Blutflüssigkeit, Bindegewebsflüssigkeit und Zellinnerem ist nur möglich durch die Beteiligung der gelösten Salze (Ionen) in diesen drei getrennten, aber doch miteinander im Fließgleichgewicht befindlichen Kompartimenten. Chlorid spielt dabei als gelöstes Anion eine wichtige Rolle. So ist Chlorid, ebenso wie Natrium, im Plasma- und Gewebewasser etwa 14 x stärker konzentriert als im Zellinneren. Dagegen enthalten die Zellen etwa 40 x mehr Kalium und 65 x mehr Phosphat als die beiden zelläußeren Flüssigkeiten. Diese unterschiedliche Elektrolytverteilung ist wesentlich für die Erhaltung einer ausgeglichenen Wasserbilanz, für den Stoffaustausch, aber auch für die Reizübertragung von Zelle zu Zelle. [24]

Im Zusammenspiel mit Natrium, Kalium, Calcium, Bicarbonat, Phosphat und gelösten Proteinen beeinflusst Chlorid, gesteuert durch verschiedene Regelkreise, auch den Säure/Basen-Haushalt ganz wesentlich. [24, 67] Wesentliche Bedeutung hat Chlorid als Bestandteil der Salzsäure des Magens zur Entkeimung des Nahrungsbreis, zur Bildung des „Intrinsic factors" (ein für die Blutbildung wichtiger Zucker-Protein-Komplex, der in der Magenschleimhaut gebildet wird) sowie zur Freisetzung eiweißspaltender Verdauungsenzyme (Gastrin, Pepsin). [24]

Mangelerscheinungen und Anwendungsbeispiele:

Chlorid-Mangelerscheinungen kommen unter normalen Lebensbedingungen praktisch nicht vor. Lediglich extreme Salzverluste über den Schweiß oder Salzsäureverluste bei andauerndem Erbrechen (z.B. bei Bulimie) können zu bedrohlichen Zuständen führen. Der Körperbestand eines 70 kg schweren Mannes an Chlorid beträgt etwa 95 g.[76] Erst bei Verlusten von mehr als 4% des Chloridbestandes entwickeln sich unter zunehmender Muskelschwäche lebensbedrohliche Zustände.[74]

Im Gegensatz zu Chlorid-Mangelerscheinungen leiden bestimmte Bevölkerungsgruppen der westlichen Industrienationen eher an den Folgen einer Chloridüberversorgung. Als Bestandteil des Kochsalzes kommt es bei bestimmten Personen nach langdauernder überhöhter Kochsalzzufuhr („verstecktes" Kochsalz in Wurst-, Käse- und Fleischsorten) zu kochsalzbedingtem Bluthochdruck. Allerdings sind von dieser kochsalzbedingten Hypertonie nur etwa 30% jener Personen betroffen, die Kochsalz (NaCl) im Übermaß zuführen.[17]

Vorkommen:

Chlorid kommt in Form von Kochsalz in gepökelten und geräucherten Fleischwaren vor, in gesalzenem und geräuchertem Fisch, in verschiedenen Konserven (auch Gemüsekonserven) sowie in gesalzenen Nüssen und bestimmten Käsesorten. Auch Suppenwürfel enthalten z.T. erhebliche Kochsalz-Mengen. Der Chlorid-Gehalt reinen Kochsalzes beträgt 60%.

Tagesbedarf:

Die DGE gibt den Chlorid-Mindesttagesbedarf mit etwa 800 mg (= 0,8 g) an.[67]

Als angemessen wird jedoch eine tägliche Chloridzufuhr von 3 - 4 g (entspricht etwa 6 g Kochsalz) angeführt.[17] Chloridmängel sind selbst bei Sportlern selten, da unser heutiges Nahrungsmittelangebot eher zu viel als zu wenig Kochsalz enthält. Außerdem enthält Schweiß nur etwa 50% des Kochsalzes im Vergleich zur Blutflüssigkeit. Dazu passt der Körper unter Belastung die Kochsalzausscheidung (nicht jedoch die Ausscheidung von Kalium und Magnesium!) den Außen- und Belastungsbedingungen an, indem er kochsalzarmen Schweiß bildet.[92] Lediglich Sportler, die sich prinzipiell kochsalzarm ernähren oder langdauernde Ausdauerleistungen in heißen Klimazonen absolvieren, sollten Natriumchlorid zusätzlich zuführen.

Kochsalzbedingter Bluthochdruck entsteht bei täglicher Kochsalzzufuhr von 10 g und mehr über längere Zeiträume.[76]

Irrtümlicherweise wird häufig der Begriff „Salz" synonym für Kochsalz gebraucht, was dann zu Verwirrungen führen kann. Der Begriff Salz bezeichnet allgemein die Verbindung eines positiv geladenen Kations mit einem negativ geladenen Anion, wobei das Kation auch Kalium, Calcium oder Magnesium sein könnte, das Anion ein Bicarbonat, Nitrat, Phosphat oder eine andere Verbindung. Auch sind Natrium und Chlorid nicht generell schädlich, nur weil sie bei übermäßiger Zufuhr zu Bluthochdruck führen können. Beide Nährstoffe sind lebensnotwendige Bestandteile des menschlichen Organismus.

Chlorophyll

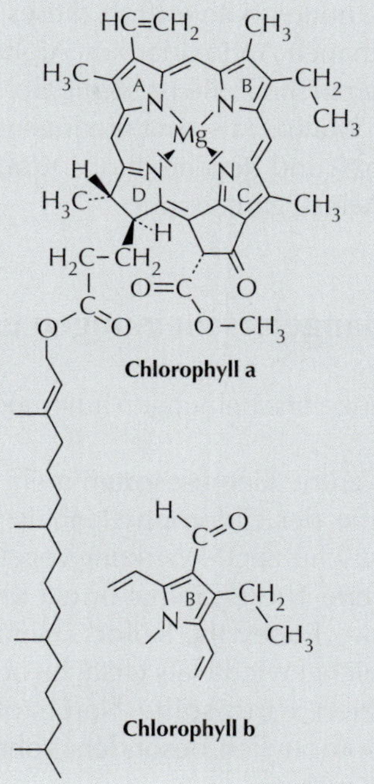

Allgemeine Beschreibung:

Chlorophyll, der grüne Pflanzenfarbstoff, ist dem eisenhaltigen roten Blutfarbstoff, dem Hämin, im chemischen Aufbau sehr ähnlich. Chlorophyll ist, ebenso wie Hämin, ein Porphyrinabkömmling (ein Molekül mit vier Pyrrol-Ringen), enthält jedoch anstelle des Eisens Magnesium als Zentralatom. Im Gegensatz zum Hämin ist Chlorophyll nicht einheitlich, sondern ein Gemisch aus Chlorophyll a und Chlorophyll b, zwei strukturverwandten Molekülen.[99] Chlorophyll wird nicht zu den Nährstoffen gezählt, obwohl wir es in mehr oder weniger großer Menge mit grünem Pflanzengemüse täglich zuführen.

Biochemische/physiologische Bedeutung:

Aufgrund der chemischen Verwandtschaft zum Blutfarbstoff wirkt sich die Zufuhr chlorophyllreicher Pflanzen oder reinen Chlorophylls günstig auf die Blutbildung aus.[99] Im Tierversuch erwies sich dabei die Kombination von Eisen und Chlorophyll als besonders günstig.[99] Das Beispiel Chlorophyll zeigt sehr treffend die teilweise willkürliche und zufallsgesteuerte Entwicklung in der naturwissenschaftlichen Forschung. So lange keine Forschergruppe, kein industrieller Auftraggeber daran arbeiten wird, die biologische Bedeutung des Chlorophylls herauszuarbeiten, so lange wird Chlorophyll weiterhin in der Ernährungsmedizin unerwähnt bleiben.

In einer jüngeren Untersuchung konnte festgestellt werden, dass Chlorophylle die durch Aflatoxin B_1 versursachte Bildung von Leberkrebs hemmen.[7] Dabei reichte jene Menge an Chlorophyll aus, die in einer Portion Spinat enthalten ist. Bereits 1951 wurde festgestellt, dass Chlorophyll das Wachstum von Tuberkulosebazillen hemmt.[99]

Chlorophyll dürfte auch eine belebende Wirkung auf die Herztätigkeit ausüben. Da Chlorophyll die Lipidperoxidation, also den vorzeitigen Abbau von Membranlipiden, verhindert, dürfte es sich auch positiv auf Alterungsprozesse, Leberschäden und Arteriosklerose auswirken.[99] Das Standard-Redoxpotenial des Photosystem II-Chlorophylls beträgt + 80 mV, jenes des angeregten Chlorophylls im Photosystem I sogar - 600 mV (!). Die antioxidative Kraft dieses Chlorophylls übertrifft dramatisch jenes der stärksten humanen Antioxidantien Alpha-Liponsäure (- 290 mV) und NADH (- 320 mV). [85] Die pflanzliche Zelle ist somit nicht nur in der Lage, Lichtenergie in Biomoleküle mit starker Vitalität (also mit niedrigem Redoxpotential) umzuwandeln. Die Reduktions-, Synthese- und Regenerations-Kraft ihrer Biomoleküle übertrifft jene der humanen Zellen teilweise ganz enorm.

Mangelerscheinungen und Anwendungsbeispiele:

Mangelerscheinungen aufgrund ungenügender Chlorophyll-Zufuhr sind nicht bekannt.

Da grüne Gemüsesorten mehr oder weniger große Anteile an Chlorophyll enthalten, dürfte der Chlorophyllgehalt mitverantwortlich sein für die krebsvorbeugende und herzschützende Wirkung vegetarischer Kostformen. [1,7] Die aus der Volksmedizin überlieferte These „Spinat bringt Kraft" ist vermutlich mehr als nur ein Gag für die Comic-Serie „Popey the Sailor". Gerade heute, wo die Entgleisung physiologischer Redox-Gleichgewichte als Ursache oder zumindest als Folge der meisten Erkrankungen identifiziert wird, sollte Naturstoffen mit einem hohen Reduktionspotential wie den Chlorophyllen besonders hohe Aufmerksamkeit in der Grundlagenforschung gewidmet werden.

Vorkommen:

Besonders hoch ist der Chlorophyllgehalt in Brennesselblättern. Chlorophyllreiche Lebensmittel sind Spinat und Brokkoli. [99] Auch 10 Tages-Kräuter von Weizen (Weizengras), Alfalfa (Luzernengras) sowie von Hafer (grüner Hafer) enthalten große Mengen an Chlorophyll.

Tagesbedarf:

Es gibt keine Angaben über einen Chlorophyll-Tagesbedarf.

Zur Förderung der Blutbildung, zur Stabilisierung der Immunfunktionen, zur Stärkung des Leberstoffwechsels, aber auch zu Beseitigung von Mund- und Körpergeruch werden täglich 100 mg - 1 g empfohlen.

Cholesterin

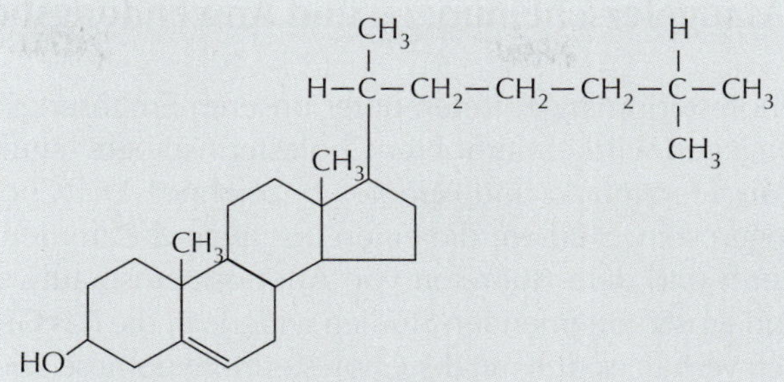

Cholesterin

Allgemeine Beschreibung:

Cholesterin, auch als Cholesterol bezeichnet, ist ein ungesättigter, einwertiger hydroaromatischer Alkohol und kommt nur in tierischen Lebensmitteln vor. Pflanzen enthalten andere Sterine, sogenannte Phytosterine. Cholesterin ist als Nährstoff nicht essentiell, da der Körper im gesunden Stoffwechsel täglich 2 - 3 g Cholesterin bildet.[17, 74]

Biochemische/physiologische Bedeutung:

Der Gesamtcholesterinbestand des Menschen beträgt etwa 140 g, wobei 10 - 20% der Gehirn-Trockenmasse aus Cholesterin bestehen. Cholesterin ist Bestandteil der doppelwandigen Zellmembranen und bedingt deren Elastizität und Beweglichkeit.[74] Cholesterin ist auch die biologische Vorstufe zur körpereigenen Synthese von Hormonen (Sexualhormonen, Nebennierenhormonen) und hat daher biologische Notwendigkeit für den Reproduktionsstoffwechsel, für den Immunstoffwechsel, für die Stressbewältigung sowie für den Abbau von Proteinen und für den Glucoseaufbau aus Aminosäuren (Gluconeogenese).[100]

Es ist auch Vorstufe für die körpereigene Synthese von Vitamin D_3 unter UV-Einwirkung und Ausgangsstoff zu Bildung von Gallensäuren. Salze der Gallensäuren wie jene der Cholsäure, Desoxycholsäure und Lithocholsäure aktivieren die Freisetzung von Lipasen aus der Bauchspeicheldrüse und dienen als Lösungsvermittler für wasserunlösliche Nährstoffe im Dünndarm.[100]

Gallensäure-Salze sind also unverzichtbar zur Verdauung vor Nahrungsfetten und -ölen. Cholesterin ist aber auch ein sehr starkes Antioxidans. Kuklinski vertritt die Auffassung, dass Cholesterin unter anderem vom Körper dann vermehrt gebildet wird, wenn der Mensch unter oxidativem Stress steht und zugleich einen Mangel an antioxidativen Nährstoffen wie Selen, Carotinoiden, Vitamin C und Vitamin E aufweist.[38] Ein hoher Cholesterin-Spiegel kann daher Zeichen einer chronischen Stressbelastung sein.

Mangelerscheinungen und Anwendungsbeispiele:

Cholesterinmängel treten unter unseren Ernährungsbedingungen praktisch nicht auf. Dagegen wird ein erhöhter Cholesterinspiegel häufig als Risikofaktor für Arteriosklerose, Herzinfarkt und Apoplex bezeichnet. Die Cholesterinhysterie dürfte aber überzogen sein. Studien, die einen positiven Zusammenhang zwischen erhöhtem Cholesterin und dem Auftreten von Arteriosklerose aufweisen, werden von ebenso vielen und ernstzunehmenden Studien widerlegt, die das Gegenteil bezeugen. [17] Wahrscheinlich verhält es sich mit der Cholesterin-Hypothese ähnlich wie mit der falschen Schlussfolgerung, Beta-Carotin als den Krebsschutzstoff hochzuloben. Ebenso wie ein erhöhter Beta-Carotin-Plasmaspiegel ein Indikator von vielen für gesunde Ernährungsweise ist, weist erhöhtes Cholesterin im umgekehrten Sinne auf ungesunde Ernährungs- und Lebensgewohnheiten hin. Dies bedeutet aber für die Praxis, dass durch Ausschalten dieses Indikators (z.B. durch cholesterinsenkende Lipidsenker oder durch „cholesterinarme" Diät) das Grundproblem noch nicht gelöst ist. So gilt als gesichert, dass der Cholesterinspiegel durch Nahrungscholesterin kaum beeinflusst wird. [17] Zudem kann eine Mangelversorgung mit den Nährstoffen Chrom, Vitamin C, Carotinoiden, Selen, Vitamin E und B-Vitaminen den Cholesterinspiegel in die Höhe treiben, da der Körper bei Antioxidantienmangel versucht, diesen durch vemehrte Cholesterinsynthese auszugleichen. [38] Zahlreiche Arbeiten weisen dagegen darauf hin, dass es nicht das Cholesterin selbst ist, das zu Arteriosklerose und Herzinfarkt führt, sondern Oxycholesterin, also oxidiertes Cholesterin. [50]

Oxycholesterin entsteht im Körper vermehrt bei oxidativem Stress bei gleichzeitigem Antoxidantienmangel, kommt aber in erheblichen Mengen auch in industriell gefertigten, sprühgetrockneten Milch- und Eipulvern (Puddingpulver, Mayonnaisen, Teigwaren, Eiscreme, Mikrowellenmenüs) vor. Linus Pauling stellte noch kurz vor seinem Tod die Hypothese auf, der Mensch bilde unter Vitamin C-Mangel vermehrt sogenanntes Lipoprotein (a) als Ersatz-Schutzsstoff für Vitamin C. Pauling sah in der vermehrten Bildung von Lipoprotein (a), zusammen mit erhöhtem Cholesterin, den Auslöser für Arteriosklerose und Herzerkrankungen. [17]

Kuklinski dagegen vertritt die These, dass eine vermehrte Bildung von Homocystein (entsteht als Zwischenprodukt bei der Umwandlung von Cystein in Methionin vorallem unter Antioxidantienmangel) zu einer vermehrten Oxidation von Cholesterin führt. Nach seinen Angaben kann eine vermehrte Homocystein-Bildung durch ausreichende Zufuhr von Vitamin B_6, B_{12}, Folsäure, Betain und Vitamin C verhindert werden.[38] All diesen Forschungsarbeiten und Hypothesen ist gemeinsam, dass ein erhöhter Cholesterin-Spiegel mit Stress im Zusammenhang stehen dürfte. Wahrscheinlich lässt sich Hypercholesterinämie durch stressarme Lebensweise und gleichzeitige Antioxidantien-Zufuhr besser und ursächlicher beheben als durch synthetische Cholesterinsenker und „cholesterin- und fettarme" Ernährung.

Vorkommen:

Besonders cholesterinreich sind Eier (etwa 200 - 300 mg pro Ei), Käse, Speck, Butter und Tierleber.

Tagesbedarf:

Eine Tagesbedarfsangabe für Cholesterin erübrigt sich angesichts der Syntheseleistungen des Körpers. Die Leber- und Dünndarmzellen gelten als Hauptproduktionsstätten für körpereigenes Cholesterin. [17]

Die Bezeichnungen VLDL, LDL- sowie HDL-Cholesterin bezeichnen die Dichte von Cholesterin-Protein-Komplexen als Abkürzung für Very Low-, Low- und High Density-Lipoprotein. Cholesterin kann aufgrund seiner geringen Wasserlöslichkeit im Blut nur an Transportproteine gebunden transportiert werden, daher die Bezeichnung Lipoprotein. Diese Lipoprotein-Komplexe bestehen also aus Cholesterin, Triglyceriden (Fetten), Phospholipiden (wie z.B. Lecithin) und Proteinen. Nach der Cholesterin-hypothese lagern sich an den Blutgefäßinnenwänden vor allem die Lipoproteine mit geringer Dichte (LDL) an, während die dichten Lipoproteine (HDL) das Cholesterin aus dem Gewebe zur Leber transportieren, wo es dann verwertet bzw. abgebaut werden sollte. Daher wird LDL-Cholesterin als ungesund, HDL-Cholesterin dagegen als günstig eingestuft. [17]

Generell gilt die Cholesterin-Hypothese als umstritten und die Einhaltung cholesterinarmer Diäten als nicht zielführend. Die Verabreichung von cholesterinsenkenden Lipidsenkern ist einzig bei familiärer Hypercholesterinämie unumstritten. [17]

Cholin

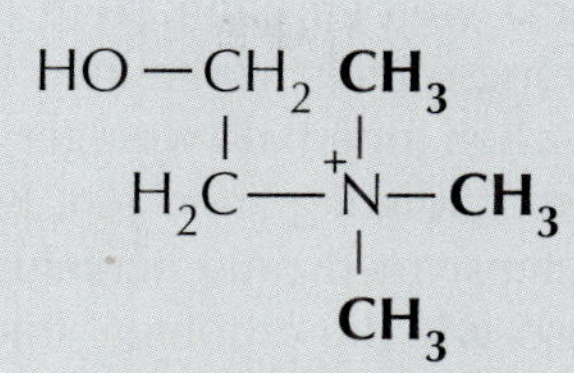

Cholin

Allgemeine Beschreibung:

Cholin, chemisch als Trimethylaminoethanol bezeichnet, kann zwar vom menschlichen Organismus (Leber) synthetisiert werden, diese Eigensynthese muss jedoch durch Nahrungs-Cholin ergänzt werden, um einen ausreichenden Bestand zu gewährleisten. Cholin ist somit als lebensnotwendiger Nährstoff anzusehen. [101]

Biochemische/physiologische Bedeutung:

Cholin ist im menschlichen Organismus Bestandteil von Phospholipiden (Phosphatidylcholin, Sphingomyelin), die ihrerseits wichtige Bestandteile aller zellulären Membranen sind. Damit ist Cholin lebensnotwendig für die elastische Struktur der Zellmembranen, für die Signalübertragung von Zelle zu Zelle sowie für die Bildung jener molekularen Botenstoffe (second messengers), die in den Zellmembranen gebildet werden. [17, 101]

Eine zweite wesentliche Funktion besitzt Cholin als Bestandteil des Nervenüberträgerstoffes Acetylcholin. Acetylcholin ist der molekulare Überträgerstoff des parasympatischen Nervensystems auf Gewebe- und Organzellen und damit hormoneller Gegenspieler der Stresshormone Adrenalin und Noradrenalin. [74]

Oxidiertes Cholin (Betain) sorgt als Methylgruppenüberträger im Zusammenspiel mit B-Vitaminen für den Abbau schädigenden Homocysteins bei gleichzeitiger Bildung zellschützenden Methionins. Somit kann durch ausreichende Cholin-Zufuhr die Methionin-Bildung und damit die körpereigene Antioxidantiensynthese stimuliert werden. [101]

Nichtmembrangebundenes Phosphatidylcholin (Lecithin) sorgt als Bestandteil der Lipoproteine für die Verstoffwechselung des Cholesterins (VLDL, LDL, HDL). [101]

Mangelerscheinungen und Anwendungsbeispiele:

Mangelerscheinungen im Sinne einer Hypovitaminose waren bis vor kurzem bei Menschen nicht bekannt, da einerseits ein Teil des Cholinbedarfs durch Eigensynthese gedeckt werden kann, zum anderen Cholin (und cholinhaltiges Lecithin) in vielen Nahrungsmitteln vorhanden ist. [101] Cholin- und lecithinfreie Diät jedoch führt beim Menschen innerhalb weniger Tage zu einem Anstieg der Lebertransaminasen, die eine Leberschädigung anzeigen. Bei längerdauernder cholin- und lecithinfreier Diät (z.B. bei intensivmedizinischer Infusionsernährung) entwickelt sich Leberverfettung, die sich, ebenso wie die erhöhten Transaminasewerte, bei Cholin-Zufuhr wieder korrigieren lässt. [101] Generell fördert Cholin den Abtransport von Triglyceriden und anderen Fetten aus der Leber. Damit fördert Cholin die Synthese- und Entgiftungskapazität der Leber bei Alkohol-, Umwelt- und Schwermetallbelastungen. [222] Cholin- und Lecithin-Zufuhr kann auch die Symptome viraler Leberentzündungen abschwächen sowie die Dauer der Hepatitiden reduzieren. [222]

Cholin (und das daraus im Körper gebildete Phosphatidylcholin) senken nicht nur die Triglyceride, sondern auch das Gesamt- und LDL-Cholesterin, während HDL-Cholesterin durch Cholin und Phosphatidylcholin erhöht wird.

Amerikanische Arbeiten bringen Cholin-Mängel daher auch in Zusammenhang mit Herzfunktionsstörungen, erhöhten Blutfettwerten, Bluthochdruck und Nierenfunktionsstörungen. [102, 222]

Cholin erhöht die Fähigkeit des Gehirns, vermehrt den Neurotransmitter Acetylcholin zu bilden. Auch fördert Cholin die strukturelle Ausstattung des Nervensystems im Gehirn und in der Peripherie. Nachlassende Gehirnleistungen und vermindertes Erinnerungsvermögen im Alter sind vermutlich häufig Folge einer verminderten Cholin-Zufuhr und Syntheseleistung. Regelmäßige und ausreichende Cholin-Zufuhr verbessert die Nerven- und Gedächtnisleistungen und stabilisiert das Nervensystem auch in struktureller Hinsicht. [38] Die vermehrte Bildung von Acetylcholin im Zentralnervensystem nach Cholin-Zufuhr verbessert klinisch die Symptome von Alzheimer, Morbus Parkinson und anderen zentralen Nervenstörungen. [222]

Vorkommen:

In Lebensmitteln kommt Cholin vorallem als Bestandteil von Lecithin (Phosphatidylcholin) vor. Große Lecithinmengen sind in Eiern, Fleisch, Fisch, Nüssen und Weizenkeimen enthalten (etwa 100 - 1.000 mg Lecithin pro 100 g). Lecithin wird auch als Lebensmittelzusatzstoff für Backmischungen, Schokolade und Mayonnaisen verwendet. Leber, Milch, Kartoffeln und verschiedene Gemüsearten enthalten freies Cholin.

Tagesbedarf:

Da die körpereigene Cholin-Synthese nicht ausreichen dürfte, den Bedarf zu decken, sollten täglich 100 - 200 mg Cholin (entsprechend 2 - 4 g Lecithin) mit der Nahrung zugeführt werden.[17, 38] Der regelmäßige Konsum von Cholin und Lecithinen ist nicht nur unbedenklich, sondern sogar äußerst empfehlenswert. Cholin kann für Menschen aller Altergruppen, vom Kindesalter an bis ins hohe Alter, als Gehirn- und Nerven-Nahrung empfohlen werden.

Das Blut von Neugeborenen enthält besonders viel Cholin, was auf die Wichtigkeit des Cholins für die Bildung des Nervengewebes hinweist.[38] Erst ab Tagesdosierungen von mehr als 20 g Cholin können Nebenwirkungen wie Übelkeit und Depressionen auftreten.[222]

Chondroitinsulfat

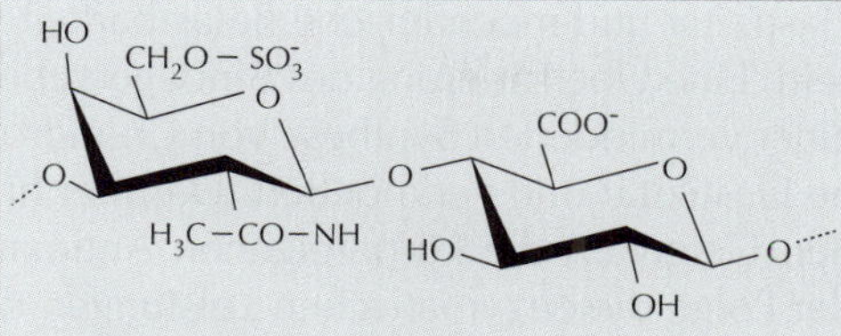

Disaccharid- Einheit von Chondroitinsulfat

Allgemeine Beschreibung:

Chondroitinsulfate sind sogenannte Mucopolysaccharide, die aus N-Acetylgalaktosamin und Glucuronsäure aufgebaut sind. Chondroitinsulfate bestehen aus etwa 20 – 50 Disaccharideinheiten. Sie sind die Hauptbestandteile der Proteoglykane (Verbindungen aus Chondroitinsulfaten mit Proteinen) des Bindegebewebes. [131]

Biochemische/physiologische Bedeutung:

Knochen und Knorpel enthalten neben Kollagen vorallem Chondroitinsulfat, Hyaluronsäure und Keratansulfat. Im Knorpel sind die kollagenen Fasern in eine Matrix aus Proteoglykanen, vorallem Chondroitinsulfat, eingebettet. Die Calcifizierung der Knochen vollzieht sich an dieser Knorpelmatrix, in dem die Proteoglykane aufgespaltet (hydrolysiert) und durch Apatit (Calciumphosphat) ersetzt werden. Entsprechend nimmt der Gehalt an Proteoglykanen im Knochen stark ab. [131] Chondroitinsulfat fördert die Bildung der organischen Knorpelmatrix. Zugleich aktiviert CS die Knorpel-Neubildung. Letztlich wird durch die verbesserte Knorpel-Neubildung vermehrt Flüssigkeit im Knorpel gebunden, was die mechanische Belastbarkeit von Knorpeln und Knochen verbessert. [48]

Mehrere amerikanische und europäische Studien konnten zeigen, dass die orale Anwendung von Chondroitinsulfat Gelenkentzündungen mildert, Gelenkschmerzen reduziert und die Knorpelneubildung stimuliert. [46] In einigen dieser Untersuchungen konnte gezeigt werden, dass kein Wirkungsunterschied bestand, ob man Chondroitinsulfat injizierte oder oral anwandte.

Mangelerscheinungen und Anwendungsbeispiele:

Während degenerative Gelenkserkrankungen meistens Menschen jenseits des 6. Lebensjahrzehntes betrifft, tritt Osteoarthritis häufig bereits ab dem 4. Lebensjahrzehnt auf. Aufgrund der Eigenschaft des Chondroitinsulfates, über die Kohlenhydratanteile Wasser und über die Sulfatanteile Calcium zu binden, dürfte Chondroitinsulfat für die

Elastizität und mechanische Belastbarkeit von Knorpeln und Knochen verantwortlich sein. Eine Übersäuerung des Bindegewebes (und der Bindegewebsflüssigkeit) führt zu einer verminderten Synthese von Chondroitinsulfat. Der Knorpel verliert dadurch seine Elastizität und verknöchert. Darüber hinaus zehrt das entzündliche Geschehen in den Gelenken die körpereigenen Antioxidantien-Bestände auf. Dadurch werden in der Folge die enzymatischen Leistungen des Körpers, Chondroitinsulfat auszubilden, zusätzlich reduziert.

Chondroitinsulfat wird eingesetzt zur Behandlung entzündlicher Gelenkserkrankungen, bei Osteoarthritis, zur Behandlung schlecht heilender Knochenfrakturen und zur Stimulierung der Knorpelneubildung. [46] Eine begleitende Korrektur der eventuell übersäuerten Bindegewebsflüssigkeit kann die Regenerationszeit teilweise enorm verkürzen und den Therapieerfolg entsprechend erhöhen. [20-23]

Vorkommen:

Chondroitinsulfat kommt in Knochen und Knorpelgewebe, aber auch in Zähnen, Blutgefäßen und in der Kornea vor. [35]

Tagesbedarf:

Unter physiologischen Bedingungen ist der Organismus selbst in der Lage, ausreichende Mengen an Chondroitinsulfat auszubilden. Eine tägliche Zufuhr von 400 - 1.200 mg fördert die Neubildung von Knorpelgewebe und kann Gelenkschmerzen lindern. Einige Studien zeigten, dass die schmerzstillende und entzündungshemmende Wirkung von Chondroitinsulfat durchaus vergleichbar ist mit jener von NSAR (nichtsteroidalen Antirheumatika). [46]

Chrom

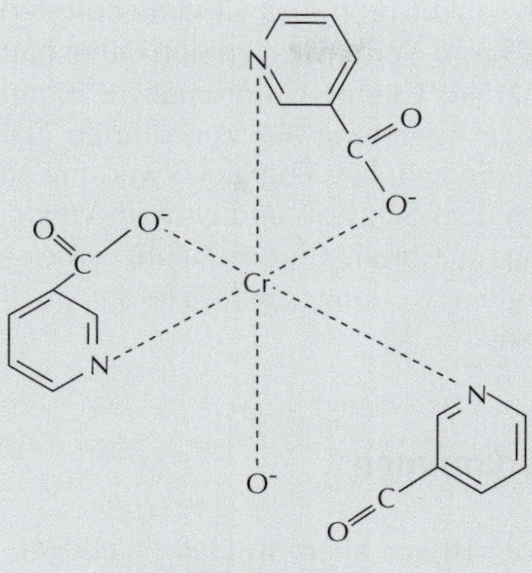

Chrom-Trinicotinat

Allgemeine Beschreibung:

Chrom ist in seiner dreiwertigen Form ein lebensnotwendiges Spurenelement und kommt in Lebensmitteln praktisch immer organisch gebunden vor. [44]

Biochemische/ physiologische Bedeutung:

Dreiwertiges Chrom ist Cofaktor des Glucosetoleranzfaktors (GTF). GTF, ein organischer Komplex aus Niacin, Cystein, Glycin, Glutaminsäure und Glutathion, fördert im Zusammenspiel mit Insulin die Aufnahmebereitschaft von Muskelzellen für Glucose. Dieser insulinaktivierende Effekt chromhaltiger Hefe-Pressäfte ist bereits seit 1929 bekannt. Die biochemische Rolle des GTF wird allerdings erst seit 1980 diskutiert. Chromhaltiger GTF fördert nicht die Glucose-Verwertung, sondern reguliert sie: er ist nämlich bei Hyperglykämie gleichermaßen wirksam wie bei Hypoglykämie. [103, 105]

Untersuchungen an Lebermikrosomen zeigten, dass Chrom auch die Cholesterinsynthese in der Leber steuert. So bildet die Leber bei Chrom-Unterversorgung große, bei ausreichendem Chrom-Bestand dagegen geringere Mengen an Cholesterin. [104]

Mangelerscheinungen und Anwendungsbeispiele:

Mangelhafte Chromzufuhr durch die Nahrung führt zu Glucoseintoleranz. Offensichtlich ist die blutzuckersenkende Wirkung des Insulins von der ausreichenden Versorgung mit Nahrungschrom abhängig. So führt regelmäßige und ausreichende Zufuhr von Chrom bei 50 - 70% der Typ II-Diabetiker (Altersdiabetiker) zu einer Verbesserung der Glucosetoleranz. [105]

Chrommangel wird auch mit der Entstehung von Arteriosklerose in Zusammenhang gebracht. [105] Inwieweit hier der Cholesterinstoffwechsel eine Rolle spielt, ist nicht geklärt. [17]

auch senkt Chrom das Gesamtcholesterin und erhöht das „gesunde" HDL-Cholesterin. Chrom-Verbindungen sind daher häufig Bestandteil orthomolekularer Herzschutz-Präparate. Latente Chrommängel führen bei Leistungssportlern zu eingeschränkter Energieverwertung aus zugeführten Nahrungskohlenhydraten. Durch Chromzufuhr kann die zelluläre Energieverwertung aus Glucose verbessert werden. [92] Sportler verlieren über Schweiß und Urin im Vergleich zu Nicht-Sportlern mehr als die doppelte Menge an Chrom. Chrom-Zufuhr verbessert bei Leistungssportlern nicht nur die zelluläre Energieverwertung, sondern fördert auch die Umwandlung von Körperfett zu Muskelmasse.

Vorkommen:

Chrom ist vor allem in Hefe, Geflügel, in schwarzer Melasse und Vollwertgetreide enthalten. [44]

Tagesbedarf:

Der Chrom-Tagesbedarf wird von der DGE und vom amerikanischen Food and Nutrition Board mit 50 - 200 mcg angegeben. [66, 67] Personen, die sich vornehmlich von Weißmehlprodukten und zuckerhaltigen Nahrungsmitteln (Süßigkeiten, Feingebäck, Limonaden) ernähren, sind häufig mit Chrom unterversorgt. Bei chromhaltigen Nahrungsergänzungen ist darauf zu achten, dass die in den Präparaten enthaltenen Chromverbindungen unterschiedliche biologische Wirksamkeit besitzen. Organische Chromverbindungen aus Chromhefe oder in Form von Chrompolynicotinat sind effizienter als Chrompicolinat oder anorganisches Chromchlorid.

Dreiwertiges Chrom ist auch in höheren Dosierungen ungefährlich. [66] Sechswertiges Chrom dagegen, wie es in Industrieabwässern vorkommt, ist krebserregend.

Cobalamine (Vitamin B_{12})

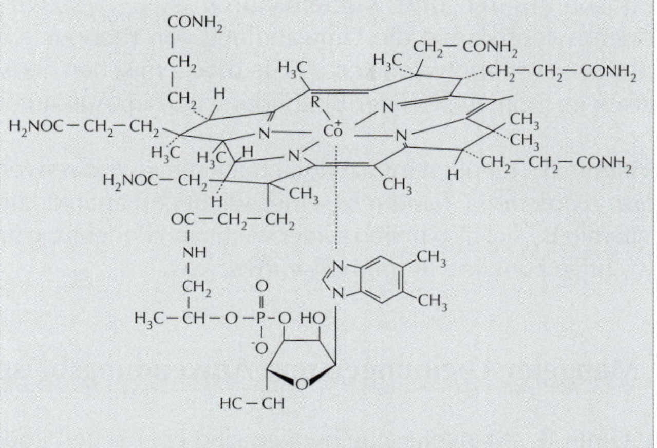

Cobalamine (Vitamin B_{12})

Allgemeine Beschreibung:

Cobalamine ist eine Sammelbezeichnung für porphyrinähnliche Verbindungen mit einem zentralen, chelatartig gebundenen Kobalt-Ion. Es gibt in der Natur mehr als 50 Cobalamine, wobei nur sechs davon im menschlichen Körper biologisch aktiv sind und als Vitamin B_{12} bezeichnet werden. Die sechs aktiven Cobalamine heißen Cyanocobalamin, Hydroxycobalamin, Cobalamin R, Cobalamin S, Methylcobalamin und Adenosylcobalamin.[58]

Biochemische/physiologische Bedeutung:

Adenosylcobalamin und Methylcobalamin sind die biologisch aktiven Coenzymformen des Vitamin-B_{12}. Methylcobalamin vermittelt in den Mitochondrien als Coenzym zusammen mit Folsäure die Bildung zellschützenden Methionins aus Homocystein. [58] Es dient also der Remethylierung von Homocystein. Die Methylgruppen zur Remethylierung stammen von Serin und anderen Aminosäuren. Das Methionin seinerseits dient wiederum den Geweben als Methylgruppen-Lieferant, so dass laufend neues Homocystein entsteht, welches entweder wieder zu Methionin oder zu Cystein (und Glutathion) umgewandelt werden muss. [124] Die Methylierung von Homocystein zu Methionin durch Methylcobalamin erfolgt im Zusammenspiel mit Folsäure. Vitamin-B_{12} überträgt in einem reversiblen Prozess die Methylgruppe von der 5-Methyltetrahydrofolsäure auf Homocystein und kann-umgekehrt-die Tetrahydrofolsäure remethylieren, wodurch Methylgruppen zur Purin- und Pyrimidinbasensynthese bereit stehen. Somit ist der Stoffwechsel von Vitamin-B_{12} sehr eng an jenen der Folsäure geknüpft. Darüber hinaus ist Vitamin-B_{12} über diesen Stoffwechselschritt indirekt an der Synthese von Nucleinsäuren (DNA) und Proteinen beteiligt.[58]

Adenosylcobalamin steuert die Umwandlung von einigen Carbonsäuren und Aminosäuren und spielt eine wichtige Rolle in der endogenen Synthese von Cholin,

Phospholipiden und Nucleinsäuren. Als Coenzym von Reduktasen stimuliert Adenosylcobalamin die Umwandlung von Ribonucleosidtriphosphaten zu Desoxyribonucleosidtriphosphaten. Diese biochemischen Funktionen äußern sich physiologisch im Stoffwechsel der Blutbildung und im Aufbau des Nervengewebes.[58,227]

Vitamin B_{12} reguliert intrazellulär auch die *Eiweißverwertung* und ist für die *Regeneration oxidierten Glutathions,* eines wichtigen antioxidativen Proteins, verantwortlich. Vitamin B_{12} hat also neben seiner wichtigen Bedeutung für die Blutbildung eine ebenso wichtige Funktion im *Immunstoffwechsel.*[58, 60]

Mangelerscheinungen und Anwendungsbeispiele:

Vitamin B_{12}-Mangelerscheinungen sind eher selten und treten, wenn überhaupt, bevorzugt ab dem 60. Lebensjahr auf. Altersunabhängiger Vitamin B_{12}-Mangel ist vorwiegend eine Folge genetisch bedingter Resorptionsstörungen (Mangel an Intrinsic factor). Auch Zöliakie kann zu Vitamin B_{12}-Unterversorgung führen. Da die Vitamin B_{12}-Aufnahme (die in Ileum, dem Krummdarm, erfolgt) von einer ausreichenden Bildung an „intrinsic factor" (einem Eiweißmolekül, das im Magen gebildet wird) abhängt, müssen magen- und ileumresektierte Patienten Vitamin B_{12} supplementieren.

Die Hämatopoese, also die Blutbildung, ist bei Vitamin B_{12}-Mangel gestört und führt meist zur sogenannten makrozytären Anämie. Die blutbildenden Gewebe sind bei Störungen des Nukleinsäure-Stoffwechsels aufgrund ihrer hohen Zellteilungsrate besonders betroffen. Bei Vitamin B_{12}-Unterversorgung verläuft die Hämatopoese langsamer, so dass bei reduzierter Erythrozytenzahl überdurchschnittlich große (makrozytäre) und hämoglobinreiche (hyperchrome) Erythrozyten entstehen. Der Arzt erkennt diese Form der Anämie im Blut durch einen Anstieg des mittleren Zellvolumens (MCV $>$ 110 fl) sowie des mittleren Hämoglobingehaltes der Erythrozyten (MCH $>$ 40 pg). Die klinischen Symptome der makrozytären, hyperchromen Megaloblastenanämie äußern sich in einer blassen Hautfarbe, in einer Entzündung der Zungenschleimhaut (Glossitis), in Konzentrationsstörungen, rascher Ermüdbarkeit und allgemeinem Schwächegefühl.[227]

Noch schwerwiegender allerdings äußert sich Vitamin B_{12}-Mängel im Stoffwechsel des Nervensystems. Durch die eingeschränkte Cholin- und Phospholipid-Synthese kommt es zu Degenerationen des Myelins in zentralen und spinalen Regionen. Klinische Folgen dieser Stoffwechselstörungen sind Parästhesien und Polyneuropathien, aber auch Verwirrtheit, Gedächtnisstörungen und Apathien.[60] Ein Mittel der Wahl in der Ortmolekularen Therapie stellt die Applikation von Vitamin-B_{12} bei diabetischer und alkoholischer Polyneuropathie dar. Die schmerzlindernde Wirkung von Vitamin-B_{12} an den peripheren, sensiblen Neuronen beruht vermutlich auf dem regenerativen Effekt des Vitamin-B_{12} als Methylgruppendonator zum Wiederaufbau der Myelinscheiden. Bei Neuropathien sollte Vitamin-B_{12} allerdings hoch dosiert und in Kombination mit dem gesamten Vitamin-B-Komplex verabreicht werden.

Laborchemisch gehen die neurologischen Symptome einher mit Methionin-Defiziten sowie durch einen Anstieg von ungeradzahligen und verzweigtkettigen Fettsäuren in den Membranen des Nervengewebes. Ein Methionin-Mangel führt darüber hinaus sekundär zu einem Defizit an S-Adenosylmethionin (SAM), einer wesentlichen Quelle für Methylierungen im Regenerationsstoffwechsel des Nervensystems.[58] Bestimmte Pharmaka wie Cholestyramin, Neomycin, Gastritis-Pharmaka wie Cimetidin und Ranitidin sowie orale Antidiabetika vom Biguanidin-Typ begünstigen Vitamin-B_{12}-Defizite durch Resorptions-Hemmung.[58]

Homocystein kann bei Vitamin B_{12}-Unterversorgung nur ungenügend abgebaut werden. Bei Hyperhomocysteinämie sollte neben Vitamin B_{12} allerdings auch Vitamin B_6, Folsäure (und bei Bedarf Betain) appliziert werden. Ein erhöhter Homocystein-Spiegel gilt heute als wesentlicher Risikofaktor für Arteriosklerose, Bluthochdruck, Herzinfarkt und Apoplex. [219] Vermutlich aber ist Homocystein vor allem ein indirekter Parameter für ein Defizit an antioxidaktiven Mikronährstoffen, beziehungsweise ein indirekter Laborparameter für erhöhten oxidativen Stress.

Allgemein gelten vegetarische Ernährungsweise (pflanzliche Lebensmittel enthalten nur wenig Vitamin B_{12}), Hypoazidität (verringerte Vitamin B_{12}-Freisetzung im Magen), Pankreasinsuffizienz (eingeschränkte Übertragung des Vitamin B_{12} aus dem R-Binder-Komplex auf IF), Magen- und Darmresektionen sowie Ileitis zu den größten Risikofaktoren für Vitamin B_{12}-Defizite.[58]

Die immunologische Bedeutung von Vitamin B_{12} als Antioxidans ist zur Zeit zwar in der biochemischen Literatur beschrieben, klinische Untersuchungen stehen noch aus. [201]

Vorkommen:

Vitamin B_{12} kommt vor allem in tierischen Innereien (Leber, Nieren) vor, in großen Mengen auch im Hering.[58] Aber auch Eier, Käse, Sesam, Sonnenblumenkerne, Sanddornfrüchte und Kuhmilch sind gute Lieferanten für Vitamin B_{12}. Grünes Blattgemüse enthält Vitamin B_{12} in Spuren. Vitamin B_{12} wird auch von der intakten Darmflora des menschlichen Dickdarms gebildet[106], und zwar in einer täglichen Menge von etwa 50 mcg. Inwieweit dieses von einer intakten Darmflora synthetisierte Vitamin B12 für die Versorgung des Menschen von Bedeutung ist, steht derzeit noch in Diskussion.[24]

Wenn auch pflanzliche Lebensmittel als Vitamin B_{12}-Quellen gelten, so darf nicht übersehen werden, dass Pflanzen nicht in der Lage sind, Vitamin B_{12} zu bilden.

Cobalamine werden ausschließlich von Mikroorganismen synthetisiert. Das in pflanzlichen Lebensmitteln vorkommende Vitamin B_{12} stammt also nicht von der Pflanze selbst, sondern von den an der Oberfläche haftenden Bakterien.

Tagesbedarf:

Der gesunde Organismus führt einen äußerst ökonomischen Vitamin B_{12}-Haushalt. Der Gesamt-Körperbestand eines Erwachsenen beträgt etwa 2 – 5 mg, wovon jeweils die Hälfte in der Leber und in der Muskulatur gespeichert sind. Die Halbwertszeit für Vitamin B_{12} beträgt 1 – 4 Jahre, das heißt, dass bei einer Vitamin B_{12}-freien Ernährung erst nach 1 – 4 Jahren die Speicher auf die Hälfte reduziert sind. Somit könnten 1 – 2 Jahrzehnte vergehen, bis ein Vitamin B_{12}-Mangel manifest wird. Dabei sind Vitamin B_{12}-Mängel in der Praxis weniger die Folge einer alimentären Unterversorgung, sondern häufiger durch verminderte Resorption oder Mangel an Intrinsicfaktor verursacht. Trotz des ökonomischen B_{12}-Haushalts im humanen Stoffwechsel muss ein Vitamin B_{12}-Mangel häufig therapiert werden. Zur Diagnose einer Vitamin B_{12}-Unterversorgung werden meist mehrere Parameter untersucht: eine Plasmakonzentration < 150 ng/l, eine erhöhte Methylmalonsäure im Plasma oder im Urin, ein erhöhtes MCV und ein erhöhtes MCH zählen neben der makrozytären Anämie zu den heute üblichen diagnostischen Parametern.

Nahrungs-Vitamin B_{12} wird im Magen durch Magensäure und Pepsin freigesetzt. Das freie Vitamin B_{12} wird im Magen großteils an einen so genannten R-Binder und (zu einem geringeren Anteil) an den Intrinsic Factor gebunden. Erst im Zwölffingerdarm wird Vitamin B_{12} aus dem R-Binder-Komplex durch Pankreas-Enzyme freigesetzt und auf den Intrinsic Factor übertragen. Die Resorption des Vitamin B_{12} erfolgt nicht im Dünndarm, sondern erst im Ileum über aktive und passive Resorptionsmechanismen. Im Falle der aktiven Resorption bindet der IF-Cobalamine-Komplex an bestimmte Rezeptoren des Ileums, wobei ein pH-Wert von 6 - 8 optimal ist. Der aktive Transport durch die mukosen Membrane benötigt einige Stunden und verläuft vermutlich endocytotisch. Dabei sinkt die Resorptionsrate mit steigender Vitamin B_{12}-Dosierung enorm. Werden bei einer oralen Dosis von 1mcg Vitamin B_{12} noch 56% resorbiert (also 0,56 mcg), so sinkt die Resorptionsrate bereits bei 30mcg B_{12}-Zufuhr auf 5% (auf 1,5mcg B_{12} absolut). 1 - 5% des aufgenommenen Vitamin B_{12} dagegen werden durch passive Diffusion resorbiert. Diese Aufnahmerate ist im Gegensatz zur aktiven Resorption unabhängig von der IF-Konzentration, von der pH oder von Calcium. Wenn die passive Diffusionsrate zwar mit steigender Zufuhrmenge also abnimmt, so liegt sie zum Beispiel beim 100 - 1000 mcg Vitamin B_{12} immer noch bei 1%. So werden bei einer oralen Zufuhr von 1000 mcg Vitamin B_{12} immerhin 10mcg passiv aufgenommen.[58]

Die Deutsche Gesellschaft für Ernährung gibt als durchschnittliche Tagesempfehlung für Erwachsene 3 mcg an.[17] Ein Mikrogramm Vitamin B_{12} täglich wird als Minimal-Tagesbedarf angesehen. Vegetarier sollten ihren Vitamin B_{12} -Bedarf durch Kuhmilch (0,1 - 0,6 mcg pro 100 g), Käse (0,2 - 3,0 mcg pro 100 g) oder Eier (0,4 - 1,25 mcg pro 100 g) decken.[58] Vegetarier mit gesunder Darmflora weisen seltener Vitamin B_{12}-Mängel auf als „Puddingvegetarier". Wahrscheinlich dürfte das mikrobiell gebildete Vitamin B_{12} – entgegen einiger Expertenmeinungen – zur Cobalamin-Versorgung beitragen.[106]

Noch wesentlicher allerdings sind wohl die hohen, mikrobiell gebildeten B_{12}-Gehalte von pflanzlichen Lebensmitteln für die Vitaminversorgung der Vegetarier verantwortlich.

Langzeit-Zufuhrmengen von bis zu 3.000 mcg Vitamin B_{12} täglich sind nach Meinung der europäischen Ernährungsbehörden unbedenklich. [221] Cobalamine zählen daher nach heutigem Erkenntnisstand zu den besonders „sicheren" Vitaminen.

Coenzym Q_{10} (Ubichinon, Vitamin U)

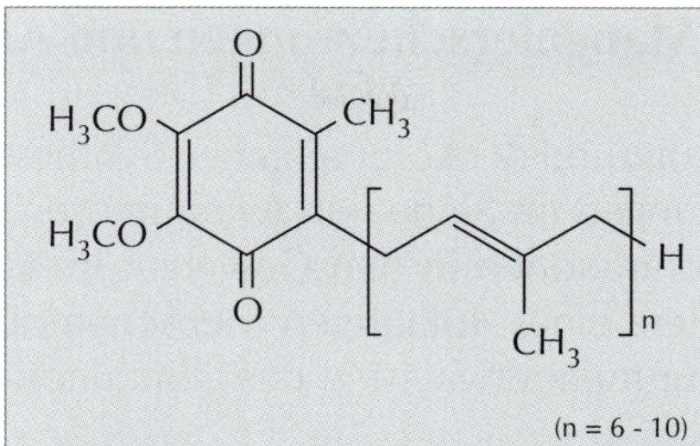

Coenzym Q_{10} (Ubichinon, Vitamin U)

Allgemeine Beschreibung:

Obwohl manchmal auch als Vitamin U bezeichnet, gehört Coenzym Q_{10} nicht zu den klassischen Vitaminen, da es vom Körper selbst synthetisiert werden kann. [60]

Coenzym Q_{10} besteht chemisch gesehen aus einem Chinon-Ring (engl. „Quinone“) mit einem Seitenstrang aus 10-Isoprenoid-Gruppen, daher der Name Q_{10}. Hefen, Bakterien, Pilze und Pflanzen bilden ebenso Ubichinone, allerdings mit geringerer Seitenkettenanzahl. Je nach Anzahl der Isopren-Kettenglieder werden diese pflanzlichen Coenzyme als Q_1 - Q_9 bezeichnet.

Biochemische/physiologische Bedeutung:

Coenzym Q_{10} spielt in den Mitochondrien der Zelle eine Schlüsselrolle bei der Bildung zellulärer Energie. [60] Es überträgt im Atmungsketten-Stoffwechsel der Mitochondrien Elektronen über sogenannte Cytochrome auf molekularen Sauerstoff, wodurch letztendlich Wasser, CO_2 und vorallem biochemische Energie in Form von ATP gebildet werden. [17, 60] Dabei sind 95% unserer energieliefernden Stoffwechsel-Prozesse auf die Gegenwart von Ubichinon angewiesen. [17]

Aufgrund der zahlreichen Doppelbindungen im Seitenstrang und im Chinon-Ring ist Q_{10} ein wichtiger Radikalfänger. [17, 107] Q_{10} hat im chemischen Aufbau große Ähnlichkeit mit Vitamin E und Vitamin K. Aufgrund seines lipophilen Charakters zeigt Q_{10} seine zellschützenden Eigenschaften vorallem in den Membranstrukturen der Zellen und ihrer Organellen. [107] Mit seinem Standard-Redoxpotential von + 100 mV ist Coenzym Q_{10} in der Lage, oxidiertes Vitamin E zu regenerieren.

Wegen der zentralen Rolle im Energiestoffwechsel profitieren vorallem atmungsaktive Gewebe wie die Herz- und Skelettmuskulatur von einer ausreichenden Q_{10}-Versorgung. [17, 38] Wie klinische Untersuchungen gezeigt haben, führt die gleichzeitige Zufuhr von Vitamin E zu einer drastischen Verstärkung des Q_{10}-Effektes auf die Energieleistung der Herz- und Skelettmuskulatur. [228] Vermutlich kommt hier auf biochemischer Ebene das synergistische Redoxrecycling zur Geltung. [107]

Mangelerscheinungen und Anwendungsbeispiele:

Aufgrund der körpereigenen Synthesemöglichkeiten gibt es keine Q_{10}-Mangelerscheinungen im Sinne von Avitaminosen. [17] Es steht jedoch fest, dass die Ubichinon-Konzentrationen in den Geweben im Laufe der Lebensjahre abnehmen. So enthält das Herz eines 40jährigen Menschen nur mehr 68%, jenes eines 49jährigen Menschen nur mehr etwa 40 % des Ubichinon-Gehaltes eines 20jährigen. [17]

Ohlenschläger bezeichnet Coenzym Q_{10} als „Vitaminoid", da es zwar vom Körper selbst synthetisiert werden kann, allerdings nur unter Anwesenheit anderer essentieller Nährstoffe. [107] So wird Q_{10} im Körper aus Phenylalanin oder Tyrosin aufgebaut. Dabei sind zur körpereigenen Synthese zusätzlich die Nährstoffe L-Methionin, Vitamin B_{12}, Folsäure, Niacin, Pyridoxin und Pantothensäure in ausreichender Menge notwendig. Es kann also durchaus sein, dass die körpereigene Q_{10}-Synthese durch einen Mangel an Aminosäuren oder Vitaminen aus der B-Gruppe nur ungenügend gewährleistet ist. Anstelle von Phenylalanin oder Tyrosin vermag der Organismus Ubichinon auch aus der Para-Hydroxybenzoesäure, einem Bestandteil der Flavonoide (Quercetin), zu bilden. Die komplexe Entstehung körpereigenen Ubichinons zeigt einmal mehr die Notwendigkeit einer lückenlosen Nährstoffversorgung für die Bildung lebensnotwendiger Stoffwechselaktivatoren.

Kuklinski empfiehlt Q_{10} (in Tagesdosierung von 15 - 100 mg) bei Angina pectoris, bei Herzrhythmusstörungen, Ischämien und nach Herzinfarkten. [38] Es muss erwähnt werden, dass 30 - 40% jener Personen, die Q_{10} zur Stärkung der Herzfunktionen verwenden, keine Wirkung zeigen, während die restlichen 60 - 70% teilweise dramatische Besserungen erfahren. [17] Dabei tritt die Besserung in der Regel nach 4 - 8 Wochen, in Abhängigkeit von der zugeführten Dosierung, ein. Als anschließende „Erhaltungsdosis" dürften dann etwa 10 mg Q_{10} pro Tag ausreichen. [17] Im Leistungssport wird Q_{10} ähnlich wie Carnitin zur Verbesserung der Energieverwertung eingesetzt. [92] In klinischen Versuchen konnte ein synergistischer Effekt zwischen Q_{10} und Vitamin E festgestellt werden. Dabei ergab sich ein optimales Dosierungsverhältnis von 3:1 (also z.B. 30 mg Q_{10} und 10 mg Vitamin E täglich).

Vorkommen:

Wie im Namen bereits angedeutet, kommt Ubichinon ubiquitär, also überall, vor. Fleisch und Eier gelten landläufig als Ubichinon-reich. Hohe Ubichinon-Gehalte weisen auch Getreidekeime und kaltgepresste Keimöle auf. So enthalten z.B. kaltgepresstes Weizenkeimöl oder kaltgepresstes Maiskeimöl bis zu 20 mg Ubichinon pro 100 g.

Tagesbedarf:

Es gibt keine Angaben über den Tagesbedarf des Menschen für Ubichinon. Vermutlich werden über die Nahrung im Mittel täglich 10 mg Ubichinon aufgenommen. Dabei kann der menschliche Organismus aus niedrigkettigen Ubichinonen unter Anwesenheit von Methionin und den erwähnten B-Vitaminen Q_{10} aufbauen. Diese niedrigkettigen Ubichinone stammen aus vollwertigen pflanzlichen Lebensmitteln (Ölsaaten, Vollkorn-Getreide und Gemüse), aber auch aus der Syntheseleistung körpereigener Darmbakterien. Der Gesamtbestand des Menschen an Q_{10} beträgt etwa 0,5 - 1,5 g. Dies entspricht mengenmäßig dem Gesamtbestand an Vitamin C. [17]

Zur Verbesserung der Herzleistung und zur Senkung erhöhten Blutdrucks werden täglich 15 - 100 mg Coenzym Q_{10} als Nahrungsergänzung empfohlen. Die DGE dagegen erachtet eine zusätzliche Coenzym Q_{10}-Zufuhr als Nahrungsergänzung für nicht notwendig.

Colamin

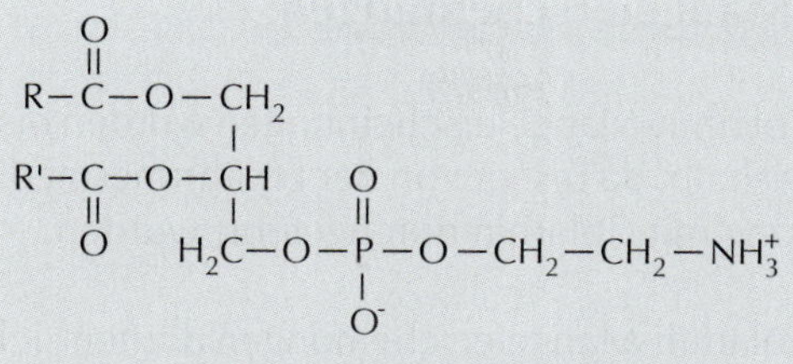

Phosphatidylethanolamin

Allgemeine Beschreibung:

Colamin, chemisch als Ethanolamin bezeichnet, wird im Körper, ebenso wie Cholin, aus der Aminosäure Glycin gebildet. [108] Ebenso wie Cholin wird auch Colamin sowohl mit der Nahrung zugeführt als auch durch körpereigene Synthese gebildet.

Biochemische/physiologische Bedeutung:

Colamin wird aus der Aminosäure Glycin über die Zwischenstufe Serin im Körper gebildet und anschließend zu Cholin oder Phosphatidyl-Colamin aufgebaut. Es ist sowohl in freier Form als auch in Form der beiden erwähnten Umwandlungsprodukte Bestandteil aller zellulären Membranen. [108,109] Da sich die Phospholipide biologischer Membranen in flüssigem Zustand befinden, wird die Membranfluidität wesentlich vom Vorhandensein von Colamin und seinen Verbindungen geprägt. [108] So ergaben Untersuchungen, dass die im Alter abnehmende Membran-Elastizität durch Zufuhr von Colamin wiederhergestellt werden kann. [108]

Der bekannte Hannoveraner Mediziner Hans A. Nieper bezeichnet Colamin und seine Salze als zellulären Membranstabilisator bzw. als Vitamin M_i (als Ausdruck für Membran-Integritäts-Faktor). Nieper beobachtete, dass Calcium-Salze des Colamins stärkere Zell- und Membranaffinität aufwiesen als anorganische Calcium-Verbindungen. [108] Diese stärkere Membranaffinität machte Nieper verantwortlich für seine therapeutischen Erfolge bei degenerativen Nervenerkrankungen (Multiple Sklerose), bei diabetischen Folgeerkrankungen (Durchblutungsstörungen, Retinopathien) sowie bei Osteoporose, Thrombosen und Durchblutungsstörungen. [109]

Auch beobachtete Nieper, dass jahrelang mit Colamin versorgte Patienten kaum Alterungserscheinungen zeigten, weder in ihrem äußeren Erscheinungsbild, noch in organischen Degenerationen (Blutgefäße, Knochendichte). Die protein- und lipidreichen Markscheiden der Nervenfasern, die sogenannten Myelinscheiden, sind besonders reich an Colamin, Cholin und Phosphatidylcholin. Daher sind die genannten Bau- und Nährstoffe für den Myelinstoffwechsel besonders wichtig. [38, 108, 109]

Mangelerscheinungen:

Colamin-Mangelerscheinungen wurden bis heute noch nicht entdeckt, dies wohl auch deshalb, da bisher von der Ernährungsmedizin kaum Untersuchungen im Zusammenhang mit Colamin durchgeführt wurden.

Colamin-Mangelerscheinungen dürften sich ähnlich äußern wie eine Unterversorgung mit Cholin oder Lecithin, da Colamin im Körper eine Zwischenstufe der Cholin- und Lecithin-Synthese darstellt. [108] Auf diese Zusammenhänge mit dem Cholinstoffwechsel weisen auch die therapeutischen Erfolge von Nieper, insbesondere bei Durchblutungsstörungen, Bluthochdruck und Nierenfunktionsstörungen hin. All die genannten Erkrankungen sind nämlich auch bei Cholinmangel feststellbar. [102]

Auch die von Nieper beobachtete Verlangsamung von Alterungsprozessen zeigt Parallelen zu Cholin. [38, 109] Die Biomembran jeder unserer 60 bis 100 Billionen Körperzellen, aber auch die intrazellulären Organellen wie Zellkern, endoplasmatisches Retikulum und Mitochondrien, benötigen als wichtigste Bausubstanz hochwertige Phospholipide wie Phosphatidylcholin. Es ist also verständlich, dass dieser Nährstoff, den der Organismus offensichtlich mit zunehmenden Alter nur eingeschränkt selbst synthetisieren kann, eine so wichtige Rolle im regenerativen Stoffwechsel spielt. [124]

Vorkommen:

Ähnlich wie Cholin in Lecithinen kommt auch Colamin als Bestandteil von Phospholipiden (in Form sogenannter Kephaline) vor. So ist Lecithin (und damit Colamin) vor allem in Eiern, Fleisch, Fisch, Nüssen und Weizenkeimen enthalten. Auch Sojabohnen gelten als besonders phospholipidreich. [108]

Tagesbedarf:

Erwartungsgemäß gibt es auch für Colamin keine Tagesbedarfszahlen. Da wir jedoch Colamin in mehr oder weniger großen Mengen mit der Nahrung zuführen, muss dieser wichtige Membranbaustoff zumindest als sekundärer Nährstoff angesehen werden. Eine tägliche Colamin-Zufuhr von 100 - 200 mg zur Erhaltung der Membranelastizität und zum Schutz des Nervengewebes dürfte empfehlenswert sein. Die ausreichende körpereigene Colaminsynthese aus der Aminosäure Glycin ist ihrerseits von einer ausreichenden Folsäure-Zufuhr abhängig.

Cysteamin

$HS-CH_2-CH_2-NH_2$

Cysteamin

Allgemeine Beschreibung:

Cysteamin ist ein Decarboxylierungsprodukt, also die säurefreie Verbindung der Aminosäure L-Cystein. Ebenso wie L-Cystein gehört Cysteamin zu den SH-haltigen (thiolhaltigen) Verbindungen, die in Lebensmitteln vorkommen und aufgrund dieser Besonderheit antioxidative Wirkung aufweisen.

Biochemische/physiologische Bedeutung:

Cysteamin fördert den Aufbau körpereigenen Glutathions, eines wichtigen antioxidativen und somit zellschützenden Proteinmoleküls. [110]

SH-haltige (thiolhaltige) Nährstoffverbindungen schützen nach Untersuchungen von Ohlenschläger insbesondere Organe mit hoher Zellteilungsrate und fördern daher unter anderem die Spermienbildung und -beweglichkeit. Auch sollen sie sich positiv bei Potenzstörungen erweisen. [18]

Im klinischen Versuch wurde Cysteamin auch erfolgreich zur Behandlung von Leberschäden, hervorgerufen durch Paracetamol, eingesetzt. [110]

Mangelerscheinungen und Anwendungsbeispiele:

Cysteamin-Mangelerscheinung wurden am Menschen bisher noch nicht festgestellt. Aufgrund der chemischen Ähnlichkeit mit L-Cystein und der vermutlichen Abhängigkeit des Stoffwechsels beider Verbindungen voneinander dürfte der Cysteamin-Haushalt eng an jenen von L-Cystein gekoppelt sein.

Vorkommen:

Cysteamin dürfte als Begleitstoff in cysteinreichen Lebensmitteln wie Milch, Eiern, Nüssen und Weizenkeimen vorkommen. [111]

Tagesbedarf:

Es gibt keine Angaben über einen Cysteamin-Tagesbedarf. Bei den oben erwähnten Leberschutztherapien wurde Cysteamin in einer Dosis von 1 - 2 g eingesetzt. [110]

Eisen

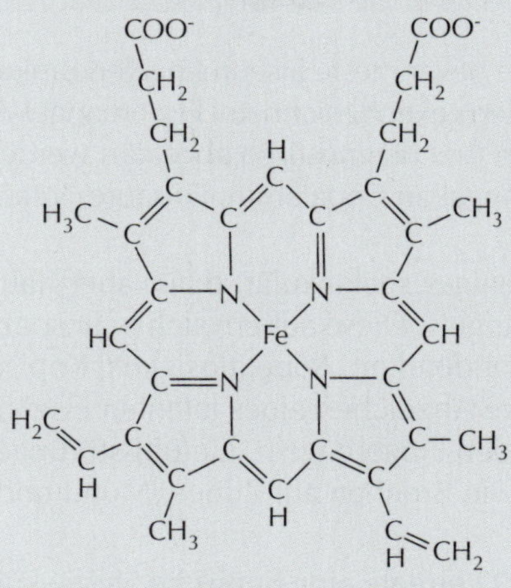

Häm
(Fe-Protoporphyrin IX)

Allgemeine Beschreibung:

Eisen zählt zu den essentiellen Spurenelementen und liegt in einem gesunden erwachsenen Organismus in einer Gesamtmenge von 4 - 5 g vor. [44]

Biochemische/ physiologische Bedeutung:

Etwa 65 - 70% des Körpereisens werden als Bestandteil des Hämoglobins, des roten Blutfarbstoffes der roten Blutkörperchen (Erythrozyten) gebraucht. [24] Das Hämoglobin besteht, ähnlich wie das Chlorophyll, aus einem komplexen Porphyrinsystem, allerdings mit zweiwertigem Eisen anstelle von Magnesium als Zentralatom. Hämoglobin, das etwa 30% des Erythrozytenvolumens einnimmt, reguliert den Sauerstofftransport von der Lunge zu den Geweben und umgekehrt den Kohlendioxidtransport von den Geweben zur Lunge. Hämoglobin reguliert auch den Säure/Basen-Haushalt des Blutes (Pufferfunktion als Hämoglobinat-Puffer). [100]

Etwa 10% des Gesamteisens liegen als sogenanntes Funktionseisen vor, also in Cytochromen, Flavoproteiden sowie Katalasen und Peroxidasen. Damit erfüllt Eisen auch wichtige Funktionen in der zellulären Energiegewinnung (Atmungskette), in der Regeneration lebenswichtiger zellschützender Enzymsysteme (z.B. Glutathion) sowie für die Neutralisation zellschädigender Radikale und Peroxide. [85] Bei latentem Eisenmangel werden primär diese lebenswichtigen Enzyme mit Eisen versorgt und nicht etwa die Erythrozyten. Dies weist auf die wichtige Funktion des Eisens als Enzymbestandteil hin. [24]

Etwa 15 - 20% des Eisens sind als Depot-Eisen (Ferritin) in Leber, Milz, Darmschleimhaut und Knochenmark gespeichert. 3 - 5% des Eisens sind an Myoglobin, den roten Muskelfarbstoff, funktionell gebunden. [76] Letztlich liegen noch etwa 0,1% als Transport-Eisen (Transferrin) vor. Transferrin spielt eine wesentliche Rolle in der unspezifischen Infektionsabwehr, da es die Aktivität von Monozyten und Makrophagen (Fresszellen des Immunsystems) steuert. [24]

Mangelerscheinungen und Anwendungsbeispiele:

Die bekannteste Eisenmangelerkrankung ist die mikrozytäre (d.h. durch kleine Erythrozyten gekennzeichnete) Eisenmangel-Anämie. Diese Form des Eisenmangels muss durch den Arzt diagnostisch abgeklärt werden. Neben Eisen-Defiziten kann nämlich auch ein Mangel an Cobalamin, Folsäure, Vitamin C, Pyridoxin oder Kupfer zu Anämien führen.

Weniger spektakulär, dafür aber häufiger verbreitet, sind latente Formen des Eisenmangels. Diese äußern sich in unspezifischen Symptomen wie blasser Haut, schneller Ermüdbarkeit, Appetitlosigkeit, Kopfschmerzen, Reizbarkeit und Wetterfühligkeit. Äußere Anzeichen eines latenten Eisenmangels sind rauhe Haut, brüchiges Haar, Rillen in den Fingernägeln, Gefühlsstörungen in Händen und Füßen, Mundwinkelrhagaden sowie Brennen auf Zunge, Mund und Rachenschleimhäuten. [76]

1992 erregte eine finnische Studie kurzfristig Aufsehen. Man hatte die Ferritin-Spiegel von annähernd 2000 Männern untersucht und festgestellt, dass Männer mit hohem Ferritin-Spiegel (über 200 mcg/l) ein mehr als zweifach höheres Herzinfarkt-Risiko aufwiesen. Diese Korrelation bestätigte sich vor allem bei jenen Männern, deren LDL-Cholesterinspiegel über 193 mg/dl lagen. [230] Die Schlussfolgerung der finnischen Forscher wurde später von verschiedenen Seiten relativiert und auch angezweifelt. Eine andere, auf den ersten Blick ähnliche These hatte bereits in den späteren 70er Jahren der Frankfurter Mediziner Lothar Wendt aufgestellt. [20] Er machte den erhöhten Hämatokrit-Wert des Blutes verantwortlich für Arteriosklerose, Herzinfarkt, Apoplex, aber auch für Diabetes und rheumatische Erkrankungen. Der Hämatokrit gibt als Rechengröße an, wie viel Prozent die festen Blutbestandteile (Thrombozyten, Erythrozyten, Leukozyten) im Gesamtblut betragen. Das besondere an Wendt's These war nicht die Erkenntnis, dass mit steigendem Hämatokrit das Blut auch dickflüssiger wird. Das „Provokante" war viel mehr, dass nach Wendt bereits ein Hämatokrit-Wert ab 42% (und darüber hinaus progressiv ansteigend) das Infarkt-Risiko erhöht, während nach allgemeiner Lehrmeinung und Praxis Hämatokrit-Werte bis zu 50% als „normal" gelten. Wendt nannte diese Erkrankungen „Eiweißspeicherkrankheiten" und wies in seinem Buch die Zusammenhänge zwischen Eiweiß-Überforderung des Organismus und Arteriosklerose-, Infarkt- und Diabetes-Risiko sehr schlüssig nach. [20]

Überzeugender als die Schlussfolgerungen aus der Finnland-Studie sind dagegen Untersuchungen, deren Ergebnisse darauf hinweisen, dass eine zu hohe Eisen-Zufuhr im Stadium einer geschwächten Abwehrlage Krankheitsprogressionen bei AIDS oder Krebs beschleunigt. [231] Generell muss im hoch komplexen Eisenstoffwechsel differenziert werden zwischen Ferritin-, Transferrin- und Hämoglobin-Parametern einerseits und der Wirkung von freiem, ungebundenem Eisen andererseits. Bevor jedoch diese Zusammenhänge nicht genauer abgeklärt sind, sollte die Therapie mit Eisenpräparaten während immunologischer Krisenperioden nur unter medizinischer Kontrolle durchgeführt werden.

Vorkommen:

Besonders hoch sind die Eisengehalte in tierischen Lebensmitteln, insbesondere in Innereien wie Nieren und vor allem Leber (bis zu 50 mg pro 100 g). [44] Aber auch pflanzliche Lebensmittel wie Vollkorngetreide, Gemüse, Kartoffeln und Soja enthalten durchaus nennenswerte Eisenmengen (1 - 7 mg pro 100 g). [44]

Tagesbedarf:

Der Tagesbedarf für männliche Jugendliche und Erwachsene beträgt etwa 12 mg, jener von Frauen im gebärfähigen Alter etwa 15 mg. In der Schwangerschaft, vorallem während des letzten Schwangerschaftsdrittels, erhöht sich der Bedarf auf 30 mg täglich. [67] Einen erhöhten Eisenbedarf haben auch Blutspender, Stillende und Leistungssportler (aufgrund einer gesteigerten Erythrozyten-Syntheserate). [76]

Zu beachten ist, dass Phytate (in Vollkorngetreide, Reis und Soja), Oxalsäure (Spinat, Rhabarber), Tannine (Schwarztee, Kaffee), Antibiotika, säurebindende Medikamente, aber auch die in prozessierten Nahrungsmitteln häufig verwendeten Alginate (Puddingpulver, Instantsuppen, Speiseeis) die Eisenaufnahme durch Komplexbildung hemmen. [76] So sind besonders Kinder, die sich wochenlang fast ausschließlich mit Eis, Süßigkeiten und Limonaden ernähren, der Gefahr einer Eisen- (und Zink-) Unterversorgung ausgesetzt. [24] Auch bei mangelnder Salzsäureproduktion des Magens (Achylie älterer Personen) bzw. nach Magenresektionen ist die Eisenverwertung deutlich vermindert.

Vegetarier können der verminderten Verwertbarkeit pflanzlichen Eisens entgegenwirken, indem sie berücksichtigen, dass die gleichzeitige Zufuhr von Vitamin C die Eisenresorption deutlich verbessert. So kann die Eisenaufnahme, selbst unter Anwesenheit großer Mengen von Phytat, durch zusätzliche Einnahme von 500 mg Vitamin C vervierfacht werden. [24]

Bei bestimmten Eisenstoffwechselstörungen wie der Hämochromatose (Eisenspeicherkrankheit) darf Eisen nicht zusätzlich zugeführt werden, da es sonst zu Eisenablagerungen an verschiedenen Drüsen, an Leber und Milz kommt. Aber auch eine unkontrollierte jahrelange Zufuhr hochdosierter Eisenpräparate kann zu gefährlichen Eisenablagerungen (Siderosen) in der Leber führen. [24]

Enzyme

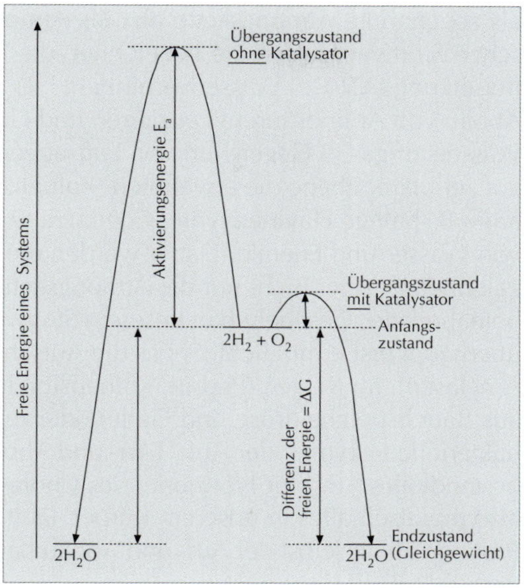

Allgemeine Beschreibung:

Enzyme, früher als Fermente bezeichnet, sind Eiweißverbindungen, die an praktisch allen Stoffwechselvorgängen im Körper beteiligt sind. Enzyme sind lebensnotwendig, da nur in ihrer Anwesenheit Stoffwechselvorgänge im lebenden Organismus unter Körpertemperatur, Normaldruck und bei vorgegebenen pH-Bedingungen ablaufen können. Enzyme setzen die chemische Aktivierungsenergie herab und machen so (bio)chemische Reaktionen auch unter Normalbedingungen überhaupt erst möglich. Unter Abwesenheit der Enzyme könnten diese Reaktionen nur bei hohen Temperaturen, hohem Druck sowie unter sauren oder alkalischen Bedingungen vor sich gehen. [85] All diese Bedingungen aber wären mit dem menschlichen Leben unvereinbar. Nach internationaler Übereinkunft werden Enzyme, geordnet nach ihrer Wirkungsweise, in 6 Hauptklassen (Oxidoreduktasen, Transferasen, Hydrolasen, Lyasen, Isomerasen, Ligasen) eingeteilt. Diese 6 Hauptklassen werden dann in Unterklassen und Untergruppen weiter unterteilt und nach internationaler Konvention durch entsprechende Zahlen bezeichnet. [85]

Enzyme kommen im Körper frei, knäuelartig verbunden als Multienzym-Komplex, oder membrangebunden vor. [85]

Biochemische/physiologische Bedeutung:

Die Tatsache, dass sich bei Anwesenheit bestimmter Stoffe (1836 vom schwedischen Chemiker Berzelius als Katalysatoren bezeichnet) unter Normalbedingungen chemische Reaktionen ereignen, die bei Abwesenheit dieser Katalysatoren nicht stattfänden, wurde erstmals 1823 von Döbereiner beobachtet. Döbereiner brachte Wasserstoffgas und Luftsauerstoff unter Anwesenheit von Platinpulver zur Entzündung, womit die Knallgasreaktion entdeckt war. [85] Diese Knallgasreaktion läuft, allerdings nicht explosionsartig, da über zahlreiche biochemische Einzelschritte ablaufend und durch Multienzymkomplexe gesteuert, auch im Inneren unserer zellulären Mitochondrien als sogenannte Atmungskette ab. Als Atmungskette werden jene finalen biochemischen Stoffwechselschritte bezeichnet, die Wasserstoff und Sauerstoff unter Energiefreisetzung (ATP) zu Wasser verbinden. Der dazu benötigte Wasserstoff wird aus dem Abbau von Aminosäuren, Fettsäuren und Glucose gewonnen. So wie der Platinstaub Wasserstoffgas in Gegenwart von Luftsauerstoff zur Explosion bringt, so ermöglichen auf zellulärer Ebene die erwähnten Multienzymkomplexe (niacinhaltiges NADH, Vitamin B_2-haltige Flavinenzyme, Coenzym Q_{10}, eisenhaltige Cytochrome) die Bildung von Wasser und Energie. Daher werden diese Enzyme auch als Biokatalysatoren bezeichnet. [85] Aber nicht nur die Atmungskette in den zellulären Kraftwerken, sondern beinahe jedes Geschehen in unserem Stoffwechsel wird durch Enzyme gesteuert bzw. überhaupt erst ermöglicht. Sei es die Aufschließung unserer Speisen im Mund (durch Amylasen), im Magen (Pepsin, Kathepsin), im Dünndarm (durch Verdauungsenzyme aus Bauchspeicheldrüse und Galle) oder im Dickdarm (Ballaststoffverdauung durch bakterielle Enzyme), der Auf-, Um- und Abbau jedes Nährstoffmoleküles, jedes Zellbestandteiles, unserer Hormone, des Cholesterins, der Triglyceride, der Bluteiweiße, also praktisch alles in unserem Körper, läuft nur unter Anwesenheit dieser Regulator-Proteine ab. Ja selbst der Auf- und Abbau der Enzyme selbst wird durch Enzyme reguliert. [35, 85, 112, 113]

Enzyme sind kugelförmige Eiweißmoleküle, wobei sie in der Regel aus Ketten von 100 bis zu 500 Aminosäuren bestehen. Sie können aus einem Kettenknäuel bestehen oder aus mehreren Untereinheiten aufgebaut sein (sogenannte Multienzym-Komplexe). [115] Sie können für sich alleine wirksam sein oder der Anwesenheit eines sogenannten Coenzymes (ist meistens ein Nicht-Eiweiß) bedürfen, um enzymatisch wirksam sein zu können. Diese Komplexe aus Apoenzym (Enzymprotein) und Coenzym werden dann als Holoenzyme bezeichnet. [85] Etwa 50 % aller Enzyme benötigen für ihre Aktivität Coenzyme. [115] Die meisten der Enzyme sind substratspezifisch (katalysieren also nur die biochemische Umwandlung eines bestimmten Substrates, d.h. Stoffes) oder wirkungsspezifisch (können nur einen bestimmten chemischen Reaktionstyp katalysieren, z.B. Veresterung, Oxidation oder Reduktion). [115] Andere Enzyme können multifunktionell sein, d.h. mehrere katalytische Funktionen ausüben.

Ein Großteil unserer Enzyme und Coenzyme ist aus Vitaminen, Mineralstoffen und Spurenelmenten aufgebaut. Daraus erklärt sich die Lebensnotwendigkeit, aber auch die Forderung nach einer ausreichenden Versorgung mit Mikronährstoffen, da die Enzymleistung direkt und indirekt von der Versorgung mit diesen Nährstoffen abhängt. [17, 112, 113]

Mangelerscheinungen und Anwendungsbeispiele:

So vielfältig, wie die Stoffwechselleistungen unserer Enzyme sind, so vielfältig sind auch die Mangelerscheinungen. Praktisch jede Stoffwechselleistung unseres Körpers, sei es die Verdauung, sei es die Synthese- und Entgiftungsarbeit unserer Leber, sei es die Tätigkeit von Herz, Nieren, Gehirn oder eines anderen Organes, alles ist enzymatisch gesteuert und vom Ausmaß der Enzymaktivitäten abhängig. Ist der Körper z.B. mit dem einen oder anderen Vitamin, Mineral oder Spurenelement unterversorgt, so kommt es bereits zu eingeschränkten Enzymleistungen auf zellulärer Ebene, ohne dass der Mikronährstoffmangel im Blut erkennbar wäre. [17] Aufgrund des komplexen Zusammenspiels der Enzyme, Enzym-Systeme und Multienzym-Komplexe ergibt sich die Forderung nach einer lückenlosen Nährstoffversorgung, die einer hochdosierten Zufuhr einzelner Vitamine, Mineralstoffe oder Spurenelemente vorzuziehen ist.

Früher vertrat man die Meinung, die Zufuhr von Enzymen über die Nahrung sei sinnlos, da die Enzyme als Eiweiße von den Verdauungsenzymen des Körpers ohnehin aufgeschlossen würden und damit dem Körper nur mehr in Form ihrer Einzelbestandteile (Aminosäuren) zur Verfügung stünden. Heute wissen wir, dass etwa 30% der über die Nahrung zugeführten Enzyme unaufgeschlossen resorbiert werden. Auch die verdauungsfördernde Wirkung enzymreicher Früchte wie z.B. Ananas, Mango oder Papaya zeigt uns, dass diese pflanzlichen Enzyme auch nach der Magen- und Darm-Passage sehr wohl noch ihre Aktivität entfalten, sowohl im Verdauungstrakt als auch nach ihrer Resorption im Körper. [112,113] So empfiehlt der deutsche Klinik-Chefarzt Hermann Geesing die Einnahme proteolytischer, also eiweißverdauender, Pflanzenenzyme (aus Ananas, Papaya, Mango) zur Verbesserung der Wundheilung, zum unterstützenden Abbau von Blutergüssen, zur Verbesserung der Immunabwehr, zur Regulation der Blutgerinnung, zur Linderung von Muskelkater und Muskelschmerzen, zur Arteriosklerosevorbeugung, zur Behandlung von offenen Beinen, zur Unterstützung der Immunabwehr bei viralen Infekten, bei Multipler Sklerose, bei Rheuma und Krebs.

Vorkommen:

So wie Enzyme im menschlichen Körper das gesamte Stoffwechselgeschehen steuern, so steuern sie auch das Stoffwechselgeschehen in allen anderen Lebewesen. Bakterien, Pilze, Pflanzen und Tiere, also alle Lebewesen benötigen für ihren Stoffwechsel diese winzigen Biokatalysatoren. Die Entwicklung einer Getreidepflanze aus dem keimenden Korn wird ebenso von Enzymen, großteils sogar den gleichen wie im menschlichen Körper, katalysiert. Daher enthalten frische, unbehandelte Lebensmittel eine große Anzahl auch für den Menschen wertvolle Enzyme.

Sehr leicht übersehen wir jedoch die Tatsache, dass Enzyme als Eiweiß-Moleküle temperaturempfindlich sind. Eiweiß koaguliert bei Temperaturen über 42°, d.h. es verliert seine übermolekulare Struktur. Enzyme können die zerstörte Struktur nach Herabsetzen der Temperatur auch nicht wieder aufbauen. Dieser Vorgang ist also irreversibel. Jede Temperaturerhöhung über 42° C zerstört somit die Funktionsfähigkeit der Enzyme unwiederbringlich. Damit werden aber auch die Einflüsse der Hitzebehandlung von Lebensmitteln im technologischen Prozess deutlich: Jede Hitzebehandlung (Raffinierung von Ölen, Sprühtrocknung von Lebensmittelgrundstoffen, Erhitzen von Milch) schränkt die Aktivität der Enzyme stark ein oder vernichtet sie vollkommen. Aber auch Raffination ohne Wärmezufuhr kann zu erheblichen Enzymverlusten führen. Im Getreidekorn liegen die Enzyme vorallem im Keim vor. Die Entkeimung von Getreide zur Verlängerung der Haltbarkeit des Mehles hat also auch eine Entfernung lebensnotwendiger Enzyme zur Folge. Das Entfernen und Abtöten von Enzymen aus unseren Lebensmitteln ist somit ein wesentlicher Entwertungsvorgang, der in der Ernährungsliteratur häufig ignoriert wird. [5, 6]

Tagesbedarf:

Es gibt keine Angaben über einen Tagesbedarf von Enzymen. Zu den erwähnten therapeutischen Einsätzen jedoch werden Tagesdosen von etwa 600 mg Papain, 1.500 mg Bromelain sowie 100 mg Amylase, bei standardisierter Enzymaktivität dieser Enzyme, empfohlen. [112]

Fette, Öle und Fettsäuren

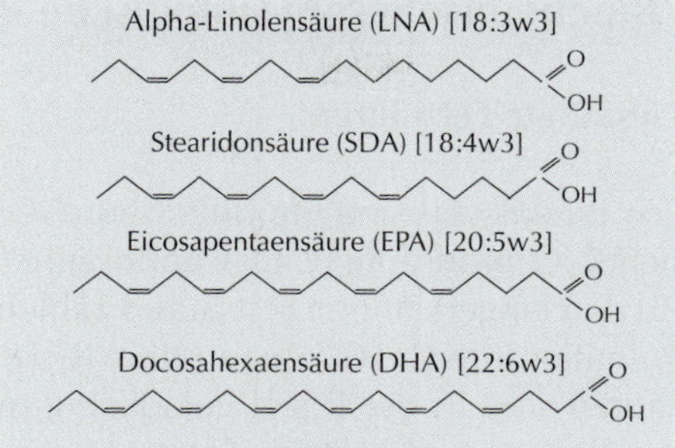

Omega-3-Fettsäuren

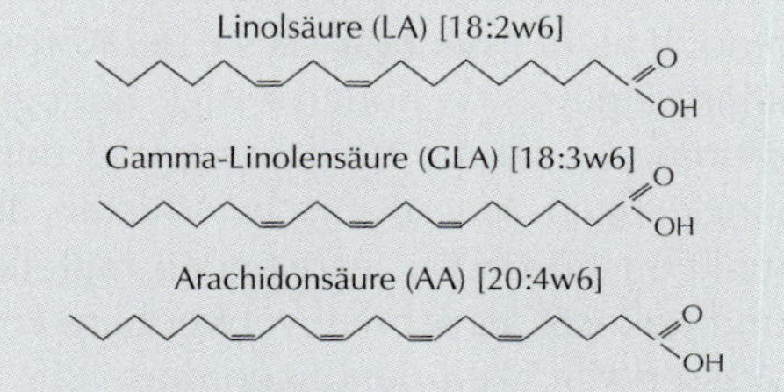

Omega-6-Fettsäuren

Allgemeine Beschreibung:

Fette und Öle sind neutrale Verbindungen aus dem dreiwertigen Alkohol Glycerin, an den drei freischwingende Fettsäuremoleküle esterartig gebunden sind (Triglyceride). Mono- und Diglyceride, also Glycerolester mit ein oder zwei Fettsäuren, kommen in der Natur praktisch nicht vor. Fette und Öle sind chemisch praktisch gleich aufgebaut, unterscheiden sich aber dadurch, dass Öle kürzere Fettsäuren und/oder mehr ungesättigte Fettsäuren (meist am zweiten Kohlenstoffatom des Glycerols) enthalten und daher bei Zimmertemperatur flüssig sind. Fette und Öle sind wichtige Energieträger und werden während der Verdauung im Dünndarm durch Lipasen in ihre Bestandteile Glycerol und Fettsäuren gespalten. In Form ihrer Spaltprodukte gelangen sie dann über die Lymphe in den Körper. Die biologische Qualität der Nahrungsfette und -öle wird durch deren Fettsäuren bestimmt, da diese wichtige biologische Funktionen als Bau-, Hormon- und Enzymbestandteile erfüllen. [119] Je nach ihrer chemischen Struktur teilt man Fettsäuren ein in gesättigte, einfach ungesättigte und mehrfach ungesättigte Fettsäuren. Die ungesättigten Fettsäuren werden dazu noch unterteilt in sogenannte Omega-3- und Omega-6-Fettsäuren, je nachdem, ob die erste Doppelbindung im Molekül beim dritten oder sechsten Kohlenstoffatom, vom endständigen Kohlenstoffatom der Fettsäure an gerechnet, auftritt. Diese etwas verwirrende Systematik der Fettsäuren ist wichtig, da gesättigte sowie Omega-3- und Omega-6-Fettsäuren gänzlich unterschiedliche biologische Funktionen ausüben.

Alle Fettsäuren bestehen aus einem lipophilen (fettlöslichen) Kohlenwasserstoff-Schwanz und einem hydrophilen (wasserlöslichen) Säurekopf und werden auch als Carbonsäuren bezeichnet.

Diese amphiphilen, also sowohl lipo- als auch hydrophilen Eigenschaften, machen alle Fettsäuren, die gesättigten, vor allem aber die ungesättigten, biologisch bedeutsam.

Biochemische/physiologische Bedeutung:

Gesättigte Fettsäuren:

Erwähnenswert sind die Buttersäure (C 4, das heißt aus 4 Kohlenstoff-Atomen bestehend), Capronsäure (C 6), Caprinsäure (C 10) als sogenannte mittelkettige Fettsäuren. Zu den längerkettigen Fettsäuren zählen die Laurinsäure (C 12), Myristinsäure (C 14), Palmitinsäure (C 16), Stearinsäure (C 18) und die Arachinsäure (C 20). Gesättigte Fettsäuren sind in der Regel geradkettig, weisen keine Doppelbindungen auf und sind reaktionsträge. Gesättigte Fettsäuren sind wichtige Energielieferanten (etwa 9 kcal pro g), Bestandteil der zellulären und subzellulären Membranen und wichtig für den Aufbau des Unterhautfettgewebes zur Speicherung von Wärmeenergie und zum Schutz innerer Organe vor mechanischen Einflüssen von außen. Gesättigte Fettsäuren sind jedoch nicht essentiell, da sie der Körper, vorallem aus Kohlenhydraten, selbst bilden kann. Eine etwas höherwertige biologische Stellung haben die mittelkettigen Fettsäuren, da sie die Verdauung und den Leberstoffwechsel weniger belasten als die langkettigen. Amerikanische Athleten, aber auch Personen mit Verdauungs- und Leberfunktionsstörungen, verwenden mittelkettige Triglyceride (MCT) in Form von Palm- und Kokosöl als schnell verwertbare Energieträger. [119] Aufgrund ihrer relativ besseren Wasserlöslichkeit benötigen diese zur Verdauung weniger an Gallensekret und fettverdauenden Enzymen (Lipasen), die aufgespaltenen Fettsäuren gelangen im Gegensatz zu den längerkettigen Fettsäuren nicht über die Lymphe, sondern direkt über das Blut in den Körper und können dort rascher zu Energie verstoffwechselt werden.

Omega-6-Fettsäuren (Linolsäure-Gruppe):

Linolsäure (C 18:2), Gamma-Linolensäure (C 18:3), Dihomo-Gamma-Linolensäure (C 20:3) und Arachidonsäure (C 20:4) sind die biologisch wichtigsten Vertreter. Die Zahl nach dem Doppelpunkt gibt die Anzahl der Doppelbindungen an. Omega-6-Fettsäuren können zwar, ebenso wie gesättigte Fettsäuren, zu Energie verbrannt werden, was aber in Hinblick auf ihre tägliche Zufuhrmengen (7 - 10 g) unbedeutend ist. Sie spielen vielmehr eine wichtige Rolle im Transport des Atmungssauerstoffes über die Lungenbläschen zu den hämoglobinhaltigen Erythrozyten des Blutes und von diesen, durch die feinen Blutkapillaren hindurch, bis zu den Mitochondrien jeder einzelnen Zelle. [119] Sie fördern auch die Bildung von Hämoglobin und aktivieren den dort gebundenen Sauerstoff im Zusammenspiel mit schwefelhaltigen Enzymen. [119] Sie sind auch wichtige Membrankomponenten der Doppelmembranen aller Zellen und deren Organellen, wie des Golgiapparates, der Mitochondrien, des Zellkerns, der Lysosomen, des Endoplasmatischen Retikulums und des Zellkerns als Träger des Erbmaterials. Omega-6-Fettsäuren sind dabei aufgrund ihres elastischen Charakters besonders wichtig für die Erhaltung der Fluidität und Elastizität der Doppelmembranen. [119] Omega-6-Fettsäuren beschleunigen auch den Abbau von Milchsäure (Lactat) und verkürzen damit die Regenerationszeit nach körperlicher Belastung. Omega-6-Fettsäuren spielen daneben eine wichtige Rolle in der Zellteilung und dürften für die Stabilität der Chromosomen im Zellkern mitverantwortlich sein. [119]

Aus Linolsäure (C 18:2) entsteht im Körper Gamma-Linolensäure, GLA (C 18:3), und Dihomo-Gammalinolensäure, DGLA (C 20:3) sowie in gewissem Maße Arachidonsäure (C 20:4). Aus der DGLA werden im Körper vorallem sogenannte Reihe 1-Prostaglandine gebildet, Gewebshormone, die ein Zusammenballen der Blutplättchen (Thrombozytenaggregation) hemmen, die Natrium- und Wasserausscheidung über die Nieren fördern sowie entzündungshemmend wirken. [98, 119] Aus der Arachidonsäure (C 20:4) dagegen entstehen im Körper vorwiegend Reihe 2-Prostaglandine, die teilweise entgegengesetzte biologische Wirkung (Salz- und Wasserspeicherung, hoher Blutdruck, Entzündungsförderung) aufweisen. Nun kann man durch die gezielte Zufuhr GLA-reicher Pflanzenöle (aus den Samen von Borretsch, Schwarzen Johannisbeeren oder Nachtkerzen) die Bildung von Reihe 1-Prostaglandinen auf Kosten der Reihe 2-Prostaglandin-Bildung fördern und damit wirksam einer Belastung von Herz- und Kreislauf sowie einer erhöhten Entzündungsneigung vorbeugen. [119]

Omega-3-Fettsäuren (Alpha-Linolensäure-Gruppe):

Die wichtigsten Omega-3-Fettsäuren sind die Alpha-Linolensäure (C 18:3), die Eicosapentaensäure EPA (C 20:5) und die Docosahexaensäure DHA (C 22:6). Die Omega-3-Fettsäuren haben in Bezug auf Sauerstofftransport, Hämoglobinbildung, als Membranbestandteil sowie für den Lactatabbau ähnliche Funktion wie die Omega-6-Fettsäuren. Ein wesentlicher Unterschied zeigt sich jedoch in der Rolle der Omega-3-Fettsäuren als biologische Vorstufe der Prostaglandine. Im Gegensatz zu Linolsäure und deren Umwandlungsprodukten werden im Körper aus Omega-3-Fettsäuren, besonders aus Eicosapentaensäure EPA, die Reihe 3-Prostaglandine gebildet. Dieser Typ von Prostaglandinen hat zwar einen mäßig fördernden Einfluss auf die Thrombozytenaggregation, aber die beiden Omega-3-Fettsäuren EPA und DHA hemmen vorallem die Freisetzung von Arachidonsäure aus den Zellmembranen. Somit unterdrücken EPA und DHA, ebenso wie die Omega-6-Fettsäure GLA, die Bildung der Serie 2-Prostaglandine. Darauf dürfte die herzschützende, antirheumatische und entzündungshemmende Wirkung der Omega-3-Fettsäuren, insbesondere der EPA und DHA, zurückzuführen sein. [119]

Omega-3-Fettsäuren dürften auch für die geistige Entwicklung des Embryos sehr wichtig sein. Die weiße Gehirnsubstanz sowie die Membranlipide der Netzhaut sind besonders reich an Omega-3-Fettsäuren (insbesondere an DHA).

Der menschliche Körper kann Omega-3-Fettsäuren und Omega-6-Fettsäuren nicht ineinander umwandeln. Die beiden hochungesättigten Fettsäurengruppen sind daher nicht gegeneinander austauschbar und müssen unabhängig voneinander mit der Nahrung zugeführt werden.

Mangelerscheinungen und Anwendungsbeispiele:

Früher beschränkte man sich darauf, ungesättigte Fettsäuren allgemein und undifferenziert als essentiell (daher der Name Vitamin F) zu bezeichnen. Heute weiß man, dass ernährungsphysiologisch sehr wohl zwischen einfach- und mehrfach-ungesättigten Fettsäuren und dazu noch zwischen Omega-3- und Omega-6-Fettsäuren unterschieden werden muss.

Ein Mangel an Omega-6-Fettsäuren (insbesondere an Linolsäure und GLA) führt zu ekzemartigen Hautveränderungen, Haarverlust, Einschränkungen des Leberstoffwechsels, Degeneration des Nierengewebes, erhöhter Infektanfälligkeit, verzögerter Wundheilung, Sterilität bei Mann und Frau, Wachstumsstörungen bei Kindern sowie Herz- und Kreislaufproblemen. [119]

Ein Mangel an Omega-3-Fettsäuren führt zu Wachstumsstörungen bei Kindern, Lern- und Sehschwächen, zu Störungen in Bewegungsabläufen, Taubheitsgefühl in Armen und Beinen und zu Verhaltensstörungen. Im Blut äußert sich eine Omega-3-Unterversorgung in gesteigerter Viskosität, Durchblutungsstörungen und erhöhten Blutlipiden.

Ein genereller Mangel an hochungesättigten Fettsäuren während der Schwangerschaft bzw. nach der Geburt während des Säuglingsalters kann zu geistigen Entwicklungsstörungen führen. Das Myelin, die weiße Substanz des Zentralnervensystems, ist nämlich besonders reich an ungesättigten Fettsäuren.

Rheumathoide Entzündungen, trockene Haut und Störungen des Glucosestoffwechsels (Typ II-Diabetes) lassen sich durch Unterdrückung der Bildung von Reihe 2-Prostaglandinen, also sowohl durch Zugabe von Omega-3-Fettsäuren (z.B. Fischöl) oder durch Omega-6-Fettsäuren, also GLA (z.B. Borretschöl) wieder korrigieren. [119]

Vorkommen:

Omega-6-Fettsäuren (Linolsäure-Familie) sind die wichtigste Speicherform in Pflanzensamen. Daher enthalten kaltgepresste Pflanzenöle (z.B. Sonnenblumenöl, Weizenkeimöl, Distelöl und Maiskeimöl) besonders hohe Mengen (bis zu 80%) an Linolsäure. [17] Die mehrfach ungesättigten Omega-6-Fettsäuren DGLA und GLA sind in diesen Ölen jedoch kaum enthalten. DGLA und GLA kommen vorallem in den Samen des Borretsch, der Nachtkerze und der schwarzen Johannisbeere vor.

Omega-3-Fettsäuren (Alpha-Linolensäure-Familie) dagegen werden aus den Omega-6-Fettsäuren nur in grünen Blättern, Algen, Farnen und Moosen gebildet. Säugetiere, auch der Mensch, sind nicht zur Bildung von Omega-3-Fettsäuren aus Omega-6-Fettsäuren befähigt. Dagegen enthält das Fleisch jener Tiere, die sich von Moosen und

Farnen ernähren (freilebendes Wild), oder von Algen (Kaltwasserfische wie Makrelen, Heringe, Forellen und Lachse), zum Teil beträchtliche Mengen an Omega-3-Fettsäuren. [17] So enthalten die Trane der genannten Kaltwasserfische bis zu 30% EPA und DHA. Lebertran enthält zwar auch große Mengen an Omega-3-Fettsäuren, ist aufgrund seiner hohen Gehalte an den Vitaminen A und D wegen der Gefahr einer Vitamin-Überdosierung als Dauer-Nahrungsquelle für Omega-3-Fettsäuren nicht geeignet. [17]

Muttermilch enthält etwa 1% Omega-3-Fettsäuren (in Abhängigkeit von den Nahrungsgewohnheiten der Mutter), während Kuhmilch diese wertvollen essentiellen Fettsäuren nicht enthält. [116, 117]

Tagesbedarf:

Die tägliche Gesamtfett-Zufuhr sollte etwa 25 - 30% der täglichen Energie-Zufuhr betragen, das sind etwa 70 - 80 g. [67] Je höher dabei der Anteil an ungesättigten Fettsäuren, vorallem an mehrfach ungesättigten der Omega-3-Fettsäuren, um so besser für die Gesundheit. [17] Der Tagesbedarf an mehrfach ungesättigten Fettsäuren wird mit 7 - 10 g angegeben [67], wobei die Zufuhr an Omega-3-Familie nach heutigen Erkenntnissen mindestens etwa 1/4 (also etwa 2 g) betragen sollte. [17]

So wertvoll die gezielte Zufuhr von Lebensmitteln und Nahrungsergänzungen mit mehrfach ungesättigten Fettsäuren ist, so gefährlich kann sie auch sein. Besonders Personen, die unter ständigem oxidativem Stress stehen bzw. einen Mangel an Antioxidantien aufweisen, können mit der Zufuhr hoch ungesättigter Fettsäuren mehr Schaden als Nutzen anrichten. In diesen Fällen nämlich werden die zugesetzten ungesättigten Fettsäuren radikalisiert und peroxidiert, noch bevor sie ihrer biologischen Funktion als Membranbestandteil, Sauerstofftransporteur oder Hämoglobin-Bildner gerecht werden können. Diese oxidierten Fettsäuren wandern dann, beweglichen Radikal- und Peroxid-Geschossen gleich, durch Blut und Gewebe und initiieren radikalische Gewebezerstörungen auch in jenen Bereichen, die bis dahin von radikalischen Kettenreaktionen verschont geblieben waren. Kuklinski bezeichnet die Zufuhr hochungesättigter Fettsäuren ohne ausreichenden Antioxidantien-Schutz mit der Metapher, „Öl in das Feuer zu giessen". Aus den selben Gründen sind auch sogenannte „Crash-Diäten" für den Organismus eine erhebliche gesundheitliche Belastung, da bei radikalen Reduktionsdiäten z.T. erhebliche Mengen an freien (ungesättigten) Fettsäuren aus dem Abbau von Fettgewebe frei werden. Eine etwa 6 Wochen dauernde und gezielte und lückenlose Antioxidantien-Zufuhr zum Auffüllen eventuell leerer Zellschutz-Speicher ist daher vor der Einnahme von Fettsäure-Nahrungsergänzungen und vor der Durchführung radikaler Reduktionsdiäten unbedingt anzuraten. [38]

In letzter Zeit geraten sogenannte Trans-Fettsäuren in den Mittelpunkt des medizinischen Interesses. [118] Trans-Fettsäuren werden vorallem beim industriellen Härten von

Fetten und Ölen (Pflanzenöle, Margarinen) gebildet. Ihre molekulare Struktur ist noch starrer als jene der gesättigten Fettsäuren. Sie dürften für die Bildung von Lipoprotein (a), von vermehrt oxidiertem Cholesterin und damit für das erhöhte Herz- und Kreislauferkrankungsrisiko in Industrienationen verantwortlich sein. Die tägliche (ungewollte) Aufnahmen dieser Trans-Fettsäuren liegt in Europa bei 4 - 12 g. Nahrungsmittel mit gehärteten Fetten und Ölen (also billige Fritiergerichte, Margarinen, wertlose Pflanzenöle) sollten gemieden werden. [17]

Flavonoide (Bioflavonoide, Vitamin P)

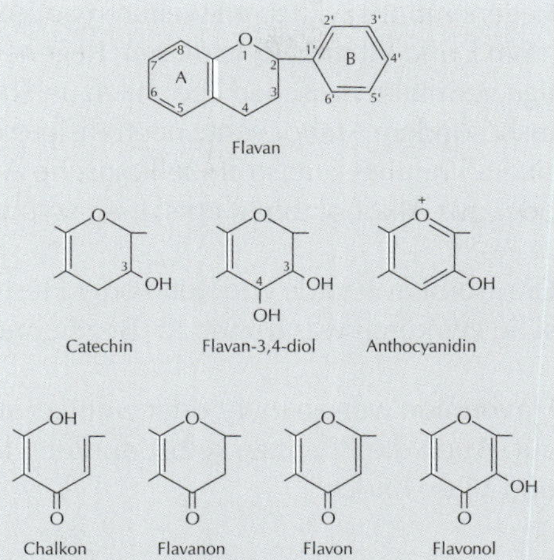

Flavonoide (Bioflavonoide, Vitamin P)

Allgemeine Beschreibung:

Flavonoide ist eine Sammelbezeichnung für Pflanzeninhaltsstoffe, die im sekundären Pflanzenstoffwechsel gebildet werden. [120] Als sogenannte Phenyl-Chromane weisen alle Flavonoide zwar strukturchemische Ähnlichkeiten auf, unterscheiden sich jedoch in ihren biochemischen Wirkungen zum Teil erheblich. Flavonoide sind in zahlreichen pflanzlichen Lebensmitteln enthalten und dürften für den Menschen daher zumindest als sekundäre Nährstoffe Bedeutung haben. [7] Niedrige Lebewesen wie Bakterien und Pilze sind nicht in der Lage, Flavonoide zu bilden. [115]

Je nach der Stellung des Phenylrestes am Phenyl-Chroman-Grundgerüst unterscheidet man zwischen Flavanen , Isoflavanen und Neoflavanen. Diese werden wiederum, je nach Oxidationsgrad, weiter unterteilt in Flavone, Isoflavone, Flavanone, Flavonole und einige andere. Je nach Oxidationsgrad des Chroman-Ringes, nach Zahl und Anordnung verschiedener Substituenten an den drei Ringen sowie nach der Art, Anzahl und Stellung der mit dem Grundkörper möglicherweise verbundenen Zuckerreste ist die Anzahl der bis heute identifizierten Flavonoid-Strukturen bereits auf einige Tausend angewachsen. [59, 98]

Biochemische/physiologische Bedeutung:

Besondere Bedeutung in der Ernährung haben die Flavonoide aufgrund ihrer antioxidativen Eigenschaften. [7] Dabei steigt offensichtlich die antioxidative Wirksamkeit der Flavonoide mit wachsender Anzahl an OH-Gruppen im Molekül. [58] Als Flavonoide mit besonders hoher antioxidativer Kapazität gelten Quercetin, Hyperosid, Rhamnetin, Quercitrin, Rutin und Kämpherol. Auch die Anthocyane aus Hibiscus, Malvenblüten und Heidelbeeren gelten als starke Radikalfänger. [58] Die Flavonoide hemmen vorallem die Bildung von Linolsäure-Hydroperoxiden, indem sie ihre Wasserstoffatome an die freien Radikale abgeben und damit die Radikal-Kettenreaktion stoppen. [122] Sie sind aber auch wichtiger Reaktionspartner im wechselseitigen

Regenerationszyklus mit weiteren antioxidativen Körpersystemen wie Glutathion, Vitamin E und Vitamin C. In diesem Regenerationszyklus sind Flavonoide außerdem wichtige Vermittler zwischen lipophilen und hydrophilen Zellkompartimenten. [58] Flavonoide, insbesondere Anthocyane, neutralisieren zellschädigenden Wasserstoffperoxid, aggressiven Singulettsauerstoff, zelltoxische Aldehyde (aus oxidativ zerstörtem Zellmaterial oder aus Alkoholabbau entstanden) sowie den giftigen Formaldehyd. [58]

Citrusbioflavonoide wie Rutin oder Hesperidin dichten Blutgefäße ab (antihämorrhagische Wirkung) was früher zur Bezeichnung Vitamin P (Permeabilitätsfaktor) führte. [121]

Flavonoide weisen mehr oder weniger starke antibakterielle und antivirale Eigenschaft auf. Auch die Pflanzen selbst dürften Flavonoide vorallem zum Schutz vor Bakterien und Viren bilden. [123]

Neuere Untersuchungen weisen darauf hin, dass Flavonoide neben ihrer antioxidativen Eigenschaften auch direkte Wirkung auf das Immunsystem haben, indem sie die Funktionen der T- und B-Lymphozyten, der Makrophagen und Natürlichen Killerzellen beeinflussen. [129]

Mangelerscheinungen und Anwendungsbeispiele:

Definierte Flavonoid-Mangelerscheinungen sind nicht bekannt, obwohl die Zufuhr flavonoidreicher Lebensmittel und hochwertiger Flavonoid-Präparate vorallem bei Störungen des Immunstoffwechsels sinnvoll sein dürfte. So werden Flavonoide unter anderem bei Allergien, Gefäß- und Herzkrankheiten, Diabetes und diabetesbedingten Folgeerkrankungen, bei Skelett- und Gelenkerkrankungen, bei vorzeitigem Altern und bei Hochleistungssport empfohlen. [58]

Flavonoide sind sowohl fett- als auch wasserlöslich. Besondere Affinität haben Flavonoide zu hochungesättigten Fettsäuren, die sie vor Oxidation schützen. Flavonoide sind daher besonders wichtig für den Schutz der Nervensubstanz und aller Gewebe mit hoher Zellteilungsrate, z.B. der reproduktiven Organe, der Schleimhäute und der blutbildenden Organe.

Vorkommen:

Bestimmte Obstsorten wie Äpfel, Birnen, Sauerkirschen, Pflaumen, Aprikosen und Pfirsiche enthalten bedeutende Mengen an Flavonoiden. [122] Küchenzwiebeln enthalten hohe Gehalte an Quercetin (etwa 350 mg pro kg Frischgewicht), Grünkohl enthält Quercetin (110 mg) und Kämpherol (200 mg pro kg Frischgewicht). Auch Brokkoli sind reich an Flavonoiden. Wichtig ist, zu wissen, dass sich Flavonoide vorallem in den äußeren Schichten von Obst und Gemüse anreichern. Mit dem Schälen von Obst und Gemüse gehen daher auch die wertvollen Flavonoide großteils verloren. Die Flavonoidbildung in Pflanzen nimmt außerdem mit dem Ausmaß der Lichteinwirkung zu. Daher ist Treibhausgemüse arm, Freilandgemüse dagegen reich an Flavonoiden. Große Mengen an Katechinen (etwa 25% der Trockenmasse) sind in grünem Tee enthalten. [122] Auch Kakaopulver, vorallem ölfreies, nicht alkalisiertes, enthält reichlich antioxidative Flavonoide.

Rotwein, Zitrusfrüchte (das weiße Perikarp zwischen Frucht und Schale), Nüsse, Vollkorngetreide (vorallem Buchweizen!) und Vollkornkeimlinge sind reich an Flavonoiden. [120, 122] Propolis, das Kittharz der Bienen, enthält besonders hohe Mengen an Flavonoiden mit antibakterieller, antiviraler und antimykotischer Wirksamkeit.

Auch viele Heilpflanzen verdanken ihre Heilwirkung den enthaltenen Flavonoiden. Die antiödematöse Wirkung der Gartenraute, die herzstärkenden Effekte von Crataegus, Arnika und Ginkgo, die krampflösenden Eigenschaften der Kamille, die leberschützenden Heileffekte der Mariendistel, die östrogenartigen Effekte von Klee- und Ginsterarten, die schweißtreibende Wirkung von Linden- und Holunderblüten, die wassertreibenden Effekte von Birkenblättern und Goldrute sind allesamt auf die Flavonoidgehalte der genannten Heilkräuter zurückzuführen. [121]

Tagesbedarf:

Je nach Ernährungsgewohnheiten wird die durchschnittliche Flavonoid-Aufnahme auf 20 - 1.000 mg geschätzt. [7] Eine gezielte tägliche Zufuhr von 1.000 mg Flavonoiden kann nach den heutigen Erkenntnissen durchaus als wünschenswert angesehen werden.

Fluorid

Allgemeine Beschreibung:

Fluor ist, ähnlich wie Chlor, ein stechend riechendes, giftiges Gas. Fluoride als Salze des Fluorwasserstoffes dagegen kommen in der Natur in Form fester Verbindungen (Calciumfluorid, Flussspat) vor. [98]

Biochemische/physiologische Bedeutung:

Der gesunde Zahnschmelz enthält etwa 0,01 - 0,1% Fluorid. Bei Fluorid-Zufuhr über die Nahrung werden im Hydroxylapatit des Zahnschmelzes Hydroxyd-Ionen gegen Fluorid-Ionen ausgetauscht, was die Säureresistenz des Zahnschmelzes erhöht. [98] Die Zähne sind damit widerstandsfähiger gegen Säuren, die von Bakterien der Zahnplaques aus Zucker gebildet werden. Somit dient Fluorid der Kariesprophylaxe. [75]

Auch im Hydroxylapatit der Knochen führt die Einlagerung von Fluorid zu einer Erhöhung der Knochenstabilität. [17, 75] Wahrscheinlich stimuliert Fluorid die Aktivität der knochenbildenden Zellen (Osteoblasten). [75]

Mangelerscheinungen und Anwendungsbeispiele:

Es ist heute noch umstritten, ob Karies und Osteoporose als Fluorid-Mangelerscheinungen anzusehen sind. [17] Jedenfalls beträgt der Gesamtkörperbestand eines erwachsenen Menschen etwa 800 mg Fluorid, wovon 98% in den harten Geweben (Skelett, Zähne) lokalisiert sind. [75]

Die kariesprophylaktische Wirkung von Fluorid sollte nicht darüber hinwegtäuschen, dass Karies vorallem durch zucker- und weißmehlreiche Nahrungsmittel und Getränke verursacht wird. Somit kann auch eine Zahnschädigung durch übermäßigen Zuckerkonsum nicht durch gleichzeitig verabreichtes Fluorid verhindert werden. [67]

Osteoporose-Studien im Zusammenhang mit regelmäßiger Fluorid-Zufuhr führten zu unterschiedlichen Ergebnissen. Dies aber wohl auch deshalb, weil in diesen Studien zum Teil unterschiedliche Fluorid-Verbindungen, dazu noch in unterschiedlicher Dosierung, eingesetzt wurden. Außerdem ist der Knochenstoffwechsel nicht alleine von der Fluorid-Zufuhr abhängig. Vitamin D_3 und K, Silicium, Phosphor, Magnesium, Kupfer, Mangan und der Säure/Basen-Haushalt beeinflussen den Knochenstoffwechsel ebenso wie Fluorid.

Vorkommen:

Meerestiere wie Lachs, Thunfisch, Hering, Makrelen, des weiteren Walnüsse, Vollkorngetreide, Spinat, Sojamehl sowie Butter und Eier enthalten Fluoridmengen zwischen 0,1 und 0,5 mg pro 100 g. Besonders fluoridreich sind Ölsardinen (16 mg pro 100 g) und Krill (34 mg pro 100 g!). Auch bestimmte Mineralwässer enthalten beträchtliche Fluorid-Mengen, was dann auf den Etiketten deklariert ist. [84]

Tagesbedarf:

Die DGE gibt den Fluorid-Tagesbedarf für Säuglinge und Kleinkinder mit 0,1 - 2,5 mg, je nach Alter, an. Für Jugendliche und Erwachsene wird eine tägliche Zufuhr von 1,5 - 4,0 mg empfohlen. [67]

Eine Fluoridierung des Trinkwassers im Sinne einer Zwangsmedikation ist problematisch, da sich die Trinkgewohnheiten einzelner Personen zum Teil erheblich unterscheiden. Fluorid hat eine sehr geringe therapeutische Breite. So können bereits Trinkwasser-Gehalte von 4 mg pro Liter zu Zahnschmelz- und Knochenfluorose führen. Eine Dental-Fluorose äußert sich in Zahnschmelzflecken, eine Osteo-Fluorose führt zu Rückensteifigkeit, Gelenkschmerzen und Kalkablagerungen in Bändern, Sehnen und Muskeln. Die Einnahme von 5 -10 g Natriumfluorid führt innerhalb weniger Stunden zum Tod. [75] So wichtig daher Fluorid für Knochen und Zähne sein dürfte, so sollten die empfohlenen Fluorid-Zufuhrmengen ohne ärztliche Verordnung keinesfalls in Eigeninitiative überschritten werden.

Folsäure (Vitamin M)

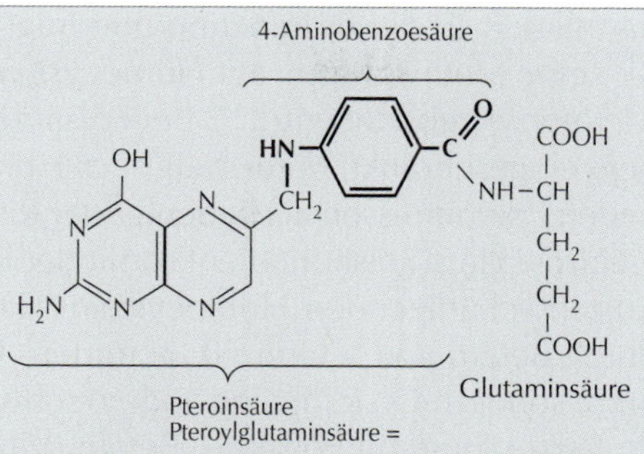

Folsäure

Allgemeine Beschreibung:

Folsäure ist ein Verbindung aus Pteridin, Para-Aminobenzoesäure und Glutaminsäure. Sie wird auch als Pteroylglutaminsäure bezeichnet.[60] In Lebensmitteln kommen jedoch auch Folsäure-Verbindungen mit mehreren Glutaminsäure-Resten (z.B. als Pteroyltriglutamate, Pteroyltetraglutamate, Pteroylpolyglutamate) vor, die ebenso, wenn auch geringer, biologisch aktiv sind.[58] Außerdem können diese Folsäure-Verbindungen am Pteridinring oxidiert oder hydriert sein, sodaß sich eine Reihe verschiedener Folsäure-Konjugate mit unterschiedlicher biologischer Aktivität ergibt, die als Folsäure-Gruppe auch mit „Folacin" oder „Folate" bezeichnet werden.[60] Gemeinsam ist allen Folsäureverbindungen, dass ihre biologisch aktive Formen als Coenzyme immer in reduzierter, tetrahydrierter Form vorliegen. Folsäure wird zum Vitamin B-Komplex gerechnet.

Biochemische/physiologische Bedeutung:

Während das Serum-Folat die rezente Folat-Versorgung ausdrückt, reflektiert die Folat-Konzentration in den Erythrozyten den Versorgungszustand der letzten drei Monate (entsprechend der durchschnittlichen Lebensdauer von Erythrozyten). Dennoch gibt die Korrelation zwischen Serum- und Erythrozytenfolatkonzentrationen keine endgültigen Aussagen über den praktisch relevanten Versorgungszustand, da Folatmängel bereits in latenten Stadien klinisch zu Mangelsymptomen führen. Als morphologischer Parameter für latente Mängel wird die Segmentationsrate der neutrophilen Granulozyten herangezogen. Dabei wird die durchschnittliche Segmentzahl von 100 neutrophilen Granulozyten bestimmt. Als physiologisch gelten Segmentationsraten zwischen 2,8 und 3,3, erhöhte Raten korrelieren erniedrigten Folatkonzentrationen im Serum und in den Erythrozyten.[58,60]

Die Muttersubstanz aller Folsäure-Verbindungen ist die *Tetrahydrofolsäure* (THF), also die hydrierte Form der Folsäure. THF fungiert im Stoffwechsel als *Coenzym*, das heißt, es nimmt als Partner von Apoenzymen im Gegensatz zu diesen an den Stoffwechselreaktionen teil. THF überträgt vor allem *Einkohlenstoff-Verbindungen* (Methyl-, Methylen-, Formyl- und Hydroxymethylgruppen) zwischen einzelnen Stoffwechselpartnern.[76] In dieser Funktion überträgt Methyl-THF im Zusammenspiel mit Vitamin B_{12} seine Methylgruppe auf *Homocystein*, aus dem so die zellschützende Aminosäure *Methionin* gebildet wird.[125] Bei Folsäure-Mangel ist die Methionin-Synthese des Körpers eingeschränkt, dafür steigt der Homocystein-Spiegel an. Homocystein gilt nach neuen Erkenntnissen als bedeutender Risikofaktor für Arteriosklerose, Herzinfarkt und Gehirnschlag. Folsäure dient somit der Regeneration zellschützenden Methionins auf Kosten schädigenden Homocysteins. Der Abbau von Homocystein wird aber auch durch Betain und Vitamin B_6 gefördert. Über Vitamin B_6 entsteht jedoch nicht Methionin, sondern Cystein, eine andere schwefelhaltigen Aminosäure.[124] Eine ausreichende Versorgung mit Folsäure, Betain, Vitamin B_6 und B_{12} *vermindert daher das Risiko zur Entstehung von arteriosklerotischen Plaques.*[125]

Die Übertragung von Einkohlenstoff-Einheiten ist auch wichtig für die *Bildung* von Purin- und Pyrimidinbasen des *Erbmaterials DNA und RNA*. Die beiden Purin-Basen Adenin und Guanin werden durch Übertragung von Formyl-Gruppen durch die 10-Formyl- beziehungsweise die 5, 10-Methenyl-THF synthetisiert. Als Apoenzyme fungieren Transferasen, die im Zellkern lokalisiert sind. Die Pyrimidinbase Thymidin wird durch Übertragung einer Methylen-Gruppe auf Desoxyuracil gebildet. Auch diese Reaktion verläuft im Zellkern. Apoenzym ist die Thymidilat-Synthetase, als Cosubstrat fungiert die 5,10-Methylen-THF. Werden diese drei Nukleinsäuren bei Folat-Mangel nicht ausreichend gebildet, so führt dies zu einer Verlangsamung der Zellteilung. Es entstehen vermehrt gealterte Riesenzellen, die im Blut als Megaloblasten erkennbar oder als gealterte Hautzellen sichtbar sind.[58,60,126]

Folsäure ist auch essentiell für den *Abbau und die Bildung von Aminosäuren* und Proteinen sowie für die *Neubildung von Neurotransmittern.* Auch die Bildung von Phosphoserin, Cystein und Colamin wird durch THF und Transferasen (als Apoenzym) gesteuert. Generell spielt die THF eine zentrale Rolle im Aufbau der Phospholipide, wobei teilweise als Cofaktoren andere Vitamine aus der B-Gruppe wie zum Beispiel Vitamin-B6 benötigt werden. Folsäure beziehungsweise ihre biologisch aktiven Metaboliten (also die hydrierten Polyglutamate der Folsäure) sind somit essentiell für den Aufbau der Biomembranen jeder Körperzelle und insbesondere für den Regenerationsstoffwechsel des Nervensystems (Myelin-Regeneration).[58,60,126]

Mangelerscheinungen und Anwendungsbeispiele:

Folsäure-Defizite gehören zu den am weitest verbreiteten Mikronährstoff-Mängeln in den Industrieländern. Von der Folsäure-Unterversorgung sind praktisch alle Sozial- und Altersgruppen betroffen, wenngleich sich ein Folat-Mangel in der Schwangerschaft am fatalsten (auf die embryonale Entwicklung) auswirkt. Nur bereits wenigen Wochen nach elementaren Folat-Unterversorgung zeigen sich die Mängel im Serum. Aufgrund der alimentären (und aktivitätsbestimmenden) Rolle von Folsäure im Zellteilungs-Stoffwechsel zeigen sich Folat-Defizite bereits nach ein bis drei Monaten im

Blutbild. In der ersten Stufe der Folat-Verarmung sind die granulozytären Vorstufen im Knochenmark betroffen. Als Folge der eingeschränkten DNA-Neusynthese wird die Abgabe (allerdings übersegmentierter) Granulozyten an das periphere Blut reduziert. Hält die Folat-Unterversorgung weiter an, greift die reduzierte DNA-Syntheseleistung auch auf die erythropoetischen Zellen des Knochenmarks über. Im peripheren Blut erscheinen megaloblastisch veränderte Erythrozyten, also pathologisch vergrößerte Erythrozyten, bei gleichzeitig verringerter Hämoglobinkonzentration.[58,60] Die unspezifischen klinischen Symptome des Folat-Mangels sind Anorexia, Brechreiz, Durchfälle, Ulcerationen im Bereich der Schleimhäute (Mund und Pharynx), Haarausfall, Dermatitis, Thrombozytopenie und neurologische Symptome (Depressionen, Polyneuropathien). Die klinischen Symptome können teilweise auch ohne dermatologische Manifestationen auftreten.[58,60]

Folsäure-Mangel, aber auch Vitamin B_6-, B_{12}- und Betain-Defizite, führen zu *erhöhten Homocysteinwerten* im Blut. Homocystein schädigt die Endothelzellen der arteriellen Gefäße, es kommt zu einer vermehrten Ansammlung zirkulierender weißer Blutkörperchen in diesen Endothelzellen. Die in den Gefäßzellen angereicherten Makrophagen binden vermehrt LDL-Cholesterin und versuchen, dieses durch Radikal- und Peroxidbildung zu zerstören. Auf diese Weise wird der oxidative Streß in den Blutgefäßen krankhaft erhöht, es kommt zur Ausbildung sogenannter *Schaumzellen* und zur *Entstehung von arteriosklerotischen Plaques.*[105] Homocystein erhöht auch die Bindung von *Lipoprotein (a) an Fibrin*, sodaß das Blut in der Folge krankhaft verdickt. Homocystein und Lipoprotein (a) gehören nach heutigen Erkenntnissen zu den *verbreiteten Risikofaktoren für Herzinfarkt und Schlaganfall.*[125]

Folsäure ist besonders für jene Zellen wichtig, die eine hohe Teilungrate aufweisen. Daher führt Folsäure-Mangel bei Schwangeren zu *Neuralrohrdefekten des Fötus* und damit zu schweren Mißbildungen des Neugeborenen.[17] Da sich das Neuralrohr vorallem in den ersten Monaten ausbildet, muß auf eine ausreichende Folsäure-Zufuhr bereits zu Beginn der Schwangerschaft geachtet werden. Optimal ist die Einnahme von täglich 400 mcg Folsäure bereits 8 bis spätestens 4 Wochen vor Schwangerschaftsbeginn. Da sich das Neuralrohr des Fötus zwischen dem 22. und 28. Tag der Schwangerschaft schließt, sollte die Folat-Zufuhr bis zum Ausbleiben der Zweitmenstruation beibehalten werden. Die Dramatik einer ausreichenden Folat-Versorgung für Mutter und Säugling ergibt sich aus mehreren Fakten. Zum einen steigert der erhöhte Folsäurebedarf des Fötus den Folat-Bedarf für Schwangere um beinahe das Doppelte. Das im Laufe der Schwangerschaft angelegte Folsäuredepot im Fötus sinkt nach der Geburt drastisch ab. Stillende Mütter reichern Folsäure in der Muttermilch an, sodass eine regelmäßige Folatzufuhr für Mutter (und Kind) auch während der Stillzeit enorm wichtig ist. Werden Säuglinge mit adaptierter Milch ernährt, sollte eine ausreichende Folat-Zufuhr sowohl für das Kind als auch für die Mutter beachtet werden. [58,60]

Folsäure-Mangel führt nicht nur zu *Megaloblastenanämie,* sondern auch zu einer *Herabsetzung der Bildung von Antikörpern* und zu *Fortpflanzungsstörungen.*[60] Im

Rahmen einer klinischen Anwendungsbeobachtung unserer Forschungsgruppe unter der Leitung des Salzburger Andrologen Andreas Jungwirth konnte durch Zufuhr von 300mg Folsäure täglich (als Bestandteil eines Multi-Mikronährstoffkomplexes) eine Verbesserung der Samenqualität, -Vitalität und Spermienanzahl bei idiopathischer Infertilität erreicht werden. Die reproduktiven Organe mit ihrer überdurchschnittlich hohen Zellteilungsrate dürften auf Folat- Defizite besonders sensibel reagieren. Folsäure ist im Rahmen der Familienplanung also nicht nur ein essentieller Mikronährstoff für Mutter und Kind, sondern auch für den männlichen Part der Familie.

Eine Folsäure-Unterversorgung äußert sich auch in *psychischen Störungen* und *Depressionen*. Diese neurologischen Beschwerden treten bereits bei latenten, häufig nur schwer diagnostizierbaren, Mängeln auf, wie bereits oben erwähnt.[58,60,222] Offensichtlich äußert sich eine reduzierte Phospholipid- und Colamin- Synthese bereits in der Phase der latenten Folat-Unterversorgung durch unspezifische neurologische Symptome. Die ernährungsmedizinische Behandlung neurologischer Symptome, insbesondere, wenn sich diese unspezifisch äußern, sollte grundsätzlich mit Vitaminen des B-Komplexes „unterlegt" werden. Folsäure und alle anderen Vitamine des B-Komplexes zeichnen sich generell durch eine enorm hohe therapeutische Breite aus, sodass ihre basistherapeutische Anwendung bei unspezifischen psychischen Symptomen fast immer angezeigt ist.

Epileptiker, die mit Phenobarbital, Phenytoin oder Primidon behandelt werden, haben erniedrigte Folsäure-Spiegel im Serum. Bei Schwangerschaft ist ihr Risiko für die Ausbildung von Neuralrohrdefekten besonders hoch. In diesen Fällen muss die erhöhte Folat-Supplementierung unter laborchemischer, ärztlicher Kontrolle durchgeführt werden. Auch unter dem Aspekt, dass Folat-Dosierungen ab 500 mcg täglich die Wirksamkeit der genannten Arzneimittel einschränken können. [229]

Dermatologische Anzeichen einer Folsäure-Unterversorgung sind *Veränderungen der Schleimhäute* im Bereich der Mundhöhle und Haarausfall. Ein Folsäure-Mangel zeigt sich klinisch somit an allen schnell wachsenden Geweben wie dem blutbildenden System, im Rahmen der fötalen Entwicklung sowie im Stoffwechsel der Schleimhäute. Folsäure-Mängel äußern sich im Verdauungstrakt durch gastrointestinalen Störungen (Durchfälle). [58]

Vorkommen:

Rinder- und Schweineleber sind besonders folsäurereich. Pflanzliche Folsäure-Spender sind Sojabohnen (60 mcg pro 100 g), Haferflocken (20 mcg pro 100 g), Eier (25 mcg pro 100 g) und grüne Gemüsearten wie Brokkoli, Endivien und Spinat (etwa 100 mcg pro 100 g).[76] Durch Forschungsarbeiten am PanMol-Projekt gelang es, Konzentrationen von natürlichen Folsäure-Gehalten in der Höhe von 1700mg/100g zu erzielen. Diese Gehalte sind wesentlich höher als in tierischen Innereien oder pflanzlichen Quellen. Die Werte in Klammern sind als Folsäure-Äquivalente angegeben. Da Folsäure-Konjugate mit mehreren Glutaminsäureresten, wie sie in natürlicher Form vorliegen, schlechter resorbiert werden als reine, monomere Folsäure, wurde der Begriff Folsäure-Äquivalent eingeführt. Darunter versteht man jene Menge eines Folsäure-Konjugates, die wirkungsgleich mit 1 mg freier Folsäure ist.[76]

Tagesbedarf:

Der Gesamtbestand eines Erwachsenen an Folsäure beträgt nur etwa 5 – 10 mg. 50 % der Folat-Reserven sind in der Leben gespeichert. Folsäure-Defizite in der Ernährung (oder vermehrter Verbrauch durch Antiepileptika, orale Kontrazeptiva, Nikotin, Alkohol oder Schwangerschaft) führen bereits innerhalb weniger Wochen zu Defiziten und Mangelsymptomen. Die DGE gibt den Folat-äquivalenten-Tagesbedarf für Säuglinge und Kinder mit 40 - 100 mcg an. Jugendliche und Erwachsene benötigen täglich etwa 150 mcg, Schwangere 300 mcg und Stillende 225 mcg Folsäure-Äquivalente.[67] Der Bedarf an Gesamtfolat liegt für alle genannten Gruppen doppelt so hoch, da bei üblicher, gemischter Kost nur 50 % des angebotenen Nahrungs-Folates verwertet werden können. Besonders junge Mütter, deren körpereigene Folatspeicher nach Beendigung der pubertären Wachstumsphase nur ungenügend gefüllt sind, sollten auf eine ausreichende Folat-Zufuhr durch gezielte Lebensmittel-Auswahl und durch Nahrungsergänzungen achten.[76] Eine ausreichende Folsäure-Zufuhr während der Schwangerschaft senkt deutlich das Risiko von Fehlgeburten und Säuglings-Mißbildungen.

Folsäure wird in Form seiner Monoglutamate im gesamten Dünndarm resorbiert, vorwiegend im Jejunum und Duodenum. Mit der Nahrung aufgenommene Folsäure-Polyglutamate müssen durch Konjugasen aus den Pankreassaft beziehungsweise aus der Darmmukosa zu Monoglutamaten hydrolisiert werden. Synthetische Folsäure wird rasch und beinahe vollständig (90-95%) resorbiert. Diese hohe Resorptionsrate wird selbst bei 50-fachen Tagesdosierungen erreicht. Etwa 2/3 der Resorptionsmenge erfolgen aktiv, 20 bis 30% des resorbierten Folats werden passiv durch die Diffusion aufgenommen. Die Resorptionsrate von Nahrungsfolaten beträgt dagegen nur 40 bis 50%, da 75% des Nahrungsfolats als Polyglutamate vorliegen. Diese werden unter physiologischen Bedingungen nur zu etwa 20% hydrolisiert. Daher die niedrigere Resorptionsrate von natürlichen Folaten.[58,60]

Der Nüchtern-Serumspiegel von Erwachsenen liegt bei 0,5 - 24ng/ml, wobei die Werte stark schwanken in Abhängigkeit von der Nahrungsfolat-Zufuhr. Auch der Zeitpunkt der letzten Nahrungsaufnahme beeinflusst die Folat-Serumspiegel stark, da Folate rasch resorbiert werden. Die Vollblut-Gehalte an Folsäure liegen etwa zwischen 20 - 80ng/ml, jene in den Erythrozyten etwa zwischen 200 - 500ng/ml. Erythrozyten können Folsäure nur im Retikulozytenstadium aufnehmen, ausgereifte Erythrozyten haben somit nur mehr Folat-Speicherfunktion. Folate liegen in den Erythrozyten vorwiegend als Polyglutamate mit 4 - 7 Glutamylresten vor. Auffallend ist die hohe Folat-Konzentration im Serum und in den Erythrozyten von Säuglingen (29ng/ml beziehungsweise 430ng/ml). Die hohen Folatkonzentrationen sind vermutlich Ausdruck der gesteigerten Syntheseaktivität im Säuglingsorganismus.

Folsäure wird (teils unverändert, teils metabolisiert) über den Harn und die Fäzes, teilweise auch über den Schweiß, ausgeschieden. Größtenteils werden die Folat-Bestände jedoch über die Niere beziehungsweise über den enterohepatischen Kreislauf rückresorbiert, wobei die Ausscheidungsraten mit den alimentären Zufuhr-Mengen schwanken. Fäkal ausgeschiedene Folate liegen mengenmäßig teilweise über der Zufuhrmenge, da ein Teil der eliminierten Folate aus der Synthese der Darmflora stammt.[58,60]

Alkohol, bestimmte Zytostatika (Methotrexat, Aminopterin) sind Antagonisten der Folsäure. Daher sollten auch Alkoholiker und Krebspatienten, die mit Folsäure-Antagonisten behandelt werden, ausreichend Folsäure zuführen, um ihre gesunden, schnellwachsenden Gewebe und Organe zu schützen.[126] Die adjuvante Gabe von Folsäure bei Behandlung mit Folsäure-Antagonisten (Cytostatika) ist nicht nur nicht kontraindiziert, sondern ein therapeutisches Muss, um den Stoffwechsel gesunder Gewebe aufrecht zu erhalten und diese vor der cytotoxischen Wirkung der Folsäureantagonisten zu schützen.[58,60] Auch Östrogen-Pillen zur Schwangerschafts-Verhütung führen zu Folsäure-Mehrbedarf.[126]

Tägliche Folsäuremengen von 200 - 1000 mcg sind völlig ungefährlich. Eine Langzeit-Dosierung von 1000mg Folsäure täglich wird selbst von den europäischen Ernährungsbehörden als unbedenklich eingestuft. Klassische Folat-Mangelsymptome wie die Megaloblastische Anämie zum Beispiel sprechen auf physiologische Folat-Zufuhrmengen nicht an. Bei täglichen Zufuhrmengen von 5 – 10mg an Folsäure dagegen sind positive Veränderungen im Blutbild (Retikulozytenzahl, Erythrozytenfolat und Hämoglobin) bereits nach 2 Tagen festzustellen. Höhere Folsäure-Dosierungen (15.000 mg täglich) äußern sich in Gemütsstörungen, Schlaflosigkeit, Reizbarkeit und gastrointestinalen Störungen. Längerfristige höhere Folsäure-Dosierungen können auch einen Vitamin B_{12}-Mangel (perniziöse Anämie) maskieren, sodass ein unbehandelter B_{12}-Mangel zu irreversiblen neurologischen Schäden führen könnte. Bei Folsäure-Defizit sollte ärztlicherseits immer zugleich auch der Vitamin B_{12}-Status überprüft werden. Eine begleitende Vitamin B_{12}-Zufuhr bei Folat-Langzeit-Supplementierung ist generell empfehlenswert.

Germanium

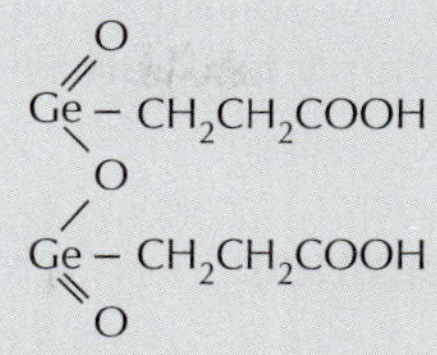

Germanium-bis-(carboxyethyl)-sesquioxid

Allgemeine Beschreibung:

Germanium ist ein Mineralstoff aus der vierten Gruppe des Periodensystems. Damit befindet es sich in Gesellschaft von Kohlenstoff, Silicium, Zinn und Blei. [98]

Biochemische/physiologische Bedeutung:

Angeregt durch russische Arbeiten über tumorhemmende Eigenschaften von Germanium begann der japanische Metallurge und Hüttenbau-Ingenieur K. Asai in den 50er Jahren selbst, Untersuchungen mit Germanium vorzunehmen. [127] Aufgrund der chemischen Ähnlichkeit des Germaniums mit Silicium ging Asai davon aus, dass Germanium ebenso Halbleiter-Eigenschaften als Elektronenüberträger wie Silicium aufweisen müsse. Auf diese Halbleiter-Eigenschaften stützt Asai seine Theorie, wonach Germanium, selbst in minimalen Mengen zugeführt, die Sauerstoff-Verfügbarkeit in den Mitochondrien erhöhe, so dass in der Folge die Zelle mit weniger Sauerstoff auskomme (sauerstoffsparender Effekt von Germanium). [127]

Germanium soll auch die Aktivität der Natürlichen Killerzellen steigern und die Interferon-Produktion stimulieren. [127]

Da Germanium sowohl in der 2- als auch in der 4-wertigen Form vorliegen kann, soll es auch antioxidative Wirkungen besitzen. [127]

Im Tierversuch wurden an Germanium tumorhemmende Eigenschaften festgestellt. [88]

Mangelerscheinungen und Anwendungsbeispiele:

Über die Lebensnotwendigkeit von Germanium oder über einen eventuellen Körperbestand von Germanium ist bis heute in der einschlägigen Literatur nichts bekannt.

In einigen Arbeiten und Berichten werden Germanium, vorallem dem von Asai entwickelten Germanium-132 (Bis-Carboxyethyl-Germanium-Sesquioxid), tumorhemmende, schmerzstillende, potenzfördernde, wundheilungsfördernde, strahlenschützende, durchblutungsfördernde sowie leberstärkende Effekte nachgesagt. Germanium-132 soll auch antivirale Eigenschaften, besonders gegen Herpes zoster und Epstein-Barr-Viren, aufweisen. [127]

Vorkommen:

Das von Asai entwickelte Germanium-132 ist eine synthetische, organische Verbindung. Germanium kommt in natürlicher Form in japanischen Ginseng-Arten, in Comfrey (Beinwell), in Coix-Samen, in Aloe und Chlorella-Algen vor, wobei die Gehalte zwischen etwa 70 und 250 mcg pro Gramm liegen.[127] Besonders hohe Gehalte an Germanium soll Knoblauch aufweisen (754 mcg pro g).[127]

Mittlerweile gibt es im Handel auch Germanium-Hefen mit standardisiertem Germanium-Gehalt.

Tagesbedarf:

Es gibt keine Angaben über einen täglichen Germanium-Bedarf. Mit der üblichen Ernährung werden täglich etwa 1,5 mg Germanium konsumiert.

In den USA werden Kapseln mit 25 mg Germanium-132 pro Kapsel angeboten. Dabei haben die übertriebenen Heilanpreisungen und die Darstellung der Forschungen Asais als „Entdeckung des Jahrhunderts" der Germanium-Forschung wohl eher geschadet als genützt. Auch traten bei einigen Personen nach exzessiver Einnahme von Germanium-Präparaten zum Teil Nierenschäden auf. Einige Personen nahmen Germanium-Mengen von mehr als 500 mg täglich über Monate ein und verstarben an Nierenversagen. Diese Vorfälle führten zu einer Reihe von Toxizitätsuntersuchungen, wobei sich herausstellte, dass vor allem anorganisches Germaniumdioxid und organisches Germanium-Lactat-Citrat zu Ablagerungen in den Zellzwischenräumen der Nierentubuli führt. [232-234] Nahrungsergänzungs-Präparate, die mehr als 3 mg Germanium in der Tagesdosis enthalten, sollten nach heutigem Wissensstand nur nach Rücksprache mit dem Arzt konsumiert werden.

Glucosaminsulfat

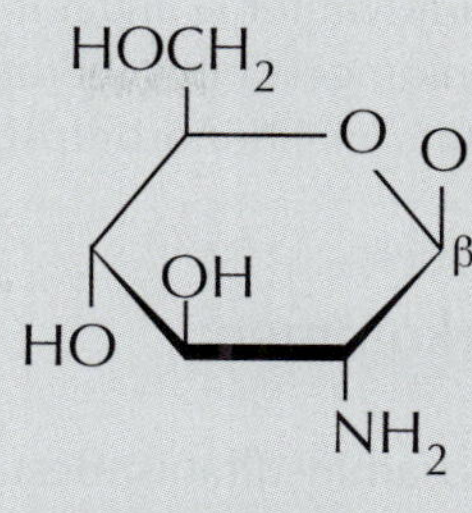

β-D-Glucosamin (GlcN)

Allgemeine Beschreibung:

Glucosaminsulfat wird auch als Sulfonylamino-Glucose bezeichnet und ist Bestandteil des gerinnungshemmenden Heparins und des Knorpelgewebes. [124]

Biochemische/physiologische Bedeutung:

Glucosaminsulfat ist ein Zwischenprodukt in der Biosynthese von Knorpelgewebe. Es stimuliert die Ausbildung von Proteglykanen. Glucosaminsulfat fördert somit die Neubildung von Knorpel- und Knochengewebe. [47] Glucosaminsulfat aktiviert vermutlich die Chondrozyten und stimuliert die Neubildung von hyalinem Gewebe zum Schutz der Gelenke. [246]

Daneben konnte nachgewiesen werden, dass Glucosaminsulfat die knorpelschädigende Wirkung von Corticosteroiden und NSAR (nichtsteroidalen Antirheumatika) reduziert. [47, 48]

Im Gegensatz zu Chondroitinsulfat weist Glucosaminsulfat keine schmerzstillende Wirkung bei Gelenkentzündungen und Arthritiden auf. [47]

Mangelerscheinungen und Anwendungsbeispiele:

Die Umwandlung von Glucosaminsulfat zu Knorpelgewebe ist Mangan-abhängig. [4] Ob Stoffwechselstörungen des Knorpelgewebes durch Glucosaminsulfat oder Mangan-Mangel entstehen, ist in der Literatur nicht beschrieben.

Glucosaminsulfat wird eingesetzt zur Stimulierung des Knorpel- und Knochenstoffwechsels sowie bei entzündlichen Gelenkserkrankungen (Arthritiden). [47, 48] Die Autoren weisen in ihrer Arbeit ausdrücklich darauf hin, dass Glucosaminsulfat - im Gegensatz zu NSAR - kaum entzündungshemmend wirkt und auch keine Spontaneffekte zeigt. Nach 6 - 8 Wochen dauerhafter Anwendung von Glucosaminsulfat sanken die Entzündungsparameter allerdings deutlich ab. [47, 48] Da Glucosaminsulfat weder magenunverträglich ist noch Erosionen oder Blutungen provoziert, ist es vor allem zur (adjuvanten) Langzeit-Behandlung bei entzündlichen und degenerativen Gelenkserkrankungen eine therapeutische Bereicherung. Die Kombination von Glucosaminsulfat mit Chondroitinsulfat zeigt auch akute entzündungshemmende Effekte. [48]

Vorkommen:

Glucosaminsulfat ist Bestandteil von Knorpeln und Sehnen verschiedener Tiere.

Tagesbedarf:

Es gibt keine Angaben über einen Glucosaminsulfat-Tagesbedarf. Glucosaminsulfat kann unter physiologischen Bedingungen vom Organismus in ausreichenden Mengen gebildet werden.

Im Rahmen einer Nährstoff-Therapie werden täglich 800 - 1.500 mg Glucosaminsulfat verabreicht. [48]

Glucosinolate (Senfölglucoside)

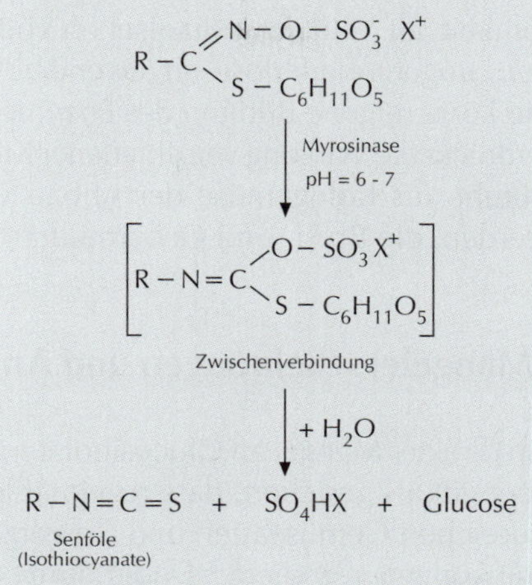

Glucosinolate: Enzymatischer Abbau

Allgemeine Beschreibung:

Glucosinolate, auch Thioglucoside genannt, zählen zur Gruppe der als „Glykoside" bezeichneten Pflanzenstoffe. Allen Glucosinolaten ist gemeinsam, dass ein Molekül Glucose mit einem Molekül Sulfat und einem zuckerfreien Molekül (Aglucon) verbunden ist. [98] Die etwa 80 in der Natur vorkommenden Glucosinolate unterscheiden sich dabei nur in der Chemie des Aglucons. Dabei sind es nicht die Glucosinolate selbst, die biologisch wirksam sind, sondern deren Spaltprodukte, die durch Einwirkung des pflanzlichen Enzym-Komplexes „Myrosinase" nach Verletzen der Pflanzenzellen (Zerschneiden, Zerbeißen) frei werden. Diese Spaltprodukte (Senföle) mit biologischer Wirksamkeit heißen Isothiocyanate, Thiocyanate und Indole. Aufgrund des charakteristischen Geruchs und des scharfen Geschmacks dieser flüchtigen Spaltprodukte heißen die Glucosinolate auch Senfölglucoside.

Biochemische/physiologische Bedeutung:

Das Phenylethylsenföl der Gartenkresse zeigte antibiotische Wirkung gegenüber Staphylokokken, grampositive penicillinresistente Erreger von Infektionen der Atemwege, der Haut, der Weichteile, der Knochen und des Herzens. Wahrscheinlich hemmen die Senföle der Gartenkresse die Beta-Lactamase, ein Staphylokokken-Enzym, das diese Keime gegen bestimmte Penicilline und Cephalosporine resistent macht. [128]

Isothiocyanate aus Kresse hemmen im Tierversuch auch die Entstehung von chemisch provozierten Tumoren in Magen, Brust, Leber und Lunge, allerdings nur, wenn diese vor Verabreichung des Tumorauslösers gefüttert werden. [7] Senföle aus Rettichwurzeln fördern die Sekretion der Verdauungssäfte in Magen und Darm und weisen ebenso antimikrobielle Wirksamkeit auf. [128]

Die Spaltprodukte von Glucosinolaten weißer Senfkörner wirken antibakteriell gegen E.coli, Staphylokokken und hämolysierende Streptokokken. Damit weisen auch diese

Glucosinolate (vorallem deren Indol-Spaltprodukte), beachtliche antibiotische Wirksamkeit auf.[128] In der indianischen Volksmedizin Nordamerikas wird weißer Senf auch bei Lungentuberkulose angewendet.[128] Die Senfölglucoside von Rosenkohl fördern die körpereigene Bildung des Enzymes Glutathion-S-Transferase.[7] Dieses Enzym unterdrückt die Wirkung verschiedener Krebsauslöser. Auch kann durch regelmäßige Indol-Zufuhr aus Kohlgemüse der Abbau von Östrogen zu jenen Metaboliten verhindert werden, die Brust- und Gebärmutterschleimhaut-Krebs hervorrufen.[7]

Mangelerscheinungen und Anwendungsbeispiele:

Ein direkter Mangel an Glucosinolaten konnte bis heute nicht festgestellt werden. Wohl aber gilt als gesichert, dass regelmäßiger und ausreichender Konsum an senfölglucosidreichen Gemüsearten und Gewürzen mit einer selteneren Häufigkeit von Krebserkrankungen korreliert.[7] Dabei dürfte die vorbeugende Wirkung der Senfölglucoside signifikanter sein als die kurative, also heilende Wirkung.[7]

Die Verwendung senfölglucosidhaltiger Gewürze und Kräuter zur Behandlung bakterieller und viraler Infekte zeigt die fliessenden Übergänge zwischen der Bedeutung von Nährstoffen und Erfahrungen aus der Volksmedizin.[128]

Vorkommen:

Die etwa 80 in der Natur vorkommenden Glucosinolate finden sich vorallem in den als Kruziferen bezeichneten Kreuzblättlern. Dazu gehören Rettich (13 mg), Blumenkohl (41 mg), Brokkoli (50 - 60 mg), Rotkohl (67 mg), Rosenkohl (91 mg), Kohlrabi (109 mg) und Gartenkresse (121 mg pro 100 g Frischgewicht). Die Angaben beziehen sich auf die essbaren Teile dieser Pflanzen. Die Glucosinolate kommen aber auch in großen Mengen in den Samen der genannten Kruziferen vor. Während der Keimung (Sprossung) der Samen reichern sich die Glucosinolate vorallem in den jungen Keimblättern an. Auf diese Weise schützen sich die jungen Keimlinge vor Schädlingsfraß.[128] Der Glucosinolat-Gehalt der ausgewachsenen Pflanze steigt mit der Sulfatkonzentration im Boden und sinkt mit dessen Stickstoffgehalt. Auch wird durch vermehrte Lichteinstrahlung die Glucosinolat-Konzentration in der Pflanze stark erhöht. Dies ist wiederum ein Hinweis auf den Qualitätsunterschied zwischen Freiland- und Treibhausgemüse.[128] Das Kochen von Gemüse reduziert den Glucosinolat-Gehalt um mehr als 50%.[7]

Tagesbedarf:

Es gibt keine Angaben für einen Glucosinolat-Tagesbedarf. Bei durchschnittlicher, ge-

mischter Kost dürften täglich etwa 30 mg an Glucosinolaten mit der Nahrung zugeführt werden. VegetarierInnen dagegen nehmen täglich durchschnittlich 100 - 110 mg an Glucosinolaten mit der Nahrung auf. [7]
Es konnte nachgewiesen werden, dass mit 10 - 40 g Garten- oder Kapuzinerkressenblättern oder der gleichen Menge Meerrettichwurzeln bei Infektionen der ableitenden Harnwege bereits therapeutisch wirksame Konzentrationen (20 - 100 mcg Senföle/ml Harn) erreicht werden. Dabei erreicht die Ausscheidung der Glucosinolat-Spaltprodukte 4 - 6 Stunden nach Einnahme des Tees bzw. nach Verzehr des Meerrettichs ihr Maximum. [7] Somit sind die antibakteriellen Konzentrationen im Harn nicht nur ausreichend, sondern auch lange genug wirksam. Glucosinolate weisen gegenüber Antibiotika insofern Vorteile auf, als ihre Spaltprodukte, die Senföle, die unteren Darmabschnitte nicht erreichen und daher die Darmflora nicht beeinträchtigen, wie dies Antibiotika tun. Dieser Hinweis sollte nicht dazu verleiten, Harnwegsinfektionen durch Selbstmedikation zu behandeln.

Glutamin

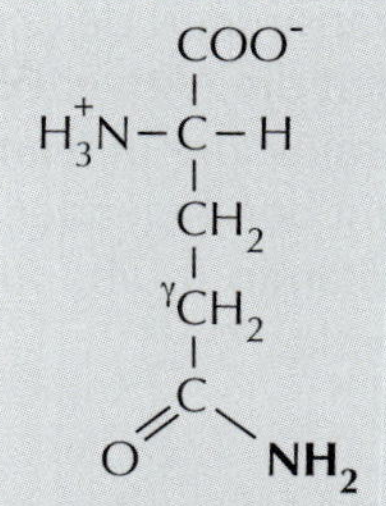

Glutamin

Allgemeine Beschreibung:

Glutamin ist das Amid der Glutaminsäure und ist, ebenso wie diese, eine nicht-essentielle Aminosäure. [124] Die Salze des Glutamins heißen Glutaminate.

Biochemische/physiologische Bedeutung:

Da Glutamin zwei Aminogruppen enthält, spielt es eine zentrale Rolle im Stickstoffwechsel. Es dient als wichtiger Stickstoff-Spender bei der körpereigenen Biosynthese von Aminosäuren aus Zucker-Abbauprodukten. [124] Glutamin steuert seine Aminogruppen zur Biosynthese von Hexosaminen bei. Es fördert damit die Regeneration von Mucoproteinen und Darmepithelien.

Glutamin liefert wichtige Zwischenprodukte für die Biosynthese des Zellkernmaterials RNA und DNA. Damit beeinflusst Glutamin die Zellteilung und Zellneubildung, vorallem die Lymphozytenvermehrung und die Differenzierung (Spezialisierung) von B-Lymphozyten. [76] Auch die Freisetzung wichtiger Immunbotenstoffe (Interleukine) durch aktivierte Lymphozyten und Makrophagen ist glutaminabhängig. [76] Glutamin ist neben Cystein und Glycin Strukturbestandteil des Glutathions. Glutathion ist ein zentrales endogenes Antioxidans im intrazellulären Stoffwechsel. Besonders die Leber- und Darmzellen sind auf ausreichende Bestände an reduziertem Glutathion angewiesen. [124]

Der Glutaminstickstoff wird aber auch für die Bildung von Bindegewebskolloiden (Glucosaminen), energiereichen Phosphaten (GTP) und für die Biosynthese des Elektronenüberträgers NADH benötigt. [76] Eben dieses NADH ist wiederum Voraussetzung für die Regeneration von verbrauchten, intrazellulären Glutathion-Molekülen. Glutamin ist also ein essentieller Strukturbestandteil für die Aufrechtserhaltung der endogenen Antioxidantien-Reserven.

Im Gegensatz zu ihrem Vorläufer, der Glutaminsäure, kann Glutamin leicht die Blut/Hirn-Schranke passieren. [100] Dort reichert es sich vor allem in der Glia, dem Stütz- und Isolationsgewebe des Zentralnervensystems an. Sobald Glutamin von den Glia-Zellen in die Nervenzellen übertritt, wird es durch das Enzym Glutaminase zu Glutaminsäure umgewandelt. Glutaminsäure ist ein wichtiger anregender Botenstoff (Neurotransmitter) des Zentralnervensystems. [100] Die Gegenwart von Vitamin B_6 jedoch fördert die Aktivität des Enzymes Glutamat-Decarboxylase. Dieses Enzym wandelt Glutaminsäure in Gamma-Aminobuttersäure (GABA) um. GABA ist ein Neurotransmitter mit beruhigender, relaxierender Wirkung. Es hängt also von den Körperbeständen an Vitamin B_6 ab, ob Glutamin anregend oder relaxierend auf das Zentralnervensystem wirkt. [124, 222]

Mangelerscheinungen und Anwendungsbeispiele:

Glutamin fördert die Ausbildung und Regeneration des Darmepithels. Alkohol- oder medikamentös verursachte Magengeschwüre sprechen auf Glutamin-Zufuhr (4 x täglich 400 mg) gut an. [102] Auch entzündliche Durchfälle, Morbus Crohn und Colitis ulcerosa sind orthomolekulare Indikationen für Glutamin. [222]

Die immunologische Bedeutung des Glutamins beruht auf seiner strukturellen Funktion im Rahmen der endogenen Glutathion-Biosynthese. Cystein- und Glutamin-Zufuhr erhöhen die intrazellulären Glutathion-Spiegel in Leber- und Darmzellen. Daneben sind aber auch ausreichende Niacin- und Selen-Spiegel nötig, um den physiologischen Pool an reduziertem Glutathion aufrecht zu erhalten. Bekanntermaßen liegt das Verhältnis von reduziertem zu oxidiertem Glutathion in den Erythrozyten gesunder Menschen bei etwa 500:1. [124]

Obwohl Glutamin nicht-essentiell ist, kann für bestimmte Personen Glutaminzufuhr notwendig sein. [129] So konnte durch Untersuchungen des Orthomolekular-Mediziners R. J. Williams bei regelmäßiger Verabreichung von Glutamin (0,5 - 4 g) die Trunksucht von Alkoholikern erfolgreich behandelt werden. [8, 129] Williams nimmt an, dass das Alkohol-Verlangen durch Beeinflussung des Glutaminsäure-Stoffwechsels im Bereich des Hypothalamus reduziert wird. [129]

Als einzige Aminosäure, die direkt die Blut/Hirn-Schranke problemlos durchdringen kann und als biologische Vorstufe der Neurotransmitter Glutaminsäure und GABA fördert Glutamin die Lernfähigkeit von Kindern sowie die Gedächtnisleistung von Erwachsenen.[8] Durch gleichzeitige Zufuhr von B-Vitaminen, insbesondere von Vitamin B_6, werden die zentral beruhigenden, entspannenden Wirkprofile von Glutamin forciert.

Vorkommen:

Glutamin ist Bestandteil aller proteinreichen Lebensmittel. Reines L-Glutamin ist ein weißes, geschmacksneutrales Pulver, das sich gut in Wasser löst.

Tagesbedarf:

Da Glutamin nicht-essentiell ist, gibt es keine Angaben über einen Tagesbedarf. Als Nahrungsergänzung werden 0,2 - 1 g täglich empfohlen. [102] Zur Behandlung der Alkoholsucht empfiehlt Williams Tagesdosen von 2 - 4 g. [129] Dosierungen in dieser Höhe sollten allerdings nur unter medizinischer Aufsicht zugeführt werden, da hohe Dosen von L-Glutamin bei sensiblen Personen zu manischer Stimmungslage führen können. [10]

Glutaminsäure

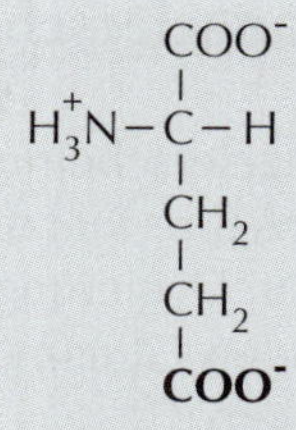

Glutaminsäure

Allgemeine Beschreibung:

Glutaminsäure, chemisch auch als Alpha-Aminoglutarsäure bezeichnet, ist eine nichtessentielle Aminosäure mit doppelter Säurefunktion. Die Salze der Glutaminsäure werden als Glutamate bezeichnet. [85]

Biochemische/physiologische Bedeutung:

Glutaminsäure ist zwar Proteinbestandteil, aber als Aminosäure nicht essentiell, da sie im Körper aus Alpha-Ketoglutarsäure und Ammoniak oder aus Glutamin gebildet werden kann. Umgekehrt entsteht aus Glutaminsäure durch Stickstoffabgabe das Alpha-Ketoglutarat, bzw. durch Stickstoffaufnahme das Glutamin. Somit ist die Glutaminsäure eine Schlüsselsubstanz im Stoffwechsel der Aminosäuren und des Ammoniaks. Die Anlagerung zellschädigenden Ammoniaks an die beiden Aminosäuren Glutamat (Glutaminbildung) sowie Aspartat (Asparaginbildung) sind zwei wichtige Stoffwechselvorgänge zur Bindung und Ausscheidung von Ammoniak.

Glutaminsäure ist aber auch Ausgangsstoff für die Bildung weiterer Aminosäuren wie Prolin, Hydroxyprolin, Ornithin, Citrullin sowie Arginin. [85]

Glutamat (und das erwähnte Aspartat) sind wichtige Neurotransmitter mit anregender, aktivierender Wirkung.

Da Glutaminsäure die Blut/Hirn-Schranke nicht passieren kann, wird an ihrer Stelle Glutamin zur Anregung von Lern- und Gedächtnisleistungen verwendet. [8] Der Gegenspieler von Glutamat und Aspartat im Zentralnervensystem ist GABA (Gamma- Amino-Buttersäure), ein Neurotransmitter mit hemmenden, beruhigenden Wirkungen. [100] Dabei kann aktivierendes Glutamat enzymatisch unter Beteiligung von Vitamin B_6 durch Abbau eines Säurerestes zu GABA, also zu einem Neurotransmitter mit beruhigender Wirkung, umgewandelt werden. [124]

Glutaminsäure ist auch Bestandteil des chromhaltigen Glucosetoleranzfaktors (GTF). GTF fördert die Verwertung von Blutzucker. [129] Glutaminsäure ist außerdem Bestandteil des Glutathions, eines wichtigen zellulären Moleküls mit antioxidativer Wirkung. Somit hat Glutaminsäure auch eine wichtige biologische Rolle im Immunstoffwechsel.

Mangelerscheinungen und Anwendungsbeispiele:

Mangelerscheinungen sind für Glutaminsäure nicht bekannt. Allerdings wird Glutaminsäure therapeutisch zur Erhöhung der geistigen Spannkraft und Leistungsfähigkeit in Dosierungen von 5 - 25 g täglich eingesetzt. [98] Amerikanische Mediziner verwenden Glutaminsäure zur Behandlung von Verhaltensstörungen und Autismus bei Kindern. [129]

Ein Salz der Glutaminsäure, nämlich Natriumglutamat, wird häufig zur Aromatisierung von Speisen, besonders in der chinesischen Küche verwendet. Die unter dem Namen „China-Restaurant-Syndrom" bekannte Migräne dürfte vor allem dann auftreten, wenn Natriumglutamat zusammen mit Nahrungsmitteln genossen wird, die viel Tyramin enthalten. Die Aminosäure Tyramin ist in einigen Käsesorten, Salzheringen und Schokolade enthalten. Glutamatüberempfindlichkeit dürfte aber auch Symptom einer Vitamin B_6-Unterversorgung sein, da bei B_6-Mangel die GABA-Bildung im Zentralnervensystem beeinträchtigt ist. [129]

Vorkommen:

Glutaminsäure und Glutamate sind in proteinreichen Lebensmitteln zu etwa 10 - 20% enthalten. [74] Weizengluten enthält besonders viel Glutaminsäure, nämlich 35%. [74]

Tagesbedarf:

Es gibt keine Angaben über einen Glutaminsäure-Tagesbedarf. Als Nahrungsergänzung wird anstelle von Glutaminsäure Glutamin verwendet, da es rascher und besser das Zentralnervensystem erreicht. Für diese Zwecke werden üblicherweise 200 mg - 1 g täglich empfohlen. Therapeutisch wird Glutaminsäure in Dosierungen von 5 - 25 g pro Tag eingesetzt.

Glutathion

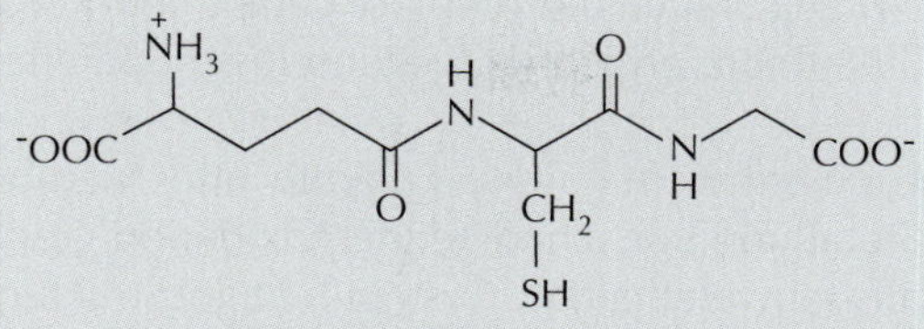

Glutathion
(L-Gamma-Glutamyl-Cysteinyl-Glycin)

Allgemeine Beschreibung:

Glutathion, chemisch als L-Gamma-Glutamylcysteinylglycin bezeichnet, besteht aus den drei Aminosäuren Glutaminsäure, Cystein und Glycin. Glutathion ist somit ein schwefelhaltiges Tripeptid mit freier SH-Gruppe.

Biochemische/physiologische Bedeutung:

Glutathion ist ein antioxidatives Molekül, das vor allem im Zellinneren in großer Konzentration vorkommt. Es hat große biologische Bedeutung und greift in zahlreiche Stoffwechselprozesse ein. [76]

Glutathion ist aufgrund seiner freien SH-Gruppe ein äußerst reaktives Antioxidans. Das Redoxpotential des reduzierten Glutathions beträgt -230 mV. Eine gesunde Körperzelle enthält reduziertes Glutathion im Verhältnis 400:1 gegenüber der oxidierten Form. [4, 38] Weil das Glutathion-System bereits ein sehr starkes (niedriges) Redoxpotential aufweist, kann oxidiertes Glutathion nur von Biomolekülen mit noch stärkerem (noch niedrigerem) Redoxpotential regeneriert werden. [59, 201] Ohne ausreichende Gewebekonzentrationen von starken Antioxidantien wie Alpha-Liponsäure (-290 mV) und vor allem NADH (-320 mV) kann somit das lebensnotwendige Glutathion-Entgiftungssystem nicht aufrecht erhalten werden. Reduziertes Glutathion neutralisiert freie Radikale, bindet Schwermetalle und Umweltgifte, bindet Prostaglandine und entzündungsfördernde Leukotriene und macht diese damit unschädlich. [85]

Bei der Neutralisation von Radikalen und beim Abbau zellschädigenden Wasserstoffperoxids durch das selenhaltige Enzym Glutathion-Peroxidase entsteht aus reduziertem Glutathion durch Disulfid (S-S-) Bindung zweier Glutathion-Moleküle oxidiertes Glutathion-Disulfid. Das Glutathion-Molekül ist somit das elektronenspendende Substrat, das der zellschützenden Glutathion-Peroxidase ihren antioxidativen Charakter verleiht. Die oxidierte Form des Glutathions muss unter Beteiligung von Niacin (eigentlich durch NADPH + H^+) und Vitamin B_2 mit Hilfe des Enzymes Glutathion-Reduktase wieder regeneriert werden, um antioxidativ wirksam sein zu können.[124]

Glutathion reduziert aber auch oxidiertes Vitamin C und Vitamin E und regeneriert somit deren Eigenschaften als biologisches Antioxidantien. Umgekehrt ist bei Vitamin

C-Mangel auch die zelluläre Glutathion-Konzentration, vorallem jene an reduziertem Glutathion, erniedrigt (gegenseitiger Spareffekt). [76]

Auch schwefelhaltige Enzyme und Membranproteine werden durch reduziertes Glutathion vor schädigender Oxidation geschützt. [85] Das Bindegewebe enthält ebenfalls schwefelhaltige (Cystein-haltige) Strukturproteine, die dem Schutz des Glutathion-Systems unterliegen. [201]

Glutathion weist auch wesentliche Funktionen in der Strukturbildung von Proteinen (Neubildung zellulärer Enzyme, Zellneubildung) auf, ist wesentlich für die Reparatur von DNA-Schäden und schützt somit die Zellen vor Mutationen und Alterung. [85]

In den Erythrozyten, den roten Blutkörperchen, ist reduziertes Glutathion im Vergleich zur oxidierten Form sogar in etwa 500fach höherer Konzentration vorhanden und notwendig. Es schützt das 2-wertige Eisen im Hämoglobin vor Oxidation und verhindert eine vorzeitige Zerstörung der Blutkörperchen durch Membranschäden (Hämolyse). [124]

Im Zusammenspiel mit den niacinhaltigen Coenzymen NADH und NADPH ist Glutathion auch lebensnotwendig für die Stabilisierung eines ausgeglichenen Redoxpotentials in der Zelle, was vorallem für zelluläre Entwicklungs- und Differenzierungsprozesse wichtig ist. Auf dieser Ebene reguliert Glutathion z.B. den Stoffwechsel der Lymphozyten. [76]

Die Leber als Organ mit erheblichen Entgiftungs- und Syntheseleistungen benötigt für die Aufrechterhaltung ihres Stoffwechsels besonders große Mengen an Glutathion. [85]

Glutathion schützt, zusammen mit den Anthocyanen, vorallem auch jene Gewebe vor Oxidation, die einen langsamen Stoffwechsel aufweisen wie z.B. die Augenlinse, die Cornea, den Glaskörper, aber auch Knorpel, Bindegewebe und Knochen. [59]

Mangelerscheinungen und Anwendungsbeispiele:

Im gesunden Organismus wird Glutathion aus den drei erwähnten Aminosäuren über mehrere, enzymatisch gesteuerte, Stoffwechselschritte gebildet. Dabei ist für die Bildung vorallem ein ausreichendes Angebot an L-Cystein und L-Glutaminsäure notwendig. [76]

Der Herzmuskel ist aufgrund seinen hohen Sauerstoff-Verbrauchs einem starken oxidoreduktiven Stoffwechsel ausgesetzt. Das Glutathion-System (inklusive seiner biochemischen Vorläufer und Biokatalysatoren) optimiert die myokardiale „Verbrennungsleistung" und schützt zugleich das Herzmuskelgewebe vor den „Oxidations-Zündfunken". [59, 85]

Die Leber mit dem intensivsten Stoffwechsel aller Organe reagiert auf erhöhte Spiegel oxidierten Glutathions besonders sensibel. Formaldehyd und Acetaldehyd, zwei Zellgifte, entstanden z.B. durch Alkohol, manche Pharmaka oder Pestizid-Belastungen, werden durch Cystein und reduziertes Glutathion neutralisiert und entgiftet. Aber nicht nur die Entgiftungsleistung, auch die Synthese-Kapazität der Leber ist abhängig vom Bestand an intrazellulärem, reduziertem Glutathion. [38, 201]

Nach Ohlenschläger sind alle Alterungsprozesse (die „unsichtbaren" Degenerationen ebenso wie das „sichtbare" Altern) eng an die körperlichen Bestandsreserven an reduziertem Glutathion gebunden. Eine isolierte Zufuhr an Glutathion oder deren Baustoffen (Cystein, Glutaminsäure) ist alleine nicht ausreichend, die Antioxidantien-Reserven für Entgiftungen und Syntheseleistungen aufrecht zu erhalten. Der oxidoreduktive Stoffwechsel muss immer in seiner Komplexität betrachtet werden. Antioxidantien, seien es Nährstoffe, Enzyme oder Nicht-Enzyme, greifen auf unterschiedlichen biologischen Ebenen ein, jeweils in Abhängigkeit von ihrem jeweiligen Redoxpotential, in Abhängigkeit ihrer Wasser- oder Fettlöslichkeit, in Abhängigkeit ihrer inner- oder außerzellulären Konzentration. So steht der Stoffwechsel des Glutathions selbst in enger Abhängigkeit zum Vorhandensein ausreichender Mengen an NADH, NADPH, Alpha-Liponsäure, Anthocyanen, Vitamin C, Vitamin E, Selen, Niacin und Vitamin B_2. [38,59,124] Somit kann der Mangel an NADH, Alpha-Liponsäure, Anthocyanen, Vitamin C oder an einem der anderen genannten Nährstoffe indirekt zu einem vermehrten Bedarf und Verbrauch an Glutathion führen. Die komplexe Zufuhr von Antioxidantien-Gemischen ist daher immer sinnvoller als die isolierte, hochdosierte Zufuhr einzelner Nährstoffe.

Vorkommen:

Glutathionreich sind tierische Nahrungsmittel. So enthält gekochter Schinken 23,3 6,5 GSH (mg/100g), frisches Rindfleisch 17,5 0,8 GSH (mg/100 g). Frische Kartoffeln enthalten 13,6 2,5 GSH (mg/100g). Noch mehr Glutathion enthält Spargel, nämlich 28,3 5,4 GSH (mg/100 g). Die Werte für GSH repräsentieren totales Glutathion, welches durch Dithiothreitol rückreduziert wurde. [201]

Tagesbedarf:

Zum Schutz vor Herz- und Gefäßkrankheiten, vor Diabetes-Folgeschäden, neurologischen Erkrankungen, vegetativen Störungen, Lebererkrankungen, Skelett- und Gelenkserkrankungen, im Sport, in der Schwangerschaft und zur Verhütung vorzeitigen Alterns werden Tagesmengen von 30 - 200 mg empfohlen. [38] Die gezielte Zufuhr von L-Cystein und N-Acetylcystein fördert die körpereigene Glutathion-Bildung. [76]

Inosit (Myo-Inosit, Meso-Inosit, Inositol)

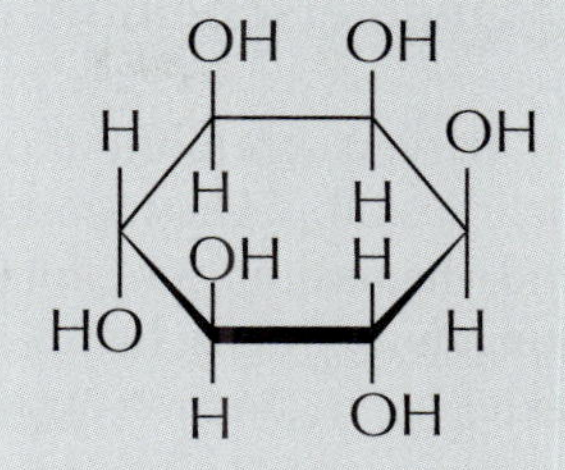

Inositol

Allgemeine Beschreibung:

Inosit, chemisch auch als Hexahydroxy-Cyclohexan bezeichnet, ist der 6-wertige Alkohol des Cyclohexans. Je nach der Atomanordnung im dreidimensionalen Raum des Moleküles unterscheidet man 9 verschiedene stereoisomere Formen, wobei nur eine dieser Formen, als Myo-Inosit bezeichnet, für den menschlichen Stoffwechsel bedeutend ist. [74] Myo-Inosit wurde früher zu den B_2-Vitaminen gerechnet.

Biochemische/physiologische Bedeutung:

Inosit kommt in allen Gewebeteilen des menschlichen Körpers vor. Besonders hohe Inosit-Gehalte weisen Hoden, Gehirn, Nieren, Milz, Leber, Eierstöcke, Augenlinse und der Herzmuskel auf. [74] In Form von Inosit-Phosphoglyceriden ist dieser 6-wertige Zuckeralkohol Baubestandteil der Zellmembranen und steuert die Erregbarkeit der Zellen, indem freigesetztes Inositol-Triphosphat (IP_3) den Calcium- und Natrium-Einstrom in das Zellinnere vermittelt. [98] IP_3 ist somit neben zyklischem AMP und zyklischem GMP der dritte wichtige bekannte „second messenger". Second messengers sind jene „zweiten Botenstoffe", die zelluläre Signale von Hormonen und Neurotransmittern (auch als „first messenger" bezeichnet) vermitteln bzw. überhaupt erst ermöglichen. Als Baubestandteil hat membrangebundenes Myo-Inositol strukturelle Funktionen, in dem es Protein-Moleküle in den Biomembranen verankert. [222]

Hoden, Eierstöcke und Samenflüssigkeit des Menschen weisen besonders hohe Gehalte an Inosit auf. Inosit-Defizite vermindern die Anzahl ausgereifter Spermien beträchtlich. In Versuchen an Ratten konnte Inosit-Zufuhr eine experimentell erzeugte Leberverfettung zur Rückbildung bringen. [17,74] Auch alkoholbedingte Fettablagerungen der Leber können durch Inositol abgebaut werden. Inositol gilt daher als „lipotrope" Substanz. Im Tierversuch an jungen Ratten fördert Inosit den Calcium-Einbau in die Knochen. [74]

Mangelerscheinungen und Anwendungsbeispiele:

Im Tierversuch führte Inosit-Mangel zu Wachstumsstörungen, Übererregbarkeit und Haarausfall.[74] Der menschliche Organismus vermag Myo-Inosit mit Hilfe von Niacin und Magnesium aus Glucose-6-Phosphat herzustellen. Obwohl Inosit-Mangelerscheinungen am Menschen bisher noch nicht beobachtet wurden, kann ein Vitamin-Charakter nicht gänzlich ausgeschlossen werden.[17]

Chronisch erhöhter Blutzucker führt zu vermehrtem Inositol-Abbau. Bei Diabetikern sind sowohl membrangebundenes Inosit als auch IP_3 erniedrigt. Die diabetogene Polyneuropathie (Übererregbarkeit, gestörter Tastsinn und gestörte Bewegungskoordination) spricht auf Inosit-Gaben gut an.

Alkoholbedingte Fettleber und medikamentöse Leberschädigungen werden orthomolekular durch Inosit behandelt. Vermutlich werden die Leberzellen durch Inosit sowohl strukturell (Stabilisierung) als auch funktionell (interzelluläre Kommunikation) gestärkt.

Das Myelin des Nervengewebes enthält Myo-Inosit so wie jede andere Körperzelle, nur zu größeren Mengenanteilen. Myo-Inosit dient daher sowohl der strukturellen Stabilisierung des Nervengewebes (zentral und peripher) als auch der optimalen Reizleitung. Daneben reguliert Inosit die Synthese der zentralen Neurotransmitter Dopamin und Noradrenalin aus den biochemischen Vorstufen Phenylalanin und Tyrosin.[222] Trotzdem dominieren in der klinischen Anwendung von Inosit die beruhigenden (abends auch schlaffördernden) Wirkungsspektren.[102]

Auch im Stoffwechsel der reproduktiven Organe ist Inosit bedeutend. Es erhöht die Anzahl und fördert die Reifung der Spermien ebenso wie die Reifung der Eizellen.[222]

Vorkommen:

Inosit kommt vorallem in Fleisch und tierischen Innereien vor.[74] Hohe Inosit-Gehalte weisen auch Vollkorn-Getreidesorten auf, allerdings nicht in Form von freiem Inosit, sondern als Hexaphosphorsäure-Ester (Phytinsäure bzw. Phytate). Phytinsäure bzw. deren Salze, die Phytate, sind dafür verantwortlich, dass 2-wertige Mineralstoffe wie Eisen-, Zink- oder Calcium-Salze komplexartig gebunden werden und in der Folge für den Körper nur schwer verfügbar sind (Resorptionshemmung durch Phytate). Das Keimen von Getreide und das Backen des Brotes mit Sauerteig führen jedoch zur enzymatischen Spaltung der Ester, so dass freies Inosit vorliegt, das die Mineralstoffaufnahme nicht mehr hemmt. Der hohe biologische Wert von Getreide-Keimlingen beruht unter anderem auf deren hohen Inosit-Gehalten. Auch lecithinhaltige Lebensmittel und (hochwertige) Lecithin-Granulate enthalten große Mengen an Inosit.

Tagesbedarf:

Üblicherweise nimmt ein erwachsener Mensch über die Nahrung täglich etwa 1 g Myo-Inosit auf.[17] Dabei ist er auch in der Lage, in gewissem Umfang das Nahrungsphytat durch Phytasen zu spalten und auszunützen. Ob die spezifischen Spaltenzyme, die Phytasen, aus den Verdauungsdrüsen oder von den Darmbakterien stammen, ist noch nicht geklärt.[74] Zum Einsatz als Nährstoff für die Verbesserung von Nervenfunktionen werden tägliche Zufuhr-Mengen von 500 mg bis 1 g verwendet.[102]

Jodid

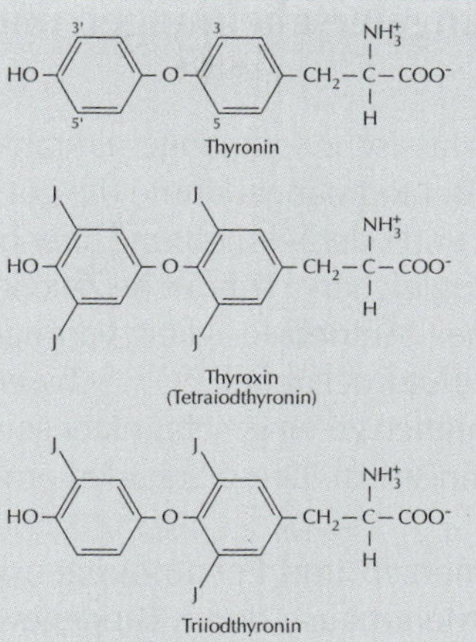

Jodid

Allgemeine Beschreibung:

Jod gehört, ebenso wie Fluor, Chlor und Brom zur chemischen Gruppe der Halogene. Für die Ernährung relevant sind die beiden Jodsalze Jodid und Jodat. [67] Jod gehört zu den essentiellen Spurenelementen.

Biochemische/physiologische Bedeutung:

Der Körperbestand des Erwachsenen wird auf etwa 10 - 20 mg geschätzt, wovon 8 - 15 mg gebunden in der Schilddrüse vorliegen. [67]

Allgemein bekannt ist die biologische Funktion des Jodids als Bestandteil der Schilddrüsenhormone. Dazu wird Plasma-Jodid in die Schilddrüsenzellen aufgenommen und dort an das Protein Thyreoglobin gebunden. [24] Thyreoglobin besteht großteils aus der Aminosäure Tyrosin, an die mit Hilfe des Enzyms Iodoperoxidase die Jodid-Atome gebunden werden. Durch Kopplung zweier jodierter Tyrosin-Reste entstehen die beiden biologisch wirksamen Schilddrüsenhormone T_4 (Tetrajod-Thyronin) und T_3 (Trijod-Thyronin). Nach entsprechender Stimulation durch zentral frei gesetzte Hormone (TRH bzw. TSH) schüttet die Schilddrüse die beiden Hormone T_4 und T_3 im Mengenverhältnis von etwa 10:1 aus. Dabei wird durch ein weiteres Enzym (die selenabhängige Dejodase) T_4 in das biologisch aktivere T_3 umgewandelt. [24] Die beiden Hormone werden, an Plasmaproteine gebunden, zu den einzelnen Körperzellen transportiert, wo sie dann die Zellkerne zu gesteigerter Stoffwechselaktivität anregen. [131] Dabei regulieren die beiden Hormone T_4 (auch Thyroxin genannt) und T_3 (Trijodthyronin) das Wachstum und die Reifung unserer Körperzellen, den Stoffwechsel von Kohlenhydraten, Proteinen, Fetten, Vitaminen, Nukleinsäuren (genetisches Material) und nicht zuletzt auch den Stoffwechsel der Hormone. [24] Sie erhöhen in den meisten Organen auch den Sauerstoffverbrauch und die Wärmeproduktion, haben also auch wesentlichen Einfluss auf den Grundumsatz. [24]

Neue Untersuchungen weisen darauf hin, dass Jodid auch Radikalfängereigenschaften aufweist und damit das Immunsystem stärkt. [17] Dies ist nicht zuletzt deshalb interessant, da etwa 10% des Gesamtjodids im Körper als freies Jodid vorliegen. [24]

Mangelerscheinungen und Anwendungsbeispiele:

Die klassische Jodmangel-Erkrankung ist das Struma, landläufig auch als Kropf bezeichnet. Bei Jodmangel dürfte die gut durchblutete Schilddrüse versuchen, durch Vergrößerung und/oder Vermehrung ihrer hormonproduzierenden Zellen das fehlende Jodangebot auszugleichen. [17] Klinische Zeichen eines Jodmangels sind neben der Struma Abgeschlagenheit, Antriebslosigkeit, verringerter Grundumsatz, Gewichtszunahme, trockene Haut und Blutdruckabfall. [24, 131] Schwerer Jodmangel in der Schwangerschaft führt beim Neugeborenen zu eingeschränkter geistiger und sexueller Entwicklung sowie zu Zwergwuchs (Kretinismus). Diese Schäden am Neugeborenen sind irreparabel. [17]

Schmerzen und Entzündungen im Bereich der Brust, die bei manchen Frauen nach der Menopause durch Bindegewebsverhärtungen auftreten, können amerikanischen Berichten zufolge durch regelmäßige Jod-Zufuhr gelindert werden. [88]

Häufig wird übersehen, dass die Synthese von Schilddrüsenhormonen nicht alleine von einer ausreichenden Jodzufuhr abhängt. Die T_4- und T_3-Bildung und -Aktivierung benötigt auch Enzyme (Peroxidasen, Proteinasen, Dejodasen) sowie vorallem auch die Aminosäure Tyrosin. Tyrosin wird - wiederum unter enzymatischer Hilfe - aus der essentiellen Aminosäure L-Phenylalanin im Körper gebildet. Für diese Umwandung zeichnet unter anderem ein Coenzym (Tetrahydrobiopterin, eine Folsäure-analoge Verbindung) verantwortlich, das auch in Gelee royale vorhanden ist. [98] Ein anderes Enzym, welches die Umwandung von L-Phenylalanin in Tyrosin reguliert, die Tyrosin-Hydroxylase, ist kupferhaltig. [24] Somit kann Kupfermangel indirekt zu einer verminderten Bildung von Schilddrüsenhormonen führen. Auch Selenmangel beeinflusst den Schilddrüsen-Stoffwechsel. Die Dejodase, also jenes Enzym, das die Umwandlung von Thyroxin (T_4) in das biologische aktivere Trijod-Thyronin (T_3) steuert, arbeitet selenabhängig. Letztlich beeinflussen auch Beta-Carotin und Vitamin A den Stoffwechsel der Schilddrüsenhormone. Vitamin A und Thyroxin werden nämlich über den gleichen proteinhaltigen Transport-Komplex über das Blut zu den entsprechenden Gewebezellen transportiert. [50]

Manche Kohlarten (Weißkohl, Grünkohl) wirken aufgrund ihrer Senfölglykoside goitrogen, also kropfbildend. Diese Senföle werden deshalb als Goitrine bezeichnet, da sie das Plasma-Jodid vor der Aufnahme in die Schilddrüsenzellen hemmen. [88] Dies sollte jedoch nicht zur falschen Konsequenz führen, die krebsvorbeugenden Kohlgemüse zu meiden. Wird durch reichlichen Genuss von Kohlgemüse eine Kropfbildung der Schilddrüse angeregt, so bedeutet dies vielmehr, dass der Körper latent mit Jod oder entsprechenden Enzymbausteinen unterversorgt ist.

Auch erhöhte Nitratgehalte in Nahrungsmitteln und im Trinkwasser können indirekt zu Jodmangel führen, da sie die Reduktion des Nahrungsjodats im Darm behindern.

Vorkommen:

Jodreiche Lebensmittel sind Meeresfische, manche Mineralwässer, jodiertes Salz sowie - in Abhängigkeit von den Fütterungsbedingungen - Milch, Käse und Eier. [17, 131]

Tagesbedarf:

Der tägliche Jodbedarf wird für Säuglinge mit 50 - 80 mcg, für Kinder und Erwachsene mit 100 - 200 mcg angegeben. Schwangere sollten täglich 230 mcg, Stillende 260 mcg Jod zuführen. [67]

Bei längerdauernder und hochdosierter Jodid-Zufuhr (2 mg Jod und mehr) tritt Jod-Akne und Jod-Basedow mit entsprechenden klinischen Symptomen einer Hyperthyreose (Herzjagen, erhöhter Grundumsatz, Gewichtsverlust, Nervosität) auf. Diese Erscheinungen treten jedoch bei einer regelmäßigen Jod-Zufuhr bis zum 3fachen Tagesbedarf nicht auf. [67]

Einen Sonderfall stellt die Einnahme von Natrium-Jodidtabletten (entsprechend 100 mg Jod täglich) bei radioaktiven Belastungen dar. Nach Reaktor-Unfällen kann durch diese Maßnahme die Aufnahmemenge gefährlichen, radioaktiven Jods in die Schilddrüse auf weniger als 1% reduziert werden. Für einen begrenzten Zeitraum von 7 - 14 Tagen stellt diese Maßnahme einen äußerst wirksamen Schutz gegen radioaktive Belastung dar und ist besonders für Kinder und Jugendliche im Wachstum wichtig. [131]

Die Einnahme von Schilddrüsen-Hormonen kann bei Überdosierung und entsprechend sensiblen Personen zu erhöhter Reizbarkeit, Unruhe, Schlaflosigkeit, vermehrter Schweißbildung und Hitzegefühl sowie zu gesteigerter Herz/Kreislauf-Tätigkeit führen. [24] Manche Personen reagieren auf länger dauernde und massive Jodid-Überdosierungen (mehr als 2 mg täglich) mit einer reflektorischen Funktionseinschränkung der Schilddrüse (Jodid-Myxödem).

Kalium

Allgemeine Beschreibung:

Kalium zählt neben Calcium, Phosphor, Schwefel, Natrium und Chlorid zu den essentiellen Mengenelementen. [76]

Biochemische/physiologische Bedeutung:

Der Körperbestand eines erwachsenen Menschen beträgt etwa 140 g Kalium. 98% des Kaliums, also etwa 137 g, liegen im Zellinnern vor. Kalium ist damit der wichtigste intrazelluläre Mineralstoff. Während die Konzentrationsunterschiede von Zelläußerem und Zellinnerem für Natrium etwa 10:1 betragen, liegt der Quotient für Kalium bei 1:40. [124] Die unterschiedlichen Konzentrationsgradienten dieser beiden wichtigen Ionen sind Voraussetzung für die Aufrechterhaltung des Zellvolumens, des intra- und extrazellulären pH-Wertes, der Ionenzusammensetzung der zellinneren und zelläußeren Bereiche, für das optimale Milieu jeweiliger Enzymaktivitäten, für den reibungslosen Stoffwechsel innerhalb und außerhalb der Zellen und nicht zuletzt für die Erregbarkeit von Nerven- und Muskelzellen. [124]

Die unterschiedlichen Ionenkonzentrationen sind verantwortlich für die elektrische Spannungsdifferenz (das sogenannte „Ruhepotential") zwischen der Außen- und Innenseite der zellulären Doppelmembran. Im Falle einer Erregung der zellulären Membran, z.B. durch Nervenimpulse, kommt es innerhalb von 1 - 3 Millisekunden durch Depolarisation der Zellmembran zu einem Natrium-Einstrom in die und zu einem Kalium-Ausstrom aus der Zelle. Die Zelle, z. B. eine Muskelzelle, wird durch diese Depolarisation erregt und erfährt somit einen Aktionsreiz . [124] Nun muss über eine Ionenpumpe, die sogenannte Na^+/K^+-Ionenpumpe, unter Mithilfe des magnesiumabhängigen Enzyms Na^+/K^+-ATPase Natrium wieder aus den und Kalium in die Zellen gepumpt werden. Auf diesem Weg wird das Ruhepotential der Zelle wieder hergestellt. Bei diesem Pumpprozess wird zelluläre Energie verbraucht, indem der Energiespeicher ATP abgebaut wird. Der Körper verbraucht einen großen Teil des in den Mitochondrien gebildeten Energiespeicher-Moleküls ATP für zelluläre Ionenpumpen dieser Art.

Mangelerscheinungen und Anwendungsbeispiele:

Entsprechend der Funktion des Kaliums äußern sich Kalium-Mängel in Form von Antriebslosigkeit, Erschöpfung und Muskelkrämpfen in der Skelettmuskulatur und in Herzrhythmusstörungen und EKG-Veränderungen.[17] An der glatten Muskulatur des Verdauungstraktes führt Kalium-Unterversorgung zu einer Einschränkung der Peristaltik und damit zu Stuhlproblemen. In Abhängigkeit vom jeweils betroffenen Organ zeigt eine Kalium-Unterversorgung somit scheinbar völlig unterschiedliche Symptome: Erschöpfung und Antriebsschwäche beim gestressten Büromenschen, erhöhte Krampfneigung beim Leistungssportler, Herzstolpern beim erfolgsorientierten Karrieremenschen und Stuhlträgheit bei körperlich inaktiven Personen.

Häufig wird vergessen, dass die Na^+/K^+ATPase magnesiumabhängig ist. Bei latentem Magnesium-Mangel, der relativ weit verbreitet ist, kann der Körper Kalium intrazellulär nur ungenügend anreichern, auch wenn das Kalium-Angebot aus der Nahrung ausreichend ist. Magnesium-Mängel führen daher sekundär zu zellulären Kaliumverlusten.[76] Die im oberen Absatz angeführten Mangelsymptome werden in der routinemäßigen Diagnostik häufiger mit Magnesium- als mit Kalium-Defiziten assoziiert. Das synergistische Zusammenspiel von Magnesium und Kalium, die wechselseitige Abhängigkeit dieser beiden Elektrolyte voneinander wird jedoch häufig übersehen. In vielen Fällen führt daher die alleinige Magnesium-Zufuhr bei erhöhter Krampfneigung, bei Herzrhythmusstörungen oder bei Stuhlproblemen nicht zum gewünschten Therapieerfolg. In diesen Fällen sollte daran gedacht werden, eben nicht nur die Ionenpumpe (durch Magnesium) zu „schmieren", sondern auch genügend „Benzin" (also Kalium) bereitzustellen.

Auch Diabetes, Übersäuerungen des Extrazellulärraumes sowie übermäßige Kochsalzzufuhr führen zu relativen Kalium-Mängeln.[34, 76] Diabetiker produzieren bekanntlich vermehrt Stoffwechselsäuren, was zu einem vermehrten Verbrauch von (alkalischem) Kalium führt.[21, 25] In der wechselseitigen Abhängigkeit des Kalium- und Natrium-Haushalts dominiert vor allem der Antagonismus zwischen Kalium und Natrium. Ein vermehrter Kochsalz-Konsum provoziert deshalb eine gesteigerte Kalium-Ausscheidung.[25]

Die häufigsten Ursachen für eine Kalium-Unterversorgung sind jedoch Kaliumverluste bei vermehrter Schweißproduktion (Stress, Spitzensport), bei länger andauerndem Durchfall, bei häufigem Erbrechen (Bulimie) und bei Missbrauch von Abführmitteln.[17] In diesen Fällen sind die Verluste jedoch nicht auf Kalium beschränkt, sondern sie betreffen praktisch alle Elektrolyte, Vitamine, Spurenelemente und bioaktiven Nährstoffe.

Vorkommen:

Kaliumreiche Lebensmittel sind getrocknete Möhren (2,6 g/100 g), getrocknete Steinpilze (2 g/100 g), Sojamehl (1,8 g/100 g), Weizenkleie (1,4 g/100 g), getrocknete Aprikosen, Pfirsiche, Kartoffelpüree, Weizenkeime, Rosinen, Sonnenblumen, Vollkorn-Buchweizen und verschiedene Nüsse. Die letztgenannten Lebensmittel enthalten etwa 0, 7 - 1 g pro 100 g. [84] Relevante Kaliummengen enthalten auch Gemüsesäfte und gedünstete Gemüsegerichte. [17] Beim Kochen von Gemüse muss beachtet werden, dass sich Kalium im Kochwasser löst und dadurch häufig verlorengeht.

Tagesbedarf:

Als optimale tägliche Zufuhrmengen werden 2 - 4 g Kalium angegeben. [67] Im Gegensatz zum Natrium-Regelkreis kann die Niere Kalium-Defizite nicht durch Drosselung der Ausscheidung abfedern. [17] Übermäßige Kaliumzufuhr dagegen wird problemlos über die Nieren ausgeschieden. Nur bei stark eingeschränkter Nierenfunktion kann es zu gefährlich erhöhten Blutspiegeln kommen. 1 mmol (bzw. 1 mval) Kalium entspricht der Menge von 39,1 mg.

Kobalt

Allgemeine Beschreibung:

Kobalt ist, ebenso wie Eisen und Nickel, ein essentielles Spurenelement aus der 8. Nebengruppe des Periodensystems der Elemente.

Biochemische/physiologische Bedeutung:

Biologische Bedeutung besitzt Kobalt vorallem in seiner Funktion als Bestandteil des Vitamin B_{12} (siehe Cobalamine). Die pflanzliche Zelle ist nach bisheriger Kenntnis nicht in der Lage, Vitamin B_{12} zu synthetisieren. Das in pflanzlichen Lebensmitteln enthaltene Vitamin B_{12} stammt aus der Syntheseleistung von Mikroorganismen, die im direkten Umfeld dieser Pflanzen leben. [227]

Daneben hat Kobalt noch physiologische Bedeutung als Bestandteil der beiden Enzyme Beta-Hydroxybutyrat-Dehydrogenase und Glycyl-Glycin-Dipeptidase. [24] Das erstgenannte Enzym ist verantwortlich für die Umwandlung der Beta-Hydroxybuttersäure in Acetoacetat und erfüllt daher eine wichtige Funktion im Fettsäure-Stoffwechsel. [131] Als Bestandteil des zweitgenannten Enzyms greift Kobalt in den Aminosäure-Stoffwechsel ein.

Mangelerscheinungen und Anwendungsbeispiele:

Kobalt-Mangelerkrankungen wurden bisher nur im Rahmen von Vitamin B_{12}-Mangelerscheinungen untersucht. Klinische Auswirkungen durch Defekte an den beiden oben genannten Enzymen wurden bis heute noch nicht festgestellt und erkannt.

Vorkommen:

In Korrelation zu ihren hohen Vitamin B_{12}-Gehalten gelten tierische Proteine (Muskelfleisch, Leber, Innereien) als besonders reich an Kobalt. [44] Wie die interessante Diplomarbeit von G. Majeron zeigt, weisen auch Heilpflanzen wie Quendel, Birkenblätter, Erdbeerblätter, Johanniskraut und Thymian hohe Kobalt-Mengen (400 - 650 mcg pro kg) auf. [235]

Tagesbedarf:

Ein Tagesbedarf für freies, nichtgebundenes Kobalt wird in der Literatur nicht angegeben. Ein gesunder erwachsener Körper weist einen Kobalt-Gesamtbestand von etwa 1,5 mg auf. Die durchschnittliche Tagesaufnahme an Kobalt beträgt etwa 300 mcg. Verglichen mit der viel geringeren durchschnittlichen Tageszufuhr von Vitamin B_{12} verstoffwechselt unser Körper somit erheblich größere Mengen an Kobalt außerhalb des Cobalamin-Metabolismus. [74] Der Tagesbedarf kobalthaltigen Vitamins B_{12} für Säuglinge beträgt 0,5 - 0,8 mcg, jener für Kinder und Erwachsene 1,0 - 3,0 mcg.[67]

Kohlenhydrate

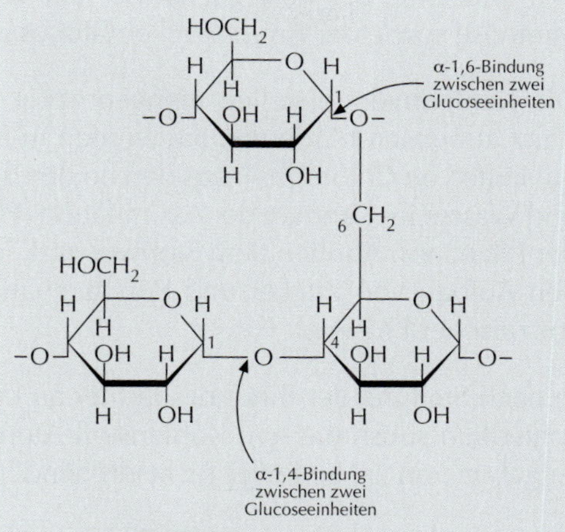

Ausschnitt aus Glykogen-Molekül

Allgemeine Beschreibung:

Kohlenhydrate, auch Saccharide genannt, sind strukturchemisch als Polyhydroxycarbonyl-Verbindungen aufzufassen. [98] Die ursprünglich entdeckten Kohlenhydrate enthielten Kohlenstoff und Wasser (H_2O) im Verhältnis 1:1, daher wurden sie als Hydrate des Kohlenstoffs aufgefasst, was der heutigen Definition nicht mehr entspricht.

Biochemische/physiologische Bedeutung:

Nach heutiger Auffassung sind Kohlenhydrate Polyalkohole, die, zu Aldosen oxidiert, je nach Anzahl der Kohlenstoffatome, als Triosen (C 3), Tetrosen (C 4) Pentosen (C 5), Hexosen (C 6) oder Heptosen (C 7) bezeichnet werden. Sind die Polyalkohole nicht am endständigen Kohlenstoff-Atom oxidiert, sondern an einem der nachfolgenden, so spricht man allgemein von Ketosen, bezogen auf die Kohlenstoff-Anzahl des Moleküls, von Tetrulosen, Pentulosen, Hexulosen usw. Werden die Moleküle noch weiter oxidiert, nämlich zu Säuren, so spricht man allgemein von Aldonsäuren oder Uronsäuren.

All die genannten Verbindungen werden, sofern es sich um Einzelmoleküle handelt, auch als Monosaccharide oder einfache Zucker bezeichnet. Enthalten die Moleküle anstelle der alkoholischen OH-Gruppe Wasserstoff, so spricht man von Desoxyzuckern, ist die Alkoholgruppe z.B. durch eine Aminogruppe ersetzt, so haben wir es mit Aminozuckern zu tun. Verbinden sich die Zuckermoleküle zu fünfgliedrigen Ringen, so spricht man von Furanosen, sechsgliedrige Ringe werden als Pyranosen bezeichnet. Bekannte Monosaccharide sind die Aldosen Mannose, Glucose und Galactose, die bekannteste Ketose ist die Fructose.

Oligosaccharide sind jene Kohlenhydrat-Verbindungen, die aus zwei bis zehn einzelnen Saccharideinheiten aufgebaut und meist kettenartig verbunden sind. Je nach Anzahl der Kettenglieder unterscheiden wir Di-, Tri-, Tetrasaccharide usw. Ein bekanntes Oligosaccharid ist das Disaccharid Rohrzucker, chemisch als Saccharose bezeichnet.

Die dritte große Gruppe umfasst die Polysaccharide, die zehn oder mehr Monosaccharid-Einheiten besitzen. Polysaccharide werden auch als Glykane bezeichnet. Bausteine der Polysaccharide sind vornehmlich Glucose, Fructose, Galactose, Mannose sowie der Aminozucker Glucosamin.

Die Kohlenhydrate stellen mengenmäßig den größten Anteil der organischen Substanz auf unserer Erde dar. Sie werden in Pflanzen unter Einfluss von Sonnenenergie mit Hilfe von Chlorophyll aus den beiden anorganischen Verbindungen Kohlendioxid und Wasser im Rahmen der Assimilation (Photosynthese) gebildet (Primärstoffwechsel der Pflanzen). Ähnlich dem Stoffwechsel des Menschen benötigt auch die Pflanze für den Aufbau von Zucker und Polysacchariden eine Unzahl wirkungs- und substratspezifischer Enzyme. [123]

Je nach Stellung der Bindungspartner an bestimmten asymmetrischen, also an unterschiedlich substituierten, Kohlenstoff-Atomen unterscheidet man D- und L-Formen. Angaben von (+) bedeutet rechtsdrehend, (–) ist das Symbol für linksdrehend. [98]

Kohlenhydrate sind sowohl für Pflanzen als auch für Tier und Mensch Nahrungs- und Reservestoff. Die physiologische Bedeutung von Kohlenhydraten geht für Menschen jedoch weit über die Funktion als Energielieferant hinaus.

So sind Kohlenhydrate Bestandteil der Nukleinsäuren in Form der Ribose (RNA) und der Desoxyribose (DNA), also wichtige Baubestandteile unseres Erbmaterials. [35]

Als Mukopolysaccharide (Proteoglykane, Glucosaminoglykane) sind die Kohlenhydrate Hauptbestandteil des Bindegewebes und prägen somit wesentlich die Stütz-, Transport- und Molekularsiebstruktur des zwischenzellulären Gewebes. [4] Dabei wird die übermolekulare, kolloidale Struktur des Bindegewebes ganz wesentlich von den inner- und zwischenmolekularen chemischen Bindungskräften der zahlreichen Hydroxyl-(OH-) und Amino-(NH_2-) Gruppen der Kohlenhydrat-und Protein-Moleküle geprägt.[12] Neben diesen, unmittelbar von der Kohlenhydrat-und Protein-Zusammensetzung des Bindegewebes abhängigen, Bindungskräften beeinflusst auch die Zusammensetzung und Konzentration der in der Bindegewebsflüssigkeit gelösten Vitamine, Mineralstoffe und Spurenelemente die Elastizität oder - bei gestörter Elektrolytzusammensetzung - die starre Struktur des Bindegewebskolloids. [4, 13, 14] Während bei Neugeborenen der Kohlenhydrat-Anteil des Bindegewebskolloides im Vergleich zum Protein-Anteil 80:20 beträgt, nimmt der Proteinanteil im Laufe der Lebensjahrzehnte sukzessive zu. Die proteindominierte Ernährungsweise in den Industrieländern führt dazu, dass das Bindegewebe von 40- oder 50-jährigen bis zu 80% Eiweiß und nur mehr 20% Kohlenhydrate enthält. Die Protein-Verbindungen sind allerdings im Vergleich zu den Kohlenhydrat-Makromolekülen viel dichter gepackt. Dieser „Eiweißstau" führt daher zu einem Elastizitätsverlust, zu einem Erstarren der ehemals lockeren kolloidalen Struktur des Zwischenzellgewebes. Abgesehen von dieser mechanisch-strukturellen Veränderung ist in der Folge auch die zelluläre Sauerstoff- und Nährstoffversorgung eingeschränkt und die interzelluläre Kommunikation entsprechend reduziert. Der Stoffwechsel staut sich somit auf allen biochemischen und biophysikalischen Ebenen. Dieser Zustand wird von L. Wendt als „Eiweißspeicherkrankheit" bezeichnet und ist vermutlich der grundlegende und größte (!) Risikofaktor für Arteriosklerose, Herzinfarkt, Schlaganfall, rheumatische Erkrankungen und Diabetes. [20] Die Kohlenhydrate des Bindegewebes sind mit ihren zahlreichen funktionellen Gruppen daher von größerer Bedeutung für das gesamte Stoffwechselgeschehen, als man aus der stark einschränkenden Bezeichnung „Bindegewebe" vermuten könnte. [4, 13, 14]

Nicht zuletzt sind die Kohlenhydrate wesentliche Bausteine von Glykoproteinen und Glykolipiden in den Zellmembranen. Diese EinSchlussmoleküle haben wesentliche Bedeutung im zwischenzellulären Stoffaustausch, in der Erkennung von körperfremden Antigenen und in der zellulären Informationsvermittlung. [4, 35] Trotz ihres vermeintlich einfachen strukturellen Aufbaus (oder gerade deshalb) sind die verzweigten Zucker-Verbindungen innerhalb und außerhalb der Körperzellen (auch eingebettet in die Biomembran-Strukturen) von zentraler Bedeutung für die biochemische und biophysikalische Signalübermittlung im gesamten Organismus. [4, 13, 14]

Kohlenhydrate und der Kohlenhydratstoffwechsel im menschlichen Körper sind also nicht nur eine Quelle zellulärer Energie, sondern steuern das zelluläre Stoffwechselgeschehen, angefangen von der Zellteilung und Differenzierung über grundlegende Immunfunktionen bis hin zum Aufbau und zum Stoffwechsel des äußerst wichtigen, aber maßlos unterschätzten Bindegewebes.

Mangelerscheinungen und Anwendungsbeispiele:

Mangelerscheinungen im Kohlenhydratstoffwechsel äußern sich nicht so sehr als Folge einer mangelnden Kohlenhydrat-Zufuhr, als vielmehr sekundär durch mangelnde Zufuhr jener wichtigen Nährstoffe, die eine optimale Verstoffwechselung zugeführter Nahrungs-Kohlenhydrate überhaupt erst ermöglichen. Wenn rein chemisch auch kein Unterschied zwischen raffinierten und naturbelassenen Kohlenhydraten feststellbar scheint, so sind es vorallem die Vitamine, Mineralstoffe, Spurenelemente und die Unzahl aller sekundären Pflanzenstoffe, die als „Begleitstoffe" unserer Nahrungskohlenhydrate über die Qualität der Kohlenhydrat-Verstoffwechselung im menschlichen Körper entscheiden. So ist unter anderem die tägliche Zufuhr von 200 Millionstel Gramm Chrom notwendig, um in Form des Glucosetoleranzfaktors GTF die Verstoffwechselung von täglich 250 g (also 1/4 kg!) Kohlenhydraten, also von Stärke und Zucker, zu ermöglichen. [44] Neben Chrom benötigt der Kohlenhydrat-Stoffwechsel auch die Mikronährstoffe Zink, Magnesium, B-Vitamine, Natrium und hochungesättigte Fettsäuren. [6, 74, 76] Nicht zuletzt aber benötigt der gesunde Organismus den gesamten, lückenlosen biologischen Cocktail an Antioxidantien (dazu gehören auch die biologisch aktiven Antioxidantien aus Pflanzen), um die Elastizität und Reagibilität aller kohlenhydrathaltigen Strukturen, angefangen von der vermeintlich strukturlosen Bindegewebssubstanz bis hin zu den hoch spezialisierten zuckerhaltigen Rezeptoren in, an und außerhalb der zellulären Strukturen, aufrecht zu erhalten. [4, 13, 14]

Während unter normalen Lebensbedingungen eine tägliche Eiweiß-Zufuhr von 0,5 - 1 g pro kg Körpergewicht ausreichen würde, stopfen wir tagtäglich unphysiologisch hohe Eiweißmengen in unsere Körper. [20, 155] Die während der letzten 2 Jahrzehnte permanent kommunizierten Schlagworte „Fett macht dick" und „Eiweiß hat nur wenige Kalorien" haben in den Köpfen der Konsumenten die Botschaft einzementiert, man müsse nur genug Eiweiß konsumieren, um vital und kräftig (Sportler), muskulös und schlank (Figurbewusste) zu werden und zu bleiben. Doch diese Ideologie ist ein Trug-Schluss. Übergewicht (vor allem die Unfähigkeit, davon los zu kommen), rheumatische Erkrankungen, Herz/Kreislauf-Erkrankungen und sogar Diabetes werden häufig durch zuviel Eiweiß provoziert - und durch reduzierten Eiweißkonsum wieder korrigiert. Um auf die Kohlenhydrate zurückzukommen: Ein ausreichender Kohlenhydrat-Anteil an unserer Ernährung hat größere Bedeutung als bisher angenommen. Kohlenhydrate dienen nicht nur - wie in den meisten Ernährungsbüchern postuliert - der kalorischen Energieversorgung. Der Kohlenhydrat-Anteil an unserer Körpersubstanz entscheidet wesentlich über das reibungslose Funktionieren sämtlicher biochemischen und biophysikalischen Stoffwechselvorgänge. Wesentlich ist jedoch die Qualität unserer Nahrungskohlenhydrate. Weißmehl- und zuckerhaltige Nahrungsmittel sind in der Tat nicht mehr als leere, dumme Kalorien-Lieferanten. Kohlenhydrate aus Vollkorn, Obst, Gemüse und vor allem aus biologisch hochwertigen Getreidekeimlingen dagegen sind „intelligente" Kohlenhydrate. Sie sorgen, zusammen mit der Unzahl an „Begleitstoffen", dafür, dass unsere Körperzellen, Gewebe, Organe und Systeme so funktionieren, wie sie funktionieren sollten. Es sind also die immer wieder zitierten Elektrolyte, Vitamine, Spurenelemente und bioaktiven pflanzlichen Nährstoffe, die die „Schwingung" der Kohlenhydrat-Strukturen in unserem Organismus aufrechterhalten.

Vorkommen:

Statistischen Verbrauchererhebungen zufolge decken wir unseren Kohlenhydratbedarf überwiegend aus raffinierten Nahrungsmitteln wie Weißmehl und Weißmehlprodukten, isoliertem Industriezucker, Feingebäck und zuckerhaltigen Limonaden sowie Süßigkeiten. Als optimale Kohlenhydratquellen im Sinne der vollwertigen Ernährung sind jedoch Vollkorn-Getreide, Kartoffeln, Hülsenfrüchte, Gemüse, Obst, Milch und Honig anzusehen. [1] Aufgrund ihres hohen Gehaltes an natürlichen Mikronährstoffen sind Getreidekeimlinge biologisch besonders hochwertige Kohlenhydrat-Lieferanten. [183-185, 220]

Tagesbedarf:

Als optimal wäre die tägliche Kohlenhydrat-Zufuhr von 250 g - 350 g in Form von vollwertigen Lebensmitteln mit hohem Gehalt an Mikronährstoffen zu empfehlen.

Kreatin

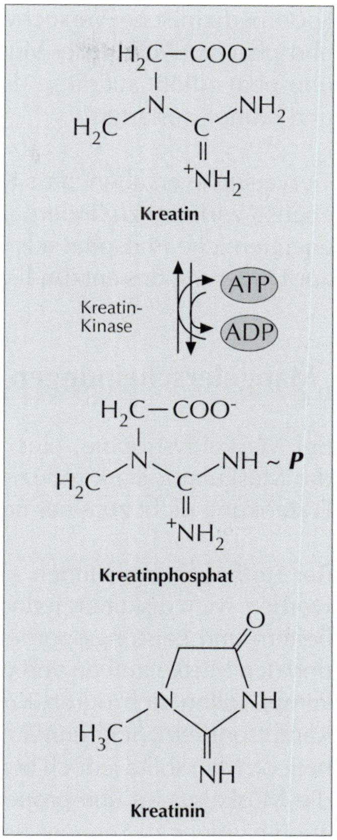

Allgemeine Beschreibung:

Kreatin, chemisch auch als Methylguanido-Essigsäure bezeichnet, ist eine Aminosäure mit nicht-proteinogenem Charakter. Kreatin wird also nicht zur Protein-Synthese benötigt. [85]

Biochemische/physiologische Bedeutung:

Kreatin wird vorallem in den Leberzellen aus den Aminosäuren Arginin, Glycin und Methionin mit enzymatischer Hilfe gebildet. Unter Beteiligung des Enzymes Kreatin-Phosphokinase wird in den Muskelzellen während der Ruhephase energiereiches Kreatinphosphat aufgebaut. [85] Etwa 98% des gesamten Kreatin-Bestandes (120 - 150 g) befinden sich im Muskelgewebe in Form des energiereichen Phosphates. [74]

Im ruhenden Muskel ist Kreatinphosphat neben ATP (Adenosintriphosphat) der wichtigste Energiespeicher. Normalerweise enthält die Muskelzelle sechsmal soviel Kreatinphosphat wie ATP (25 Millimol im Vergleich zu 4 Millimol). [124] Aufgrund seines höheren Gruppenübertragungspotentials wird Kreatinphosphat bei intensiver körperlicher Beanspruchung innerhalb der ersten Sekunden mobilisiert. Erst nach vollständigem Abbau des Phosphates zu Kreatin greift die Muskelzelle auf ATP als Energiequelle zurück. [124] Der Körperbestand an Kreatinphosphat entscheidet daher wesentlich über die Spontankraft im Leistungssport. So mobilisiert z.B. ein 100 m-Sprinter während der ersten 4 Sekunden das energiereiche Phosphat fast ausschließlich aus den Kreatinphosphat-Speichern im Muskel. [124] Das dabei mobilisierte Phosphat wird über das Enzym Kreatin-Kinase auf ADP übertragen. Aus dieser Reaktion entstehen Kreatin und ATP. Vom ATP wird das energiereiche Phosphat über 3 weitere Enzyme auf das kontraktile Myosin des Muskels übertragen, es kommt zur Muskelkontraktion. Bei Dauerbelastung werden im aktiven Muskel der Glykogenabbau, die Glykolyse, der Citratzyklus und die Atmungskette zur Energiegewinnung mobilisiert. Letztlich dienen all diese Stoffwechselprozesse dazu, dem Muskel energiereiches Phosphat aus ATP zur Verfügung zu stellen. [124]

Sportmedizinische Versuche haben gezeigt, dass die gezielte Zufuhr von Kreatinphosphat den Aufbau der Muskelmasse überproportional schnell fördern kann. Kreatinphosphat erhöht auf diese Weise auch die Reserven für Spontanleistungen bei Sprint- und Kampfsportarten.

Tierversuche ergaben, dass Kreatin akute und chronische Entzündungserscheinungen ebenso wirksam zu lindern imstande ist wie Phenylbutazon. [102] Vermutlich dient das energiereiche Phosphat aus Kreatinphosphat dem Körper als energiereiches Substrat zur Linderung des entzündlichen Geschehens.

Mangelerscheinungen und Anwendungsbeispiele:

Bei Muskeldystrophie, einer Störung des Muskelstoffwechsels, ist der Kreatingehalt der Muskulatur stark reduziert. Aber auch die Injektion von Kreatin führt bei dieser Erkrankung nicht zu einer Erhöhung der Kreatinaufnahme in die Muskelzellen. [74]

Bei Stoffwechselgesunden sind Kreatin-Mangelerscheinungen noch nicht festgestellt worden. Man diskutiert jedoch einen erhöhten Kreatinphosphat-Bedarf von Schwerarbeitern und Leistungssportlern. So soll Kreatinphosphat die Spurtkraft, die Ausdauer und den Muskelaufbau verbessern. Auch die Erholungszeiten nach Training und Wettkampf sollen sich durch Kreatinphosphat-Zufuhr reduzieren lassen. Besonders bei Kampfsportlern, Schirennläufern, Sprintern und Bodybuildern ist Kreatinphosphat sehr beliebt. Man sollte jedoch beachten, dass ein exzessiver Kreatinphosphat-Konsum zwar die Muskelmasse überproportional wachsen lässt, die überhöhte Belastbarkeit aber auch häufiger zu Sehnen- und Bänder-Verletzungen sowie -Rissen führt.

Vorkommen:

Kreatin kommt ausschließlich in tierischen Proteinen vor. Bei überwiegend pflanzlicher Ernährung muss besonders auf den Gehalt der Kreatin-Vorstufen Arginin, Glycin und Methionin geachtet werden. Die 3 genannten Aminosäuren sind nämlich die Bauelemente für die körpereigene Kreatin-Synthese.

Tagesbedarf:

Es gibt keine Angaben über einen Kreatin-Tagesbedarf. Zur Verbesserung der körperlichen Leistungsfähigkeit werden täglich 2 - 15 g Kreatin in Form von Kreatinphosphat empfohlen.

Kupfer

Allgemeine Beschreibung:

Kupfer ist ein Metall aus der ersten Nebengruppe des Periodensystems der Elemente. In Form seiner Salze zählt es zu den essentiellen Nährstoffen. [44, 66]

Biochemsiche/physiologische Bedeutung:

Bis heute sind 11 Enzyme bekannt, die Kupfer als Bestandteil benötigen. Andere, nicht kupferhaltige Enzyme sind von Kupfer abhängig, da sie bei Kupfermangel ihre Aktivität erniedrigen. [69] Der Kupfer-Gesamtbestand des Erwachsenen beträgt etwa 100 - 120 mg. [76]

Nach der Nahrungsaufnahme in die Darmzellen wird Kupfer an ein cysteinreiches Polypeptid (Metallothionein) gebunden. Dieses kupfer- und zinkhaltige Eiweißmolekül dürfte der Kupferspeicherung dienen und weist auch antioxidative Aktivitäten auf. [69]

Im Plasma ist Kupfer zu etwa 95% an Coeruloplasmin gebunden. [76] Dieses Glycoproteid dient dem Kupfertransport durch Blut und Gewebe und spielt eine entscheidende Rolle in der Hämoglobinbildung. Coeruloplasmin oxidiert freigesetztes Speichereisen und macht es so für die Häminbildung verfügbar. [132] Coeruloplasmin ist aber zugleich ein wichtiges Antioxidans zum Schutz bei Infektionen und Verletzungen. [88]

Zusammen mit Zink ist Kupfer Bestandteil der Kupfer/Zink-Superoxid-Dismutase (SOD). Die SOD ist ein antioxidatives Enzym, das Körperzellen vor Membranzerstörung durch Superoxid-Radikale schützt. Vorallem Erythrozyten weisen hohe SOD-Konzentrationen auf. [132] Daneben gibt es aber auch eine kupferhaltige SOD, die außerhalb der Zellen wirksam ist (EZ-SOD). [69] SOD weist neben den Zellschutz-Aktivitäten auch stark entzündungshemmende Eigenschaften auf.

Kupfer ist auch Cofaktor des Enzymes Tyrosinase. Diese Enzym wandelt die Aminosäure Tyrosin zu DOPA um. DOPA ist im Körper die Vorstufe des Hautpigmentes Melanin und der Nebennierenmarkhormone Adrenalin und Noradrenalin. Kupfer reguliert somit auch die Hautpigmentierung und den Stoffwechsel des sympathischen Nervensystems. [69, 132] Da die Tyrosinase auch die Synthese der Schilddrüsenhormone T_3 und T_4 reguliert, greift Kupfer auch in den Stoffwechsel der Schilddrüse ein. [131]

Die kupferhaltige Lysyl-Oxidase steuert die Vernetzung der Bindegewebsproteide Elastin und Collagen. Kupfer ist daher essentiell für den Stoffwechsel des Bindegewebes und der Knochen. [69, 132]

Nicht zuletzt ist Kupfer als Bestandteil der eisenhaltigen Cytochrom C-Oxidase und der Monoamino-Oxidase ein bedeutender Nährstoff für die Energiegewinnung (Atmungskette) in den Mitochondrien und für die Produktion von Immunglobulinen. [69, 132]

Mangelerscheinungen und Anwendungsbeispiele:

Kupfer spielt im großen Konzert der Antioxidantien eine wichtige Rolle. Sowohl das kupferhaltige Metallothionein als auch die kupfer- (und zink-)haltigen Superoxiddismutasen schützen intrazelluläre Strukturen, die Zell- und Organellen-Membranen und das extrazelluläre Gewebe. Die kupferhaltigen Enzyme sind sowohl im wässrigen als auch im lipidhaltigen Gewebe unseres Körpers aktiv.

Das kupferhaltige Coeruloplasmin fördert die Resorption von Eisen ebenso wie die Hämoglobinbildung durch Regulierung des oxidoreduktiven Eisen-Stoffwechsels. Anämische Patienten, die auf Eisen-Zufuhr alleine nicht ansprechen, leiden häufig an Kupfer-Defiziten. Der Eisen- bzw. Hämoglobin-Stoffwechsel ist also sehr stark an den Stoffwechsel des Kupfers gebunden. [222] Vermutlich ließe sich unter Miteinbeziehung des Kupfer-Stoffwechsels mehr Licht in die teilweise verwirrenden und verunsichernden Eisen-Publikationen der letzten Jahre bringen. [230, 231] Nach diesen Untersuchungen wird Eisen eine infarkt- und tumorfördernde Rolle zugeschrieben. Ein Blick auch auf die Kupfer-Versorgung und auf den Coeruloplasmin-Stoffwechsel könnte möglicherweise den Blick über die leider sehr weit verbreitete Reagenzglas-Perspektive im Rahmen ernährungsmedizinischer Studien erweitern.

Entzündungen und Infektionen mobilisieren kupferhaltiges Coeruloplasmin. Ein erhöhter Coeruloplasmin-Spiegel im Plasma weist daher nicht auf eine Überversorgung des Organismus mit Kupfer hin, sondern ist lediglich laborchemischer Ausdruck eines aktivierten Entzündungs- und Immun-Stoffwechsels. Auch wird ein erhöhter Kupfer/Eisen-Wert im Serum als wichtiger Verlaufsparameter (Tumormarker) bei der Therapie von Krebserkrankungen herangezogen. [132, 133]

Im Bindegewebe und an den Blutgefäßen zeigt sich ein Kupfer-Defizit durch Verhärtungen des Bindegewebes, durch Morgensteifigkeit und Gelenkschmerzen und eingeschränkte Elastizität (erhöhte Brüchigkeit) der Blutgefäße. Eine Kupfer-Supplementierung kann daher bei bestimmten Formen rheumatischer Weichteil- und Gelenkserkrankungen sehr wirksam sein.

Am Herzmuskel kann sich ein Kupfer-Mangel durch Herzrhythmusstörungen äußern.

Kupfer hat somit auch eine wichtige biologische Rolle im Stoffwechsel des Herz/Kreislauf-Systems, da es sowohl am Herzmuskel selbst als auch an den Blutgefäßen (Förderung der Elastizität) biologisch aktiv ist. [222]

Auch dermatologisch und kosmetisch hat Kupfer eine wichtige biologische Funktion. Einerseits fördert es die Vernetzung und die Elastizität von Blutgefäßen und Bindegewebe, andererseits reguliert es den Stoffwechsel der Hautpigmente. Bindegewebsschwäche, erhöhte Kapillarbrüchigkeit und Störungen des Pigmentstoffwechsels (Vitiligo) sind somit dermatologische Einsatzgebiete der Orthomolekularen Medizin. Bei all den genannten Indikationen ist die zusätzliche Zufuhr von Vitamin C sinnvoll. Vitamin C fördert, ebenso wie Kupfer, den Stoffwechsel des Bindegewebes und erhöht die Elastizität der Blutgefäße. [222]

In der konventionellen Ernährungsmedizin ist der diagnostische Blick bei Schilddrüsenüber- oder -unterfunktionen häufig noch auf den Jod-Stoffwechsel beschränkt. Faktum ist, dass die Aktivierung und Bildung von Trijod- und Tetrajod-Thyronin auch gebunden ist an den Metabolismus von Magnesium, L-Phenylalanin, Selen, Beta-Carotin (bzw. Vitamin A), Omega 3- und Omega 6-Fettsäuren und letztlich auch an die Aktivität des kupferhaltigen Enzymes Tyrosin-Hydroxylase. Die Ursache von Schilddrüsenunterfunktion und Antriebsschwäche kann somit auch ein Kupfer-Defizit sein. Kupfer stimuliert auch die Bildung von Adrenalin und Noradrenalin, der Neurotransmitter des sympathischen Nervensystems und fördert die intrazelluläre Energieverwertung im Rahmen der Atmungsketten-Phosphorylierung. [69, 124, 132]

Vorkommen:

Milchsaure Gurken enthalten etwa 8 mg, Wal-, Para-, Hasel- und Cashew-Nüsse enthalten etwa 1 - 3,5 mg, Vollkorngetreide 0,7 - 1,0 mg, Sonnenblumenkerne 2,8 mg und Weizenkleie 1,5 mg Kupfer pro 100 g. [84]

Tagesbedarf:

Der Tagesbedarf für Säuglinge und Kinder wird, je nach Lebensalter, mit 0,4 - 2,0 mg Kupfer angegeben. Kupfer dürfte für die geistige Entwicklung von Kindern und Jugendlichen eine große Rolle spielen. Erwachsene sollten täglich 1,5 - 3,0 mg Kupfer über die Nahrung zuführen. [67] Ein Nachteil von Kupfer-Präparaten ist die eingeschränkte Verträglichkeit von Kupfersalzen. Besonders magenempfindliche Personen reagieren auf zu hohe Einzeldosierungen kupferhaltiger Präparate mit Magenschmerzen, Übelkeit oder sogar Erbrechen. In diesen Fällen empfiehlt es sich, kleinere Kupfer-Dosierungen über den Tag verteilt einzunehmen und kupferhaltige Präparate generell begleitend zu den Mahlzeiten mit viel Flüssigkeit zu konsumieren.

Auch kann eine unkontrollierte und hoch dosierte Kupfer-Zufuhr mehr schaden als nützen. Kupfer-Überladungen des Organismus führen sekundär zu Zink-Defiziten, da Kupfer Zink ausschwemmt (und umgekehrt). Eine Langzeit-Verwendung von Präparaten, die mehr als 2 mg Kupfer täglich anbieten, sollte nur nach Rücksprache mit Arzt oder Apotheker erfolgen.

Lecithine (Phosphatidyl-choline)

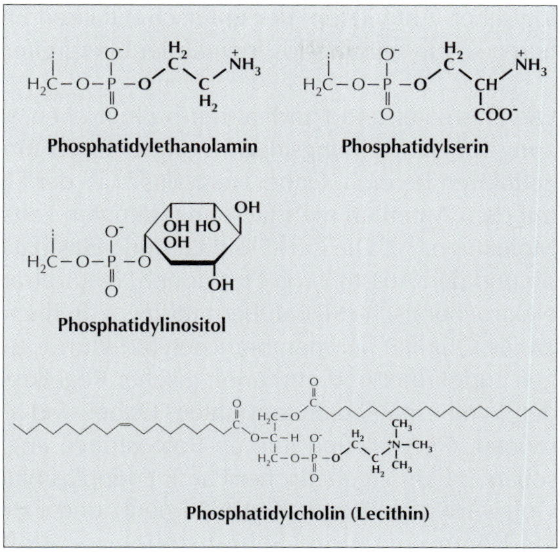

Phosphatidylethanolamin

Phosphatidylserin

Phosphatidylinositol

Phosphatidylcholin (Lecithin)

Allgemeine Beschreibung:

Lecithine bestehen aus einem Glycerinmolekül, das in der Regel an der Position 1 mit einer gesättigten, an der Position 2 mit einer (hoch) ungesättigten Fettsäure und an der Position 3 mit Phosphorsäure und Cholin verestert ist. Die Vielfalt und unterschiedliche biologische Qualität der Lecithine ergeben sich aus der unterschiedlichen Länge der Fettsäuren und vorallem aus dem Sättigungsgrad der Fettsäure an Position 2. [85] Ist das Molekül anstelle von Cholin mit Colamin verestert, spricht man von Kephalinen. [98] Lecithine und Kephaline werden auch unter Bezeichnung Glycerophospholipide zusammengefasst. [124]

Tierische Proteine, vorallem die Nervensubstanz der Tiere, aber auch Getreidekeimlinge enthalten sogenannte Sphingolipide. Dies sind mit den Glycerophospholipiden strukturverwandte Verbindungen, die statt Glyceriden den Diaminoalkohol Sphingosin enthalten. [123, 124]

Biochemische/physiologische Bedeutung:

Die Glycerophospholipide sind die wichtigsten Lipidbestandteile biologischer Membranen. Die Moleküle bestehen aus einem polaren, wasserlöslichen „Kopf" (durch die positive Ladung am Stickstoff und die negative Ladung am Phosphatteil des Cholin- bzw. Colaminphosphats) an der Position 3 sowie aus zwei unpolaren, fettlöslichen „Schwänzen" (durch die beiden ungeladenen Fettsäurereste). [85] Dieser Molekülaufbau führt zur Ausbildung der biologischen Doppelmembranen mit polarer, hydrophiler Außenseite und unpolarer, lipophiler Innenseite. Jede Zelle, aber auch intrazelluläre Organellen wie der Zellkern, die Mitochondrien, der Golgi-Apparat oder das Endoplasmatische Retikulum sind von diesen schützenden Doppelmembranen umgeben. [35,124] Die Doppelmembranen schützen somit die Zellen selbst, aber auch ihre Arbeitsorganellen, gewährleisten ein jeweils optimales pH-Milieu als Grundlage für die biologischen Aktivitäten der unterschiedlichen Enzyme und Enzymsysteme und garantieren so ein reibungslos ineinander übergreifendes Stoffwechselgeschehen.

Die Elastizität und Fluidität der biologischen Membranen ist wesentliche Voraussetzung für den reibungslosen Stoffaustausch innerhalb der Zellen und im zwischenzellulären Bereich. Dabei steigt das Maß der Fluidität und Elastizität der Membranen mit dem Anteil an mehrfach ungesättigten Fettsäuren in den Lecithin- und Kephalin-Molekülen.[35, 88] Die Zell-Fluidität und –Elastizität bestimmen wesentlich die Produktion und den Ausstoß von Hormonen, Neutrotransmittern und Interleukinen. Auch die elektrochemische Signalübermittlung, z.B. die neuromuskulären Regelkreise, sind eng an die Qualität der membranösen Strukturen gekoppelt. Wir neigen dazu, bei Störungen endokriner und immunologischer Regelkreise den Blick zu sehr auf Störungen in den Syntheseabläufen zu richten. Dabei sind aber gerade die Biosynthesen von Hormonen, Nerven- und Immun-Botenstoffen eng an die Kommunikationsabläufe zwischen Zellkern (genetischer Plan), Endoplasmatischem Retikulum (Produktionsstätte), Golgi-Apparat (Export-Kompartiment) und Extrazellulärraum (mit der Zellmembran als Kommunikations-Schnittstelle) geknüpft. Die Fluidität und Elastizität der biomembranösen Strukturen prägen und beeinflussen also in großem Maße sämtliche biochemischen und biophysikalischen Regelkreise, mehr als uns dies in der Praxis bewusst ist.

Sphingolipide sind wichtige Membranbestandteile vorallem in den Myelinscheiden der Nervenzellen (Sphingomyeline) und wesentlicher Baubestandteil der Gehirnlipide (Cerebroside, Ganglioside).[124] Bis vor wenigen Jahren war man der Meinung, zerstörte Nervenzellen wären nicht in der Lage, sich zu regenerieren. Diese Meinung gilt heute als überholt. Die Zellen des zentralen und peripheren Nervensystems können - wie alle anderen Zellen auch - durch Phospolipide, hochungesättigte Fettsäuren und Antioxidantien regeneriert werden.[236]

Mangelerscheinungen und Anwendungsbeispiele:

Prinzipiell ist jede vorzeitige Zellalterung und jeder frühzeitige Zelltod Folge einer frühzeitigen Zerstörung biologischer Membranen. Schäden an der Zellkern-Membran führen zu genetischen Mutationen, Zerstörung der Mitochondrien-Membran schädigt die Mitochondrien-DNA und drosselt die zelluläre Energieproduktion, Defekte an der Membran des Endoplasmatischen Retikulums stören den Aufbau neuer Enzyme und die Zellteilung und letztlich führen Schäden an der äußeren Zellmembran zum vorzeitigen Untergang von Leberzellen, Muskelzellen, Erythrozyten, Immunzellen oder anderen.[4, 18, 38] Ein übermäßiger Anteil an gesättigten und Trans-Fettsäuren in den Biomembranen führt zu spröden, brüchigen Membranstrukturen. Der Qualitätsmangel im zellulären Baustoff-Wechsel ist ein stark unterschätztes Grundproblem aller Stoffwechseldefekte, könnte aber durch gezielte Nährstoff-Supplementierung sehr nachhaltig korrigiert werden. Diese Membranbaustoffe und -nährstoffe sind Cholin, Colamin, Omega-3- und Omega-6-Fettsäuren oder die aus diesen Nährstoffen aufgebauten Lecithine und Kephaline. Die Lehrbuchmeinung, wonach der humane Organismus in der Lage sei, seine Biomembranen über den Phospholipid-Stoffwechsel selbst aufzubauen, ist im Prinzip zwar richtig, lässt uns in der Praxis aber häufig den Qualitätsaspekt übersehen. Nicht dass unser Körper Biomembranen synthetisieren kann, ist relevant für unsere Gesundheit, sondern wie er es tut. Entscheidend ist die Syntheseleistung (durch Mikronährstoff-aktivierte Enzymsysteme), die Vitalität der Membran-Baustoffe (hoher Anteil an hochungesättigten Fettsäuren aus Pflanzenölen und Lecithinen) sowie letztlich die Belastbarkeit und Lebensdauer unserer Membranstrukturen (Schutz durch Antioxidantien). [18, 38, 88, 236]

Das Myelin, die Biomembranen des zentralen und peripheren Nervensystems wird – wie alle anderen Biomembranen auch – am Endoplasmatischen Retikulum synthetisiert. Beträgt der Lipid-Anteil der Biomembranen von Leberzellen und Erythrozyten nur etwa 50%, so besteht das Myelin zu 80% aus Lipiden. Der hohe Phospholipid-Anteil der zentralen und peripheren Nerven ist notwendig, um „Kurzschlüsse" zwischen den teilweise äußerst dicht gepackten Nervenzellen zu verhindern. Das Myelin übernimmt in den Nervenzellen aber zugleich auch die Funktion der Reizleitung. Die Nervenzellen erneuern ihr bandagenartig anliegendes Myelin permanent, wenn auch äußerst langsam. Die Halbwertszeit des Myelins liegt bei etwa 6 Monaten. Während Mikronährstoffmängel allgemein die Myelin-Syntheseleistung der Nervenzellen einschränken, führt eine Unterversorgung mit hochwertigen Baustoffen (also hochungesättigten Fettsäuren, Lecithinen) zur Ausbildung starrer, minderwertiger Myelin-Strukturen. Toxische Schwermetalle und organische Schadstoffe wiederum blockieren vor allem Myelin-aufbauende Enzymsysteme, was sich klinisch in verschiedensten neurologischen Störungen (Nervosität, Depressionen, Visus-Einschränkungen, motorische Ausfälle) äußert. Die Dunkelziffer jener neurologischen Patienten, die konservativ gegen Depressionen, Multiple Sklerose, ALS (Amyotrophe Lateralsklerose) und gegen Schizophrenie therapiert oder gar als Hypochonder abgestempelt werden, obwohl ihre Erkrankungen nutritiv oder umwelttoxikologisch bedingt sind, ist vermutlich erschreckend hoch. Gerade die Neurologie hätte durch Miteinbeziehung nutritiver und toxikologischer Parameter eine große Chance, ihr diagnostisches und therapeutisches Potential effizient zu erweitern. [38, 124, 23] Der erfolgreiche therapeutische Einsatz von Lecithinen bei Altersdemenz, bei Depressionen, bei Alzheimer- und Parkinson-Patienten beruht letztlich auf dem simplen Effekt, dass Lecithin die Myelin-Strukturen stabilisiert. Lecithine als „Nervennahrung" zu bezeichnen ist daher weder oberflächlich noch übertrieben. Der hohe Cholin-Gehalt des Lecithins fördert die vermehrte Bildung des Neurotransmitters Acetylcholin und stabilisiert somit auch auf neurohormoneller Ebene das vegetative Nervensystem. [88, 236]

Klinische Untersuchungen an tschechischen und britischen Kliniken zeigten, dass Lecithine die Regenerationszeit nach A-, B- sowie Non-A- und Non-B-Virus-Hepatitiden signifikant verkürzen. Lecithin und Cholin sind aus orthomolekularer Sicht die einzigen Nährstoffe, die den Leberstoffwechsel bei Virus-Hepatitis nachhaltig stärken. [88] Lecithine und hochungesättigte Fettsäuren stabilisieren auch die Differenzierung von Immunzellen und fördern die Synthese und den Ausstoß immunologischer Transmittersubstanzen. Die Funktionstüchtigkeit des humoralen und zellulären Immunsystems ist in großem Maße abhängig von seiner strukturellen Beschaffenheit. [236]

Die Vegetative Dystonie (Psychovegetatives Syndrom) tritt häufig im 3. und 4. Lebensjahrzehnt auf. Ausgelöst durch psychische Belastungen, durch Stress und unbewältigte Konfliktsituationen äußert sich dieses Syndrom in Kopfschmerzen, Magen-, Herz- und Atembeschwerden, in Rückenschmerzen, Müdigkeit, sexuellen Funktionsstörungen oder larvierten Depressionen, ohne dass organische Erkrankungen nachweisbar wären. Das vielfältige Erscheinungsbild des Psychovegetativen Syndroms ist für den Arzt nur äußerst schwer, und wenn, dann vorwiegend symptomatisch therapierbar. Lecithingaben von 5 - 10 g täglich zeigen manchmal bereits nach kurzer Zeit überraschend gute Therapieerfolge. Vermutlich ist die Stimulierung parasympathischer Regelkreise (vermehrte Acethylcholin-Synthese) für den Therapieeffekt verantwortlich. [236]

Vorkommen:

Pflanzliche Lecithine sind vorallem in (gekeimten) Pflanzensamen, in Sojabohnen und in Kohlgemüse enthalten. Vollkorngetreide, Soja und Kohl sind besonders reich an Lecithinen mit hochungesättigten Fettsäuren. [88]

Tierische Proteine, vorallem die Nervensubstanz der Tiere, enthalten sogenannte Sphingolipide. Dies sind Lecithin-strukturverwandte Verbindungen, die statt Glycerin den Diaminoalkohol Sphingosin enthalten. [123, 124] Sphingolipide sind wichtige Membranbestandteile vorallem in den Myelinscheiden der Nervenzellen (Sphingomyeline) und wesentlicher Baubestandteil der Gehirnlipide (Cerebroside, Ganglioside). [124]

Tagesbedarf:

Es gibt keine Angaben für einen Lecithin-Tagesbedarf. In den beschriebenen Untersuchungen wurden tägliche Lecithin-Mengen von 1 - 20 g verabreicht. Wesentlicher als die Zufuhrmenge an Lecithin ist sicherlich dessen Qualität (Gehalt an hochungesättigten Fettsäuren).

Manche Personen entwickeln, besonders nach hoher Lecithin-Zufuhr, einen fischartigen Körpergeruch. In diesen seltenen Fällen ist entweder die Stoffwechselleistung der Leber zu sehr eingeschränkt oder die Zufuhrmengen übersteigen die Verwertungskapazität der Leber. Dann sollte einfach die Lecithin-Zufuhrmenge reduziert werden. [88]

Lithium

Allgemeine Beschreibung:

Lithium, das leichteste in der Natur vorkommende Spurenelement, zählt nach derzeitigem Wissen noch nicht zu den essentiellen, sondern zu den akzidentiellen (also begleitend vorkommenden) Spurenelementen, da es grundsätzlich in der Nahrung und daher auch im Menschen vorhanden ist. [65]

Biochemische/physiologische Bedeutung:

Der Körperbestand des Erwachsenen beträgt einige Milligramm, genaue Daten liegen derzeit noch nicht vor. Für die Essentialität von Lithium sprechen neue Erkenntnisse, nach denen eine Lithium-Unterversorgung zu manisch-depressivem Verhalten und zu eingeschränkter Immunleistung führt. [135]

So belegen neueste Untersuchungen, dass Lithium-Zufuhr T-Helferzellen zu vermehrter Bildung von Alpha-Globulinen (koloniestimulierenden Faktoren, CSF) anregt. Diese Globuline aktivieren unreife Stammzellen im Knochenmark (Granulozyten) zu vermehrter Differenzierung und Ausbildung der für die Infektionsabwehr wichtigen Leukozyten. [135, 136]

Zusammen mit Folsäure und Vitamin B_{12} kann Lithium auch das Wachstum maligner Tumorzellen, besonders von Leukämiezellen hemmen. Wahrscheinlich fördert Lithium die Aufnahme von Vitamin B_{12} und Folsäure in gesunde Körperzellen. [135, 136]

Auch durch Ganzkörperbestrahlung geschädigtes Knochenmark konnte durch gezielte Lithium-Zufuhr rascher regeneriert werden als ohne Lithium-Gaben. [135]

Lithium hemmt auch die Vermehrung von Herpes-Viren und anderen DNA-Viren. Auch auf das Wachstum von Hefepilzen konnten hemmende Einflüsse festgestellt werden. [135]

Mangelerscheinungen und Anwendungsbeispiele:

Lithium-Mängel konnten in kontrollierten Untersuchungen bis heute noch nicht festgestellt werden. Solange noch keine Interventionsstudien vorliegen, also experimentelle Langzeitstudien zum Nachweis präventiver Effekte einer Lithium-Zufuhr, ist die Frage nach der Lebensnotwendigkeit von Lithium noch offen.

Urinproben-Auswertungen von 2.400 Texanern und eine Überprüfung des Lithium-Gehaltes im Trinkwasser verschiedener texanischer Regionen ergaben, dass Personen aus jenen Gegenden, deren Trinkwasser lithiumarm ist, signifikant häufiger mit Psychosen, Neurosen, Schizophrenie und Persönlichkeitsproblemen in psychiatrische Kliniken eingewiesen worden waren. Die Einweisungshäufigkeit korrelierte mit den entsprechend geringen Lithium-Gehalten im Trinkwasser und im Urin der eingewiesenen Personen. [135, 136]

Vorkommen:

Hohe Lithium-Gehalte weisen Küchenzwiebel und Knoblauch auf. Auch Zuckerrüben, Kartoffeln und Vollwert-Getreide enthalten Lithium in Mengen zwischen 0,2 und 1,5 mg pro 100 g.

Tagesbedarf:

Tägliche Zufuhrmengen von etwa 3 mg Lithium dürften ausreichen, um optimale Immunfunktionen und eine ausgeglichene Stimmungslage zu erhalten.

Zum therapeutischen Einsatz bei Immunerkrankungen werden 170 - 280 mg täglich verwendet, die Behandlung mansich-depressiver Zustände erfordert tägliche Zufuhrmengen von 500 mg - 1,5 g. Der therapeutische Einsatz von Lithium mit diesen großen Dosen muss unter strenger medizinischer Aufsicht überwacht werden, da Lithium eine nur geringe therapeutische Breite aufweist. Daher sind laufend Blutspiegel-Kontrollen erforderlich. Lithium-Überdosierungen führen zu Schilddrüsenvergrößerungen, Filtrationsstörungen der Niere, zu Herzrhythmusstörungen und zu neurologischen Symptomen. [135]

Magnesium

Allgemeine Beschreibung:

Magnesium ist ein zweiwertiges Element aus der Reihe der alkalischen Erden und ist für den Menschen ein essentieller Mineralstoff. Magnesium ist einer der am besten untersuchten Nährstoffe.

Biochemische/physiologische Bedeutung:

Der Gesamtbestand an Magnesium eines Erwachsenen beträgt etwa 24 - 28 g. Mehr als die Hälfte dieses Magnesiums (etwa 14 - 17 g) liegen in den Knochen vor, allerdings nur zu etwa 40% in gebundener Form. Etwa 60% des Knochenmagnesiums dienen als kurzfristige Magnesiumspeicher und sind für das Blut und das Gewebe rasch verfügbar. Nur 1% des Gesamtmagnesiums befindet sich im Plasma, während die verbleibenden 10 - 11 g im Zellinneren der Muskeln, Weichteilgewebe, der Leber und der Erythrozyten vorliegen. [137] Damit ist Magnesium neben Kalium das zweithäufigste intrazelluläre Kation. Magnesium ist für die Aktivierung von etwa 300 verschiedenen Enzymen verantwortlich. [138]

Auf zellulärer Ebene bewirkt Magnesium eine Stabilisierung von Zellmembranen, indem es die Quervernetzung zwischen den Phospholipid-Molekülen fördert. [138] Auf diese Weise wird sozusagen die „Reißfähigkeit" zellulärer Membranen verbessert.

Dieser membranstabilisierende Effekt bremst überschiessende Adrenalinsekretionen und dämpft die zelluläre Sensibilität gegeg Stress-Hormone. Magnesium ist aber auch ein wichtiger Antistress-Nährstoff für Herz, Gehirn und Muskulatur. [138]

Besonders am Herzmuskel verhindert Magnesium einen überschiessenden Calciumeinstrom in die Zelle und schützt damit die Herzmuskelzelle vor Stress, senkt den kardialen Sauerstoffverbrauch und beugt Herzrhythmusstörungen vor. [138] Diese Wirkung des Magnesiums wird als biologischer Calciumantagonismus bezeichnet. Der Wirkungsgrad von Magnesium ist dabei durchaus mit jenem von synthetischen Calciumantagonisten vergleichbar, wobei Magnesium den Vorteil aufweist, ein Nährstoff zu sein. [139] Der calciumantagonistische Effekt des Magnesiums wird unterstützt durch die biologische Rolle des Magnesiums als Aktivator der Calcium-ATPase. Dieses Enzym stimuliert die Calcium-Ionenpumpe, intrazelluläres Calcium aus dem Zellinneren zu transportieren und damit das Erregungspotential der Herzmuskelzelle zu stabilisieren. [138]

Der Stoffwechsel des Magnesiums muss immer im Zusammenhang mit jenem des Kaliums gesehen werden. So ist auch das Enzym der Na^+/K^+-Ionenpumpe, die Na^+/K^+-ATPase, magnesiumabhängig. Nur bei ausreichendem Magnesiumbestand ist die Ionenpumpe in der Lage, Natrium aus der und Kalium in die Zelle zu pumpen und somit auch auf diese Weise das Ruhepotential der Herz- und Skelettmuskelzellen zu stabilisieren. [139] So kann eine Magnesiumunterversorgung sekundär zu einem zellulärem Kalium-Mangel führen, der bei fortbestehendem Magnesiummangel selbst auf ausreichende und hohe Kalium-Zufuhr nicht anspricht.

Magnesium stimuliert die Insulinrezeptoren der Muskelzellen, fördert den Glucoseeinstrom in die Zellen und steigert die Enzymaktivität der Pyruvat-Kinase, die unter anderem den Abbau der Glucose zu Pyruvat reguliert. Innerhalb der Mitochondrien fördert Magnesium im Rahmen der Atmungskette die Bildung von ATP, also die Energieproduktion. [137] Somit hat Magnesium zentrale Bedeutung im Rahmen des Insulin-, Kohlenhydrat- und Glucosestoffwechsels und erhöht damit die Leistungsfähigkeit jeder Körperzelle bei gleichzeitig geringerem Sauerstoff-Verbrauch. [137] So kann ein Absinken der Magnesiumkonzentration um 25% in den Erythrozyten zu einer Aktivitätseinschränkung magnesiumabhängiger Enzyme um 50% führen. [137]

Auch der Stoffwechsel von Eiweiß, Fetten und Nukleinsäuren ist magnesiumabhängig. Eine ausreichende Magnesiumversorgung hat daher auch Schrittmacherfunktion für verschiedenste Arbeitsleistungen im Bereich des Fettstoffwechsels, des Haut- und Pigmentstoffwechsels sowie in der Synthese des Erbmaterials DNA und RNA. [137]

Mangelerscheinungen und Anwendungsbeispiele:

Alkoholkonsum, Stress, Schwangerschaft und Stillen sowie Leistungssport führen zu vermehrter Magnesiumausscheidung bzw. zu erhöhtem Bedarf. Tetrazykline und Antazida hemmen die Aufnahme des Nahrungsmagnesiums. [137] Magnesium-Mangel äußert sich in Lustlosigkeit, Depressionen, Muskelschwäche, erhöhter Krampfneigung der Muskulatur, in abgeschwächten Sehnenreflexen, rascher Ermüdbarkeit, Bluthochdruck und pektanginösen Herzbeschwerden. Vermehrte Kalium-Düngungen der Böden bei gleichzeitig unzureichender Magnesium-Düngung sind für Magnesium-Mängel in der Nahrungskette mitverantwortlich. [138]

Besonders ein parallel vorliegender Kalium-Mangel führt zu Stuhlbeschwerden, Angina pectoris und Herzrhythmusstörungen. Gerade die konservative Therapie der Herzinsuffizienz durch Digitalis-Präparate fördert häufig einen intrazellulären Kalium-Mangel. Digitalisglycoside hemmen die Aktivität der Na^+/K^+-ATPase, so dass die Zelle trotz ausreichender Kaliumzufuhr an intrazellulärem Kalium verarmen kann, wenn nicht genügend Magnesium vorhanden ist. Wassertreibende Diuretika, die bei Herzinsuffizienz häufig begleitend verordnet werden, fördern die Magnesium- und Kalium-Ausschwemmung aus dem Körper. [139] Daher kann durch begleitende Magnesium- und Kalium-Zufuhr die Dosierung herzwirksamer und blutdrucksenkender Pharmaka auf sinnvolle Weise reduziert werden. Dies ist wiederum ein Beispiel, wie durch ausgeglichene Nährstoff-Zufuhr ein physiologisches Milieu aufgebaut werden kann, das die Effektivität nachgesetzter Therapien entscheidend verbessert.

Im Leistungssport führen Magnesium-Mängel zu eingeschränkter Energiebildung und aufgrund der suboptimalen Sauerstoff-Ausnutzung zu erhöhten Lactat-Werten. [137] Daher kann durch Magnesium eine Leistungssteigerung und eine Verkürzung der Regenerationszeiten erzielt werden. [137] Ein sicherer Hinweis auf Magnesium-Defizite bei Schwerarbeitern, Leistungssportlern, aber auch bei bewegungsinaktiven Menschen ist die erhöhte Neigung zu Muskelkrämpfen, (nächtlichen) Wadenkrämpfen und Durchblutungsstörungen. Verschwinden diese Symptome nicht bereits nach wenigen Wochen gezielter Magnesium-Supplementierung, so liegt häufig auch ein Kalium-Mangel vor. Gerade im Leistungssport und bei Schwerarbeit sind sowohl Magnesium- als auch Kalium-Mängel aufgrund der eingeschränkten Speicherkapazität des Körpers sehr verbreitet. [137]

Bei Frauen können Magnesium-Mängel zu Geburtskomplikationen, zu einer Verstärkung des prämenstruellen Syndroms und zu Dysmenorrhöe führen. [137] Die glatte Muskulatur des Uterus reagiert auf Magnesium-Unterversorgung sehr empfindlich. Häufig zeigen sich die Mängel durch Menstruationskrämpfe. Größere Magnesium- (und Kalium-) Defizite während der Schwangerschaft können Früh- oder Fehlgeburten auslösen. [137, 222]

Psychischer und physischer Stress führen zu vermehrter Magnesium-Ausscheidung über den Urin. Verringerte Magnesium-Gewebespiegel provozieren eine vermehrte Adrenalin-Ausschüttung, wobei die Adrenalin-Rezeptoren bei Magnesium-Mangel erhöhte Sensibilität zeigen. In Folge dieser gesteigerten Stress-Reaktion bleibt auch der Magnesium-Verbrauch erhöht, der Teufelskreis ist geschlossen. Die neurologischen Anwendungsgebiete von Magnesium sind Konzentrationsstörungen, Übererregbarkeit („schwache Nerven"), Schlaflosigkeit und Depressionen. [137]

Vorkommen:

Weizenkleie (590 mg), Sonnenblumenkerne (420 mg), Amaranth und Quinoa (300 mg) sowie Weizenkeime (250 mg pro 100 g) zählen zu den magnesiumreichsten Lebensmitteln. Auch Sojamehl, Paranüsse, Erdnüsse und Pistazien enthalten Magnesiummengen zwischen 150 und 200 mg pro 100 g. Gute Magnesium-Lieferanten sind auch alle Vollwert-Getreidesorten (100 - 150 mg pro 100 g). [84] Gute Magnesium-Quellen sind auch manche Mineralwässer. [222]

Weißmehlprodukte, Teigwaren aller Art, zuckerhaltige Limonaden und Süßspeisen fördern Magnesium-Defizite, da der Kohlenhydrat- und Zucker-Stoffwechsel viel Magnesium verbraucht. [35, 124]

Tagesbedarf:

Der Magnesium-Tagesbedarf für Jugendliche und Erwachsene beträgt etwa 300 - 400 mg in Abhängigkeit von den individuellen Lebensbedingungen. [67] Im Hochleistungssport kann der Magnesiumbedarf so stark erhöht sein, dass eine orale Magnesium-Zufuhr alleine nicht ausreicht, um die Leistungsfähigkeit aufrecht zu erhalten. In diesen Fällen wird von Sportärzten Magnesium infundiert.

Da Magnesium vorwiegend in den Knochen und im Zellinneren lokalisiert ist, sind Serumuntersuchungen zum Nachweis eines Magnesiummangels unzureichend. [137]

Eine zusätzliche Magnesium-Zufuhr von 300 - 400 mg pro Tag ist völlig unbedenklich. Lediglich bei eingeschränkter Nierenfunktion sollte der Magnesiumspiegel im Vollblut regelmäßig überprüft werden. Der Ausgleich chronischer Magnesium-Defizite kann über magnesiumreiche Ernährung alleine nicht erreicht werden. Eine zusätzliche tägliche Magnesium-Zufuhr von 350 - 400 mg sollte in diesen Fällen über wenigstens drei bis vier Monate erfolgen. [138, 139] Höhere Einzeldosierungen von Magnesium können bei empfindlichen Personen zu dünnem Stuhl oder Durchfall führen. In diesen Fällen sollte die tägliche Zufuhr auf mehrere kleine Einzeldosen verteilt werden. [137] Zur Orientierung bei Angaben auf Nahrungsergänzungen, Arzneimitteln und in Blutbefunden: 1 mmol bzw. 2 mval Magnesium entspricht der Menge von 23,4 mg.

Mangan

Allgemeine Beschreibung:

Mangan ist ein Element aus der 7. Nebengruppe des Periodensystems und zählt in Form seiner Salze zu den essentiellen Spurenelementen.

Biochemische/physiologische Bedeutung:

Der Manganbestand des Erwachsenen beträgt etwa 10 - 40 mg.[67] Insbesondere die Knochen weisen hohe Mangankonzentrationen auf. Mangan dürfte die Knorpel- und Knochenbildung stimulieren.[44, 76, 140] Da es auch am Stoffwechsel der Mucopolysaccharide beteiligt ist, dürfte Mangan auch für den Aufbau des Bindegewebes eine gewisse Bedeutung haben.[44]

Als Bestandteil des Enzyms Arginase spielt Mangan eine wichtige Rolle im Stoffwechsel der Aminosäuren. Arginase fördert den Abbau von Arginin zu Ornithin und Harnstoff. Auf diese Weise werden täglich bis zu 30 g Harnstoff gebildet, ein wesentlicher Stoffwechselprozess zum Abbau von Stickstoff und zelltoxischem Ammoniak.[44, 85]

Das manganabhängige Enzym Pyruvatcarboxylase wandelt mit Hilfe von Biotin (als Coenzym) Pyruvat und CO_2 zu Oxalacetat um. Das Oxalacetat kann, je nach den Bedürfnissen des Stoffwechsels, zu Energie verbrannt (Citratzyklus) oder zu Glykogen (Gluconeogenese) als Energiespeicher aufgebaut werden. Damit greift Mangan auch in den Kohlenhydrat- und Zuckerstoffwechsel ein.[44, 67]

Eine wichtige Rolle dürfte Mangan auch als Bestandteil der mitochondrialen SOD spielen.[67] Dieses Enzym schützt die Mitochondrienmembran vor oxidativer Zerstörung durch Superoxide. Mangan erfüllt somit auch eine wichtige Funktion im antioxidativen Immunstoffwechsel.[69]

Im zentralen Nervensystem dürfte Mangan am Dopaminstoffwechsel beteiligt sein.[88]

Mangelerscheinungen und Anwendungsbeispiele:

Knochenanalysen von Osteoporose-Patienten im Vergleich zu Gesunden ergaben erniedrigte Mangangehalte in den osteoporotischen Knochen.[44] Mangan aktiviert die enzymatische Umwandlung von Glucosaminsulfat zu Sehnen- und Knorpelgewebe.[47, 48]

Mangan-Mängel können bei manchen Personen zu einer Verschlechterung der Glucosetoleranz führen. In diesen Fällen kann gezielte Mangan-Zufuhr wieder zu einer Normalisierung des Glucosestoffwechsels führen. In der afrikanischen Volksmedizin werden manganreiche Alfalfa-Samen (Luzerne) zur Diabetesbehandlung verwendet.[141]

Auch bei Epileptikern, vorallem bei Kindern und Jugendlichen, können Mangan-Mängel eine Ursache ihres Leidens darstellen. Mangan-Zufuhr kann die Anfallshäufigkeit dieser Patienten reduzieren.[102] Auch schizophrene Patienten weisen häufig eine Mangan-Unterversorgung auf.[102]

In tierexperimentellen Studien führten Mangan-Mängel zu Wachstumsverzögerungen, Skelettveränderungen, Beeinträchtigung der Reproduktionsfunktionen und zu schweren neurologischen Störungen nach der Geburt.[67]

Vorkommen:

Besonders viel Mangan enthält schwarzer Tee, nämlich 73 mg pro 100 g. Allerdings ist Mangan aufgrund des Gerbstoffgehaltes aus Tee nur schwer verfügbar. Gut verwertbare Manganquellen sind Weizenkeime (11 mg), Haferflocken (4,5 mg), Vollkorngetreide (2 - 4 mg) sowie einige Nüsse (1 - 2 mg pro 100 g).[84]

Tagesbedarf:

Man geht davon aus, dass bei einer täglichen Manganzufuhr von 2 - 5 mg weder Mängel noch Überdosierungen auftreten.[67] Tägliche Mangan-Zufuhren von bis zu 10 mg sind vollkommen unbedenklich.[88]

Melatonin

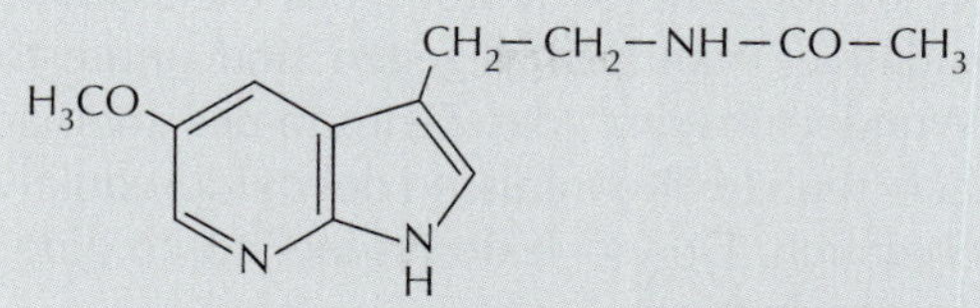

Melatonin

Allgemeine Beschreibung:

Melatonin ist ein Hormon, das in den Zirbeldrüsen von Tieren und Menschen während der Nacht gebildet wird. Da Melatonin auch im Pflanzenreich weit verbreitet ist, wird es auch mit der Nahrung zugeführt. [142]

Biochemische/physiologische Bedeutung:

Durch Fütterungsversuche an Tieren stellte man fest, dass mangelernährte Tiere signifikant länger leben als normal ernährte Mäuse. Zugleich sah man, dass die mangelernährten Tiere auch im Alter ausreichende Mengen an Melatonin produzierten, während die Melatoninproduktion bei den normal ernährten Tieren im Alter abnahm. [143]

Durch Untersuchungen an jungen und alten, genetisch identischen, Mäusestämmen stellte man fest, dass bei Implantation der „jungen" Zirbeldrüsen in die alten Mäusestämme diese ihre normale Lebensspanne um beinahe 50% überlebten. [143]

Melatonin steuert als biologische innere Uhr den Schlaf/Wachrhythmus, indem der Körper Melatonin bei Einbruch der Dunkelheit vermehrt produziert. [144]

Neben seiner Hormonwirkung dürfte Melatonin vorallem aufgrund seines großen antioxidativen Potentials gegenüber Hydroxylradikalen biologische Bedeutung besitzen. [145] Da Zellalterung und Zelldegeneration immer mit oxidativem Zerfall einhergehen, dürfte in diesem Mechanismus eine Erklärung für die altersvorbeugende Wirkung des Melatonins zu suchen sein.

Mangelerscheinungen und Anwendungsbeispiele:

Melatonin-Mängel, die mit frühzeitiger Alterung in Zusammenhang gebracht werden, konnten bis heute nur im Tierversuch nachgewiesen werden. Entsprechende Langzeituntersuchungen am Menschen stehen noch aus. Die zum Teil sensationell aufgemachte Berichterstattung in den Medien hat zum Teil zu emotionalen, unsachlichen Diskussionen im Zusammenhang mit Melatonin geführt.

Die biologische Bedeutung des Melatonins als antioxidatives Hormon und als antioxidativer Nährstoff dagegen sind unumstritten. Dass Melatonin für sich allein als „Wundersubstanz" das Zentrum des antioxidativen Stoffwechsels darstellen sollte, ist nach heutigen Kenntnissen des oxidoreduktiven Stoffwechselgeschehens sehr unwahrscheinlich. Dennoch dürfte Melatonin eine sehr wichtige Entdeckung der Nährstoffwissenschaft sein.

Vorkommen:

Bestimmte Lebensmittel wie Tomaten, Bananen, Gurken, Rote Beete, Kohlgemüse, Karotten, Ananas, Äpfel, Spargel, Zwiebel und Vollkorngetreide enthalten geringe Mengen an Melatonin. [142] Diese Lebensmittel sind aber in der Lage, die Melatonin-Blutspiegel soweit zu erhöhen, dass schlaffördernde und antioxidative Effekte auftreten. [146]

Tagesbedarf:

Melatoninhaltige Präparate werden vorallem zur Linderung von Jetlag-Symptomen (nach langen Flugreisen) verwendet. Es gibt keine Angaben über einen Melatonin-Tagesbedarf. Amerikanische Melatonin-Präparate enthalten Dosierungen von 3 - 5 mg pro Kapsel. Diese Präparate sind seit etwa 1992 auf dem Markt. Berichte über Nebenwirkungen bei bestimmungsgemäßem Gebrauch sind nicht bekannt. Hohe Dosierungen von Melatonin, nämlich 300 mg täglich über mehrere Monate, führten zu Funktionseinschränkungen der Ovarien, ähnlich wie bei der Einnahme östrogenhaltiger Pillen. Nach heutigen Erkenntnissen ist bereits bei einer Zufuhr von 0,1 mg Melatonin (melatoninhaltige Präparate sollten, wenn überhaupt, immer abends eingenommen werden) mit einer schlaffördernden Wirkung zu rechnen.

Molybdän

Allgemeine Beschreibung:

Molybdän ist, wie Chrom und Wolfram, ein Element aus der 6. Nebengruppe des Periodensystems und gilt als essentielles Spurenelement.[67]

Biochemische/physiologische Bedeutung:

Der Molybdän-Gesamtbestand eines Erwachsenen beträgt etwa 5 bis 10 mg. [74] 60 % des Molybdäns befinden sich in den Knochen, 20 % in der Leber. [222] Molybdän ist Cofaktor der Eisen- und Vitamin B_2-haltigen Cytochrome, die die Bindung und Freisetzung von Ferritin-Eisen (Speichereisen) steuern.[65]

Auch das Enzym Xanthinoxidase dürfte molybdänabhängig sein. Dieses Enzym steuern den mehrstufigen Abbau von Purinen (Bestandteile der Nukleinsäuren des Zellkernes) zu Harnsäure und nehmen an der Energieproduktion in den Mitochondrien teil.[65, 76] Wenn *Harnsäure* auch vornehmlich mit Gicht in Zusammenhang gebracht wird, so ist sie, im Rahmen des physiologischen Stoffwechselgeschehens gebildet, ein *wichtiges körpereigenes Antioxidans* gegen aggressiven Singulettsauerstoff und Hydroxylradikale.[88]

Als Bestandteil der eisen- und flavinhaltigen *Sulfitoxidase* steuert Molybdän den *Abbau und die Verwertung* schwefelhaltiger Aminosäuren (z.B. *Cystein, Methionin,* Homocystein, Taurin).[65, 76] Xenobiotika wie Schwefeldioxid oder elementarer Schwefel werden ebenfalls durch die molybdänhaltige Sulfitoxidase entgiftet. [222]

In der Leber oxidiert die Xanthinoxidase Alkohole und Aldehyde zu Carbonsäuren. Wegen dieser Entgiftungsfunktion wird die Xanthinoxidase auch als Aldehydoxidase bezeichnet. Bei diesem Entgiftungsprozess werden 2 H-Atome auf Sauerstoff übertragen, so dass letztlich Wasserstoffperoxid entsteht. Das Zwischenprodukt bei diesem Entgiftungs-Prozess ist Riboflavin-gebundenes Peroxid. Dieses Peroxid kann bei Mangel an antioxidativen Schutzenzymen zu hoch reaktiven Peroxy- oder zu Superoxid-Radikalen weiterreagieren und auf diese Weise destruktive Kettenreaktionen provozieren. [35, 124]
Molybdän fördert die Resorption von Fluorid und den Einbau der Fluorid-Ionen in das Dentin und das Knochengewebe. Fluorid härtet das Zahnbein und verbessert die Säureresistenz des Zahnschmelzes, sodass die Kariesneigung abnimmt. Im Rahmen des

Knochenstoffwechsels aktiviert Fluorid die knochenbildenden Zellen und festigt die Strukturen des Hydroxyapatits. [44, 76]

Mangelerscheinungen und Anwendungsbeispiele:

Die Essentialität von Molybdän wurde entdeckt, als ein Patient nach ausschließlicher Infusions-Ernährung *Herzjagen, Atembeschleunigung* und *Sehstörungen*, hervorgerufen durch erhöhte Sulfit-Werte im Blut, entwickelte. Nach Zufuhr von Molybdän sanken die erhöhten Sulfit-Werte durch Aktivierung der Sulfitoxidase und die lebensbedrohlichen Symptome verschwanden.[88]

Bei Molybän-Mangel kann die Eisen-Speicherkapazität in Leber, Milz und Knochenmark reduziert sein. Erniedrigte Ferritin-Spiegel deuten auf eine Molybdän-Unterversorgung hin. [65]

Die Leber reagiert auf Molybdän-Defizite mit eingeschränkter Entgiftungsleistung. Einerseits ist bei Molybdän-Mangel die Aktivität der Aldehyd-Oxidase eingeschränkt, zugleich sinkt auch die ATP-Syntheseleistung der energieproduzierenden Enzyme in den Lebermitochondrien. Molybdän ist daher ein wichtiger Aktivator für die Leber zur Entgiftung von Alkohol, Aldehyden und anderen organischen Schadstoffen. [38, 75] Eine gesteigerte Sensibilität gegenüber Schwefeldioxid oder geschwefelte Nahrungsmittel deutet ebenfalls auf ein Molybdän-Defizit hin. Bei Eisen, Riboflavin- oder Molybdän-Mangel ist die Aktivität der Sulfitoxidase herabgesetzt. Häufig wird diesen „überempfindlichen" Personen geraten, schwefelhaltige Nahrungsmittel und Getränke zu vermeiden. Dieser therapeutische Weg, den Patienten entsprechende Nahrungs- und „Allergen"-Karenzen aufzuerlegen, ist zwar naheliegend und weitverbreitet, geht aber manchmal erheblich am Ziel vorbei, Stoffwechseldefekte kausal zu therapieren. Eine gezielte Molybdän-Zufuhr fördert die Fähigkeit der Sulfitoxidase, schwefelhaltige Verbindungen durch Oxidation zu entgiften. [38, 74]

Große Bedeutung hat Molybdän auch im Stoffwechsel von Leistungssportlern und Diabetikern. Einmal fördert Molybdän (zusammen mit Eisen und Riboflavin) indirekt durch Aktivierung der Xanthinoxidase die zelluläre Sauerstoffversorgung. Zugleich regeneriert Molybdän ATP-produzierende Enzymsysteme in den Mitochondrien und fördert auf diese Weise die energetische Verwertung von Eiweiß, Fett und Kohlenhydraten. Molybdän trägt zur Stabilisierung erhöhter Blutzucker-Spiegel bei und mobilisiert Energiereserven in der Skelettmuskulatur. [222]

Epidemiologische Untersuchungen zeigten eine geringer Karieshäufigkeit in jenen Gegenden, deren Böden und Trinkwasser hohe Molybdän-Gehalte aufwies. [44] Molybdän fördert vermutlich die Resorption und die Retention von Fluorid im Zahnschmelz und in den Knochen. Fluorid erhöht die Säureresistenz des Zahnschmelzes. [98] In den

Knochen stimuliert Fluorid die Aktivität der knochenbildenden Osteoblasten und erhöht zugleich die Knochenstabilität. [17,75]

Vorkommen:

Besonders hohe Molybdän-Gehalte befinden sich in Buchweizen (485 mcg), Schweineleber (300 mcg) sowie Sojabohnen und Sojamehl (etwa 200 mcg pro 100 g). Auch Getreidekeime enthalten große Mengen an Molybdän. Das Entkeimen von Getreide zur Mehlgewinnung führt daher zu entsprechenden Molybdänverlusten.[76,84] Molybdänreiche Gemüsesorten sind Rotkohl, Spinat und Erbsen (70 - 170 mcg pro 100 g).[84]

Tagesbedarf:

Als angemessene tägliche Molybdän-Zufuhr für Jugendliche und Erwachsene gelten 50 - 250 mcg.[67]

NADH

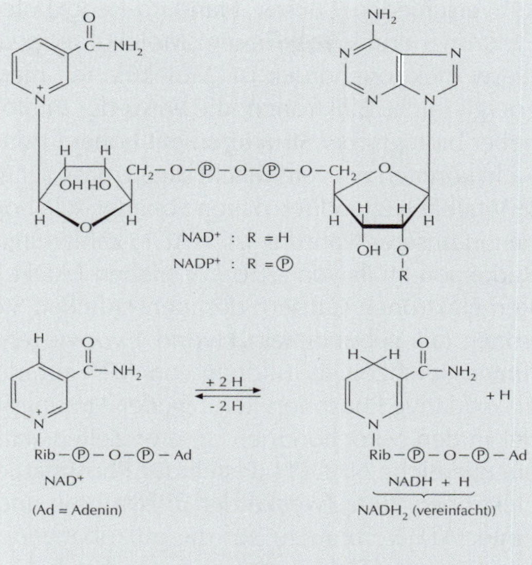

NAD:
oben: Gesamtdarstellung von NAD^+ und $NADP^+$
vereinfachte Darstellung von NAD und $NADH_2$

Allgemeine Beschreibung:

NADH ist die Kurzbezeichnung für Nicotinamid-Adenin-Dinucleotid-Hydrid. NADH wird auch als Coenzym 1 oder Codehydrogenase bezeichnet.

Biochemische/ physiologische Bedeutung:

Der Mensch benötigt als heterotophes Wesen täglich Makromoleküle (Eiweiß, Fette, Kohlenhydrate), um seine energetischen und stofflichen Bedürfnisse zu dekken. Im Rahmen des Energiestoffwechsels verbrennt die humane Zelle die Spaltprodukte der Makronährstoffe, indem sie Elektronen dieser Spaltprodukte auf den molekularen Atmungs-Sauerstoff überträgt. Dabei wird Wärmeenergie und biochemische Speicherenergie in Form von ATP und anderen energiereichen Phosphaten als Depot gebildet. Ein Großteil dieser Spaltprodukte wird aber auch zur Biosynthese und Regeneration neuer biologischer Strukturen (z.B. von Enzymen, Hormonen, Körperzellen, Bindegewebssubstanz) herangezogen. Auch diese Aufbau-Vorgänge benötigen energiereiche Elektronen, aber auch biochemische Energie (z.B. ATP), die aus den Verbrennungsvorgängen frei wurde. Sowohl die Oxidation (bei der Energie durch die Zerstörung von chemischen Strukturen frei wird) als auch die Reduktion (bei der neue biologische Strukturen durch Energieaufwand aufgebaut werden) sind Stoffwechselvorgänge, bei denen Elektronen aus den Makronährstoff-Molekülen übertragen werden. Somit sind sämtliche Stoffwechsel-Vorgänge in unserem Körper Oxidations- und Reduktions-Vorgänge. Die Biochemie bezeichnet sie daher auch als Redoxvorgänge. [35, 124]

Nachdem bei biochemischen Vorgängen Elektronen nicht isoliert übertragen werden können, benötigen sie Überträgermoleküle, die man auch als Elektronen-Carrier bezeichnet. Prinzipiell ist jedes Atom, jedes Molekül, das Elektronen an einen Reaktionspartner überträgt, ein Elektronen-Carrier bzw. - in Relation zu jenem Partner, auf den das Elektron übertragen wird - ein Elektronendonator bzw. ein Reduktionsmittel bzw. ein Anti-Oxidans. Das Potential, Elektronen zu übertragen, ist von Molekül zu Molekül verschieden. Dieses „Standard-Redoxpotential“ ist um so niedriger, je stärker der Elektronendruck von diesem Molekül ausgeübt wird und um so höher, je geringer dieser Elektronendruck ist. Moleküle mit niedrigem Standard-Redoxpotential tragen energiereiche Elektronen, die entweder in biochemische Energie oder in den Aufbau neuer biologischer Strukturen mit hoher Ordnung einfliessen. Aus elektrochemischer Sicht könnten wir vereinfacht sagen, dass der Mensch „Elektronen isst“ und dass unsere Vitalität letztendlich davon abhängt, wie hoch der Anteil an energiereichen Elektronen in unserer Nahrung ist. NADH zählt aufgrund seines äußerst niedrigen Standard-Redoxpotentials von -320 mV (neben $FADH_2$) zu den wichtigsten und energiereichsten Elektronen-Carriern des menschlichen Stoffwechsels. NADH überträgt die Elektronen (als gebundenes „Hydrid“) vorwiegend zum Zwecke der Energiegewinnung (unter gleichzeitiger Bildung von ATP) auf molekularen Atmungssauerstoff. Dieser – als oxidative Phosphorylierung oder Atmungskette bezeichnete – Reaktionsablauf findet in den Mitochondrien unserer Zellen statt. Das ähnlich aufgebaute und ähnlich energiereiche NADPH (P steht für Phosphat) dagegen überträgt seine energiereichen Elektronen zum Zwecke der Biosynthese und Regeneration biologischer Strukturen (unter ATP-Verbrauch) auf die aufzubauenden Biomoleküle. NADH speichert und überträgt also Elektronen von besonders hoher Energie. Man könnte sagen, NADH ist gleichsam das Symbol für zelluläre Energie. [35, 124]

Im Zentralnervensystem stimuliert NADH die Dopamin-Produktion, sowohl direkt als auch indirekt über die Stimulierung der Tyrosin-Hydroxlase (TH). Dabei wird, vermittelt über die Tyrosin-Hydroxylase, eine Hydroxyl-Gruppe auf die Aminosäure Tyrosin übertragen, so dass Dopa entsteht. In einem zweiten Schritt, vermittelt durch die Dopa-Decarboxylase, entsteht Dopamin. Parkinson- und Alzheimer-Patienten zeigen erniedrigte Dopamin-Spiegel in den Stammganglien. Die medikamentöse Therapie bei Parkinson ist nur durch eine Kombination von L-Dopa und sogenannten Decarboxylasehemmern befriedigend, da medikamentös zugeführtes Dopa bereits im peripheren Gewebe zu Dopamin decarboxyliert wird. Dopamin aber kann aufgrund seines polaren Molekülcharakters nicht die Blut/Hirn-Schranke passieren kann. NADH ist daher aus orthomolekularmedizinischer Sicht ein effizienter adjuvanter Therapieansatz und verbessert teilweise die motorischen und kognitiven Leistungen von Parkinson- und Alzheimer-Patienten dramatisch. [200, 237] Aufgrund seiner herausragenden energetischen Position verbessert NADH die kognitiven und intellektuellen Leistungen nicht nur bei neurologischen Patienten, sondern auch bei Müdigkeit, Lernschwäche oder bei Chronischem Müdigkeitssyndrom (Chronic Fatigue Syndrome, CFS). [200, 238]

NADH fördert auch die Alkohol-Entgiftungsleistung der Leber. Sowohl die Alkohol-Dehydrogenase (ADH) als auch die Aldehyd-Dehydrogenase benötigen NADH (eigentlich NAD^+) als Coenzym. Über diese beiden Enzyme wird Alkohol schrittweise zu Acetat abgebaut, das dann entweder über den Citratzyklus und die Atmungskette energetisch verwertet oder in die Stoffwechselschritte der Fettsynthese eingeschleust wird. Die gesunde Leber kann pro Stunde etwa 8 g Alkohol abbauen. [35, 124, 200]

Das energetische Potential von NADH äußert sich im Skelettmuskel durch eine Optimierung der zellulären Energieverwertung in den Mitochondrien. NADH verbessert die Sauerstoff-Utilisation im Rahmen einer Stimulierung der oxidativen Phosporylierung. Neben der verbesserten Bereitstellung von Spontanenergie erhöht NADH auch die intrazellulären Speicherreserven in Form einer gesteigerten ATP-Produktion. [200]

Mangelerscheinungen und Anwendungsbeispiele:

Der menschliche Organismus ist prinzipiell in der Lage, NADH (sowie die energiereichen Elektronen-Überträger NADPH und FADH) selbst aufzubauen. NADH entsteht über mehrere Stoffwechselschritte enzymatisch (und unter hohem Energieaufwand) aus dem B-Vitamin Niacin (bzw. aus dessen Vorstufe L-Tryptophan) und aus dem phosphorhaltigen Zucker 5-Phosphoribosyl-1-Pyrophosphat (PRPP), einer Ribose mit 3 Phosphatresten. Auf das daraus gebildete Nicotinat-Ribonucleotid wird ein Molekülrest aus ATP (nämlich AMP) übertragen. Als letzter Syntheseschritt wird eine Aminogruppe des Glutamins transferiert, woraus NAD^+ hervorgeht. Wird auf dieses Molekül ein weiteres Phosphat (aus ATP) angedockt, so entsteht daraus (das „Regenerations-Molekül") $NADP^+$. Die eigentliche biologische Aktivierung von NAD^+ - durch Übertragung eines Hydrids aus Nährstoffmolekülen – erfolgt ebenfalls durch ATP-Abbau, also unter hohem Energieverbrauch. Niacin und Glutamin fördern somit die endogene NADH-Synthese, vorausgesetzt, der zelluläre Pool an ATP und energiereichen Syntheseenzymen ist ausreichend gefüllt. [124]

NADH fördert kognitive, intellektuelle und motorische Leistungen bei Morbus Parkinson und Morbus Alzheimer, ebenso wie bei Müdigkeit, Antriebslosigkeit und beim Chronischen Müdigkeitssyndrom (CFS). Die therapeutischen Erfolge bei Parkinson und Alzheimer sind teilweise spektakulär. Personen, die jahrelang unter ihrer chronischen Müdigkeit und Antriebslosigkeit litten, zeigen nach NADH-Konsum wieder mehr Lebensfreude, Leistungsbereitschaft und berichten vereinzelt auch, dass Libido- und Potenzstörungen unter NADH-Konsum nicht mehr aufgetreten seien. Auch Depressionen, Lern- und Konzentrationsschwäche sprechen auf NADH-Zufuhr gut an, vermutlich durch die Aktivierung des Dopamin/Adrenalin-Stoffwechsels im Zentralnervensystems.

Im Leistungssport aktiviert NADH zelluläre Energiereserven durch eine Verbesserung der Sauerstoff-Verwertung und erhöht die Leistungsreserven durch vermehrte Bildung von Speicher-ATP. NADH kann in diesem Sinne durchaus als legales „Bio-Doping" empfohlen werden. [200]

Vorkommen:

Prinzipiell kommt NADH in allen lebenden Zellen vor. Bewegungsaktive Organismen haben im Vergleich zu inaktiveren Lebewesen einen entsprechend höheren Bedarf an NADH. Daher enthält tierisches Gewebe (Fleisch, Geflügel, Fisch) mehr NADH als pflanzliche Lebensmittel. NADH aus unserer Nahrung ist allerdings für den Menschen nicht verfügbar, da es bei der Zubereitung bzw. während der Verdauung oxidiert wird. [200]

Tagesbedarf:

Oxidiertes NADH bezeichnet man als NAD^+. NAD^+ ist im Gegensatz zu NADH kein energiereicher Elektronen-Träger sondern, im Gegenteil, ein Oxidans, das Elektronen verbraucht. Dem renommierten Wiener Mediziner und Biochemiker G. Birkmayer gelang es 1993 erstmals, ein weltweit patentiertes Verfahren zur Herstellung einer stabilen NADH-Verbindung zu entwickeln. Somit ist NADH erstmals auch als Nährstoff verfügbar. Trotz des weltweiten Patentschutzes der Birkmayer-Formel versuchen unseriöse Geschäftemacher von Zeit zu Zeit immer wieder, mit billigen Nachahmer-Produkten (z.B. „NAD-Kapseln", NAD-„Hefe"-Kapseln) schnelles Geld zu machen. Den durchschnittlich informierten Konsumenten ist der Qualitätsunterschied zwischen (elektronenverbrauchendem) NAD und (elektronenspendendem) NADH nicht bewusst, sie warten jedoch nach der Einnahme dieser dubiosen Präparate vergeblich auf die versprochene Wirkung. Glücklicherweise steigt von Jahr zu Jahr die Zahl der Orthomolekular-Experten unter den Ökotrophologen, Ärzten und Apothekern, so dass Patienten und Konsumenten fundiert darüber aufgeklärt werden, was Nährstoffe können (und was sie nicht können!).

NADH wird in täglichen Dosierungen von 2,5 - 10 mg zur adjuvanten Nährstoff-Therapie bei oben angeführten Beschwerden und Erkrankungen eingesetzt. [200] Prof. Birkmayer setzt NADH therapeutisch in Dosierungen bis zu 60 mg täglich ein. Zu beachten ist, dass NADH den Sauerstoff-Verbrauch erhöht. [35, 124]

Natrium

Allgemeine Beschreibung:

Natrium ist ein lebensnotwendiger Mineralstoff, der in der Nahrung als Kochsalz (Natriumchlorid), aber auch in Form anderer Salze wie Hydrogencarbonat (Bicarbonat), Ascorbat, Phosphat oder Citrat vorkommt. [34]

Biochemische/physiologische Bedeutung:

Natrium ist, trotz seines negativen Rufes als Bluthochdruck-Verursacher, ein lebensnotwendiger Mineralstoff, ohne den Leben nicht möglich wäre. Der Natrium-Gesamtbestand eines gesunden Erwachsenen beträgt etwa 100 g. [65] Natrium hat eine kleine Atomgröße, ist daher sehr beweglich und hat als Element der ersten Hauptgruppe des Periodensystems geringe Neigung zur Komplexbildung. Daher fungiert Natrium im Körper vorallem als Ladungsträger und Ladungstransporteur. [65] Natrium ist das häufigste Kation der extrazellulären Flüssigkeit. 98% des Gesamtbestandes liegen im Extrazellulärraum, davon etwa die Hälfte in den Knochen, jeweils 10% davon in Sehnen/Knorpeln und im Plasma, etwa 30% davon als gelöster Elektrolyt in der Zwischenzell-Flüssigkeit und in der Lymphe. Nur knapp über 2% des Natriums liegen im Zellinneren vor. [65]

Als gelöstes Elektrolyt im Blut und in der Bindegewebsflüssigkeit reguliert Natrium die Osmolarität, also den hydrostatischen Druck, des zellinneren und des zelläußeren Milieus. Die Osmolarität der Zellen und des extrazellulären Raumes ergibt sich aus der unterschiedlichen Konzentration und Zusammensetzung an gelösten Elektrolyten und Proteinen. [65]

Eine weitere wichtige Funktion erfüllt Natrium im Glucose- und Aminosäurestoffwechsel, da Natrium in einem als „Cotransport" bezeichneten Vorgang Glucose- und Aminosäuremoleküle über einen aktiven Transportmechanismus in das Zellinnere schleppt. [124]

Im Zusammenspiel mit intralzellulärem Kalium und Magnesium sowie extrazellulärem Calcium prägt Natrium die Konzentrationsgradienten zwischen dem zellinneren und zelläußeren Milieu. Diese Konzentrationsunterschiede bestimmen auch das Ruhepotential, also eine konstante Potentialdifferenz zwischen inner- und äußerzellulärem

Milieu, der ruhenden Muskelzelle. Jede Muskelbewegung, sei es jene der Eingeweidemuskulatur, des Skelettmuskels oder des Herzens, wird über eine Änderung dieses Ruhepotentials durch kurzfristige Änderung der Ionendurchlässigkeit in den Zellmembranen ermöglicht. Jede Änderung dieses Membranpotentials, also jedes Aktionspotential, führt zu einem Natrium- und Calcium-Einstrom in das Zellinnere und zu einem Kalium-Ausstrom aus der Zelle. Diese Elektrolytverschiebungen werden durch zeitlich aufeinander abgestimmte Öffnungen der Natrium-, Calcium- und Kalium-Ionenkanäle ermöglicht und sind Grundlage jeder Muskelbewegung. [24] Nach dem Ablauf jedes Aktionspotentials werden durch magnesiumabhängige Ionenpumpen (Na^+/K^+-ATPase und Calcium-ATPase) bei gleichzeitigem Energieverbrauch (ATP-Abbau) die ursprünglichen Ionenkonzentrationen wiederhergestellt und die Muskelzellen damit in den Ruhezustand versetzt. Am Herzen laufen diese Aktionspotentiale, stimuliert durch die Schrittmacher-Zellen des Sinusknotens, in jeder Sekunde ab.

Eine wesentliche Funktion übt Natrium in der Regulation des Säuren/Basen-Haushaltes aus. Das in den Belegzellen des Magens aus Natriumchlorid, CO_2 und Wasser gebildete Natriumhydrogencarbonat ist für den Körper eine wesentliche Puffer- und Alkalireserve, sowohl im Blut als auch in der Bindegewebsflüssigkeit. [21, 24]

Übersehen wird häufig die Tatsache, dass Natrium auch eine Reihe von Enzymen im zellulären Stoffwechsel aktiviert. [67]

Mangelerscheinungen und Anwendungsbeispiele:

Unter normalen Lebensbedingungen wird der Natriumhaushalt, gesteuert durch einen geschlossenen hormonellen Regelkreis, über die Nieren kontrolliert. Ein Abfall der extrazellulären Natriumkonzentration führt in bestimmten Nierenzellen zur Ausschüttung von Renin, einem eiweißspaltenden Enzym. Renin spaltet das in der Leber gebildete Angiotensinogen, ein Globulin, in Angiotensin I um, das mit Hilfe eines weiteren Enzymes (Angiotensin Converting Enzyme = ACE) in Angiotensin II übergeführt wird. Dieses Angiotensin II fördert die Bildung und Sekretion des Nebennierenrindenhormones Aldosteron, das die Niere aktiviert, die Natrium-Ausscheidung zu drosseln bzw. Natrium vermehrt rückzuresorbieren. Das in den Nieren gebildete Renin fördert zusätzlich die Bildung eines zentralnervösen Hormons und steuert Durst-Mechanismen. [85] Umgekehrt wird bei erhöhtem extrazellulärem Natriumbestand das Renin-Angiotensin-Aldosteron-System gedrosselt und die Sekretion eines natriuretischen Hormones aus dem Zentralnervensystem stimuliert. Dies führt zu einer vermehrten Natriumausscheidung über die Nieren. Viele Diuretika, also wassertreibende Medikamente zur Behandlung von Bluthochdruck und Herzinsuffizienz, greifen in diesen komplizierten Regulationsmechanismus ein (Aldosteronantagonisten, ACE-Hemmer). [24]

Durch übertriebene und zum Teil einseitige Berichterstattungen in den Medien bekam

Natrium den Ruf, ein schädlicher, weil blutdruckerhöhender Mineralstoff zu sein. Dies muss in zweierlei Hinsicht korrigiert werden. Natrium wird häufig mit Kochsalz synonym gebraucht, was unrichtig ist. So konnte gezeigt werden, dass Natrium als Bicarbonat, in vernünftigen Mengen (1,5 - 3 g täglich) anstelle von Kochsalz verwendet, den Blutdruck sogar senkt. [34] Natriumchlorid dagegen kann, wenn im Übermaß konsumiert, den Blutdruck erhöhen, allerdings nur bei 30 - 40% der Bevölkerung. Dies heißt, dass die Mehrheit der Hochdruckpatienten nicht auf eine Einschränkung des Kochsalzkonsums alleine reagiert. Diese Personen können ihren Blutdruck vor allem durch Gewichtsreduktion, Vermehrung der Kaliumaufnahme und Einschränkung des Protein- und Alkoholkonsums unter Kontrolle bringen. [34]

Umgekehrt werden die Folgen einer Natrium-Unterversorgung vielfach ignoriert und unterschätzt. Erbrechen, Durchfälle (insbesondere bei Kleinkindern und Babies), starkes Schwitzen bei Kraft- und Ausdauersportarten, Rückresorptionsstörungen der Niere sowie eine unkontrollierte Verwendung von diuretischen Arzneimitteln können zu teilweise erheblichen Natriumverlusten führen.[65] Natriummangel führt zu niedrigem Blutdruck, Herzjagen, apathischem Verhalten, zu Muskelkrämpfen und zu einer Erhöhung der Blutviskosität. [34, 65] Eine allzu starke Einschränkung des Kochsalzkonsums führt auch zu Erhöhung des Gesamt-Cholesterins und des LDL-Cholesterins. Auch eine erhöhte Insulinresistenz, also erhöhte Blut-Glucosespiegel trotz vermehrter Insulin-Sekretion, kann Zeichen einer Natrium-Verarmung des Körpers sein. [34]

Vorkommen:

Ein Gramm Kochsalz enthält 0,4 g Natrium und 0,6 g Chlorid. Reich an Kochsalz sind Salzheringe (6 g), Lachs (4 g), Matjesheringe (2,5 g) und Oliven (2 g pro 100 g). Auch gepökelte Fleischsorten, verschiedene Käse-, Wurst- und Schinkensorten enthalten viel Kochsalz.[84] Unverarbeitete Lebensmittel wie Vollkorngetreide, Obst und Gemüse enthalten Natrium auch in Form chloridfreier Verbindungen und dazu noch wichtige Begleitmineralstoffe und -spurenelemente. Auch bestimmte Heilwässer sind reich an Natrium, allerdings nicht an Natriumchlorid, sondern an Natriumhydrogencarbonat. Diese Heilwässer sind als besonders empfehlenswert bei Bluthochdruck und Nierenerkrankungen einzustufen. [34]

Tagesbedarf:

Der Tagesbedarf an Natrium wird mit 2 - 3 g für Erwachsene, entsprechend 5 - 7,5 g Kochsalz angegeben. Ein täglicher Kochsalzkonsum von 10 g sollte nicht überschritten werden. In Blutbefunden und auf pharmazeutischen Präparaten wird der Natriumgehalt häufig in Millimol bzw. Millival angegeben. Dabei entspricht 1 mmol bzw. 1 mval der Menge von 23 mg (0,023 g) Natrium.

Niacin (Vitamin B_3)

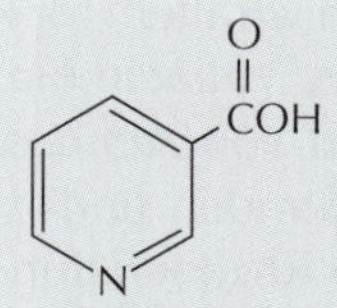

Nikotinsäure

Allgemeine Beschreibung:

Niacin ist eine Sammelbezeichnung für Nikotinsäure (Pyridin-3-Carbonsäure), Nikotinsäureamid (Nikotinamid) sowie für die aus Nikotinamid entstehenden biologisch aktiven Coenzyme NAD (Nikotinamid-Adenindinucleotid) und NADP (Nikotinamid-Adenindinucleotid-Phosphat).[60] Darüber hinaus entstehen im humanen Organismus weitere Niacin-Metaboliten wie Nikotinamid-Ribonucleotid sowie Nikotinamid-Ribonucleosid sowie Analoga der Nikotinsäure, deren biologische Rollen wenig untersucht sind.[58,60]

Biochemische/physiologische Bedeutung:

Obwohl alimentäres Niacin vorwiegend als NAD beziehungsweise NADP vorliegt, wird es im Zuge der Verdauung enzymatisch in Nikotinsäure beziehungsweise (insbesondere) Nikotinamid hydrolisiert. In niedrigen Konzentrationen überwiegen Natrium-abhängige, Carrier- vermittelte Resorptionsmechanismen, während bei höheren Zufuhrmengen die passive Diffusion dominiert. Die Resorption im Dünndarm erfolgt sehr rasch, oft deutlich innerhalb einer Stunde nach oraler Aufnahme. Der größte Teil an resorbierter Nikotinsäure wird bereits in den Dünndarmzellen durch Desamidierung zu Nikotiamid umgewandelt. Nikotinamid (in beschränktem Umfang auch Nikotinsäure) wird unmittelbar nach der Aufnahme in die Blutbahn in der Leber zu NAD beziehungsweise NADP umgewandelt und dort teilweise gespeichert. Somit ist der wesentliche Baustoff für die biologisch aktiven Niacin-haltigen Enzyme das Nikotinamid, und nicht zu sehr die Nikotinsäure.[58,60]

Niacin als Vitamin zu bezeichnen, entspricht eigentlich nicht der Begriffsdefinition, da Niacin bei ausgeglichener Proteinzufuhr unter Anwesenheit von Folsäure, Vitamin B_2 und Vitamin B_6 vom Körper aus der Aminosäure Tryptophan synthetisiert werden kann. Als man Niacin erstmals identifiziert hatte, war man sich der Fähigkeit zur endogenen Synthese noch nicht bewusst. [60, 65]

In Form der Coenzyme NAD und NADP ist Niacin Coenzym von mehr als 200 verschiedenen Dehydrogenasen (z.B. ADH, Betain-Dehydrogenase, Aldehyd-Dehydrogenase), aber auch Coenzym zahlreicher Oxidasen.[65, 67] So sind die *oxidierten Formen* NAD^+ und $NADP^+$ primär für *energieliefernde* Verbrennungsvorgänge (Glykolyse, Citratzyklus, Fettsäureoxidation), die *reduzierten Formen* $NADH_2$ und $NADPH_2$ dagegen vorallem für Reduktionsreaktionen, also für den *Stoff- und Zellaufbau* verantwortlich.[65] Niacin nimmt somit am *Auf- und Abbau von Kohlenhydraten, von Fettsäuren und von Aminosäuren* teil.[67] Das physiologische Gleichgewicht zwischen energieliefernden und- speichernden Stoffwechselschritten (ATP-, GTP- Bildung) mit jenen der Regeneration und der Neubildung von Hormonen, Enzymen und Zellsubstanz ist existentiell an ausreichende Körperbestände der biologisch aktiven Niacin-Coenzyme NAD und NADP gekoppelt.[68,70]

Generell kommt allen Vitaminen aus der B-Gruppe große Bedeutung im Stoffwechsel der Kohlenhydrate und Zucker zu. Niacin ist darüber hinaus – zusammen mit Cystein, Glycin, Glutaminsäure und Glutathion – Bestandteil des GTF-Molekülkomplexes. Die chemische Struktur des GTF ist bis heute ebenso wenig bekannt wie der detaillierte biochemische Wirkmechanismus, über den GTF die Einschleusung des (überhöhten) Blutzuckers in die Muskelzellen fördert. [105]

In der Leber fördert Niacin die Entgiftungskapazität gegenüber Alkohol, Pestiziden, Medikamenten und organischen Schadstoffen. Vermutlich wird durch Niacin-Zufuhr die endogene NADH-Synthese der Leber stimuliert. [124, 222] Chronischer Alkohol-Abusus führt zwar zu einem beschleunigten Abbau des Alkohols zu Acetaldehyd. Der nächste Abbau-Schritt aber, nämlich die Umwandlung des (stark oxidativen) Acetaldehyds, ist bei Alkoholikern verlangsamt. Nikotinamid senkt erhöhte Acetaldehyd-Spiegel signifikant, wie durch Tier- und Humanversuche gezeigt werden konnte.[222] Schwermetalle, Pestizide und andere organische Schadstoffe erhöhen den oxidativen Streß im Organismus. Niacin dürfte über eine vermehrte endogene NADH-Bildung dem oxidativen Streß entgegenwirken und die entgiftende Metabolisierung organischer Xenobiotika fördern.

Niacin wird über die Erythrozyten durch den Blutstrom und von dort in das Gewebe transportiert. Vorallem *Gewebe mit hoher Stoffwechselrate* wie *Leber, Herz, Muskeln, Nieren, Haut, Verdauungstrakt, Immunzellen* und *Rückenmark* sowie die *reproduktiven Organe* sind besonders reich an Niacin.[65] Die Zellen der genannten Gewebe enthalten auch mehr Mitochondrien als stoffwechselinaktivere Gewebe und zeigen auch deutlich höhere NADH-Spiegel. [85, 154]

Mangelerscheinungen und Anwendungsbeispiele:

Eine genetisch bedingte, seltene Erkrankung im Rahmen des Niacin-Stoffwechsels ist die sogenannte „Hartnup Erkrankung“. Diese Menschen sind nicht oder nur eingeschränkt in der Lage, L-Tryptophan in NAD umzuwandeln. Klinisch zeigen Hartnup-Patienten Pellagra- ähnliche Hautveränderungen, die vor allem während der Sommermonate nach vermehrter UV-Exposition auftreten. Die klinischen Symptome führen in der Regel nach Behandlung mit Nikotinamid zu deutlichen Besserungen. Auch Personen mit polymorphen Lichtdermatosen („Sonnenallergie“) zeigen teilweise positive Reaktionen auf Niacin-Gaben. In einer Anwendungsbeobachtung der Arbeitsgruppe Neumann wurden 42 Patienten zwei Wochen lang mit 3.000mg Nikotinamid täglich behandelt. Beinahe 60% der Patienten blieben anschließend trotz intensiver Sonnenbestrahlung frei von weiteren Hautläsionen. Man vermutet auch bei der polymorphen Lichtdermatose eine Störung des Tryptophanstoffwechsels als wesentliche Ursache.[58]

Als klassischer Niacin-Mangel gilt *Pellagra* („Kranke Haut"), die sich durch *Dermatitis, Diarrhöe* und *Demenz* äußert. Pellagra tritt jedoch nur dann auf, wenn zugleich der Tryptophanstoffwechsel gestört, z.B. bei Proteinmangelernährung oder bei gleichzeitigem B_2-, B_6- oder Folsäuremangel.[60] Pellagra kann als primärer Niacin-Mangel bei *chronischen Alkoholikern* oder bei jenen Bevölkerungsschichten auftreten, die sich überwiegend von *Mais* ernähren. Mais ist arm an Tryptophan und enthält zugleich Niacin als schwer verfügbaren Niacytin-Komplex. Daher werden mexikanische Tortillas traditionell so hergestellt, daß man die Maiskörner mit Kalkwasser vorbehandelt, um den inaktiven Niacinkomplex durch Alkali aufzulösen.[65]

Neurologisch äußern sich Niacin-Defizite durch Müdigkeit, Gereiztheit, Schlaflosigkeit und Angstzustände. Gravierendere Mängel führen zu Psychosen und schweren Depressionen. Im Prinzip sind die neurologischen Mangelsymptome identisch mit den Symptomen von NADH-Defiziten. Durch gezielte Niacin-Gaben (am besten zusammen mit energiereichen Antioxidaniten-Cocktails und Glutamin) können die NADH-Biosynthese stimuliert und die beschriebenen neurologischen Symptome kuriert werden.

Diabetiker sprechen vereinzelt auf Niacin-Zufuhr sehr positiv an. „Vereinzelt" deshalb, da der Glucosestoffwechsel nicht nur isoliert über die Aktivierung des Glukosetoleranzfaktors GTF therapiert werden sollte. Ein komplexer orthomolekularer Therapieansatz inkludiert in die Nährstoff-Versorgung des Diabetikers den gesamten Vitamin B-Komplex, Magnesium, Chrom, Mangan, Zink, Molybdän, hochungesättigte Omega 3- und Omega-6-Fettsäuren sowie einen lückenlos abgestimmten Antioxidantien-Cocktail. Tier- und Humanversuche zeigten, dass Nikotinamid protektive Wirkung auf Pankreasinselzellen ausübt und deren Lebensdauer deutlich verlängert. Tierversuche zeigten auch einen deutlich protektiven Effekt von Nikotinamid vor dem Auftreten einer diabetischen Nephropathie. Bei Typ-I-Diabetikern konnte der Insulinbedarf deutlich gesenkt werden, beziehungsweise – bei einigen-die Insulinpflichtigkeit verhindert werden. In einer placebo- kontrollierten Studie konnte nach 12-monatiger Therapie mit Nikotinamid in der Verumgruppe der HbA_1-Wert deutlich gesenkt werden.[58,60]

Niacin ist für die Umweltmediziner Kuklinski und Lauda essentieller Bestandteil der komplexen Nährstoff-Therapie bei eingeschränkter Entgiftungskapazität der Leber. Das aus Niacin und Glutamin gebildete NADH ist das stärkste Antioxidans des hepatischen Entgiftungsstoffwechsels.[38, 124]

Leichtere Anzeichen einer Niacin-Unterversorgung sind *Appetitlosigkeit, Brennen im Mund- und Rachenraum* sowie *Neigung zu Erbrechen, Verstopfung* und *Durchfall.* Bei stärkerem Mangel schwillt die Zunge hochrot an (*Himbeerzunge*). Zentralnervös äußern sich Niacin-Mängel in *Schlaflosigkeit, Kopfschmerz, Schwindel und Müdigkeit.*[65]

Vorkommen:

Hohe Niacin-Gehalte weisen Tierleber (etwa 15 mg), aber auch Erdnüsse (15 mg), Sardinen und Makrelen (7 - 9 mg), Vollkorngetreide (etwa 5 mg) sowie Champignons, getrocknete Aprikosen und Erbsen (2 - 5 mg pro 100 g) auf. [65] Milch und Eier enthalten zwar wenig Niacin, dafür aber große Mengen an Tryptophan, das in Niacin umgewandelt werden kann.[65] Hohe Gehalte, sowohl an Niacin sowie an L-Tryptophan, enthält Rindfleisch.[58] Im Rahmen des PanMol-Forschungsprogrammes konnte durch Extraktion von Getreidekeimlingen und Algen ein natürlicher Vitamin-B-Komplexen mit Niacingehalten von etwa 60mg/100g entwickelt werden. Da Niacin sehr stabil ist gegenüber Hitze, Licht und Oxidation, entstehen bei der Zubereitung von Nahrungsmitteln kaum Niacin-Verluste. Niacin kann jedoch, da wasserlöslich, durch das Kochwasser verlorengehen.

Tagesbedarf:

Da Niacin im Körper auch aus der essentiellen Aminosäure Tryptophan gebildet werden kann, wurde der Begriff „Niacin-Äquivalente" einführt. Ein Milligramm Niacin (= 1 mg Niacin-Äquivalent) entspricht dabei 60 mg Tryptophan, da aus 60 mg Tryptophan bei ausreichender Protein- sowie Vitamin B_2-, B_6- und Folsäure-Versorgung im Körper 1 mg Niacin gebildet werden können. Der Tagesbedarf wird für Säuglinge mit 5 - 6 mg angegeben, für Kinder, je nach Alter, mit 9 - 17 mg, für Erwachsene mit 15 - 18 mg. Schwangere und Stillende haben einen erhöhten Niacin-Bedarf (17 - 20 mg).[67] In den USA werden Niacin-Dosierungen von 500 mg - 2 g täglich verwendet, um eine cholesterinsenkende Wirkung zu erzielen. In diesen Dosierungen soll Niacin auch entgiftende Effekte auf PCB und Pestizide auszuüben und Alkohol- und Drogenentziehungskuren durch die Entgiftung unterstützen.[88] Therapeutische Dosierungen in dieser Höhe allerdings sollten nur unter medizinischer Aufsicht angewendet werden.

Obwohl Niacin als Sammelbegriff synonym für Nicotinsäure und für Nicotinsäureamid gebraucht wird, weisen die beiden Moleküle Unterschiede in ihrer Verträglichkeit auf. Manche Personen reagieren bei Zufuhr hoher Dosen (mehr als 500 mg) von Nikotinsäure mit dem sogenannten Flush-Syndrom. Der Flush zeigt sich durch spontane Gefäßerweiterung, Blutdruckabfall, Jucken und Rötung der Haut sowie Schwindengefühlen. Die genannten Unverträglichkeits-Symptome treten durch Nicotinsäureamid (Nicotinamid) selbst bei hohen Dosierungen nicht auf.

Nickel

Allgemeine Beschreibung:

Nickel ist, wie Eisen und Kobalt, ein Element aus der 8. Nebengruppe des Periodensystems und liegt in der Nahrung in Form seiner Salze vor. [44]

Biochemische/physiologische Bedeutung:

Nickel dürfte für den Menschen ein essentielles Spurenelement darstellen, wenn auch seine biochemischen Funktionen noch nicht restlos geklärt sind. [76] Der Nickel-Gesamtbestand des Erwachsenen wird auf etwa 10 mg geschätzt. [47]

Nickel scheint eine gewisse Rolle in der Eisenverwertung zu spielen, da bei Nickeldefizit die Eisenaufnahme beeinträchtigt ist. Andererseits fördert Eisenmangel die Aufnahmefähigkeit des Körpers für Nickel. [76]

Nickel dürfte auch für die Aktivitäten einiger Enzyme des mitochondrialen Stoffwechsels verantwortlich sein. Der Glucoseabbau, der Citratzyklus und der Aminosäurestoffwechsel sind gleichermaßen von Nickel abhängig. [65, 76]

Auch RNA und DNA, die Polynukleinsäuren des Zellkernes, weisen beträchtliche Nickelkonzentrationen auf. Dabei dürften Nickel-Salze eine gewisse Rolle bei der Stabilisierung der Nukleinsäure-Strukturen spielen. [65, 147] Besonders hohe Nickelgehalte weisen Lymphknoten, Hoden und Haare auf. [76]

Mangelerscheinungen und Anwendungsbeispiele:

Beim Menschen führt Nickel-Mangel zu einer gestörten Eisenverwertung und damit in der Folge zu erniedrigten Erythrozyten- und Hämoglobingehalten des Blutes. [76]

Im Tierversuch führte nickelfreie Ernährung ebenso zu Anämien, aber auch zu Fertilitätsstörungen und Wachstumsstörungen der Folgegenerationen. [75] Histologische Veränderungen bei Nickel-Mangel zeigten sich an den Tieren durch Verdickungen der Knochen, Schwellungen der Gelenke sowie durch Leberveränderungen. [75]

Vorkommen:

Da Nickel Bestandteil des pflanzlichen Enzyms Urease ist, sind pflanzliche Lebensmittel besonders reich an Nickel. Hohe Nickelwerte finden sich vorallem in Vollkorngetreide, Früchten, in Hülsenfrüchten, Obst, Gemüse, Tee und Kakao. Die Nickelgehalte betragen zwischen 30 und 500 mcg pro 100 g Lebensmittel. [44]

Tagesbedarf:

Ein exakter Tagesbedarf für Nickel steht heute noch nicht fest. Die geschätzte tägliche Nickel-Zufuhr über die Nahrung liegt zwischen 1 und 3 mg. [76, 147]

Personen, die unter Nickel-Kontaktallergie leiden, können auch bei oraler Aufnahme von Nickel-Salzen allergisch reagieren. [75]

Nukleinsäuren

Allgemeine Beschreibung:

Nukleinsäuren, auch als Kernsäuren bezeichnet, ist ein Sammelbegriff für hochpolymere Kettenmoleküle, deren Kettenglieder aus einem Basenanteil, einem 5-gliedrigen Zucker (Pentose) sowie einem Phosphatrest bestehen. Als Basen liegen in den Nukleotid-Einheiten entweder sogenannte Purinbasen (Adenin oder Guanin) oder Pyrimidin-Basen (Cytosin oder Thymin, bzw. Uracil anstellte des Thymins bei RNA) vor. [85] Die Synthese und der Abbau der Nukleinsäuren, die über zahlreiche biochemische Einzelschritte verlaufen, benötigen - Schritt für Schritt - entsprechende Enzyme und Coenzyme, die ihrerseits wiederum von einer ausreichenden Nährstoffzufuhr abhängig sind. So benötigt das Flavoprotein Thioredoxin, ein Coenzym zur Umwandlung von Ribose zu Desoxyribose, Riboflavin (Vitamin B_2). Die Umwandlung der Pyrimidin-Base Uracil zu Thymin benötigt die essentielle Aminosäure L-Methionin sowie das Vitamin Folsäure als Methylgruppen-Spender. Niacinhaltiges NAD^+ wiederum ist wesentlich für die Umwandlung von Purin-Vorstufen zu den eigentlichen Purin-Basen. [35, 148] Magnesium spielt eine zen-

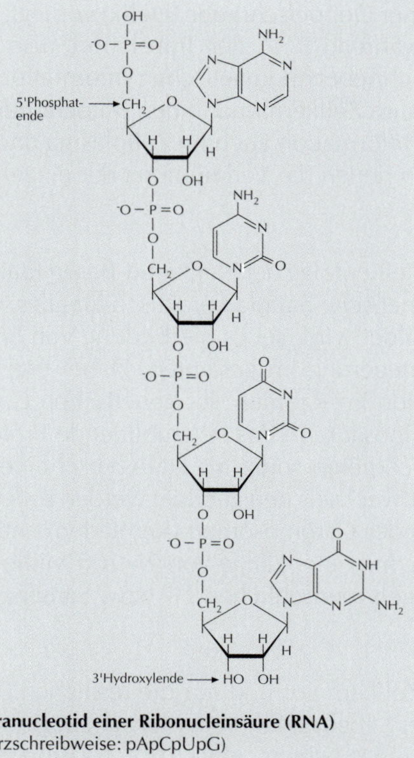

Tetranucleotid einer Ribonucleinsäure (RNA)
(Kurzschreibweise: pApCpUpG)

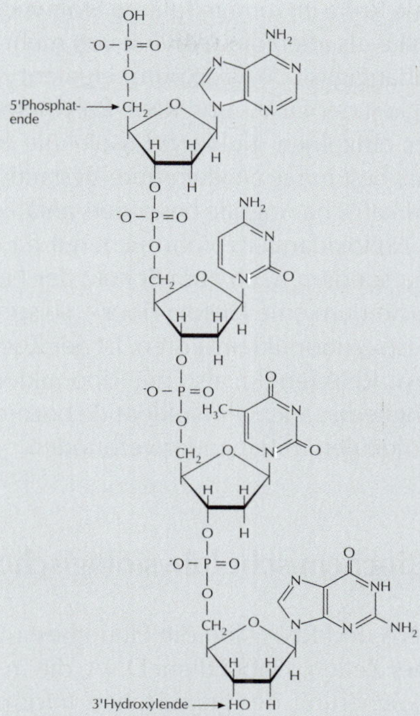

Tetranucleotid einer Desoxyribonucleinsäure (DNA)
(Kurzschreibweise: pApCpTpG)

trale Rolle im intrazellulären Stoffwechsel, da sowohl die Bildung energiereicher Phosphate als auch die Aktivität von mehr als 90 intrazellulären Enzymen von Magnesium abhängig ist. [148] Das Spurenelement Zink wiederum wird benötigt für die Funktionsfähigkeit der DNA- und RNA-Polymerasen, also für jene Enzyme, die eine Verknüpfung der einzelnen Nukleotid-Moleküle katalysieren. [148] Nicht übersehen werden sollte, dass bestimmte Nukleinsäure-Bestandteile wie z.B. Thymin gegenüber Oxidationen bzw. radikalische Angriffe besonders anfällig sind. Daher ist eine ausreichende und lückenlose Antioxidantienzufuhr nicht nur für die Elastizität der Biomembranen lebensnotwendig, sondern auch zum Schutz der Nukleinsäuren selbst. [148] Handelt es sich bei dem Zucker um eine Desoxyribose, so spricht man von DNS bzw. DNA (engl."acid"), also Desoxyribonukleinsäuren. Ist der Zucker jedoch eine Ribose, so haben wir es mit RNS bzw. RNA (engl.), also mit Ribonukleinsäuren zu tun. Die einzelnen monomeren Kettenglieder, auch als Nukleotide bezeichnet, sind über den Phosphatrest an den Zuckermolekülen miteinander verbunden.

Biochemische/physiologische Bedeutung:

DNA und RNA sind die Hauptbestandteile der Chromosomen im Zellkern menschlicher Zellen. Dabei dient DNA, die in Form einer Doppelschraube (Helix) vorliegt, der Speicherung der genetischen Information, während RNA der Translation, also der Übersetzung der durch Transskription umgeschriebenen genetischen Information zu neuen Proteinen, dient. DNA liegen vorallem im Zellkern und in den Mitochondrien vor, die RNA als Übermittler der genetischen Information auch im Zellplasma und an den Ribosomen, also an jenen Organellen, an denen die Verknüpfung der einzelnen Aminosäuren zu Proteinen stattfindet. [85]

Aus der Nukleotidsequenz, das heißt aus der Reihenfolge der Nukleotid-Basen (Basensequenz), ergibt sich - abschnittweise - der genetische Bauplan praktisch für alles, was im Rahmen des zellulären Stoffwechsels gebildet wird, sei es die Bildung von Enzymen, von Hormonen oder sei es die Zellerneuerung im gesamten. Dabei ergeben jeweils drei hintereinanderfolgende Nukleotide im Rahmen des genetischen Codes die Information für die Einordnung einer Aminosäure in das neuzubildende Protein. Diese aufeinanderfolgenden „Triplettcodes“ codieren somit als DNA-Abschnitte für Protein-Moleküle, die im Rahmen des Zellstoffwechsels neu gebildet werden sollen. [85] Die Chromatid-Fasern (DNA-Doppelstränge) der Chromosomen (Kernfäden) enthalten dabei durchgehende DNA-Doppelstränge mit einer Länge von 2 - 200 Millionen Basenpaaren. Die gesamte DNA einer einzigen menschlichen Ei- bzw. Samenzelle summiert sich auf 3 Milliarden Basenpaare. [85]

99,1 - 99,9% der gesamten DNA liegen im Zellkern vor und nur die restlichen 0,1 - 0,9% in den Mitochondrien. [148] Im Laufe eines Lebens erfährt ein Mensch, beginnend von der befruchteten Eizelle bis zum Ende seines Lebens, etwa 10^{16} (10 Billiarden)

Zellteilungen. Die Zellerneuerungsrate eines 20jährigen Menschen beträgt etwa 10^7 (10 Millionen Zellen pro Sekunde).[148]

Mangelerscheinungen und Anwendungsbeispiele:

Als Informationsträger der erblichen Merkmale kommt den Nukleinsäuren eine zentrale Bedeutung im Stoffwechsel aller Lebewesen zu. Für die Gentechnologie, die sich mit der experimentellen und praktischen Übertragung von Genen und Genabschnitten beschäftigt, sind die Nukleinsäuren das Zentralobjekt der Forschungen. Aus der Erkenntnis, dass definierte Abschnitte der DNA-Doppelstränge für bestimmte erbliche Merkmale codieren, versucht die Gentechnik, durch gezielte Veränderung dieser definierten Abschnitte, z.B. durch Einschleusung von Fremdgenen, entsprechende Merkmalsänderungen an Pflanzen, Tieren oder Menschen herbeizuführen.

Störungen in der Funktion und im Stoffwechsel der menschlichen DNA führen im humanen Organismus zu vielfältigen Erkrankungen. Aborte im Laufe der frühen embryonalen Entwicklung und Missbildungen Neugeborener sind ebenso auf einen gestörten Nukleinsäure-Stoffwechsel zurückzuführen wie genetisch bedingte Stoffwechselstörungen von Kindern und Erwachsenen.[148] Auch die Entwicklung maligner Tumoren und die Folgen viraler Infektionen wie z.B. AIDS sind Ausdruck pathologischer Veränderungen im Stoffwechsel der zellulären Nukleinsäuren.[148] Aber nicht nur der Befall mit Viren kann zu Mutationen im Nukleinsäuren-Stoffwechsel führen, sondern auch ein Befall durch Pilze und Bakterien bzw. durch deren Stoffwechselprodukte (Myco- und Bakterientoxine).[148] Auch eine allzu intensive Strahlenbelastung des Organismus, sei es energiereiche UV-Strahlung oder Strahlentherapie, ebenso wie die Belastung durch Xenobiotika, also körperschädigende Fremdstoffe aller Art, und die Einnahme bestimmter Medikamente (vorallem bestimmte Antibiotika und Zytostatika) stellen eine mehr oder weniger starke Belastung für den Nukleinsäure-Stoffwechsel dar.[148]

Da die körpereigenen Nukleinsäuren im Rahmen eines intakten Stoffwechsels vom Körper selbst auf- und abgebaut werden können, sollten primär all jene Ernährungsmaßnahmen gesetzt werden, die ein physiologisches Milieu für den Nukleinsäure-Stoffwechsel gewährleisten.

So ist z.B. der intakte Stoffwechsel der Biomembranen, also der Doppelmembranen von Zelle, Zellkern und Mitochondrien ein wesentlicher Parameter, ein optimales Stoffwechselmilieu im Inneren der Zelle, des Zellkernes und der Mitochondrien aufrechtzuerhalten. Auch werden durch intakte Membranen die Nukleinsäuren des Zellkerns und der Mitochondrien vor Schädigungen von außen wie z.B. Radikale, Peroxide oder Viren, die allesamt Mutationen (das heißt Veränderungen der Nukleotid-Sequenz) auslösen können, geschützt. Da die Mitochondrien-DNA im Gegensatz zur Kern-DNA über keine Reparatur-Enzyme verfügt, ist eine intakte Mitochondrien-Membran gleichsam die letzte Schutzbarierre vor Mutationseinflüssen von außen.[18] Ein lückenloser und ausreichender Antioxidantienschutz sowie eine regelmäßige und ausreichende Zufuhr an Cholin, hochwertigem Lecithin und hochungesättigten Fettsäuren gewährleistet somit nicht nur den Stoffwechsel der Biomembranen, sondern ist auch wesentliche Voraussetzung für einen intakten Nukleinsäuren-Stoffwechsel und ein wirksamer Schutz vor Gen-Schäden.

Vielfach wird übersehen, dass auch der Nukleinsäurestoffwechsel letztlich von der Leistungsfähigkeit der zellulären Enzyme abhängt. Eingeschränkte Enzymaktivitäten, hervorgerufen durch Mikronährstoff-Mängel, führen zwangsweise zu Störungen oder Einschränkungen im Stoffwechsel des genetischen Materials. Folgen dieser Störungen können sich dann in Enzymdefekten und Störungen der Zellneubildung äußern. So werden die beiden in den Nukleinsäuren enthaltenen Pentose-Zucker im Körper über den „Pentosephosphat-Zyklus" mit Hilfe zweier Enzyme (Transketolase, Transaldolase) aus Glucose, Glycerinaldehyd und Fructose synthetisiert. [35] Die Synthese der Purin-Basen Adenin und Guanin benötigt die Aminosäuren Glutamin, Glycin und Asparaginsäure sowie ausreichende Konzentrationen des Vitamins Folsäure. [35] Da eine neue Synthese der Purin-Basen sehr energieaufwendig ist, also viel an ATP verbraucht, existiert ein gut funktionierendes Recylingsystem, über das der Körper Purin-Basen aus dem Nukleotid-Abbau wiederverwertet. Auch die Pyrimidin-Biosynthese (Cytosin, Uracil, Thymin) benötigt die beiden Aminosäuren Glutamin und Asparaginsäure als Ausgangsstoffe. Mit Hilfe zahlreicher Enzyme werden über die Zwischenstufe Orotsäure die drei genannten Pyrimidin-Basen bzw. deren Zucker-Basen-Verbindungen (Nukleoside) aufgebaut. [35]

Der Nukleinsäuren-Stoffwechsel stellt also ein sehr komplexes Geschehen dar. Jede Beeinträchtigung des Fett-, Kohlenhydrat- und Aminosäuren-Stoffwechsels kann direkt oder indirekt auch den Nukleinsäuren-Stoffwechsel stören. Damit sind alle, also wirklich alle Maßnahmen zur Stabilisierung des Stoffwechselgeschehens auch Maßnahmen zur Stabilisierung des Nukleinsäuren-Stoffwechsels und zum Schutz des Erbgutes.

Eine allgemein bekannte Störung im Nukleinsäuren-Stoffwechsel ist der erhöhte Harnsäure-Spiegel. Erhöhte Harnsäure-Werte sind jedoch selten Störungen des Zellkern-Stoffwechsels, sondern eine Störung des Eiweißstoffwechsels, hervorgerufen durch übertriebenen Proteinkonsum. Erhöhte Harnsäurekonzentrationen im Körper sind auch nicht Ursache für Gicht, sondern Folge eines überforderten Eiweiß-Abbaues. Gicht kann daher über die Ernährung sehr wirksam durch Einschränkung des Fleisch-Konsums und durch vermehrten Genuss pflanzlicher Lebensmittel korrigiert werden. [106] Die vom gesunden Körper täglich gebildeten Harnsäuremengen von 0,5 - 1 g sind dagegen ein wichtiger zellulärer Schutz vor Oxidation durch Radikale und Peroxide. [18]

Einige amerikanische Arbeiten berichten über den gezielten Einsatz von Nukleinsäuren, meist in Form von Injektionen, aber auch oral zugeführt, zur Verbesserung von Immunleistungen, zur Steigerung der Gedächtnisleistung und zur Verhütung von Krebs.

Die Ergebnisse dieser Untersuchungen sind zum Teil vielversprechend, jedoch zuwenig ausgereift, um daraus allgemeingültige Schlüsse ziehen zu können. [88]

Vorkommen:

Tierische Proteine, vorallem Innereien, sind sehr reich an Nukleinsäuren. Ein übermäßiger Konsum an tierischen Proteinen führt jedoch meist zu einer Überforderung des Nukleinsäure-Stoffwechsels. Als pflanzliche Nukleinsäure-Quellen eignen sich alle unraffinierte Lebensmittel, vorallem Nährstoff-Hefen, Hülsenfrüchte und Getreidekeimlinge. [88]

Tagesbedarf:

Bei durchschnittlichen Ernährungsgewohnheiten werden üblicherweise 0,5 - 2 g Nukleinsäuren täglich mit der Nahrung aufgenommen. [148] Inwieweit die Nukleinsäuren-Zufuhr über Lebensmittel den körpereigenen Nukleinsäuren-Stoffwechsel beeinflusst, kann heute noch nicht beantwortet werden. Auch ist noch nicht restlos geklärt, inwieweit Nukleinsäuren unaufgeschlossen über den Dünndarm in das Blut aufgenommen werden. Üblicherweise enthält das Sekret der Bauchspeicheldrüse Nukleasen, die Nahrungs-DNA und -RNA in Oligonukleotide spalten. Phosphodiesterasen spalten diese aus 2 - 10 Nukleotiden bestehenden Ketten in Mononukleotide, die ihrerseits durch Nukleotidasen in Nukleoside aufgespalten werden. Diese Zucker-Basen-Moleküle werden schließlich durch Nukleosidasen in die Einzelbestandteile Pyrimidin- und Purin-Basen sowie Ribose und Desoxyribose zerlegt. Die so resorbierten Purine werden zum Teil bereits von den Darmzellen zu Harnsäure abgebaut. Heute ist noch unklar, ob durch oral zugeführte Nukleinsäuren der körpereigene Nukleinsäuren-Stoffwechsel beeinflusst wird. Nachdem aber Nahrungs-Proteine nicht nur in Form ihrer Aminosäuren, sondern durchaus als Oligopeptide in den Körper aufgenommen werden können, muss auch mit der Resorption zumindest eines gewissen Prozentsatzes an Oligonukleotiden gerechnet werden. [149] Dies allerdings würde die von der Wissenschaft als harmlos dargestellte gentechnologische Aufbereitung von Nahrungsmitteln als biologische Zeitbombe für den Menschen demaskieren. So verweist Werner Kollath bereits 1960 auf die wechselseitige Abhängigkeit von Mensch und Umwelt. Wenn der Mensch auch im Laufe der letzten 10.000 Jahre im Rahmen des Ackerbaus Wildpflanzen zu Kulturpflanzen veränderte, so geschah dies immer noch unter Zuchtbedingungen, die die natürlichen Anlagen in Pflanzen und Tieren beibehielten. Kollath beschrieb diesen Kultivierungsvorgang in der Getreide- und Tierzucht wie folgt: „Aus den natürlichen Anlagen gelangte der Mensch durch Zufall und Fleiß langsam zu seinen Kulturpflanzen und -tieren und damit zu einer gesicherteren und reichhaltigeren Nahrung. Wollen wir also von einer natürlichen Nahrung sprechen, so müssen wir darunter das schweigende Mitwirken der Gene sehen, im Getreide, in den Gemüsearten, in den Tieren usw.“ [6]

Sollte nun der menschliche Organismus, der in seinem Stoffwechselgeschehen immer auch den Prinzipien der höchsten Ökonomie gehorcht, [18] aus ökonomischen Gründen zumindest teilweise auch zugeführte Nahrungs-Oligonukleotide verstoffwechseln, ohne sie zuvor in die Einzelbestandteile zu zerlegen, so wäre mit dem Verzehr gentechnisch veränderter Nahrungsmittel die nächste Umweltzeitbombe, diesmal mit unmittelbarer Auswirkung auf den Menschen und seine Nachfolgegenerationen, gezündet.

Werner Kollath zitiert in seinem Standardwerk „Die Ordnung unserer Nahrung" [6] den Genetiker A. Barthelmess wie folgt: „Es wäre ebenso falsch wie verhängnisvoll, zu glauben, was in einer von unserer Ungeduld diktierten kurzen Zeitspanne nicht nachweisbar ist, sei auch nicht vorhanden." Vor der Unsicherheit zahlreicher offener Fragen im Zusammenhang mit gentechnisch aufbereiteten Nahrungsmitteln ist mit einer entsprechend verantwortungsvollen Vorgehensweise vonseiten der Industrie wohl nicht zu rechnen. Somit bleibt es der Eigenverantwortung des Einzelnen überlassen, eine entsprechende Lebensmittelauswahl zu treffen.

Octacosanol

Allgemeine Beschreibung:

Octacosanol ist der einwertige Alkohol einer Kohlenwasserstoffkette mit 28 Kohlenstoff-Atomen.

Biochemische/physiologische Bedeutung:

Über die physiologische Bedeutung von Octacosanol ist nichts bekannt. Auf Grundlage der Arbeiten des Amerikaners Cureton während der 50iger und 60iger Jahre wurden aus Weizenkeimölen verschiedene Nährstoffe extrahiert und aufkonzentriert. Cureton stellte fest, dass Octacosanol und drei weitere langkettige Cosanole (Tricosanol, Tetracosanol und Hexacosanol) für die leistungssteigernden Eigenschaften des Weizenkeimöls verantwortlich sind. [8]

Aufgrund seiner lipophilen Eigenschaften dürfte sich Octacosanol vorallem im lipophilen Nervengewebe anreichern bzw. dort seine Wirkung entfalten. Dennoch gibt es in der einschlägigen Literatur noch keine Hinweise auf die biochemische Bedeutung von Octacosanol, sei es als Nährstoff oder sei es als Stoffwechselmetabolit im menschlichen Organismus. Octacosanol soll auch die Nutzung des Atmungssauerstoffes während sportlicher Leistungen verbessern. [87]

Mangelerscheinungen und Anwendungsbeispiele:

Mangelerscheinungen für Octacosanol sind nicht bekannt.

Es gibt einige Fallberichte für eine günstige Wirkung von Octacosanol bei Multipler Sklerose, bei Muskeldystrophie und bei eingeschränkter körperlicher Leistungsfähigkeit. [8, 87]

Eine Untersuchung an zehn Parkinson-Patienten ergab, dass drei Patienten nach Einnahme von Weizenkeimöl mit standardisiertem Octacosanol-Gehalt eine Verbesserung ihrer geistigen Aktivität und eine Stimmungsaufhellung zeigten. [102]

Im Leistungssport soll octacosanolhaltiger Weizenkeimextrakt zu einer erhöhten Ausdauer, zu gesteigerter Glykogenbildung und zu gesteigerter Reaktionsfähigkeit führen.[8, 87]

Vorkommen:

Octacosanol ist Bestandteil von Vollkorngetreide, von Nüssen und von Weizenkeimextrakt sowie Weizenkeimöl.[8] Der Octacosanol-Gehalt der genannten Lebensmittel ist allerdings äußerst gering. Ein Kilogramm Vollkorn-Weizen enthält z.B. nur 0,2 mcg Octacosanol.[87]

Tagesbedarf:

Es gibt keine Hinweise auf einen Octacosanol-Tagesbedarf. Bei den erwähnten Untersuchungen wurden Tagesdosierungen von 300 mcg - 1 mg zugeführt.[102]

Orotsäure (Vitamin B_{13})

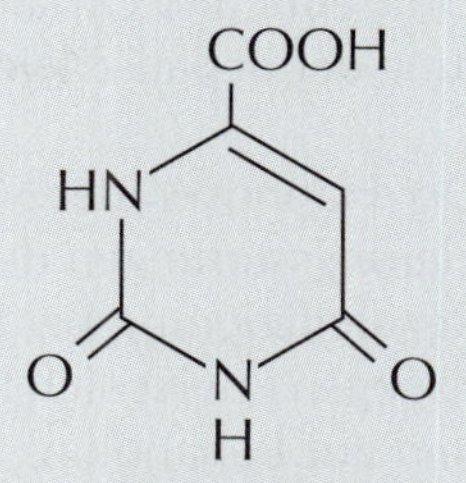

Orotsäure (Vitamin B_{13})

Allgemeine Beschreibung:

Orotsäure, auch Molkensäure genannt, ist ein Pyrimidin-Abkömmling und wird chemisch als Uracil-4-Carbonsäure bezeichnet. Die Salze der Orotsäure heißen Orotate.[98]

Biochemische/physiologische Bedeutung:

Orotsäure besitzt keinen Vitamin-Charakter, da sie im gesunden Stoffwechsel aus den Aminosäuren Glutamin und Asparaginsäure unter Gegenwart von Enzymen und Coenzymen wie Coenzym Q_{10} gebildet werden kann.[60, 148] Als Vorstufe der drei Pyrimidin-Basen Cytosin, Uracil und Thymin nimmt die Orotsäure eine zentrale Stellung im Stoffwechsel der Nukleinsäuren ein.[35]

Im Gegensatz zum Stoffwechsel der Purine, der in das Abbauprodukt Harnsäure mündet, gehen die Endprodukte des Pyrimidin-Stoffwechsels, Kohlendioxid und Ammoniak, in der Anonymität des Stoffwechsels unter. Im menschlichen Organismus werden täglich etwa 450 - 700 mg Pyrimidine synthetisiert.[150]

Da Pyrimidine als Bestandteile der DNA und RNA praktisch jede Körperzelle betreffen, sind die Einflüsse der Orotsäure auf das Stoffwechselgeschehen entsprechend vielfältig.

Mangelerscheinungen und Anwendungsbeispiele:

Orotsäure ist ein Zwischenprodukt des intermediären Stoffwechsels. Es entspricht daher nicht der Definition, Orotsäure als Vitamin zu bezeichnen. Als biologische Vorstufe für die Synthese der genetisch aktiven Kernsäuren DNA und RNA stehen in der klinischen Anwendung die wachstumsfördernden Eigenschaften von Orotsäure und ihren Salzen (den Orotaten) im Vordergrund. Bei Kindern zeigte regelmäßige Orotat-Zufuhr wachstumsfördernde Effekte.[115] Vermutlich wird durch Orotat die Nukleinsäure-Synthese, und damit die Zellteilung und –differenzierung des heranwachsenden Organismus angeregt.[98, 115]

Nicht nur in der Orthomolekular-Medizin, auch in der konservativen Medizin gelten

Orotsäure und Orotate als wirksame Lebertherapeutika. Orotate werden zur Stimulierung der hepatischen Entgiftungsleistung therapeutisch eingesetzt. [98, 150]

Der Hannoveraner Mediziner Nieper setzte Calciumorotat erfolgreich gegen Calcifizierungsstörungen der Knochen, gegen rheumatische Gelenkdeformationen und zur Recalcifizierung bei Knochenmetastasen ein. [150] Die Anwendung von Lithiumorotat dagegen erwies sich laut Nieper als sehr wirksam bei Migräne, bei Dauerkopfschmerz und zur Behandlung von Depressionen und Alkoholsucht. [150] Zinkorotat erwies sich nach Untersuchungen Niepers als sehr günstig bei (früh festgestelltem) Diabetes mellitus. [150]

Orotsäure stimuliert auch das Wachstum verschiedener Darmbakterien und fördert nach diesen Untersuchungen den Stoffwechsel einer gesunden Darmflora. Orotsäure kann somit indirekt die Eigensynthese von B-Vitaminen, Coenzym Q_{10} und Vitamin K durch Darmbakterien stimulieren. [150]

Vorkommen:

Die Orotsäure verdankt ihren Namen Molkensäure der Tatsache, dass sie 1904 erstmals aus Kuhmolke isoliert wurde. Kuhmilch enthält etwa 50 - 100 mg Orotat pro Liter, die Milch von Ziegen und Schafen weist Orotat-Gehalte von etwa 300 mg pro Liter auf. [150]

Tagesbedarf:

Da Orotsäure und Orotate nicht als Vitamine gelten, gibt es auch keine Angaben für einen Tagesbedarf. Als Nahrungsergänzung empfehlen sich täglich 100 mg - 1 g Orotsäure bzw. Orotat.

Tierexperimente und Untersuchungen an Zellkulturen während der letzten 10 Jahre zeigten, dass Orotsäure das Wachstum und die Ausbreitung von Tumorzellen, ja sogar deren Metastasierung fördert. [239] In diesen Untersuchungen wurden Tumore durch karzinogene Substanzen – meist durch Nitrosamine oder Hydrazine - experimentell erzeugt und durch Orotsäure zu weiterem Wachstum angeregt, um biochemische Erkenntnisse zum Wachstum von Tumoren zu erlangen. Aus den genannten Publikationen den Schluss zu ziehen, Orotsäure löse Krebs aus, wäre mehr als kontraproduktiv. Orotsäure regt das Wachstum aller Gewebezellen und daher auch jenes von Tumorzellen an. Umgelegt auf die klinische Praxis hat der tumorproliferierende Effekt von Orotsäure wohl keine Bedeutung, nachdem unsere Körperzellen in jeder Millisekunde Orotsäure synthetisieren, um den Kernsäure-Stoffwechsel aufrecht zu erhalten. Eine Blockade der Orotsäure-Synthese würde den gesamten Stoffwechsel zum Erliegen bringen. [239]

Pangamsäure (Vitamin B_{15})

Allgemeine Beschreibung:

Pangamsäure ist keine klar definierte Einzelverbindung, sondern ein Gemisch aus Gluconsäure, Diisopropylamindichloracetat, Glycin und Dimethylglycin. [60]

Physiologische Bedeutung:

Russische Untersuchungen vermuten in der Verbindung Dimethylglycin (DMG) die biologisch aktive Komponente der Pangamsäure. Nach diesen Untersuchungen soll Pangamsäure, ähnlich wie Cholin, lipotrope Effekte aufweisen, also durch eine Beschleunigung des Fettaubbaues einer Leberverfettung entgegenwirken. [88]

DMG soll auch die homorale und zelluläre Immunantwort aktivieren, insbesondere durch verstärkte Antikörperbildung und Leukozytenvermehrung. [141]

Letztlich soll Pangamsäure durch Beeinflussung des Homocystein-Stoffwechsels die Häufigkeit epileptischer Anfälle reduzieren. [141]

Mangelerscheinungen:

Der Vitamin-Charakter von Pangamsäure konnte bis heute nicht bewiesen werden. Typische Mangelerscheinungen sind nicht bekannt. [60]

Pangamsäure galt in den USA lange Zeit als „Mode-Vitamin" und wurde, einem Allheilmittel gleich, mit allen erdenklichen Heilanpreisungen vermarktet. Die meisten dieser Heilversprechungen hielten einer kritischen Überprüfung allerdings nicht stand. [88] Vorallem die der Pangamsäure nachgesagte Verbesserung der zellulären Sauerstoff-Verwertung konnte in verschiedenen Kontrolluntersuchungen nicht reproduziert werden. [60]

Vorkommen:

Teile des Pangamsäure-Komplexes konnten sich in Erbsen, Hefe, Mais, Reis, Hafer,

Vollkorngetreide, in Rinderblut und tierischer Leber nachweisen lassen.[60, 141] Da all die genannten Lebensmittel relativ reich an Vitaminen des B-Komplexes sind, wurde Pangamsäure als Vitamin B_{15} bezeichnet.

Tagesbedarf:

Tagesbedarfszahlen sind nicht bekannt, aufgrund der heterogenen Zusammensetzung des Pangamsäure-Komplexes sind auch vage Dosierungsrichtlinien nur bedingt anzugeben. Zur Verbesserung der körperlichen und geistigen Leistungsfähigkeit werden 5 mg DMG täglich empfohlen. Als Leber- und Herz-Schutz empfiehlt der selbe Autor 90 - 180 mg Pangamsäure, ohne genauer zu definieren, welche Verbindung er darunter versteht.[141]

Bei Verwendung von „Pangamsäure-Präparaten" ist zu beachten, dass DMG mit Nitriten (enthalten in gepökelten Wurst- und Fleischsorten) karzinogen, also tumorfördernd wirken kann.[88] Bis zum Vorliegen seriöser Untersuchungen ist es daher nach heutigem Wissensstand empfehlenswert, seinen Bedarf, falls es einen solchen gibt, durch die in natürlichen Lebensmitteln enthaltene Pangamsäure zu decken.

Pantothensäure

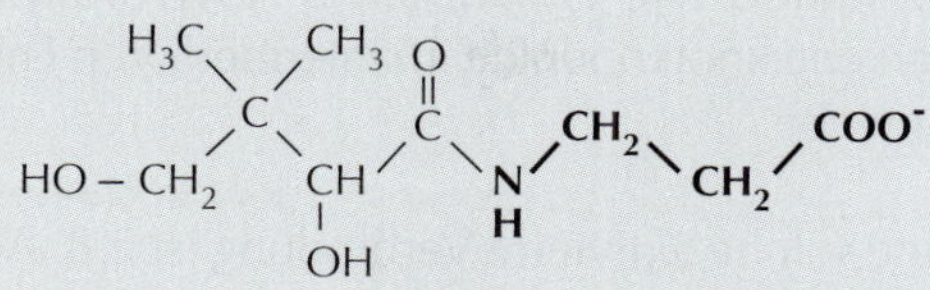

Pantothensäure

Allgemeine Beschreibung:

Pantothensäure ist ein Säureamid aus Beta-Alanin und 2,4-Dihydroxy-3,3-Dimethylbuttersäure. Mit dem Begriff „Pantothensäure" werden auch Calcium-Pantothenat sowie D-Panthenol bezeichnet. Diese Terminologie ist zwar chemisch inkorrekt, entspricht aber durchaus dem biologischen Wirkungsspektrum dieser Verbindungen. Pantothensäure zählt zu den Vitaminen des B-Komplexes.[58,60]

Biochemische/physiologische Bedeutung:

In der Natur liegt Pantothensäure ausschließlich als D(+)-Pantothensäure vor und ist auch nur in dieser Form biologisch aktiv. Auch die reduzierte Form der Säure, das D-Panthenol (Dexpanthenol) besitzt Vitaminaktivität.[60] Genau genommen, nehmen wir über die Nahrung nicht die freie Pantothensäure auf, sondern ihre biologisch aktive Form, das Coenzym A. Alimentäres Coenzym A wird im Dünndarm durch das Verdauungsenzym „Pantetheinase" zu Pantothensäure, Pantethein oder Panthenol hydrolisiert. Pantethein ist der ADP-freie Rest des Coenzym A. Diese drei Hydrolysate werden im gesamten Dünndarm rasch und nahezu vollständig über aktive, Natrium-vermittelte Transportprozesse und durch passive Diffusion resorbiert. Während Pantothensäure im Serum weitgehend in freier Form (gebunden an Plasmaproteine) vorliegt, enthalten unsere Körperzellen (auch die Erythrozyten) fast ausschließlich biologisch aktives Coenzym A. Die Aufnahme in das Zellinnere erfolgt ebenfalls aktiv über einen Natrium-vermittelten Carrier-Prozess. Die intrazelluläre Synthese von Coenzym A aus Pantothensäure-Verbindungen erfolgt über fünf Stufen unter Anwesenheit von Cystein und ADP-Verbrauch. Physiologische Pantothensäure-Spiegel im Serum liegen zwischen 100 - 200ng/ml, die Vollblut-Konzentrationen bei etwa 1000ng/ml.[58,60]

Pantothensäure erfüllt seine physiologischen Aufgaben im menschlichen Stoffwechsel vorallem als *Bestandteil des Coenzyms A*, einem Kondensationsprodukt aus der Pantothensäure, Cysteamin und Adenosindiphosphat (ADP). Mit seiner Thiolgruppe (SH-Gruppe) am Cysteamin-Rest kann Coenzym A Stoffwechselsäuren mit hohem Gruppenübertragungspotential (sogenannte *„aktivierte Verbindungen"*) bilden. Man könnte Coenzym A somit als „Biologische Steinschleuder" bezeichnen, weil sie die reaktionsträgenfreien Säuren des Stoffwechsels mit der nötigen Reaktionsspannung ausstattet. Die aktivierten S-Acylverbindungen des Coenzym A sind elementare Verkehrsknotenpunkte im intermediären Energie- und Regenerations- Stoffwechsel aller Gewebe.

Eine solche aktivierte Verbindung ist z.B. Acetyl-Coenzym A, der Ausgangsstoff für die Bildung des Adrenalin-Gegenspielers *Acetylcholin*. Bei dieser biochemischen Reaktionsfolge wird Essigsäure (entstanden aus dem Abbau von Zuckern, Amino- oder Fettsäuren) durch Coenzym A „aktiviert" (Acetyl-CoA). Erst durch diese Aktivierung ist eine biochemische Reaktion zwischen (aktivierter) Essigsäure und Cholin zu Acetylcholin möglich. Die endogene Acetylcholin-Synthese im zentralen und peripheren Nervenstoffwechsel ist offensichtlich in starkem Masse abhängig von den Körperbeständen an Pantothensäure. Diese direkt stresshemmenden Einflüsse der Pantothensäure werden überlagert durch das Faktum, dass der Pantothensäurehaushalt (die Coenzym A-Homöostase) auch endokrinologisch gesteuert wird. Stress führt vermutlich zu vermehrtem Pantothensäure-Verbrauch. Es ist also nicht übertrieben, Pantothensäure als „Antistress-Vitamin" zu bezeichnen. [58,60]

Acetyl-Coenzym A hat auch elementare Bedeutung im Stoffwechsel des Bindegewebes. Reparaturmechanismen und Regenerationsprozesse im Stoffwechsel des Interstitiums erfordern ausreichende Körperbestände an Pantothensäure beziehungsweise Coenzym A.[4]

Große Bedeutung hat Pantothensäure im Rahmen des Energiestoffwechsels. Die Ausbildung aktivierter Essigsäure (Acetyl-Coenzym A) dient der Übertragung von Methylgruppen auf Oxalacetat (Synthese von Citronensäure) im Rahmen des Citratzyklus. Bereits latente Pantothensäure-Defizite schränken die zelluläre Energiebildung in stoffwechselaktiven Organen wie Myokard (eingeschränkte Herzleistung), Skelettmuskulatur (reduzierte körperliche Leistungsfähigkeit) oder in der Leber (reduzierte Synthese- und Entgiftungsleistung) überproportional ein.[58,60]

Im Stoffwechsel der Leber überträgt Acetyl-Coenzym A die Methylgruppe des Essigsäureesters auf Acetacetyl-Coenzym A. Dieser Reaktionsschritt ist elementar für die Bildung von Ketonkörpern sowie für die Cholesterinsynthese in der Leber. Pantothensäure-Mängel reduzieren die Synthese- und Entgiftungs-Leistung der Leber somit sowohl auf energetischer als auch auf metabolischer Ebene. Bei Alkoholikern ist die Fähigkeit reduziert, Pantothensäure in Coenzym A umzuwandeln. Darüber hinaus scheiden Alkoholiker Pantothensäure vermehrt über den Urin aus. Pantothensäure ist daher auch ein klassisches und elementares Lebervitamin. [58,60]

Ähnlich wie NADH, FADH und NADPH „aktivierte Elektronen" übertragen, vermittelt Pantothensäure als struktureller Bestandteil des Coenzym A-Moleküls „aktivierte Fettsäuren". Diese Fähigkeit, Fettsäuren auf ein höheres, reagibleres energetisches Niveau zu heben, besitzt im zellulären Stoffwechsel neben Pantothensäure nur das

Liponsäureamid, das Amid der Alpha-Liponsäure. [124] Coenzym A überträgt also nicht nur kurzkettige Fettsäuren wie Essigsäure, sondern auch längerkettige Fettsäuren und hat damit eine zentrale Stellung im Abbau und Aufbau von Fetten und in der körpereigenen Bildung biologischer Membranen (*Phosphatidsynthese*), in der Bildung von Cholesterin sowie von *Steroid-* und *Sexualhormonen.* [60] Pantothensäure erfüllt somit eine zentrale Funktion in der Biosynthese der Membranen unserer Zellen, Zellkerne und aller anderen Organellen im Zellinneren. Auch der endokrine Stoffwechsel hängt ab von ausreichenden Beständen an Pantothensäure (und hochungesättigten Fettsäuren!). [124]
Nicht zuletzt spielt Coenzym A eine Schlüsselrolle im *Aufbau des Hämoglobins* sowie im Abbau von Gallensäuren und Benzoesäure.[60] Dabei werden Gallensäuren über Taurin oder Glycin an Coenzym A gebunden, durch die Konjugation mit Benzoesäure und Coenzym A entsteht Hippursäure.[58,60]

Mangelerscheinungen und Anwendungsbeispiele:

Avitaminosen, also drastische Defizite, die zu einem völligen Ausfall der beteiligten Enzyme führen, haben auch für Pantothensäure nur mehr medizinhistorische Bedeutung. Latente Defizite dagegen sind auch in heutiger Zeit verbreitet, verursacht entweder durch einseitige Ernährungsweise oder durch erhöhten Verbrauch (Dauerstress, chronische Lebererkrankungen, gesteigerter Alkoholkonsum). [60, 222] Die historisch zementierte ernährungsmedizinische Einstufung der Pantothensäure („... weit verbreitet ..." daher kaum Mängel möglich...") zeigt deutlich das Dilemma um das Auseinanderklaffen von physiologischen Fakten und (mangelnden) klinischen Konsequenzen. Latente Pantothensäure-Defizite äußern sich auf zellphysiologischer Ebene bereits drastisch, lange bevor diese Defizite labordiagnostisch objektivierbar sind. Aufgrund der teilweise unspezifischen Mangelsymptomatik einerseits, vor allem aber auf Grund unzureichender analytischer Kenntnisse und methodischer Schwierigkeiten, begnügt man sich seitens der Ernährungsbehörden damit, Mindest-Zufuhrmengen (wenn auch mit „Sicherheitszuschlägen") zu empfehlen. Dieser ernährungswissenschaftliche Minimalismus genügt jedoch keinesfalls den ernährungsmedizinischen Anforderungen für „Gesundheit mit Reserven".

Werden im Tierversuch Mangelsymptome experimentell erzeugt, so führt Pantothensäure-Mangel zu einer *Wachstumshemmung*, zu einer *Degeneration des Nervensystems*, zu *Leberverfettung*, zu einer *Funktionseinschränkung der Nebennierenrinde*, zu *Störungen der Fortpflanzung* und zu *Dermatitis*. Depigmentierungen von Haaren und Federn dürften Folge eines Defizits an *verschiedenen* B-Vitaminen sein. [60]

Neurologisch zeigen sich Pantothensäure-Defizite durch Müdigkeit, Abgeschlagenheit, Taubheitsgefühl und brennende Schmerzen an Zehen und Fußsohlen. Pantothensäure steuert unter anderem den strukturellen Aufbau des zentralen und peripheren Nervengewebes. Dabei sorgt Pantothensäure als Coenzym A-Bestandteil für die Leistungsfähigkeit im Aufbau-Stoffwechsel, die Qualität der „Baustoffe" allerdings muss durch die Zufuhr hochungesättigter Fettsäuren gewährleistet werden. [60, 124] Chronische Pantothensäure-Mängel können zu Persönlichkeitsveränderungen führen. [60] Die neurologischen Mangelsymptome für Pantothensäure sind Folge einer eingeschränkten Myelinsynthese im zentralen und peripheren Nervensystem sowie einer reduzierten Fähigkeit des Parasympathikus, das Antistress-Hormon Acetylcholin zu sezernieren. Psychische und physische Stresseinflüsse erhöhen den Pantothensäure-Verbrauch, was die endogene Acetylcholin-Synthese zusätzlich minimiert.[58,60] Die (scheinbar) unspezifische Stress-Symptomatik ist daher nicht so sehr eine Frage mangelnder Kausalität zwischen Defiziten und Mangelsymptomen, sondern vielmehr und gerade eine Folge der zentralen Funktion von Pantothensäure (beziehungsweise Coenzym A) im komplexen System des intermediären Stoffwechsels.

Therapierefraktäre Anämien könnten Hinweis auf eine Pantothensäure-Unterversorgung sein. Der Eisen- und Hämoglobin-Stoffwechsel wird in der Routine nicht mit einer mangelnden Pantothensäure-Versorgung assoziiert. [222] Auch einschlägige Lehrbücher gehen, wenn überhaupt, nur am Rande auf die Rolle der Pantothensäure im Hämoglobin- Stoffwechsel ein. Generell ist – zumindest aus Kenntnis der biochemischen Grundlagenforschung- die Empfehlung angebracht, Eisen-Therapien durch begleitende Substitution mit den Vitaminen des B-Komplexes zu unterstützen.

Der Stoffwechsel von Haut und Schleimhäuten ist biochemisch sehr stark von der permanenten Versorgung hochwertiger, freier Fettsäuren durch Acetylcoenzym A abhängig. Bereits latente Pantothensäure-Defizite führen zu Entzündungen des Magen/Darm-Kanals, der Mundschleimhaut und der Atemwege. Bei Bronchialkatarrhen, Heuschnupfen, Allergien, aber auch bei schlecht heilenden Wunden und Analfissuren sollte an die Möglichkeit eines Pantothensäure-Mangels gedacht werden. [60, 98] Es ist bezeichnend, dass insbesondere die schnellwachsenden Gewebe sehr empfindlich auf Pantothensäure-Mängel reagieren, beziehungsweise- umgekehrt- durch Pantothensäure-Gaben stimulierbar sind. Die Zufuhr von Pantothensäure und anderen B-Vitaminen ist als Begleittherapie zu Chemo- oder Radiotherapien angebracht, um die schleimhautschädigenden Nebenwirkungen dieser Therapieformen zu reduzieren und um den Regenerationsstoffwechsel des gesunden Gewebes zu optimieren.

Eine elementare Bedeutung hat Pantothensäure im Stoffwechsel der Leber. Überforderungen des Leberstoffwechsels durch Alkohol oder Medikamente erhöhen den Pantothensäure-Bedarf. Wie bereits erwähnt, ist unter Alkohol-Konsum die Coenzym A-Synthese aus Pantothensäure eingeschränkt und darüber hinaus die renale Ausscheidungsrate von Pantothensäure erhöht. Zahlreiche Arzneistoffe wiederum werden durch Acetylierung (aus Acetyl-Coenzym A) in der Leber metabolisiert beziehungsweise entgiftet. Auch der Abbau von Ketonkörpern, die Phospholipid-Synthese sowie die Cholesterin-Synthese in der Leber sind primär Pantothensäure-abhängig.

Bereits latente Defizite schränken die Synthese- und Entgiftungs-Leistung der Leber drastisch ein. Entsprechend den vielfältigen Funktionen der Pantothensäure im Rahmen des Leberstoffwechsels äußern sich diese Mangelsymptome in einer generellen „Reduzierung des allgemeinen Zustandes“. [58,60]

Im Tierversuch äußert sich eine Pantothensäure-A-Vitaminose in Fortpflanzungsstörungen. Reproduktive Organe weisen eine besonders hohe Stoffwechselaktivität auf. Pantothensäure wurde im Rahmen einer klinischen Anwendungsbeobachtung bei Idiopathischer Infertilität in Kombination mit einem komplexen Mikronährstoff-Konzentrat eingesetzt. Eine mehrmonatige Supplementation führte zu einer Erhöhung der Spermienanzahl, aber auch zu einer Steigerung der Vitalität und Mobilität der Spermien. [253]

Massiv unterschätzt wird vermutlich die Rolle von Pantothensäure im Energiestoffwechsel der Skelettmuskulatur. Die energetische Verwertung von Amino-und Fettsäuren sowie von Glucose ist bereits bei latenten Pantothensäurendefiziten drastisch eingeschränkt. Pantothensäure (beziehungsweise Coenzym A) ist das Schlüsselmolekül für die Einschleusung der aktivierten Essigsäure in den Zitratzyklus und in die Atmungskette. Diese beiden Stoffwechsel-Zyklen in den Mitochondrien sind letztlich verantwortlich für die Umsetzung für unserer Nahrungs-Brennstoffe in Wärme- und Speicherenergie. Mangels analytischer und methodischer Verfahren sind latente Pantothensäure-Defizite nicht objektivierbar. Der Hamburger Ernährungswissenschaftler Michael Hamm beziffert das nicht genutzte Reservepotential im Leistungssport durch mangelnde Mikronährstoff-Supplementierung mit 15%. Insbesondere für die Pantothensäure dürfte dieser Faktor gelten, wie eigene Einzelfallbeobachtungen im Rahmen unserer Forschungsarbeiten gezeigt haben.

Vorkommen:

Pantothensäure kommt in fast allen Nahrungsmitteln vor (pantothen = überall). Besonders reich an Pantothensäure sind Heringe, Eigelb, tierische Leber, Hefe und Nieren (4 - 9 mg pro 100 g). Pflanzliche Lebensmittel mit hohem Pantothensäuregehalt sind Weizenkleie, Champignons, Sojamehl sowie Vollkorngetreide (etwa 1,5 - 2,5 mg pro 100 g).[84] Durch jahrelange Forschungsarbeiten gelang es, natürlich gewachsene Vitamin B-Komplexe mit einem Pantothensäuregehalt von etwa 70mg/100g im Rahmen des PanMol-Verfahren zu entwickeln. Das Ausmahlen von Getreide führt zu Pantothensäure-Verlusten von etwa 80 %.[60]

Tagesbedarf:

Da Pantothensäure-Mängel praktisch nie isoliert auftreten, sondern immer mit einem gleichzeitigen Mangel an anderen B-Vitaminen vergesellschaftet sind, werden allgemein nur Schätzwerte für eine angemessene Zufuhr ausgegeben. So gibt die DGE als Tagesschätzwert für Jugendliche und Erwachsene 6 mg Pantothensäure an.[67] Diese Tagesschätzwerte sind aus ernährungsmedizinischer Sicht als Minimal-Bedarf anzusehen, da latente Defizite an Pantothensäure labordiagnostisch und klinisch nicht objektivierbar sind. Aufgrund des gestiegenen Verbrauchs von Fleisch, Fett, Süßwaren und Backwaren werden heute meist nicht einmal diese Schätzwerte erreicht. Betroffen von einem latenten Pantothensäure-Defizit sind gestresste Personen, Leistungssportler, Schwerarbeiter, ältere Menschen, Alkoholiker, Diabetiker (vermehrte Ausscheidung), Jugendliche im Wachstum sowie Schwangere und Stillende.[60] Orthomolekular-Mediziner empfehlen Pantothensäure-Zufuhrmengen von täglich 100 - 500 mg Pantothensäure.[17] Nebenwirkungen und Überdosierungen sind auch in diesen Dosierungen nicht zu erwarten.[17]

Früher nahm man an, dass auch die enterale Pantothensäure-Synthese durch Darmbakterien einen Teil zur Versorgung beitrage. Aus heutiger Sicht sind diese Annahmen nicht haltbar, da sich die bakteriell gebildete Pantothensäure im Zellinneren der Bakterien befindet und dadurch für den humanen Organismus nicht verfügbar ist. Lediglich Wiederkäuer oder einzelne Tierspezies (zum Beispiel Ratten), die Coprophagie betreiben, können durch die Verdauung der Bakterien die enteral gebildete Pantothensäure für sich nutzen.[58]

Para-Aminobenzoesäure (PABA)

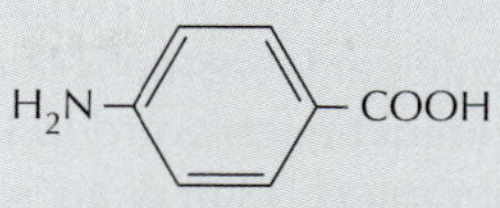

Para-Aminobenzoesäure (PBA)

Allgemeine Beschreibung:

Para-Aminobenzoesäure ist struktrueller Bestandteil der Folsäure und wurde früher als Vitamin H bezeichnet. [98]

Biochemische/physiologische Bedeutung:

Die Para-Aminobenzoesäure ist Nähr- und Wuchsstoff zahlreicher Darmbakterien und wird von diesen zu Folsäure aufgebaut. Inwieweit die durch die Darmbakterien gebildete Folsäure zur Deckung des täglichen Vitamin-Bedarfs beiträgt, ist heute noch nicht bekannt. Sollte mit der Nahrung zugeführte Para-Aminobenzoesäure das Wachstum folatbildender Darmbakterien fördern, so kämen der PABA indirekt all jene physiologischen Wirkungen zu, die auch die Lebensnotwendigkeit von Folsäure begründen: Steuerung des Nukleinsäurestoffwechsels, Abbau gefäßschädigenden Homocysteins, Förderung der Blutbildung, des Nervenstoffwechsels und der Fertilität. [17, 58]

Mangelerscheinungen und Anwendungsbeispiele:

Die PABA hat nach derzeitigem Wissensstand in der Biochemie des humanen Stoffwechsels keine Bedeutung. Sehr wohl aber ist PABA ein essentieller Nähr- und Wuchsstoff für Folsäure-produzierende Bakterien. [98, 124] PABA wird vor allem von angloamerikanischen Orthomolekularmedizinern therapeutisch eingesetzt. [102]

Die dermatologischen Einsatzgebiete der Para-Aminobenzoesäure sind Vitiligo (Pigmentanomalie, verursacht durch Störungen der Melanin-Synthese) und Dermatitis herpetiformis, eine herpesähnliche Hauterkrankung mit brennenden und juckenden Bläschen. [102]

Interessanterweise wird die Para-Aminobenzoesäure bei 2 unterschiedlichen Autoimmunerkrankungen eingesetzt, nämlich bei Lupus erythematodes und bei Sklerodermie. Der Lupus erythematodes hat ein vielgestaltiges klinisches Erscheinungsbild und kann völlig unterschiedliche Organe (Haut, Blutbild, Gelenke, Herz, Nieren oder ZNS) mit unterschiedlicher Intensität treffen. Bei der Sklerodermie handelt es sich um einen Stoffwechseldefekt des Bindegewebes, bei dem ebenso unterschiedlichste Organe (Speiseröhre, Magen, Dünndarm, Lungen, Herz- und Skelettmuskulatur sowie Nieren) im Laufe der Jahre mehr oder weniger intensiv erstarren und verhärten. Beide Autoimmunerkrankungen werden konservativ nur ungenügend und vorwiegend symptomatisch therapiert. Hält man sich jedoch die biochemische Komplexität des Immun- und Bindegewebs-Stoffwechsels vor Augen, so bietet ein neuer Zweig wie die Orthomolekulare Medizin gerade bei Stoffwechseldefekten dieser Art hoffnungsvolle diagnostische und therapeutische Ansätze.

Vorkommen:

Nüsse, Samen, Vollkorngetreide, Weizenkeime und -kleie sowie Hefen sind PABA-reiche pflanzliche Nahrungsquellen. [88]

Tagesbedarf:

Es gibt keine Angaben über einen PABA-Tagesbedarf. Eine tägliche Zufuhr von 30 - 100 mg sollte allerdings ohne medizinische Kontrolle nicht überschritten werden. Höhere Dosierungen im Gramm-Bereich können zu Übelkeit, Fieber, Hautausschlägen und sogar zu Leberschäden führen. [88, 102]

PABA-haltige Nahrungsergänzungen hemmen die Wirkung bakteriostatischer Sulfonamid-Präparate. Sulfonamide sind Chemotherapeutika, die den PABA- und Folsäure-Stoffwechsel bakterieller Erreger blockieren. Daher müssen PABA-enthaltende Nahrungsergänzungen während einer Therapie mit Sulfonamiden abgesetzt werden.

Phosphor und Phosphate

Allgemeine Beschreibung:

Phosphor zählt neben Calcium, Schwefel, Kalium, Natrium, Chlorid und Magnesium zu den essentiellen Mengenelementen. [76] Phosphor ist ein Nichtmetall aus der 5. Hauptgruppe des Periodensystems der Elemente und dort zwischen Stickstoff und Arsen eingereiht. [98] Im Körper liegt Phosphor ausschließlich in oxidierter Form, nämlich als Phosphat, vor. Der Gewichtsanteil des reinen Phosphors im Phosphat-Molekül beträgt 32,6%.

Biochemische/physiologische Bedeutung:

Der Körperbestand des Erwachsenen an Phosphor beträgt 600 - 700 g. Mehr als 85% des Gesamt-Phosphates liegt im Skelett anorganisch als Hydroxylapatit vor. Das Gewebe enthält 12 - 14%, das Blut nur 0,3%, also 2 g. [65]

Der geringe Phosphat-Gehalt im Blut täuscht über die zentrale physiologische Funktion des Phosphors hinweg. Die Nukleinsäuren, also die genetische Substanz aller Körperzellen, enthalten Phosphat, ebenso die energiereichen Speicherphosphate (AMP, ATP, GMP und andere), die im Rahmen der Atmungskettenphosphorylierung und Substratkettenphosphorylierung gebildet werden. Somit hat Phosphor eine wesentliche Bedeutung in der Transformation, Speicherung und Verwertung zellulärer Energie und im Rahmen des gesamten zellulären Stoffwechselgesehens. [65]

Das Dihydrogenphosphat/Hydrogenphosphat-Puffersystem beeinflusst den Säure/Basen-Haushalt innerhalb der Zellen, im Blut und im Bindegewebe. [65]

Als Bestandteil der Phospholipide ist Phosphor grundlegend am Aufbau der zellulären Biomembranen beteiligt. [85]

Nicht zuletzt beeinflussen die phosphorhaltigen Zuckerphosphate als Abbauprodukte der Kohlenhydrate den Stoffwechsel des Zellinneren sowie des Bindegewebes. [85]

Der Phosphat-Haushalt ist eng an den Calcium- und Magnesiumhaushalt gekoppelt und wird unter anderem über hormonelle Regelkreise gesteuert. So steigern Parathormon, Östrogen und Thyroxin die Phosphat-Ausscheidung über die Nieren, Wachstumshormon, Insulin und Cortisol dagegen führen zu vermehrter Rückresorption durch die Nieren.[65] Aber auch Verschiebungen im Elektrolyt- und Säure/Basen-Gleichgewicht führen zu Veränderungen des Phosphat-Gehaltes im Blut. Übersäuerung fördert die Phosphat-Freisetzung aus den Knochen und führt damit zu erhöhten Phosphat-Gehalten im Blut, während eine basische Stoffwechsellage den Phosphat-Spiegel senkt.[65] Nach Eintritt der Menopause steigt der Phosphat-Spiegel, vermutlich als Folge einer gesteigerten Entcalcifizierung der Knochen.

Mangelerscheinungen und Anwendungsbeispiele:

Isolierte Phosphormängel treten in der Praxis praktisch nie auf.[65] Zu hohe Calciumaufnahmen oder mangelnde Zufuhr an Vitamin D_3 führen zu erniedrigten Phosphatspiegeln. Phosphatmängel führen zu Wachstumsstörungen, Skelettdeformationen sowie Rachitis und Osteomalazien.[65]

Da vor allem prozessierte Nahrungsmittel reich an Phosphaten sind, führen die heutigen Ernährungsgewohnheiten eher zu einer übermäßigen Phosphat-Zufuhr.[65] So wird die Bezeichnung „Phosphatkinder" synonym gebraucht für hyperaktive, unkonzentrierte und lernschwache Kinder.[8] Diese Kinder weisen häufig erhöhte Phosphatwerte im Blut auf, bedingt durch übermäßigen Konsum an Wurstwaren, Feingebäck, Süßigkeiten, Instantprodukten und Fast Food. Wenn bei diesen Kindern ein erhöhter Phosphat-Blutspiegel auch für die Hyperaktivität mitverantwortlich scheint, so kann ein alleiniges Vermeiden von Phosphat-Nahrungsmitteln die Konzentrationsfähigkeit der Kinder nicht verbessern. Prozessierte Nahrung fördert nämlich die Phosphat-Mobilisation aus Knochen und Zähnen, was häufig übersehen wird.Der erhöhte Phosphat-Spiegel ist somit eher als Indikator für die ungesunden Ernährungsgewohnheiten der betroffenen Kinder zu deuten. Eine Umstellung auf gesunde Vollwertkost (Getreidemüsli, viel Obst und Gemüse) bringt in mehr als 50% der Fälle positive Resultate.

Vorkommen:

Magermilchpulver, zuckerhaltige Limonaden, Fleisch- und Wurstkonserven, Fleischextrakt, Kakaopulver, Süßwaren und Feingebäck enthalten beachtliche Mengen an Phosphaten und Polyphosphaten. Es ist jedoch ungeklärt, ob diese künstlich zugesetzten Phosphate in der gleichen Weise verstoffwechselt werden wie natürliche Phosphate.[65]

Vollmilch, Weizenkeime, Vollkorn-Getreide und Nüsse enthalten große Mengen an natürlichem Phosphor (300 - 1000 mg pro 100 g).[84] Das in unfermentiertem Vollwert-Getreide enthaltene Phytin-Phosphat ist allerdings schlecht verfügbar. Erst durch Aktivierung getreideeigener Phytasen (z.B. während der Teigherstellung) werden Phytate zu Inositol und Phosphat gespalten und damit verfügbar gemacht.[65]

Tagesbedarf:

Der Phosphor-Tagesbedarf beträgt für Kinder und Jugendliche, je nach Alter, 800 - 1.600 mg (entsprechend 2,4 - 4,8 g Phosphat). Der Tagesbedarf an Phosphor für Erwachsene beträgt 1.200 - 1.400 mg, entsprechend 3,6 g - 4,2 g Phosphat.[67] Ebenso wichtig wie eine bedarfsgerechte Phosphat-Zufuhr ist allerdings ein ausgewogenes Verhältnis an täglich zugeführtem Calcium und Magnesium. So sollten Calcium, Phosphat und Magnesium über die Nahrung im Gewichtsverhältnis 1:1:0,5 zuführt werden.[8] Bei übermäßiger Phosphat-Zufuhr und gleichzeitig zu geringer Zufuhr von Calcium und Magnesium kann Phosphat nicht in die Knochen eingelagert werden. Im Gegenteil, ein Zuviel an Phosphor fördert Übersäuerungstendenzen und in der Folge ein Entleeren der skelettalen Speicher von Calcium und Magnesium. Eine ausreichende oder sogar übermäßige Phosphor-Zufuhr ohne gleichzeitig bedarfsgerechte Versorgung mit Calcium, Magnesium, Vitamin D_3, Mangan, Kupfer, Fluorid, Silicium und Zink führt nicht zum gewünschten Phosphor-Einbau in das Knochengewebe. Die Phosphor-Bioverfügbarkeit für Knochen und Zähne ist daher nicht alleine eine Frage der ausreichenden Phosphat-Zufuhr.

Phytate

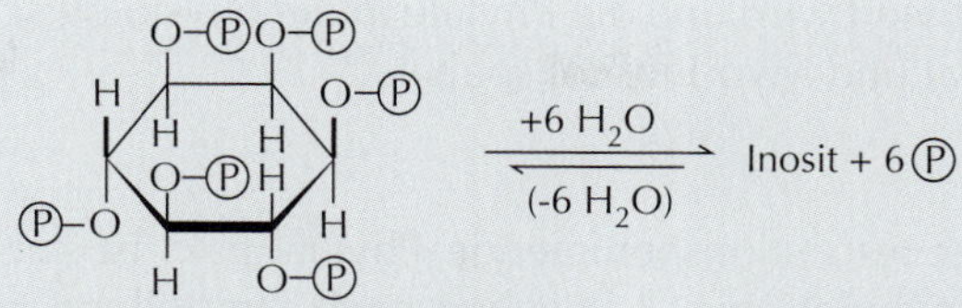

Inosit-hexaphosphorsäure = Phytinsäure
Ca - Mg - Salz = Phytat

Allgemeine Beschreibung:

Phytate sind die Salze der Phytinsäure. Phytinsäure besteht aus Myo-Inosit, das mit 6 Phosphat-Molekülen verestert ist. Biologisch relevant sind vorallem Calcium-, Magnesium- und Eisen-Phytate.

Biochemische/physiologische Bedeutung:

Phytate sind nicht als solches für die menschliche Ernährung wichtig, sondern nur in Form ihrer hydrolisierten (gespaltenen) Einzelbestandteile. Die Phosphat-Reste dienen dem Körper als wichtige natürliche Phosphor-Lieferanten (siehe Phosphor).

Der zweite Teil des Phytat-Molküls ist Myo-Inosit (siehe Inosit). Myo-Inosit ist wichtiger Bestandteil der biologischen Membranen von Zellen und Zellorganellen. Diese biologischen Doppelmembranen bestehen größtenteils aus verschiedenen Phosphoglyceriden. Die wichtigsten sind Phosphatidylcholin (Lecithin), Phosphatidylethanolamin (Kefalin), Phosphatidylserin, Diphosphatidylglycerin (Kardiolipin) und das inosithaltige Phosphatidylinositol. [124] Allen Membran-Phosphoglyceriden ist gemeinsam, dass sie aus einem Glycerinmolekül sowie aus zwei mit diesem Glycerin veresterten Phosphorsäure-Resten bestehen. Sie unterscheiden sich letztlich nur durch den Bindungspartner am Phosphatrest, der an das dritte Kohlenstoff-Atom des Glycerins gebunden ist. [124]

Mangelerscheinungen und Anwendungsbeispiele:

Phytate gelten als Mineralstoff-Räuber, da sie mit Calcium, Magnesium, Eisen und Zink schwerlösliche Verbindungen bilden, die vom Körper nur ungenügend resorbiert werden können. Dieses Argument dient häufig zur Propagierung tierischer Nahrungsmittel und raffinierter Mehle anstelle von Vollkorn-Getreideprodukten. Hierbei wird jedoch übersehen, dass durch das Entschälen und Entkeimen von Getreide der Mineralstoff- und Spurenelemente-Gehalt der ausgemahlenen Mehle um 60 - 90% reduziert wird. Somit ist zwar die relative Resorptionsrate für Spurenelemente aus raffinierten Mehlen größer, keinesfalls aber die absolute. Außerdem enthalten alle Cerealien (außer Hafer) ein Phytat-spaltendes Enzym (Phytase), das z.B. im Rahmen der Teigführung aktiviert wird und die Phytate in die physiologisch äußerst wichtigen Nährstoffe Phosphat und Myo-Inositol spaltet. [74]

Der resorptionshemmende Phytat-Effekt ist außerdem nur vorübergehend und verschwindet etwa 3 Wochen nach Umstellung auf Vollkorn-Ernährung. [74] Durch die Freisetzung des Phosphates aus dem Phytat wird im Darm ein für den Körper günstigeres Calcium/Phosphat-Verhältnis hergestellt, so dass hydrolisiertes Phytat letztendlich die Calciumaufnahme in das Blut und in die Knochen sogar verbessert. [6, 74]

Wie im Kapitel „Ballaststoffe" erwähnt, sollte eine Kostumstellung von raffinierter Nahrung auf Vollwert-Ernährung nicht abrupt vollzogen werden. Gerade bei krankhafter Zusammensetzung der Darmflora (Dysbiose) kann eine allzu rasche Kostumstellung auf ballaststoffreiche Ernährung das Wuchern gerade jener Keimfamilien (Clostridien) fördern, die aus den zugeführten Ballaststoffen vermehrt Fäulnisgase bilden. [83]

Vorkommen:

Phytate kommen vorallem in den Randschalen von Getreidekörnern vor. So liegen die Phytat-Gehalte von Weizenkleie bei 750 - 2.000 mg, jene von 100% ausgemahlenem Weizenmehl bei 200 - 300 mg und jene von 72% ausgemahlenem Mehl nur mehr bei 25 - 50 mg pro 100 g. Wegen des Fehlens einer Phytase-Aktivität in isolierter Kleie sollte Vollkorn-Getreide der isolierten Kleie jedenfalls vorgezogen werden. [65]

Tagesbedarf:

Es gibt keinen Tagesbedarf für Phytat, sehr wohl aber Empfehlungen für eine tägliche Phosphat- und Myo-Inosit-Zufuhr. So gilt eine tägliche Zufuhr von 800 mg Phosphor und von 1000 mg Myo-Inosit als empfehlenswert. 20 - 30% dieses Bedarfs dürften über pflanzliches Phytat zugeführt werden. [74]

Phytomenadion (Phyllochinon, Vitamin K_1)

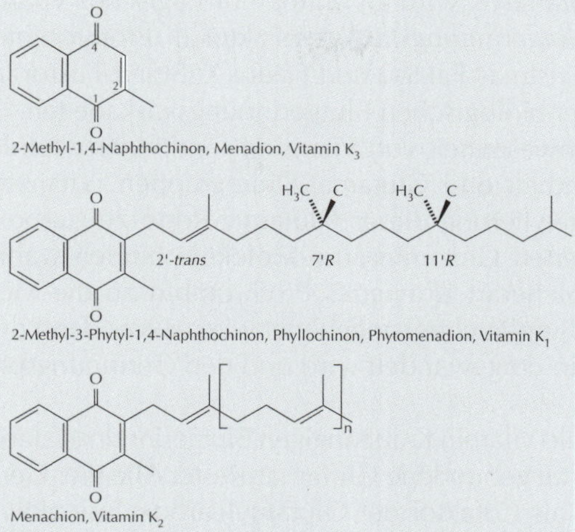

Strukturformeln des Vitamin K

Allgemeine Beschreibung:

Vitamin K ist eine Sammelbezeichnung für natürliche und synthetische Verbindungen mit blutungsstillender biologischer Aktivität, die sich chemisch von 2-Methyl-1,4-Naphtochinon ableiten. Obwohl bereits bis zu 100 Verbindungen mit Vitamin K-Wirksamkeit bekannt sind, haben nach derzeitigem Wissen nur 4 Vitamin K-Verbindungen biologische Bedeutung: Vitamin K_1 (Phytomenadion), welches von grünen Pflanzen gebildet wird, Vitamin K_2 (Menachinone), von Bakterien gebildet sowie die beiden synthetischen Vitamine K_3 (Menadion) und K_4 (reduziertes Vitamin K_3). [60,65] Vitamin K_1 prägt am Naphtochinon-Ring eine viergliedrige Isopren-Seitenkette (wovon eine ungesättigt ist), Vitamin K_2 enthält Seitenketten mit 4 - 13 durchwegs ungesättigten Isopren-Resten und wird, je nach Anzahl der Seitenketten, als Menachinon-4, Menachinon-7 usw. bezeichnet. [65] Aufgrund der Seitenketten sind Vitamin K_1 und K_2 fettlöslich, während die beiden synthetischen seitenkettenfreien Vitamine K_3 und K_4 wasserlöslich sind. [60]

Biochemische/physiologische Bedeutung:

Pflanzliches Vitamin K_1 (Phytomenadion) wird aus dem proximalen Dünndarm aktiv und, durch eine Sättigungskinetik geregelt, resorbiert. Bakteriell gebildete K_2-Vitamine (Menachinone) dagegen werden sowohl im Dünndarm als auch im Colon passiv und ohne Sättigungskinetik aufgenommen. Synthetisches Vitamin K3 dagegen ist wasserlöslich, kann auch ohne Anwesenheit von Gallensäuren und Pankreaslipasen direkt- ohne Umwege über das Lymphsystem- in den Blutstrom resorbiert werden. Die Resorption aller K-Vitamine erfolgt rasch. Während Vitamin K_1 und Vitamin K_2 überwiegend in der Leber gespeichert und biliär über die Fäces ausgeschieden werden, verteilt sich synthetisches Menadion im ganzen Organismus und wird relativ rasch über den Harn eliminiert.

Vitamin K wird als antihämorrhagisches Vitamin bezeichnet, weil es die Bildung der *Blutgerinnungsfaktoren* Faktor II (Prothrombin), Faktor VII (Prokonvertin), Faktor IX (Cristmas-Faktor) und Faktor X (Stuart-Faktor) reguliert. Alle vier Faktoren nehmen an der biologischen Blutgerinnungskaskade teil. [65] Die Prothrombin-Bildung benötigt die Anwesenheit von Vitamin K und wahrscheinlich auch jene von Biotin. Prothrombin enthält drei Glutamat-Säuregruppen. Vitamin K ist ein essentieller Faktor zur Carboxylierung dieser Glutamat-Reste zu Carboxyglutamaten. Diese dreifach carboxylierten Glutaminsäure-Moleküle binden wahrscheinlich chelatartig Calcium, sodaß solcherart aktiviertes Prothrombin an die Membranoberflächen von Thrombozyten (Blutplättchen) angeheftet wird, wo es dann durch den aktivierten Faktor X zu Thrombin umgewandelt wird und den Gerinnungsprozeß ermöglicht. [60, 65]

Alle Vitamin K-abhängigen Blutgerinnungsfaktoren (Faktor II, VII, IX, X) enthalten peptidartig gebundene Glutamat-Reste. Alle vier Gerinnungsfaktoren werden durch Vitamin K als Cofaktor der Glutamylcarboxylase aktiviert. Diese Carboxylierungen finden in den Mikrosomen der Leberzellen statt. Dabei muss Vitamin K in seiner reduzierten Form (Hydrochinon) vorliegen, wobei die Anwesenheit von NADPH essentiell ist. Im Rahmen der Carboxylierungsreaktion wird Vitamin K zum Vitamin K-2,3-Epoxid oxidiert. Die Regeneration der verbrauchten Epoxide zu Vitamin K wird durch das Enzym Epoxidreduktase in den Lebermikrosomen katalysiert. Antikoagulantien vom Cumarin –Typ verhindern die Vitamin K-Regeneration durch Hemmung dieses Enzymes.[58,60]

Vitamin K dürfte, vielleicht auch aufgrund seiner chemischen Ähnlichkeit mit Vitamin E und Coenzym Q_{10}, eine Rolle bei der oxidativen Phosphorylierung, also bei der *Bildung von Speicherenergie* (ATP-Bildung) in den Mitochondrien spielen. So konnte im Tierversuch nachgewiesen werden, daß bei Vitamin K-mangelernährten Ratten durch Vitamin K-Zufuhr die intrazelluläre Energiebildung um 28 % erhöht wurde. [65]

Eine bisher weitgehend unterschätzte biologische Rolle spielt Vitamin K im *Knochenstoffwechsel.* Bei postmenopausalen Frauen verbessert Vitamin K die Calcium-Aufnahme in die Knochen. Daneben greift Vitamin K auch enzymatisch in den Knochenstoffwechsel ein. Auch in den Osteoblasten, wo Osteocalcin gebildet wird, ist Vitamin K Cofaktor der Glutamylcarboxylase. Ähnlich wie bei der Prothrombin-Bildung werden glutaminsäurehaltige Proteine, deren Vorstufen allerdings über Vitamin D_3 reguliert werden, durch Mitwirkung von Vitamin K carboxyliert. Die auf diese Weise veränderten Proteine sind Osteocalcin und MGP (Matrixglutaminsäureprotein). Osteocalcin (mit 3 Glutaminsäure-Molekülen) und MGP (enthält 5 GLA-Reste) sind wesentliche Bestandteile der Knochenmatrix. So reguliert Osteocalcin die Knochenmineralisation, bindet über seine Glutaminsäure-Reste an den Hydroxylapatit des Knochens und ist nach Collagen die mengemäßig häufigste Proteinkomponente der Knochenmatrix.[153]

Osteocalcin, das also eine wichtige Funktion an der Regulation des Knochenaufbaues hat, kann von den knochenbildenden Osteoblasten nur dann ausreichend gebildet werden, wenn die Vitamin K-abhängige Carboxylase genügend Aktivität aufweist, die

Glutaminsäure-Moleküle der Osteocalcin- und MGP-Vorstufen entsprechend umzuwandeln.[153] Antikoagulantien vom Cumarin-Typ führen zu einer Erniedrigung des Serum-Osteocalcins. Die Serum-Osteocalcinkonzentration korreliert mit der Osteocalcinaktivität in den Osteoblasten, ist somit ein signifikanter Marker für die Aktivität des Knochenstoffwechsels.[58]

Vitamin K kommt im Körper sowohl in oxidierter als auch in reduzierter Form vor. Es dürfte daher auch eine Rolle im komplexen *Stoffwechsel der Antioxidantien* spielen. Neuere Untersuchungen mit Vitamin K_3 weisen darauf hin, daß dieses Vitamin anitoxidative und *krebsvorbeugende Eigenschaften* aufweisen dürfte.[88]

Mangelerscheinungen und Anwendungsbeispiele:

Vitamin K-Defizite verlängern die Gerinnungszeit des Blutes. Kleine Blutmengen im Stuhl, eine gesteigerte Blutungsneigung bei leichten Verletzungen und Hautabschürfungen sowie das Auftreten von Hämatomen können auf einen Vitamin K-Mangel hinweisen. [60, 222]

Relativ häufig können Vitamin K-Defizite bei Neugeborenen und Säuglingen auftreten. In dieser Altersgruppe ist die Darmflora noch nicht voll funktionsfähig. Bakteriell gebildetes Vitamin K_2 dürfte bis zu 50% zur Vitamin K-Versorgung beitragen. Auch enthält Muttermilch- im Gegensatz zu Kuhmilch- nur geringe Anteile an Vitamin K. Daher das große Risiko bei Neugeborenen und Säuglingen.[58,60]

Verschiedene Medikamente zur Thrombose-Vorbeugung, sogenannte Antikoagulantien vom Cumarin-Typ, werden als Vitamin K-Antagonisten zur Verlängerung der Blutungsgerinnungszeit eingesetzt. Dies kann während der Schwangerschaft zu *Skelett-Abnormitäten beim Neugeborenen*, bei älteren Personen zu *Osteomalazien* führen. [153] Die klassische Vitamin K-Mangel äußert sich in einer *erhöhten Blutungsneigung*. Besonders Neugeborene von Vitamin K-unterversorgten Müttern, aber auch Kinder und Erwachsene mit geschädigter Darmflora nach längerfristigen Antibiotika-Behandlungen, Menschen mit chronischen Darmstörungen (z.B. Morbus Crohn und Colitis ulcerosa) haben ein erhöhtes Risikopotential zur Entwicklung eines Vitamin K-Mangels.[65] Auch häufiges Erbrechen (z.B. Bulimie) kann zu Vitamin K-Unterversorgung führen. Während Antibiotika, Tuberkulostatika und Salicylate die endogen-bakterielle Vitamin K-Synthese einschränken, erniedrigen Cumarinderivate und Antikonvulsiva die Vitamin K-Körperbestände durch ihre antagonistische Wirkung.[58,60]

Die prominente Rolle von Vitamin K als antihämorrhagisches Vitamin hat jahrelang den Blick auf andere wichtige Vitamin K-Funktionen getrübt. Vitamin-Mangelzustände führen ja, in Abhängigkeit von der Größe des Defizites, zu unterschiedlichen biochemischen und klinischen Defekten. Während z.B. eine Vitamin C-Avitaminose – also ein völliger Mangel – das Erscheinungsbild des Skorbut zeigt, führt eine chronische und latente Vitamin C-Unterversorgung (Hypovitaminose) zu einer geschwächten Abwehrlage und zu Bindegewebsfibrosen. Der kausale Zusammenhang zwischen Nährstoff-Defiziten und Stoffwechseldefekten ist daher bei Avitaminosen klarer sichtbar als bei Hypovitaminosen. Sowohl in zeitlicher als auch in pathophysiologischer/ biochemischer Hinsicht (siehe Brubacher-Graphik auf Seite 34). Die biologische Funktion des Vitamin K im Knochenstoffwechsel ist ebenfalls ein gutes Beispiel für die diagnostischen Anforderungen in der Orthomolekularen Medizin. Sublatente Vitamin K-Defizite verlängern zwar nicht die Gerinnungszeit des Blutes, reduzieren aber die Aktivität der knochenbildenden Osteoblasten, den Stoffwechsel der Knochenmatrix und die Intensität der Knochenmineralisation. Während akute und schwere Vitamin K-Defizite laborchemisch und klinisch rasch diagnostizierbar sind, tragen chronische und latente Vitamin K-Mängel zum komplexen Erscheinungsbild der Osteoporose bei. [153]

Ohlenschläger hat in seinen biochemischen und klinischen Grundlagenforschungen wesentlich dazu beigetragen, auch das antioxidative Potenzial von Vitamin K zu erkennen. Vitamin K ist aufgrund seines Redoxpotentials und seines lipophilen Charakters auf die Stufe von Tocopherolen und Tocotrienolen zu stellen. [240]

Vorkommen:

Die Gehaltsangaben für Vitamin K-haltige Lebensmittel ergeben z.T. sehr große Unterschiede. Dies einerseits aufgrund der analytischen Schwierigkeiten, andererseits auch aufgrund der jahreszeitlichen Veränderungen.[60] Fest steht, daß Vitamin K vorallem in grünen Pflanzen gehäuft vorkommt. Über die Nahrungskette gelangt Vitamin K jedoch auch in tierische Nahrungsmittel. Besonders Vitamin K-reich sind Grünkohl, Spinat, Rosenkohl, Broccoli, Kopfsalat, Sauerkraut, Kichererbsen, Blumenkohl, Weizenkeime und Alfalfa (Luzerne) mit Gehalten zwischen 100 - 800 mcg pro 100 g Lebensmittel.[60, 84]

Hafer, Vollkornweizen, Weizenkleie, Huhn, Rinderleber und Hagebutten enthalten Vitamin K in Mengen von 10 - 100 mcg pro 100 g.[60]

Im Gegensatz zu Phytomenadion wird Menachinon, also Vitamin K_2, ausschließlich von Bakterien gebildet. Die physiologische Darmflora des Menschen, besonders die beiden Bakterienstämme E. Choli und Lactobacillus acidophilus, sind in der Lage, beträchtliche Mengen an Vitamin K_2 zu bilden. Inwieweit dieses bakteriell gebildete Menachinon zur Bedarfsdeckung beiträgt, ist noch unklar. Man schätzt jedoch den Anteil der Bedarfsdeckung durch die endogene bakterielle Synthese auf 50%. [65,68] Jedenfalls sinkt das Vitamin K-Mangelrisiko bei Neugeborenen etwa ab dem 6. Lebenstag, da Säuglinge zu diesem Zeitpunkt eine eigene Darmflora entwickeln.[65]

Tagesbedarf:

Die DGE gibt den Vitamin K-Tagesbedarf für Säuglinge mit 5 - 10 mcg, für Kinder, je nach Lebensalter, mit 15 - 50 mcg und für Jugendliche und Erwachsene mit 60 - 80 mcg an.[67]

Besonders Neugeborene weisen heute häufig Vitamin K-Defizite auf, vorallem wenn die Mütter bereits Vitamin K-mangelversorgt waren. Brustgestillte Babies haben dabei ein noch größeres Vitamin K-Mangelrisiko, da Muttermilch im Gegensatz zu Kuhmilch kaum Vitamin K enthält. Daher erhalten Neugeborene häufig unmittelbar nach der Geburt 1 mg Phytomenadion in Form einer einmaligen Injektion oder mehrmals wiederholt oral. [60]

Da Vitamin K vorallem mit Hilfe von Gallensäuren und Pankreaslipase in den Körper aufgenommen wird, sind Personen mit Leber- und Bauchspeicheldrüsen-Schäden, ebenso wie Personen mit Darmerkrankungen, einem Vitamin K-Mangel vermehrt ausgesetzt.[60]

Häufig tritt in der medizinischen Praxis die Frage auf, ob eine Vitamin K-Supplementierung die Wirkung von Vitamin K-Antagonisten (Gerinnungshemmer vom Cumarin-Typ) einschränkt. Diese Frage kann für tägliche Vitamin K-Dosierungen im ernährungsphysiologischen Bereich eindeutig verneint werden. [241]

Eine Studie von C. Vermeer aus 1992 zeigte, dass die Knochendichte von Personen, die mit Antikoagulantien behandelt werden, deutlich erniedrigt ist. Auch sind unter Antikoagulantien-Therapie die Osteocalcin-Spiegel erniedrigt und der Anteil an sogenannten „Fast-Losern" (Personen, die Calcium aus den Knochen besonders rasch abbauen) erhöht. [241] Eine andere Studie ergab, dass die Aktivität des Osteocalcins (die sogenannte „Hydroxyapatit-Bindungskapazität, HAB) bei postmenopausalen Frauen nur etwa 50 % im Vergleich zu jener von prämenopausalen Frauen betrug. Beide Gruppen zeigten jedoch normale Blutgerinnungs- und „normale" Vitamin K-Werte. Bereits nach 14-tägiger Vitamin K-Supplementierung stiegen bei den postmenopausalen Frauen sowohl das Osteocalcin selbst als auch dessen Aktivität signifikant an. Bei den prämenopausalen Frauen dagegen zeigten sich keine Veränderungen. In beiden Gruppen blieben sowohl die Gerinnungszeit als auch die Vitamin K-Spiegel im Normbereich. Diese Arbeiten zeigen, dass „Vitamin K-Normwerte für die Blutgerinnung" nicht unbedingt „Vitamin K-Normwerten für die Osteoporoseprophylaxe" entsprechen müssen. Die Ergebnisse dieser Studien bestätigen im Prinzip also auch den Umkehrschluss, dass Vitamin-Defizite – in Abhängigkeit von der Größe des Mangels – entsprechend unterschiedliche Stoffwechseldefizite hervorrufen. Sinngemäß kann diese Erkenntnis wohl auch auf Fragen wie „Folsäure-Zufuhr unter Folsäure-Antagonisten-Therapie" und andere übertragen werden. Wohlgemerkt, immer unter dem Aspekt, dass Nährstoffe in diesen Fällen in ernährungsphysiologischen (und nicht US-amerikanischen) Dosierungen eingesetzt werden.

Orthomolekularmediziner setzen Vitamin K in täglichen Dosierungen von 30 – 100 mcg ein. Synthetisches Menadion (Vitamin K_3) wurde früher häufig als Zusatzstoff in der Säuglingsernährung eingesetzt.-Heute ist erwiesen, dass synthetisches Vitamin K_3 (Menadion) zu hämolytischer Anämie, erhöhten Bilirubinspiegeln und zu Gelbsucht führt. Die anämische Wirkung des Menadions ist Folge seiner Glutathion-oxidierenden Eigenschaften. Dadurch kommt es zu einer Destabilisierung des erythrozytären Redoxsystems mit nachfolgender Hämolyse. Die leberschädigende Wirkung des Menadions wiederum ist Folge seines Eliminations-Stoffwechsels. Synthetisches Menadion wird als Glucuronid ausgeschieden und verdrängt damit das in der Leber gebildete Bilirubin aus dem Entgiftungsstoffwechsel. Der Einsatz synthetischen Menadions ist nach heutigem Wissenstand abzulehnen.[58,222]

Als Labor-Indiz für einen Vitamin K-Mangel gilt die Verlängerung der Prothrombin-Zeit. Als deutlichere Hinweise für Vitamin K-Defizite gelten die Erniedrigung des Quick-Wertes sowie erniedrigte Plasma-Spiegel Vitamin K-abhängiger Gerinnungsfaktoren (Faktor VII, IX und X). Als physiologische Vitamin K-Plasma Konzentrationen für Erwachsene gelten 0,13 – 1,19 mcg/l, die Mittelwerte liegen in einer Größenordnung von 0,45mcg/l. Neugeborene können bereits Stunden nach Vitamin K-Boostern (1mg oral oder i.m.) Plasmakonzentrationen von etwa 70mcg – 2.000 mcg/l aufweisen. [58,60]

Phytoöstrogene

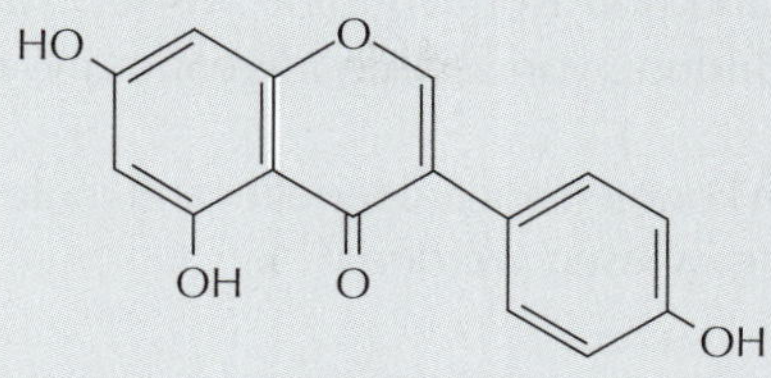

Genistein (Isoflavonoid)

Allgemeine Beschreibung:

Phytoöstrogene sind Pflanzennährstoffe, die im menschlichen Organismus ähnliche Wirkungen ausüben wie körpereigene Östrogene. Chemisch werden Phytoöstrogene als Isoflavonoide und Lignane bezeichnet und der Gruppe der Polyphenole zugeordnet. [7]

Biochemische/physiologische Bedeutung:

Human gebildete Östrogene steuern als Sexualhormone vor allem den Stoffwechsel der weiblichen Geschlechtsorgane, der Brustdrüsen und bestimmter Zwischenhirnabschnitte im Zentralnervensystem. Den biologischen Hormon-Funktionen entsprechend besitzen auch nur die genannten Gewebe entsprechende Östrogen-Rezeptoren. Obwohl pflanzliche Östrogene (Phytoöstrogene) teilweise erhebliche chemische Unterscheidungsmerkmale aufweisen, besitzen sie in ihrer räumlichen Struktur große Ähnlichkeit mit den Keimdrüsenhormonen. Vermutlich aufgrund dieser sterischen Ähnlichkeit beeinflussen die Phytoöstrogene den körpereigenen Östrogenstoffwechsel in der Weise, dass der Körper vermehrt Östrogene mit schwächerer Hormonwirkung bildet. [7]

Pflanzenöstrogene stimulieren die Leber, vermehrt SHBG (sex-hormone-binding-globuline) zu bilden. SHBG bindet im Plasma vermehrt körpereigenes Östrogen, so dass dieses nicht allzu massiv und konzentriert an die Östrogenrezeptoren in den Zellen der Geschlechtsorgane, der Brustdrüsen und in bestimmten Zentren des Zwischenhirns binden kann. SHBG maskiert aber nicht nur die biologische Aktivität freier Östrogene, sondern auch jene von Androgenen. [7]

Eine dritte Wirkung der Phytoöstrogene besteht darin, dass sie anstelle körpereigener Östrogene an die genannten Östrogenrezeptoren binden. Da sie im Vergleich zu körpereigenen Östrogenen nur 0,1% der Aktivität entfalten, wird auch über diesen Mechanismus die Wirkung körpereigenen Östrogens (und jene von östrogenhaltigen Medikamenten) gemildert. [7] Da steroidale Östrogene in Verdacht stehen, durch Bindung an sogenannte Typ II-Östrogenrezeptoren im Zellkern der genannten Organzellen die Bildung hormonbezogener Krebsarten wie Brust-, Gebärmutterscheimhaut- und Prostatakrebs zu fördern, dürften die genannten Phytoöstrogene tumorprotektive Wirkung aufweisen. [7]

Lignane und Isoflavonoide weisen auch antioxidative Wirkung auf. So hemmen sie die Bildung von zellschädigendem Wasserstoffperoxid und von Superoxid-Anionen.[7]

Auch konnten antibakterielle, antivirale und fungizide Eigenschaften der Phytoöstrogene nachgewiesen werden.[7]

Mangelerscheinungen und Anwendungsbeispiele:

Die humanen Östrogene unterscheiden sich teilweise erheblich in ihrer hormonellen Aktivität. Während Östradiol und Östron starke Östrogen-Aktivität besitzen, ist das daraus metabolisierte Katechol-Östrogen hormonell weniger aktiv. Frauen, die tierisches Protein konsumieren, zeigen höhere Spiegel an hormonell aktiven Östrogenen im Blut und im Harn als Vegetarierinnen und Frauen, die Soja konsumieren. Dieser Hormonstatus korreliert auch mit signifikant höherem Brustkrebsrisiko der ersten Gruppe.[242-244]

Frauen mit hohen SHBG-Spiegeln im Blut und im Urin haben auch höhere Isoflavonoid-Spiegel. Parallel zur Abnahme des pflanzlichen Anteils an der täglichen Ernährung sinken auch die Plasma- und Urin-SHBG-Spiegel. Patientinnen mit Brustkrebs zeigten die niedrigsten SHBG-Werte und die geringsten Isoflavonoid-Ausscheidungen über den Urin.[242-244]

Aufgrund der Anti-Östrogenwirkung pflanzlicher Isoflavonoide stabilisiert und verlängert sich der Menstruationszyklus.[7]

Die tumorprotektive Wirkung von Phytoöstrogenen ist teilweise auch hormonunabhängig. Isoflavonoide schützen nicht nur vor (östrogenbedingtem) Brust- und Uterus-Krebs, sondern auch vor Dickdarm- und Prostatatumoren. Als Wirkmechanismen werden enzymhemmende (Cytochrom B 450-abhängiger Enzyme), gallensäurereduzierende (Gallensäuren fördern das Dickdarmkrebs-Risiko) und durchblutunghemmende (bezogen auf das Tumorgewebe) Mechanismen diskutiert.[7]

Vorkommen:

Isoflavonoide wie Genistein, Daidzein und Formononetin sind vorallem in Sojabohnen, Sojamehl und Leinsamen enthalten.[7]

Lignane wie Matairesinol und Lariciresinol kommen vorallem im Vollkorn-Getreide, und zwar in der Kleie und in der Aleuronschicht vor. Raffinierte Mehle enthalten somit keine krebsschützenden Lignane.[7] Von den Getreidearten scheint Buchweizenmehl und Hafermehl (Vollkorn-Sorten) die höchsten Lignan-Gehalte aufzuweisen. Auch Gemüse ist reich an Lignanen.[7]

Aber nicht nur der Isoflavonoid- und der Lignan-Gehalt der Lebensmittel ist entscheidend für die krebsvorbeugende Wirkung dieser wichtigen Nährstoffe. Ein Teil der Lignane wird erst von den Darmbakterien in der Struktur so modifiziert, dass sie ihre biologische Aktivität entfalten können. Eine gesunde Darmflora ist somit auch im Falle der Phytoöstrogene ein wichtiges Bindeglied für die volle biologische Aktivität.

Tagesbedarf:

Es gibt keine Angaben über einen Tagesbedarf für Phytoöstrogene. Personen mit regelmäßigem Vollkorn- und Soja-Konsum dürften Isoflavonoidmengen von 500 mg bis 1 g täglich konsumieren. Die Pflanzenöstrogen-Gehalte im Plasma und im Urin dieser Personen sind bis zu 100-fach höher als jene von Mischkost-Konsumenten. [7]

Phytosterine

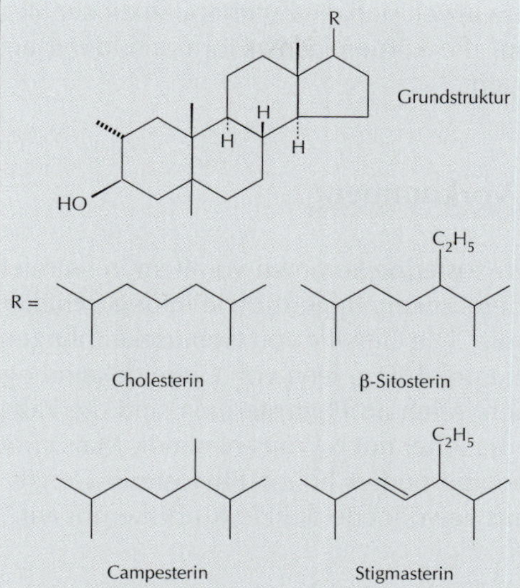

Strukturformeln von Cholesterin und einigen Phytosterinen

Allgemeine Beschreibung:

Phytosterine sind die pflanzlichen Analoga des tierischen Cholesterins. Sie weisen chemisch, wie Cholesterin, als Grundgerüst einen Cyclopentanoperhydrophenantren-Grundkörper auf und unterscheiden sich vom Cholesterin nur durch die Seitenkette. [98] Die als Nährstoffe bekannten Phytosterine sind Beta-Sitosterin, Campesterin sowie Stigmasterin. [65]

Biochemische/physiologische Bedeutung:

Pflanzliche Sterine werden ebenso wie tierisches Cholesterin über die Nahrung aufgenommen und dienen in den Nebennieren sowie in den Testes als Ausgangssubstanz für die Bildung körpereigener Hormone (Corticosteroide, Sexualhormone). [65]

Pflanzliche Sterine, vorallem Beta-Sitosterin, weisen auch cholesterinsenkende Wirkung auf, allerdings nur in Dosierungen von 3 g pro Tag. [65]

Phytosterine dürften sich zum Teil anstelle des tierischen Cholesterins in die Zellmembranen einfügen und über einen noch unbekannten Mechanismus eine fehlregulierte Zellvermehrung (Krebs) verlangsamen oder verhindern. [7]

Mangelerscheinungen und Anwendungsbeispiele:

Es gibt keine Untersuchungen über spezifische Phytosterin-Mangelerscheinungen.
Es gibt jedoch zahlreiche Hinweise, dass Phytosterine im Dickdarm eine tumorvorbeugende Wirkung aufweisen. [7] Lebensmittel und Heilpflanzen mit hohem Beta-Sitosterin-Gehalt werden auch zur Vorbeugung vor und Behandlung von Prostata-Adenomen eingesetzt. [154]

Inwieweit sich die Zufuhr pflanzlicher Sterine im Gegensatz zu tierischem Cholesterin auf die körpereigene Hormonbildung auswirkt, wurde bis heute noch nicht untersucht.

Vorkommen:

Phytosterine kommen vorallem in fettreichen Pflanzenteilen wie Saaten und Nüssen, Gemüsekeimlingen sowie in ungeschälten Getreidekörnern und Getreidekeimlingen vor. [7] Die Gehalte von Gemüsekeimlingen und Vollkorn-Getreide betragen bis zu 200 mg pro 100 g, jene von Getreidekeimlingen und Nüssen bis zu 700 mg pro 100 g. [7] Sehr reich an Phytosterinen sind die kaltgepressten Öle von Sonnenblumen, Sesam, Soja, aber auch Weizenkeimöl, Mais, Traubenkernöl und vorallem Olivenöl. [7, 65] Einen besonders hohen Phytosterin-Gehalt weisen steirische Kürbiskerne und das daraus gewonnene dunkle Kürbiskernöl auf.

Tagesbedarf:

Es gibt keine Angaben über einen täglichen Phytosterin-Bedarf. Die tägliche Phytosterin-Zufuhr dürfte 150 - 400 mg pro Person betragen, abhängig wiederum von den Ernährungsgewohnheiten. Im Vergleich zum tierischen Cholesterin werden pflanzliche Sterine nur zu etwa 5 - 10% aufgenommen. Dabei lässt sich durch Erhöhung der Phytosterin-Zufuhr der Plasmaspiegel nicht erhöhen, wogegen die Plasmagehalte bei phytosterinfreier Kost schnell abnehmen. [65] Dies könnte darauf hinweisen, dass mit der Nahrung aufgenommene Phytosterine sehr schnell verstoffwechselt, also in die Biomembranen eingebaut, werden.

Pilznährstoffe

Allgemeine Beschreibung:

Die Traditionelle Chinesische Medizin (TCM) nützt ca. 200 der etwa 10.000 bekannten Pilzarten für medizinische Zwecke. Als Wirksubstanzen wurden aus diesen Pilzen Polysaccharide, Hydroxy-Fettsäuren und Chroman-Verbindungen identifiziert. [189-195]

Biochemische/physiologische Bedeutung:

Wie Tierversuche mit isolierten Polysacchariden aus dem chinesischem Affenkopfpilz (Hericium erinaceus) zeigten, steigt die Überlebenrate der untersuchten Mäuse nach Gamma-Bestrahlung um 60%. Die Polysaccharide mussten allerdings vor der Bestrahlung appliziert werden, nachträgliche Polysaccharid-Zufuhr zeigte keinerlei Effekte. [189]

Eine neu entdeckte Fettsäure sowie eine Phtalyl-Verbindung aus dem selben Pilz zeigten im Laborversuch wachstumshemmende Effekte gegen Gebärmutterhals-Krebszellen. Beide Verbindungen weisen Doppelbildungen und OH-Gruppen in ihren Molekülen auf, ein chemisches Merkmal vieler biologischer Antioxidantien. [190, 191]

Andere Untersuchungen stellten fest, dass die Polysaccharide aus dem Affenkopfpilz die Lipofuszin-Gehalte im Herzmuskelgewebe von Mäusen senken und die SOD-Aktivität in Leber und Gehirn steigern. Diese Ergebnisse werden als Anti-Alterungseffekte interpretiert. [192]

Einige Arbeitsgruppen isolierten Chroman-Verbindungen aus dem Pilz, die als NGF (nerve growth factor) bezeichnet werden. Diese Extrakte zeigten schmerzstillende und entzündungshemmende Effekte, aber auch eine Stimulierung von Gedächtnisleistung und Lernfähigkeit nach Gehirninfarkten. [193, 194]

Das Polysaccharid Beta-(1,3)-D-Glucan wird aus verschiedenen Pilzen, unter anderem aus Lentinula edodes (Shiitake) und Ganoderma lucidum (Reishi), gewonnen. Dieses, auch als „Lentinan" bezeichnete, Kohlenhydrat wird in der TCM adjuvant in der Tumortherapie (Pankreas, Magen) und bei AIDS eingesetzt. [195]

Reishi-Extrakt zeigte ferner gute Effekte bei Leberzirrhose, bei Hepatitis B und bei Papilloma-Virusinfektionen.

Mangelerscheinungen und Anwendungsbeispiele:

Das Anwendungsgebiet von Pilz-Extrakten in der TCM ist äußerst vielfältig. Es reicht von Immundefekten, Tumoren, Herz/Kreislauf-Erkrankungen bis zu neurologischen Störungen, Leber- und Pankreaserkrankungen sowie Rheuma.

Vorkommen:

Die Pilznährstoffe werden durchwegs durch Trocknen oder Extraktion der Myzele gewonnen.

Tagesbedarf:

Im Sinne des medizinisch/therapeutischen Einsatzes der Pilznährstoffe muss eher von Tagesdosierungen gesprochen werden. Reinsubstanzen wie Beta-Glucane werden in Dosierungen von 3 - 10 mg täglich eingesetzt, Pilzkonzentrate in täglichen Mengen von 500 mg - 2.000 mg.

Polyphenole

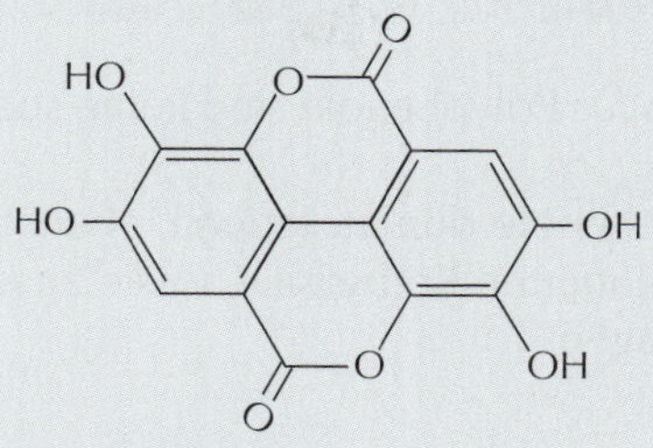

Strukturformel der Ellagsäure

Allgemeine Beschreibung:

Polyphenole sind jene Pflanzennährstoffe, die aus einem oder mehreren Phenol-Molekülen aufgebaut sind. [7] Daher zählen nach chemischen Gesichtspunkten auch Flavonoide (siehe dort), Isoflavonoide und Lignane (siehe Phytoöstrogene) zu den Polyphenolen. In diesem Kapitel wird vorallem die biologische Bedeutung der beiden Phenolsäuren Gallussäure und Ellagsäure sowie der beiden Hydroxyzimtsäuren Kaffeesäure und Ferulasäure besprochen.

Biochemische/physiologische Bedeutung:

In pflanzlichen Lebensmitteln liegen Polyphenole meist nicht isoliert vor, sondern, an Zucker gebunden, als Glykoside. Ihre Resorptionsquote ist daher nur gering, dafür aber entfalten sie ihre antioxidative, antimikrobielle und tumorhemmende Wirkung vorwiegend lokal im Verdauungstrakt. Einige Polyphenole verhindern, ähnlich wie Vitamin C, die Bildung krebsauslösender Nitrosamine aus Nahrungsnitriten und Nahrungsaminen. [7]

Die in das Blut und in das Gewebe aufgenommenen Polyphenole hemmen, ähnlich wie Anthocyane und andere Flavonoide, vorallem die Lipidperoxidation in den Zellmembranen und verhindern die Bildung radikalischer, zellschädigender Hydroxyle. [7] Ähnlich wie Alpha-Liponsäure besitzen Polyphenole eine nur kurze biologische Wirkdauer. Daher ist es sinnvoll, polyphenolhaltige Lebensmittel über den Tag verteilt in kleineren Mengen zu konsumieren.

Polyphenole sind auch zur Chelatbildung mit Schwermetallen fähig. [7] Sie unterstützen daher die Eliminierung toxischer Schwermetalle. Polyphenole hemmen, ähnlich wie Omega 3- und Omega 6-Fettsäuren, die Bildung schädigender Reihe 2-Prostaglandine sowie die Bildung von Thromboxan A_2 aus der Arachidonsäure. Sie senken somit indirekt ein erhöhtes Thromboserisiko. [7]

Nicht zuletzt wurde an Polyphenolen im Tierversuch auch eine antivirale Wirksamkeit nachgewiesen. Polyphenole zählen somit zu den wenigen Naturstoffen mit antiviraler Wirksamkeit. [7]

Mangelerscheinungen und Anwendungsbeispiele:

Auch für Polyphenole sind keine spezifischen Mangelerscheinungen bekannt.

Polyphenole dürften jedoch, ebenso wie Flavonoide und Phytoöstrogene, zu einem verminderten Krebsrisiko sowie zu einer Verbesserung der Herz/Kreislauf-Leistungen beitragen. [7]

Vorkommen:

Besonders hoch sind die Polyphenol-Gehalte im Grünkohl (etwa 100 - 150 mg pro 100 g Frischgewicht). Vollkorn-Weizen enthält 50 mg Polyphenole pro 100 g, während niedrig ausgemahlene Weizenmehle nur mehr etwa 5 mg enthalten. Auch Kartoffeln und Karotten enthalten Polyphenole. In allen genannten pflanzlichen Lebensmitteln befinden sich die Polyphenole vorallem in den äußeren Schalen. Dies deshalb, weil die Polyphenole als pflanzliche Antioxidantien die inneren Schichten vor dem schädigenden Einfluss von Luftsauerstoff schützen. Daher ist der Polyphenol-Gehalt in frisch geernteten Obst- und Gemüsesorten am höchsten. [7] Brombeeren, Himbeeren und Erdbeeren sind besonders reich an Ellagsäure (40 - 200 mg pro 100 g). Auch die Marmeladen aus diesen Früchten enthalten Ellagsäure, wenn auch nur mehr 1/4 der Mengen im Vergleich zu frischen Früchten. [7] Besonders hoch sind die Ellagsäure-Gehalte von Walnüssen (740 mg pro 100 g). [7]

Tagesbedarf:

Es gibt keine Angaben für einen Polyphenol-Tagesbedarf. Die durchschnittliche Aufnahme an Polyphenolen dürfte bei 20 - 200 mg pro Tag liegen.

Protease-Inhibitoren

Allgemeine Beschreibung:

Protease-Inhibitoren sind kleine Proteine mit 100 - 200 Aminosäuren, die eiweißspaltende Enzyme (Proteasen) in ihrer Wirkung hemmen. [7]

Biochemische/physiologische Bedeutung:

Proteasen sind lebensnotwendige Enzyme, die im Verdauungstrakt, aber auch im Inneren des Körpers, den Abbau von Proteinen zu Aminosäuren katalysieren. Protease-Inhibitoren, die über die Nahrung zugeführt, aber auch endogen im Rahmen des Stoffwechsels gebildet werden, hemmen die Aktivität dieser Proteasen. Da Proteasen im Stoffwechselgesehen von Pflanzen, Tieren und Menschen lebensnotwendige biologische Funktionen im Rahmen des Aminosäure- und Protein-Stoffwechsels erfüllen, scheint die gleichzeitige Existenz von Protease-Inhibitoren ein biologischer Widerspruch zu sein. Dies ist aber nicht der Fall, da Protease-Inhibitoren ein wichtiger Bestandteil der Regulation von Enzymaktivitäten darstellen. [45]

Die physiologische Bedeutung von Protease-Inhibitoren wurde bisher vor allem in Tierversuchen untersucht. So konnte festgestellt werden, dass Protease-Inhibitoren tumorhemmend, antioxidativ, entzündungshemmend sowie blutzuckerregulierend wirken. [7] Auch konnte im Tierversuch eine krebsvorbeugende Wirkung gegen Lungen-, Leber-, Magen/Darm-, Dickdarm- und Mundhöhlenkrebs nachgewiesen werden. [7] Über die Wirkungsmechanismen gibt es derzeit nur Spekulationen. Zu kompliziert ist das Zusammenspiel verschiedenster mikronährstoffhaltiger Enzyme im Rahmen des Nukleinsäure-, Enzym- und Zellstoffwechsels. [7]

Mangelerscheinungen und Anwendungsbeispiele:

Es konnten bis heute noch keine spezifischen Mangelerkrankungen im Rahmen einer Unterversorgung mit diesen Enzym-Inhibitoren festgestellt werden. Eine signifikant seltenere Krebshäufigkeit bei bestimmten Bevölkerungsgruppen (z.B. bei den Adventisten des Siebenten Tages und bei Vegetariern) wird jedoch vor allem dem regelmäßigen Konsum an Lebensmitteln mit Protease-Inhibitoren zugeschrieben. [7]

Vorkommen:

Reich an Protease-Inhibitoren sind Sojabohnen, Sojakeimlinge sowie Getreidekeime und Getreidekeimlinge. [7] Auch Kartoffeln enthalten tumorhemmende Protease-Inhibitoren. [7]

Tagesbedarf:

Es gibt keine Angaben über einen Tagesbedarf an Protease-Inhibitoren. Personen mit vorwiegend vegetabiler Ernährung nehmen durchschnittlich mehr als 300 mg an Protease-Inhibitoren auf. Diese Mengen dürften, aus Tierversuchen hochgerechnet, ausreichen, um eine relevante antikanzerogene Wirkung aufzuweisen. [7]

Im Tierversuch können etwa 90% der oral zugeführten Protease-Inhibitoren im Dünndarm und im Dickdarm als biologisch aktive Proteine nachgewiesen werden. Der Rest wird intakt in den Körper aufgenommen. Die meisten der Protease-Inhibitoren entfalten ihre antikanzerogene Wirkung bereits in äußerst geringen Mengen. [7] Trotz des scheinbaren Widerspruchs, dass Protease-Inhibitoren physiologisch wertvolle Proteasen in ihrer biologischen Aktivität hemmen, konnte an jenen Bevölkerungsgruppen (z.B. Vegetarier oder Japaner), die Protease-Inhibitoren in großen Mengen mit der Nahrung zuführen, keine nachteiligen Wirkungen festgestellt werden. [7]

Synthetische Protease-Inhibitoren werden übrigens in der Therapie von AIDS eingesetzt.

Proteine (Eiweiße und Aminosäuren)

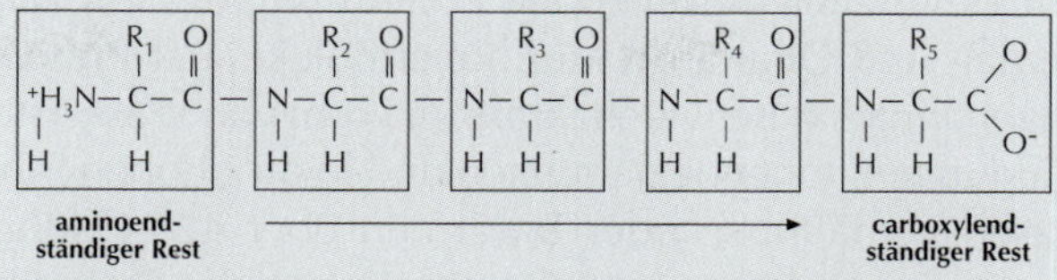

Ein Pentapeptid. Die einzelnen Aminosäurereste sind eingerahmt. Der Kettenanfang ist am Aminoende (auch N-Terminuus genannt).

Allgemeine Beschreibung:

Proteine zählen neben den Fetten und Kohlenhydraten zu den Makronährstoffen. Proteine sind komplexe Molekülverbindungen, die als Grundbausteine Aminosäuren enthalten. [65] Alle Nahrungsproteine bestehen aus 20 verschiedenen Aminosäuren, die kettenartig durch Säureamidbindung miteinander verbunden sind. Die Unterschiede der einzelnen Nahrungsproteine ergeben sich rein chemisch ausschließlich aus der unterschiedlichen Aminosäure-Reihung im Proteinmolekül und damit aus dem unterschiedlichen Aminosäuremuster. Von den 20 Aminosäuren werden 8 für den Menschen als essentiell eingestuft: Isoleucin, Leucin, Lysin, Methionin, Phenylalanin, Threonin, Tryptophan und Valin. Zwei Aminosäuren, namlich Arginin und Histidin (nur für den Säugling) gelten als semiessentiell, das heißt, der menschliche Körper kann diese beiden Aminosäuren zu einem gewissen Teil selbst synthetisieren. Die restlichen 10 Aminosäuren, nämlich Alanin, Aspargin, Aspartat, Cystein, Glutamat, Glycin, Hydroxyprolin, Prolin, Serin und Tyrosin vermag der menschliche Organismus aus Zwischenprodukten des Kohlenhydrat- und Fettstoffwechsels selbst zu bilden. [65] Alle Nahrungs-Aminosäuren sind chemisch Alpha-Amino-Carbonsäuren. Das griechische Präfix „Alpha" bedeutet, dass sich die Amino-Gruppe unmittelbar an dem der Carboxylgruppe folgenden Kohlenstoffatom befindet. Alle natürlichen Aminosäuren liegen in der L-Form vor und unterscheiden sich lediglich durch den Molekülrest im AnSchluss an den Kohlenstoff mit der Aminogruppe. [65]

Proteine werden nach ihrer Verdauung zu Aminosäuren und nach ihrer Resorption größtenteils wieder zu körpereigenen Proteinen aufgebaut. Trotz ihrer gänzlich unterschiedlichen Erscheinungsbilder sind auch die körpereigenen Proteine wiederum aus nur 20 verschiedenen Aminosäuren aufgebaut. Die unterschiedliche Struktur, Festigkeit und Löslichkeit ergibt sich aus der unterschiedlichen Aminosäure-Sequenz in der Protein-Kette (Primärstruktur), aus der räumlichen Anordnung bestimmter Proteinabschnitte und ganzer Proteinketten (Sekundär- und Tertiärstruktur) sowie aus der räumlichen Anordnung einzelner Protein-Untereinheiten im Rahmen eines aus mehreren

Untereinheiten bestehenden Protein-Aggregates (Quartärstruktur).[35] Die Sekundär-, Tertiär- und Quartärstruktur höhermolekularer Proteine ergibt sich größtenteils durch sogenannte Nebenvalenzkräfte in Form von Wasserstoff-Brückenbindungen, Disulfid-Bindungen, Ionenbeziehungen und hydrophoben Bindungen. Änderungen der Säure/Basen-Verhältnisse oder Erwärmen über 42° C führen zu Störungen dieser Raumstrukturen und damit zur Denaturierung der Proteine. Durch Änderung dieser hochgeordneten räumlichen Strukturen verlieren Proteine ihre biologischen Eigenschaften, so dass enzymatische oder hormonelle Wirkungen von Proteinen verlorengehen und Bindegewebsproteine ihre Löslichkeitseigenschaften verändern.[35] Daher haben Hitzeeinwirkungen sowie Säure- oder Basen-Behandlung im Rahmen lebensmitteltechnologischer Verfahren zum Teil vernichtende Einflüsse auf die Enzym- und Nährstoffgehalte unserer Grundnahrungsmittel. Aus denselben Gründen dürften aber auch Störungen des physiologischen Milieus im Rahmen von pH-Verschiebungen die biologische Aktivität unserer Enzyme und Hormone mehr verändern, als uns dies heute bewusst ist.

Biochemische/physiologische Bedeutung:

Körpereigene Proteine bestehen entweder ausschließlich aus Aminosäuren, wie Serumalbumine und -globuline, Collagen (Bindegewebe) und Keratin (Haut, Haare), sie können aber auch als sogenannte Proteide mit Nichtprotein-Gruppen verbunden sein. Beispiele für komplexe Proteide sind Nukleoproteide des Drüsengewebes, Glycoproteide des Bindegewebes und der Schleimsubstanz, farbige Chromoproteide wie das Hämoglobin, Metalloproteide wie das kupferhaltige Metallothionein sowie Lipoproteide, also Proteine, die mit Triglyceriden, Phospholipiden oder Cholesterin konjugiert sind.[65]

Der Protein- und Aminosäure-Stoffwechsel wird hauptsächlich über den Aufbau durch die Leber und über die Ausscheidung durch Nieren gesteuert. Ein Teil des Aminosäurebestandes dient der Bildung körpereigener Gewebeproteine. Diese Proteine sind Bestandteile der Zellen selbst (Zellmembran, Cytoplasma), der Zwischenzellsubstanz (Elastin, Collagen und amorphe Grundsubstanz des Bindegewebes), aber auch von Körperanhangsgebilden wie Haaren und Nägeln.[155] Alle 5.000 bisher bekannten Enzyme sind Proteine, auch die Plasmaalbumine zur Aufrechterhaltung osmotischer Verhältnisse, das Hämoglobin, die Antikörper (Gamma-Globuline) zur Immunabwehr sowie das für Gerinnungsvorgänge so wichtige Fibrin.[155] Dabei beträgt die Protein-Erneuerungsrate wenige Stunden (z.B. Tyrosin-Transaminase) über ein bis zwei Tage (Erneuerung der Darmschleimhaut) bis zu Monate (Erneuerung des Muskel-Collagens).[65]

Ein anderer Teil des Aminosäurepools dient nicht dem Aufbau von Körpersubstanz (anabole Stoffwechselleistung), sondern wird zu CO_2, Energie und Harnstoff oxidiert (katabole Stoffwechselreaktion).[65]

Einige Aminosäuren wie Glycin und Cystein dienen dem Entgiftungsstoffwechsel der Leber, indem sie schwer wasserlösliche Toxine und Stoffwechselschlacken binden und damit wasserlöslich und ausscheidungsfähig machen. [155]

Andere Aminosäuren wiederum werden für spezifische Aufgaben wie für die Neusynthese von Purin-Basen (Nukleinsäure-Stoffwechsel), für den Aufbau des zellulären Energiespeichers Kreatinphosphat oder für die Bildung von Adrenalin, Noradrenalin sowie für die Synthese der Schilddrüsenhormone herangezogen. [65, 155]

Proteine dienen also dem Körper, je nach ihrer Zusammensetzung und Struktur, als Biokatalysatoren (Enzyme), Bioregulatoren (Hormone), als Transportproteine (für Sauerstoff, Fettsäuren, Lipide, Eisen, Vitamin A und Calcium), als Schutzproteine (Antikörper, Fibrin und Thrombin), als kontraktile Proteine (Muskelkontraktion) sowie als Strukturproteine in Sehnen, Knorpeln, Haut, Haaren, an Zelloberflächen und in Zellmembranen. [65]

Mangelerscheinungen und Anwendungsbeispiele:

Bei einer wünschenswerten täglichen Proteinzufuhr von 0,8 g pro kg Körpergewicht liegt die tatsächliche Proteinzufuhr von 93,5 g (Männer) bzw. von 71,8 g (Frauen) täglich eher deutlich über den Empfehlungen. Erschwerend kommt dazu, dass im Laufe des Jahrhunderts der Anteil tierischen Proteins an der Gesamtproteinzufuhr bereits 2/3 beträgt. [155] Tierische Proteine enthalten im Vergleich zu pflanzlichem Protein größere Mengen an Purinen, Cholesterin sowie an Aufzucht-Medikamentenrückständen (Hormone, Tranqilizer).

Der Körper eines durchschnittlich ernährten Erwachsenen enthält etwa 11 kg Körperprotein. Drei Kilogramm dieses Gesamtbestandes kann ein Erwachsener verlieren, ohne seine Gesundheit zu gefährden. [65] Im täglichen Stoffwechselgeschehen verfügt der Erwachsene über einen labilien Protein-Pool von etwa 175 -350 g. Das heißt, ein großer Anteil des Protein- und Aminosäure-Pools wird aus dem Abbau-Stoffwechsel gespeist. Der Körper ist in der Lage, durch Desaminierungen, Transaminierungen, Decarboxylierungen und Harnstoffsynthese Aminosäuren und Kohlenstoffskelette aus dem Kohlenhydrat- und Fettsäure-Abbau ineinander umzuwandeln. Daher sind einige Aminosäuren nicht-essentiell. Übersehen wird allerdings häufig die Tatsache, dass die Umwandlungskapazität des Körpers wiederum abhängig ist von den entsprechenden Enzymaktivitäten, die wiederum einer ausgewogenen und ausreichenden Mikronährstoffzufuhr bedürfen. Insofern bleibt auch die Einteilung der Aminosäuren in essentielle, semi-essentielle und nicht-essentielle Aminosäuren zu einem gewissen Grad Theorie, da der individuelle Körperbestand an Mikronährstoffen, an Antioxidantien, aber auch ein physiologisches Säure/Basen-Gleichgewicht Voraussetzung sind für eine optimale Umwandlungsrate von Aminosäuren untereinander und von Ketocarbonsäuren zu Aminosäuren.

Generell führt ein allzu reichhaltiger Eiweißverzehr zu vermehrter Bildung von Fäulnis- und Abbauprodukten im Darm (Putreszin, Cadaverin, Mercaptan, Schwefelwasserstoff, Skatol, Indol), [157] zu einer in der Folge vermehrten Belastung des Leberstoffwechsels, zu einer übermäßigen Bildung zellteilungs- und tumorfördernden Spermidins sowie zur Gefahr einer vorzeitigen Nierenalterung. [155] Nach Wendt fördert vermehrte Eiweißzufuhr eine verstärkte Ablagerung von Eiweißkörpern im Bindegewebe (Amyloidbildung). [20] Auch steigert eine vermehrte Proteinzufuhr die Mobilisation von Calcium und Magnesium aus den Knochen, was zu Osteoporose führt. [155]

Andererseits bedingen bestimmte Stoffwechselsituationen einen erhöhten Proteinbedarf. So werden bei Fastenkuren nicht nur überschüssige Fettreserven, sondern vorrangig die Glykogenspeicher der Leber und die Eiweißspeicher des Muskelgewebes abgebaut. [155] Säuglinge, Kinder und Heranwachsende haben, ebenso wie Schwangere, einen erhöhten Proteinbedarf. [155] Körperliche Betätigung führt in jenen Fällen zu erhöhtem Proteinbedarf, wenn der Körper nach Erschöpfung der Glykogenreserven auf Aminosäuren als Energiequelle zurückgreifen muss. Bei üblichen Ernährungsgewohnheiten allerdings wird der vermehrte Proteinbedarf in der Relation durch die vermehrt zugeführten Nahrungskalorien ausreichend gedeckt. [155] Bestimmte Hormone wie die Schilddrüsenhormone, Insulin, Wachstumshormon (STH) und Androgene fördern den Protein-Aufbau (anabole Wirkung), während Glukagon, Gestagene und Glucocorticoide den Protein-Abbau fördern (katabole Wirkung). [155] Auch Verbrennungen, chronische Wundeiterungen, vermehrte Sekretabsonderungen, postoperativer Gewebsabbau sowie blasen- und ödembildende Hauterkrankungen können den Proteinbedarf zum Teil erheblich steigern. [155]

Aminosäure-Mängel können sich in vielfältiger Weise äußern. So führt Mangel an den semi-essentiellen Aminosäuren Arginin und Histidin während des Wachstums zu Störungen im Bindegewebsaufbau und in der geistigen Entwicklung. [129] Bei Erwachsenen führt eine Arginin-Unterversorgung zu Fertilitätsstörungen, eine Unterversorgung mit Histidin beeinträchtigt den Stoffwechsel der Myelinscheiden der Nervenbahnen. [129] Ein Mangel an Isoleucin, einer verzweigtkettigen Aminosäure, führt zu Störungen der Hämoglobinbildung, Leucin-Mangel führt wahrscheinlich zu vermehrter Schmerzempfindlichkeit. [129] Eine Lysin-Unterversorgung führt zu eingeschränkter Immunleistung, besonders gegen virale Infektionen. [129] Lysin-Mangel führt auch zu einer gestörten Collagen-Bildung im Bindegewebe. [65] Bei gleichzeitigem Methionin-Mangel ist die körpereigene Bildung der nichtproteinogenen Aminosäure L-Carnitin beeinträchtigt. [155] Methionin spielt außerdem eine wichtige Rolle als Antioxidans, als Regenerator-Molekül für die selenhaltige Glutathionperoxidase sowie als Entgiftungsmolekül. Neben Cystein ist Methionin die einzige schwefelhaltige Aminosäure und weist aufgrund ihrer SH-Gruppe diese entgiftenden und antioxidativen Eigenschaften auf. Bei Methionin-Mangel ist auch die Cystein-Bildung eingeschränkt, was die antioxidative Kapazität des Körpers zusätzlich herabsetzt. [129] Cystin, die oxidierte Form des Cysteins, ist wichtiger Bestandteil des Keratins und des Insulin-Moleküles. Daher kann Methionin-Mangel indirekt die Insulin- und Keratin-Bildung herabsetzen. [65] Eine weitere nichtproteinogene Aminosäure, nämlich Taurin, wird im Körper aus Cystein synthetisiert. Taurin ist nach Kuklinski eine wichtige Substanz zur Entgiftung des Nervengewebes. [38] Eine Unterversorgung mit Phenylalanin führt zu einer eingeschränkten Tyrosin-Bildung und damit zu eingeschränkter Syntheseleistung für Adrenalin und Schilddrüsenhormone. Auch der Farbstoff Melanin, ein Haut- und Haarpigment, wird aus Phenylalanin und Tyrosin gebildet. [65] Phenylalanin-Mangel führt auch zu einer erhöhten Schmerzempfindlichkeit und wird in den USA als natürlicher Schmerzkiller verwendet. [157] Mangel an Threonin dürfte zu psychischen Veränderungen führen. [157] Bei Tryptophan-Unterversorgung ist die körpereigene Nicotinsäure-Bildung sowie die Serotonin-Synthese eingeschränkt. [65] Ein Valin-Mangel dürfte sich, ebenso wie eine Thryptophan-Unterversorgung, in Nervosität und Schlaflosigkeit äußern. [157]

Allgemein führen Protein-Mängel zu Wachstumsbeeinträchtigungen, zu Fertilitätsstörungen, verzögerter Wundheilung, Muskelatrophie, Anämie und zu Störungen in der Immunabwehr. Verbreiteter als Protein-Mängel dürfte jedoch ein gestörter Protein-Stoffwechsel sein, verursacht durch eingeschränkte Enzymaktivitäten aufgrund von Mängeln an Mikronährstoffen.

Vorkommen:

Proteine sind in Nahrungsmitteln weit verbreitet. Generell wird unterschieden zwischen tierischen und pflanzlichen Proteinen. Wichtiger noch als der Proteingehalt ist jedoch die biologische Wertigkeit der Proteine, also die Aminosäureverteilung in den Proteinen. Daneben spielen aber noch die Verfügbarkeit der Aminosäuren und die Fremdstoffbelastung der Proteinquellen eine Rolle in der biologischen Bewertung. [65]

Nimmt man für Vollei eine biologische Wertigkeit von 100 an, so weisen Kombinationen aus Vollei/Kartoffeln (36:64%) eine biologische Wertigkeit von 136 auf, eine Vollei/Soja-Kombination (60:40%) eine Wertigkeit von 123, Vollei/Milch (71:29%) 122, Milch/Vollkornweizen (76:24%) 110, Vollei/ungeschälter Reis (60:40%) 106 und Bohnen/Mais (51:49%) eine biologische Wertigkeit von 100 auf. Die biologischen Wertigkeiten einzelner Nahrungsmittel betragen: Kartoffeln 98, Rindfleisch 91, Milch 88, Fisch 87, Soja 86, Käse 84 und Vollkornreis 81. [155]

Vegetarier sollten beachten, dass Kartoffelprotein nur ungenügende Mengen an Lysin enthält. Hülsenfrüchte sind arm an Methionin und Mais weist nur geringe Tryptophan-Gehalte auf. Außerdem sind Lysin und Methionin hitzeempfindlich und werden daher beim Kochen teilweise zerstört. [155] Auch die Lagerung, z.B. von Sojamehl, führt zu Verlusten an Methionin, Cystein, Arginin, Histidin und Lysin. [155] Pflanzliche Lebensmittel enthalten kein L-Carnitin. Bei Mangel an Lysin und Methionin ist zudem die körpereigene Carnitin-Synthese eingeschränkt. [155]

Tagesbedarf:

Die DGE und die amerikanische FDA empfehlen eine tägliche Proteinzufuhr von 0,8 g pro kg Körpergewicht unter der Annahme, dass etwa nur ein Drittel der täglichen Proteinzufuhr biologisch hochwertigem Eiweiß entspricht. [65]

Geht man jedoch davon aus, dass Fette und Kohlenhydrate primär als Energieträger zu sehen sind, Proteine dagegen als Lieferant körpereigener Baustoffe, so würde bei biologisch optimaler Protein-Zufuhr (z.B. Kartoffel/Ei) eine tägliche Menge von 0,36 g pro kg Körpergewicht ausreichen. [155] Dieser Hinweis ist besonders für jene Personen hilfreich, die aufgrund besonderer Stoffwechselsituationen (Fasten, Nierenfunktionsstörungen, Osteoporose, Herz/Kreislauf-Erkrankungen) eine übermäßige Proteinzufuhr vermeiden sollten.

Der Tagesbedarf an essentiellen Aminosäuren wird für Erwachsenen pro kg Körpergewicht wie folgt angegeben: Histidin 10 mg, Isoleucin 10 mg, Leucin 11 - 13 mg, Lysin 9 - 10 mg, Methionin und Cystein 13 - 14 mg, Phenylalanin und Tyrosin 13 - 14 mg, Threonin 6 - 7 mg, Tryptophan 3 mg, Valin 11 - 14 mg. [65] Während der Wachstumsphase ist der Proteinbedarf wesentlich höher als für Erwachsene. So benötigen Neugeborene etwa 5 mal soviel Protein pro kg Körpergewicht wie Erwachsene, der Bedarf an den genannten essentiellen Aminosäuren ist sogar bis zu 10fach erhöht. [65]

Pycnogenol und Propolis

Allgemeine Beschreibung:

Prycnogenol und Propolis sind Naturstoffe mit hohen Gehalten an Polyphenolen, vorallem an Flavonoiden und Procyanidinen. Pycnogenol ist eine Sammelbezeichnung für ein Flavonoidgemisch, das durch Extraktion der Stammrinde einer französischen Strandkiefer (Pinus marittima) gewonnen wird. Pycnogenol, auch als O.P.C. (Oligomere Procyanidine) bezeichnet, enthält mehr als 85% Procyanidine. Propolis, das Kittharz der Bienen, enthält, je nach der Ursprungsregion, unterschiedliche Mengen und Muster an polyphenolischen Verbindungen. [86]

Biochemische/physiologische Bedeutung:

Im Vordergrund der physiologischen Eigenschaften von Pycnogenol- und Propolis-Inhaltsstoffen steht deren antioxidative Wirkung. Im Gegensatz zu Vitamin E oder Vitamin C sollen die Inhaltsstoffe von Pycnogenol und Propolis in der Lage sein, die Blut/Hirn-Schranke leicht zu passieren und die antioxidative Wirkung auch im Zentralnervensystem zu entfalten. [156]

Propolis-Flavonoide weisen nach neuesten Untersuchungen antivirale Eigenschaften gegen Influenza und Herpes-Viren auf, [158, 159] aber auch antibakterielle und antimykotische Hemmwirkungen. [160] Propolis ist somit ein Naturstoff, der gleichermaßen gegen Viren, Bakterien und Pilze wirksam ist. In der pharmazeutischen Wissenschaft wurde bis heute noch kein Wirkstoff entdeckt, der ein derart breites Wirkungsspektrum gegenüber Mikroorganismen aufweist.

Propolis-Flavonoide sind aber auch in der Lage, Makrophagen zu vermehrter Interleukin-1-Bildung anzuregen, wie neueste Tierversuche ergeben haben. [161]

Im Zusammenspiel mit antioxidativen Vitaminen und Enzymen scheinen Flavonoide und Procyanidine ein wichtiges Bindeglied, vorallem in der Regeneration biologischer Antioxidantien, darzustellen. [18]

In der Volksmedizin wird Propolis erfolgreich zur Behandlung bei Gastritis eingesetzt. Wahrscheinlich dürfte Propolis auch gegen das für Gastritis verantwortliche Helicobacter pylori wirksam sein. Mikrobiologische Untersuchungen über diese Hemmwirkung gibt es zwar noch nicht, die Wirksamkeit bei Gastritis gilt jedoch als gesichert.

Mangelerscheinungen und Anwendungsbeispiele:

Es gibt keine Angaben über Mangelerscheinungen an Pycnogenol oder Propolis, zumal diese beiden Naturstoffe nicht im Rahmen der üblichen Ernährungsgewohnheiten konsumiert werden. Die genannten Hinweise aus der neuesten Pycnogenol- und Propolis-Forschung dürften den beiden Flavonoid-Trägern eine wichtige Stellung im Rahmen der unterstützenden Behandlung von Immunstoffwechselstörungen bringen. Pycnogenol und Propolis werden in der Naturmedizin bei Gastritis, bei Gelenkserkrankungen, im Hochleistungssport, bei Fertilitätsstörungen sowie zur Stärkung der Immunkompetenz verwendet.

Vorkommen:

Pycnogenol wird vornehmlich aus der erwähnten französischen Strandkiefer, die übrigens auch zur Terpentinölgewinnung verwendet wird, gewonnen. Procyanidinreiches Pycnogenol kann auch aus den Samen von Weintrauben gewonnen werden. [156]

Propolis wird von Bienen aus Knospenschuppen von Pappeln, Birken, Robinien, Weiden, Kastanien, Fichten, Tannen und Kiefern gewonnen. Das Flavonoid-Muster von Propolis variiert je nach Baumart.

Tagesbedarf:

Zufuhrmengen von 200 mg - 2 g täglich sind unbedenklich.

Pyridoxin (Vitamin B_6)

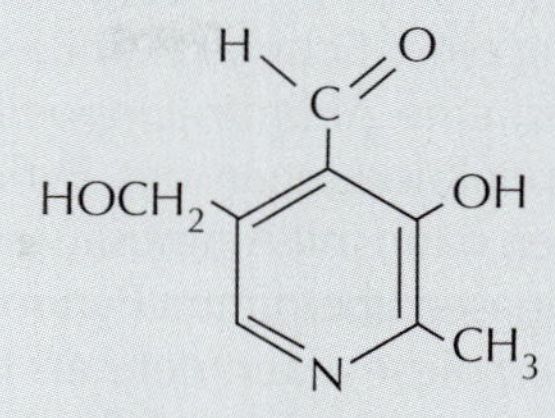

Pyridoxal

Allgemeine Beschreibung:

Vitamin B_6 ist ein Sammelbezeichnung für Pyridoxin (Pyrodoxol), Pridoxal und Pyridoxamin, also für drei Verbindungen, die sich chemisch vom 3-Hydroxy-2-Methylpyridin ableiten. In Form ihrer Phosphorsäure-Ester, vorallem als Pyridoxal-5-Phosphat, sind die B_6-Vitamine als Coenzyme biologisch aktiv. Alle sechs Verbindungen können im Stoffwechsel ineinander ungewandelt werden.[60, 65] Lebensmittel- und pharma- industriell wird hauptsächlich Pyridoxin- Hydrochlorid in Getränke oder Vitamin-Präparate eingearbeitet, da es chemisch relativ stabil ist. Freies Pyridoxin kommt jedoch in der Natur nur in äußerst geringen Mengen vor, da es für sich selbst keine biologische Aktivität aufweist. Die Sammelbezeichnung „Pyridoxin" für Vitamin B_6 ist somit ein gelernter Begriff, der dem natürlichen Vorkommen von Vitamin B_6 keinesfalls entspricht.[58]

Biochemische/physiologische Bedeutung:

Die freien Vitamin B_6-Pyridine werden im proximalen Jejunum (geringer auch im Ileum) rasch und ohne Sättigungskinetik durch passive Diffusion resorbiert. Die 5,-Phosphate werden durch eine membrangebundene alkalische Phosphatase überwiegend hydrolisiert, unmittelbar nach der Aufnahme in die Mukosa jedoch durch Pyridoxalkinasen rephosphoriliert. Der überwiegende Teil der freien Pyridine wandert aber zur Leber, wird dort enzymatisch in die Aldehydform übergeführt und zirkuliert dann (zu etwa 60%) als Albumin-gebundenes Pyridoxalphosphat (P-5-P) im Plasma. Daneben enthält das Blutplasma je 15% Albumin- gebundenes freies Pyridoxin und Pyridoxal. P-5-P ist somit vermutlich die zirkulierende Depotform von Vitamin B_6 und muss vor der Aufnahme in Gewebezellen immer wieder durch alkalische Phosphatase freigesetzt und anschließend intrazellulär rephosphoriliert werden. Gewebezellen können Vitamin B_6 bis zum 30-fachen der plasmatischen Konzentration anreichern, Erythrozyten enthalten 4-5 mal höhere Konzentrationen als das Plasma. Die Ausscheidung erfolgt vorwiegend renal, zu etwa 50% als inaktive 4-Pyridoxinsäure. Die renale Ausscheidungsrate sinkt mit dem Versorgungszustand, der Körper versucht also, Zufuhr-Defizite über eine Drosselung der renalen Elimination ab zu fangen.[58,60]

Vitamin B_6 ist Coenzym für mehr als 200 verschiedene Enzyme, so z.B. für Transaminasen, für Decarboxylasen und für aminosäurespaltende und -bildende Enzyme. Dabei erfolgt die biochemische Bindung von Pyridoxalphosphat (als biologisch aktives Coenzym) an die Aminogruppe eines Lysinrestes des inaktiven Apoenzymes durch Bildung einer Schiff,schen Base. Dieser nunmehr aktivierte Vitamin B_6-Enzym-Komplex weist eine Aldimin-Doppelbindung am Stickstoff des Enzymes auf, der sich mit den Doppelbindungen des Pyridinringes stabilisiert. Die solcher Art aktivierten Enzyme treten dann mit Aminosäuren als Substrat in Wechselwirkung . Als Coenzym von Transaminasen übernimmt Pyridoxalphosphat die Aminogruppe von Aminosäuren und transferiert diese – nunmehr als Pyridoxaminphosphat-auf Ketosäuren. Diese Transaminierungen sind wichtige Stoffwechselreaktionen zur endogenen Neusynthese von Aminosäuren und zur Entgiftung von Ammoniak.[58,60,124]

Die Aktivierung von Decarboxylasen durch P-5-P als Coenzym erfolgt auf gleiche biochemische Weise wie die Aktivierung der Transaminasen. L-Aminosäure-Decarboxylasen liefern biogene Amine wie zum Beispiel Histamin aus Histidin, Tyramin aus Tyrosin, Tryptamin aus Tryptophan, aber auch wichtige Neurotransmitter wie Dopamin aus L-Dopa, Serotonin aus 5-Hydroxytryptophan oder Gamma-Aminobuttersäure (GABA) aus Glutamat.[58,60,124]

Eine wichtige Rolle erfüllt P-5-P im Stoffwechsel des Methionins. Methionin ist eine schwefelhaltige Aminosäure, an deren Schwefel-Atom eine Methylgruppe gebunden ist. Methionin ist einer der wichtigsten Methylgruppen-Überträger unseres Stoffwechsels. Methylgruppen sind elementar für die Ausbildung neuer Biomoleküle sowie für die Neusynthese biologischer Strukturen. Durch Reaktion mit ATP wird Methionin aktiviert, es entsteht S-Adenosylmethionin (SAM). Erst in dieser aktivierten Verbindung hat Methionin das Energiepotential, biologische Methylgruppen auf andere Moleküle zu übertragen. Durch den Verlust der Methylgruppe entsteht aus Methionin Homocystein. Homocystein wird nun durch das P-5-P-aktivierte Enzym Cystathionin-Synthase mit der Aminosäure Serin zu Cystathionin verbunden. Ein weiteres P-5-P-abhängiges Enzym, nämlich die Cystathionin-Gamma-Lyase hydrolisiert das Substrat Cystathionin zu Cystein und 2-Oxobutyrat. Im Gegensatz zu Homocystein ist Cystein für sich selbst und als Bestandteil des Glutathions ein wichtiges biologisches Antioxidans.[18,58,124] Die Neusynthese biologisch aktiver Enzyme und die Regeneration des Gewebes über den Stoffwechsel des Methionins kann bei Vitamin B_6-Defiziten somit zu einem Stau auf der Stufe des Homocysteins führen. Zugleich wird bei Vitamin B_6-Mangel die Ausbildung zellschützender Biomoleküle wie Cystein, Taurin und Glutathion (letztere werden aus Cystein gebildet) vermutlich stark eingeschränkt. In der Tat ist bei Vitamin B_6-Defiziten der Serum-Spiegel von Homocystein erhöht.[58,60]

P-5-P ist auch Coenzym der Lysyl-Oxidase. Dieses Enzym steuert die Quervernetzung von Collagen und Elastin im Bindegewebe und in den Blutgefäßwänden. Diese Stoffwechselschritte sind eng gekoppelt an Vitamin C- und Kupfer-abhängige Enzyme.[58,60,124]

Als Coenzym der Serin-Palmityl-Transferase fördert P-5-P die Synthese von Sphingomyelin. Darüber hinaus moduliert P-5-P die Bindungsaffinität zentraler Neurotransmitter an die postsynaptischen Rezeptoren. Im Stoffwechsel der Neurotransmitter wird Vitamin B_6 zur Bildung von Dopamin aus L-Dopa und zur Bildung von Serotonin aus 5-Hydroxy-Tryptophan benötigt. L-Dopa und Dopamin sind aktivierende Neurotransmitter, Serotonin fördert zentral die Verhaltenssensibilisierung und das Lernen. [124] Die Umwandlung von Glutaminsäure in den relaxierenden Neurotransmitter Gamma-Aminosbuttersäure (GABA) ist ebenfalls Vitamin B_6-abhängig, wie bereits erwähnt. [58,60,65]

Im Leberstoffwechsel fördert Vitamin B_6 als Coenzym die Aktivität der beiden Leber-Transaminasen GOT und GPT. GOT (AST = Aspartat-Aminotransferase) und GPT (ALT = Alanin-Aminotransferase) katalysieren Entgiftungsprozesse der Leber bei Belastungen durch Viren, Bakterien, Medikamente (z. B. durch Östrogene oder Antibiotika). [65] Umgekehrt ist bei schweren Lebererkrankungen die Aktivität der hepatischen alkalischen Phosphatase erhöht. Dadurch kommt es zu einem beschleunigten Abbau von P-5-P zu freien und damit inaktiven Pyridinen.[58,60]

Auch der erste biochemische Schritt zur Hämoglobin-Bildung wird über P-5-P als Aminogruppen-Transmitter abgewickelt.[60] Im Rahmen der Hämsynthese ist P-5-P das Coenzym der Delta-Aminolävulinsäure-Synthase. Dieses Enzym kondensiert die Aminosäure Glycin mit aktivierter Bernsteinsäure (Succinylcoenzym A) zu Delta-Aminolävulinsäure. Dieser Schritt ist die Initialreaktion im Rahmen der endogenen Biosynthese von Porphyrinen wie Hämoglobin (Menschen), Chlorophyll (Pflanzen) und Cobalaminen (Mikroorganismen). Während Pflanze und Mikroorganismen zur Eigensynthese von Pyridoxalphosphat fähig sind, ist dieses Vitamin für Menschen ein essentieller Nahrungsbestandteil.[58,60]

Mangelerscheinungen und Anwendungsbeispiele:
Die Komplexität des humanen Stoffwechsels macht es in der täglichen ärztlichen Praxis unmöglich, insbesondere latente Vitamin B_6-Defizite zu orten. Obwohl Vitamin B_6 in zahlreichen Nahrungsmitteln enthalten ist, treten latente Defizite (durch unzureichende Zufuhr oder durch unzureichende Verwertung) bei folgenden Risikogruppen vermehrt auf: Jugendliche im Wachstum (erhöhter Bedarf, schlechte Ernährungsgewohnheiten), Personen, die Proteine im Übermaß konsumieren (Proteine binden Vitamin B_6 an freie Lysin-Gruppen), Schwangere und Stillende (erhöhter Bedarf), Frauen, die orale Kontrazeptiva konsumieren (Östrogene verbrauchen Vitamin B_6), alkoholkonsumierende Personen (der Alkohol-Metabolit Acetaldehyd blockiert die P-5-P-Bindung an Enzymproteine) und Senioren (reduzierte Nahrungsaufnahme, einseitige Ernährung). Der Gesamt-Pool für gesunde Erwachsene liegt bei etwa 100mg Vitamin B_6. Bei ausreichenden Körperbeständen werden täglich etwa 2 mg Vitamin B6, davon 50% als Pyridoxinsäure ausgeschieden. Eine Abnahme des Gesamtkörperbestandes führt zu einer Reduktion der renalen Elimination. Beträgt die renale Ausscheidung weniger als 0,5mg Pyridoxinsäure täglich, so ist dies ein deutlicher Hinweis auf ein Versorgungsdefizit.[58,60]

Dermatologisch äußern sich Vitamin B_6-Mängel durch seborrhoische Dermatitis im Nasen- und Augenbereich sowie durch Entzündungen an der Mundschleimhaut und an den Lippen. [60, 65] Diese Pellagra-ähnlichen Hauterkrankungen zeigen sich zum Beispiel auch als Nebenwirkung einer Tuberkulose-Therapie mit Isoniazid (INH). INH bildet mit Pyridoxal Hydrazone aus, die durch zelluläre Pyridoxalkinasen nicht mehr zu biologisch aktivem P-5-P umgewandelt werden können.[58,60]

Im Blutbild kann Vitamin B_6-Mangel zu einer mikrocytären, hypochromen Anämie führen, die durch Eisenzufuhr nicht verbessert wird. [60] P-5-P ist aber nicht nur essentiell für die Bildung des Hämoglobins. P-5-P (und freies Pyridoxal) wird im Erythrozyten an das Hämoglobin selbst gebunden und beeinflusst auf diese Weise die Sauerstoff-Bindungsaffinität des Hämoglobins. Ausreichende Vitamin B_6-Bestände fördern die Sauerstoffabgabe an das Gewebe, bei B_6-Defiziten ist diese erschwert.[58]

Neurologisch zeigt sich ein Vitamin B_6-Mangel durch Depressionen, Angstzustände, erhöhte Reizbarkeit und Schlaflosigkeit. Bei Morbus Parkinson ist die zentrale Dopamin-Synthese eingeschränkt. Vitamin B_6 fördert die Bildung von Dopamin und anderen Kathecholaminen aus L-Tyrosin. [65, 124] Ähnlich wie Mangan zeigt Vitamin B_6 bei einigen Formen der Säuglings- und Kinderepilepsie gute Erfolge. [222] Pyridoxal-5-Phosphat (P-5-P) ist die einzige Form des Vitamin B_6, die in der Lage ist, die Blut/Hirn-Schranke zu passieren. Aus diesem Grunde enthalten Vitamin B-Präparate, die vorwiegend auf zentralnervöse Indikationen abzielen, P-5-P als Vitamin B_6.

Einen interessanten diagnostischen Ansatz verfolgt der deutsche Ernährungsmediziner Bodo Kuklinski. Häufig fragt er seine Patienten „Träumen sie?", um zu erfahren, ob sich die Patienten an ihre Träume erinnern. Häufig wird diese Frage verneint. Ein Hinweis für Kuklinski, den Urin seiner Patienten nach Kryptopyrrol zu untersuchen. Dieser, vom amerikanischen Orthomolekular - Mediziner C.C. Pfeiffer auch als „Malvenfaktor" bezeichnete, Metabolit des Hämoglobins ergibt durch Zusatz von Ehrlich-Reagenz eine lavendelfarbene, in Chloroform ausschüttelbare Verbindung. Die Kryptopyrrolurie ist nach Kuklinski und Pfeiffer ein Labor-Parameter für schwere Vitamin B_6- und Zink-Defizite (Pyridoxal und Kryptopyrrol bilden zusammen mit Zink Komplexe, die vermehrt über den Urin ausgeschieden werden). Klinisch äußern sich diese Vitamin B_6- und Zink-Defizite durch schizoides Verhalten (Manien, abwechselnd mit starken Depressionen), Traumlosigkeit, morgendliche Übelkeit, Fleisch- und Protein-Unverträglichkeit und in autistischem Verhalten. Sowohl Kuklinski als auch Pfeiffer haben bei Zufuhr hoher Vitamin B_6- und Zink-Dosierungen enorm gute Therapieerfolge, oft bereits nach wenigen Tagen. [38, 98, 254]

P-5-P katalysiert auch den Umbau der essentiellen Aminosäure L-Tryptophan in Niacin. Ein Vitamin B6-Defizit kann somit sekundär zu einem (latenten) Niacin- beziehungsweise NADH-Defizit beitragen. NADH ist als „biologische Zündkerze" maßgeblich an der Energiebildung unseres Körpers beteiligt. Die wechselseitige Abhängigkeit der einzelnen Mikronährstoffe in unserem Stoffwechselgeschehen wird somit um ein weiteres Beispiel bereichert. [58]

Im Herz/Kreislauf-System senkt Vitamin B_6 die Thromboseneigung und das LDL- und Gesamt-Cholesterin. Vitamin B_6-Defizite gehen häufig mit erhöhten Cholesterinspiegeln einher, vermutlich, weil bei Vitamin B_6-Mangel die Aufnahme von Lipoproteinen in die Leberzellen gehemmt wird.[58] Pyridoxin fördert auch den Abbau des erhöhten Homocysteins. [222] Die Umwandlung von gefäßschädigendem Homocystein zum antioxidativen L-Cystein erfolgt, wie bereits erwähnt, über zwei Stufen durch P-5-P-abhängige Enzyme. Cystein ist nicht nur Baustein des wichtigen intrazellulären antioxidativen Moleküls-Glutathion, sondern auch Vorstufe des Taurins. Durch Decarboxylierung wird Cystein zu Cysteamin umgewandelt, dieses dann zu Taurin oxidiert. Einschränkungen der Taurinbiosynthese führen zu reduzierter Gallensäureausscheidung und dadurch zusätzlich zu einem gewissen Cholesterinstau.[58] Darüber hinaus führt Vitamin B_6-Defizit zu einer gestörten Collagenreifung und Elastin-Quervernetzung in den Gefäßwänden, sodass arterielle Gefäße ihre Elastizität verlieren. Ebenso wie am Hämoglobin führt Vitamin B_6 auch an den Proteinen der Thrombozyten zu Strukturveränderungen. Bei Vitamin B_6-Mangel ist die Blutgerinnung erhöht, Vitamin B_6-Zufuhr dagegen wirkt protektiv gegen arteriosklerotische Gefäßläsionen.[58]

Periphere Nervenentzündungen, das Brennen und Kribbeln in Händen und Füßen und vor allem das Karpaltunnel-Syndrom sprechen auf (hochdosierte) Vitamin B_6-Zufuhr gut an. Beim Karpaltunnel-Syndrom handelt es sich um eine Stoffwechselstörung des Nervus medianus der Hand. Vitamin B_6-Defizite führen vermutlich zu einer Kompression dieses Nervs, der in der Folge ödematös schwillt und von einer schmerzhaften Proliferation der Synovia begleitet wird. Auch die alkoholische (oder medikamentös bedingte) periphere Polyneuropathie dürfte primär durch übermäßigen Vitamin B_6-Verbrauch verursacht werden. Die ernährungsmedizinische Behandlung dieser Polyneuropathien erfolgt meist in Kombination mit dem gesamten Vitamin B-Komplex.[58,60,274]

Vitamin B_6 fördert die Umwandlung von Glutamat in GABA. Das China-Restaurant-Syndrom, eine Glutamat-Unverträglichkeit, die sich in Form schwerer Migräneattacken zeigt, kann durch Vitamin B_6 behoben werden. Migräne zählt auch zu den von Pfeiffer angeführten typischen Vitamin B6-Mangelsymptomen.[254]

Im Rahmen des prämenstruellen Syndroms (PMS) lindert Vitamin B_6 die Begleitsymptome wie depressive und aggressive Verstimmung, Ödeme und Spannungen im Brustbereich. [60] Vermutlich fördert Vitamin B_6 den hepatischen Abbau der Östrogene, wodurch sich das Gestagen/Östrogen-Verhältnis zu Gunsten der Gestagene verändert. Diese Vermutung wird durch das Faktum unterstrichen, dass bei Vitamin B_6-Mangel die hepatische Konjugation von Östrogenen erniedrigt ist. Im Rahmen erfolgreicher

PMS-Studien wurden relativ hohe Vitamin B_6-Tagesdosierungen von 40 – 200mg eingesetzt, sodass auch eine Aktivierung der Dopamin- und Serotonin-Synthese im ZNS zur Verbesserung der psychovegetativen Symptome beigetragen haben dürfte. Auch Unverträglichkeiten von östrogenreichen Kontrazeptiva und die Hyperemesis gravidarum lassen sich durch Zufuhr hoher Dosen von Vitamin B_6 günstig beeinflussen.[58,60,247]

Vorkommen:

Pyridoxalphosphate und Pyridoxaminphosphate kommen in nahe sämtlichen tierischen und pflanzlichen Nahrungsmitteln vor. Die Verluste durch Getreideraffination (Weißmehl) und die Kultivierung von Gemüse in Treibhäusern führen jedoch zu enormen Verlusten an biologisch aktiven B_6-Vitaminen. Eine gesunde Darmflora ist in der Lage, Vitamin B_6 zu bilden. Bakteriell gebildetes Vitamin B_6 wird allerdings nicht resorbiert.[58,60]

Pyridoxinreiche Lebensmittel sind Bierhefe (4,4 mg), Sojabohnen, Vollkornhafer und Walnüsse (800 mcg - 1 mg) sowie Tierleber, Hühnereigelb, Vollkorngetreide, Weizenkeime und Avocados (400 -600 mcg pro 100 g Lebensmittel).[84] Auch Kartoffeln, Grünkohl und Bananen sind mit 200 - 400 mcg pro 100 g einigermaßen gute Pyridoxin-Lieferanten.[60] Besonders hoch sind die Gehalte an natürlichen B_6-Vitaminen (Pyridoxal- und Pyridoxamin- Phosphaten) in PanMol-Extrakten, nämlich etwa 3mg/100 g.

Tagesbedarf:

Der Tagesbedarf wird für Säuglinge mit 0,3 - 0,6 mg, für Kinder je nach Lebensalter mit 0,9 - 1,8 mg, für Erwachsenen mit 1,6 - 2,1 mg angegeben. Schwangere und Stillende haben einen erhöhten Bedarf (2,2 - 2,6 mg pro Tag).[60] Zur therapeutischen Behandlung des Karpaltunnel-Syndroms werden Tagesdosierungen von 100 – 200 mg Vitamin B_6 eingesetzt.

Alkoholkonsum, östrogenhaltige Medikamente und Kontrazeptiva, Tuberkulose-Arzneimittel (INH), D-Penicillamin und UV-Bestrahlung erhöhen den Bedarf an Vitamin B_6. [58,65]

Pyridoxin ist nicht toxisch. Tagesmengen von mehr als 1000mg Pyridoxin können Juckreiz und Taubheitsgefühle hervorrufen. Vermutlich ist bei zu hohen Pyridoxin-Gaben die Leber überfordert, Pyridoxin in das biologisch aktivere Pyridoxalphosphat (P-5-P) umzuwandeln. Bei Einsatz von P-5-P treten diese Unverträglichkeiten nicht auf. [65, 222] Übrigens kann P-5-P im Vergleich zu Pyridoxin die Blut/Hirn-Schranke leichter passieren, wie bereits erwähnt. Setzt man Vitamin B_6 zu neurologischen Zwecken ein, ist P-5-P daher effizienter. [58, 60]

Parkinson-Patienten, die mit L-Dopa therapiert werden, sollten hohe Vitamin B_6-Dosierungen meiden. Pryridoxin fördert nämlich die Umwandlung von L-Dopa zu Dopamin, das im Gegensatz zu L-Dopa nur eingeschränkt die Blut/Hirn-Schranke durchdringen kann. Die meisten L-Dopa-haltigen Parkinson-Medikamente enthalten jedoch in Kombination sogenannte Decarboxylasehemmer, um eine vorzeitige Umwandlung der Wirksubstanz im peripheren Gewebe zu hemmen. Zu diesen Kombinationspräparaten kann Vitamin B_6 auch höher dosiert verabreicht werden. [60]

Retinol (Vitamin A)

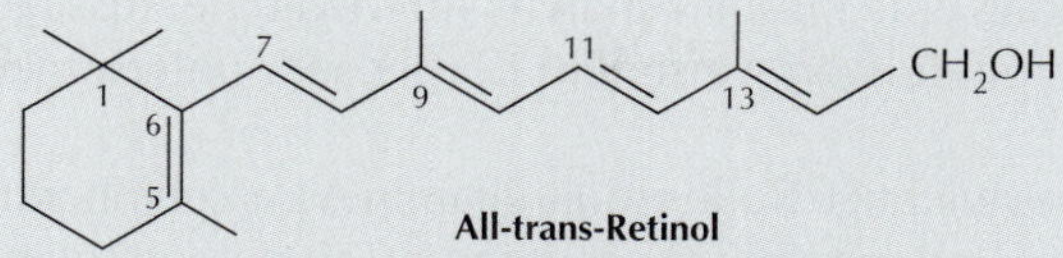

All-trans-Retinol

Allgemeine Beschreibung:

Als Vitamin A werden all jene natürlichen oder synthetischen Verbindungen bezeichnet, die eine biologische Aktivität des Retinols (Vitamin-A-Alkohols) besitzen. Dazu gehören Retinol, Retinal, Retinsäure sowie die Ester und Salze dieser Verbindungen.[58] Als Carotinoide dagegen werden chemische Verwandte des Beta-Carotins bezeichnet, unabhängig davon, ob sie Provitamin A-Charakter besitzen oder nicht . Ähnlich verhält es sich mit den Retinoiden. Retinoide haben zwar eine chemisch ähnliche Struktur wie Retinol, müssen aber nicht zwangsläufig Vitamin A-Aktivität aufweisen. Die Bezeichnung Vitamin A beschreibt also die biologische Aktivität, während Retinoide und Carotinoide rein chemische Bezeichnungen darstellen.[58, 60] Chemisch gesehen handelt es sich bei Retinol um ein Isoprenoidlipid mit 5 Doppelbindungen im Molekül, das an einem Ende zyklisiert ist. Aufgrund seiner Chemie gehört Vitamin A, so wie die Vitamine E, D und K, zu den fettlöslichen Vitaminen und ist daher auch vorwiegend in lipophilen Kompartimenten des Körpers biologisch aktiv. [85]

Biochemische/physiologische Beschreibung:

Die Resorptionsrate für tierisches Vitamin A liegt bei etwa 80 – 90%, wobei Fett und Gallensäuren die Resorption begünstigen. Mit steigenden Zufuhrmengen sinkt die Aufnahmerate. Retinylester werden durch eine membranöse Esterase vor der Aufnahme in die Mukosazellen gespalten. Innerhalb der Mukosazellen erfolgt anschließend eine neuerliche Veresterung. Die so aufgebauten Retinylester werden über die Chylomikronen zur Leber transportiert. Pflanzliche Carotinoide werden weniger gut resorbiert, das Beta-Carotin zum Beispiel zu etwa 30 – 40%. Beta- Carotin wird entweder unverändert aufgenommen oder im Darm oxidativ gespalten. Anschließend werden die beiden Spaltmoleküle zu Retinal reduziert und anschließend weiter metabolisiert.[58,60]

Bei gesunden Erwachsenen sind bis etwa 90 % des gesamten Vitamin A in der Leber gespeichert und nur 1 - 3 % im Plasma nachweisbar. Selbst bei reduzierten Leberspeichern können die Plasmaspiegel von Vitamin A noch im Normbereich liegen, sodaß eine Plasma-Analytik nur bedingte Aussagekraft hat.[58] Die einzelnen Vitamin A-Verbindungen weisen im Körper sehr unterschiedliche biologische Aktivitäten auf.

Eine wichtige Rolle erfüllt Vitamin A im Zellinneren im Zusammenhang mit dem Wachstum und mit der Differenzierung einzelner Zellen. Besonders in Zellen von Geweben mit hoher Zellteilungsrate ist das Gleichgewicht zwischen Zellauf- und Zellabbau von eminenter Wichtigkeit. Vitamin A reguliert diese Gleichgewicht als Retinol im Zellplasma und als Retinsäure im Zellkern, wo über Beeinflussung der Gen-Aktivität die Synthese von Enzymen und anderen Proteinen sowie die Zellneubildung gesteuert wird. [58, 60] Aber auch die in der Zellmembran eingelagerten Glycoproteine werden an der Zelloberfläche unter Beteiligung von Vitamin A aktiviert, was eine wesentliche Voraussetzung für Differenzierungsprozesse (Spezialisierung) von Immunzellen ist. [60] Die Homöostase- von Auf- und Abbauvorgängen in den epidelialen und mesenchymalen Geweben wird wesentlich durch Vitamin A gesteuert. Eine zu geringe Prolieferationsrate führt zu Organatrophien, zu hohe Prolieferationsraten wiederum zu Hyperplasien und entsprechenden organischen Problemen. Das Auge und die Hornhaut der Augen, Haut und Schleimhaut sowie die morphogenetische Gewebe- und Organentwicklung von Embryonen reagieren sehr sensibel auf Vitamin A-Defizite.[58,60] Die Ausbildung von gap-junctions, den winzigen tunnelförmigen zwischenzellulären Verbindungen, und die Freisetzung von Fibronektin, einem wichtigen Vernetzungsglykoproteid für das Bindgewebe, werden durch Retinol stimuliert. [4, 58, 60] Vitamin A beschleunigt weiters die Reifungs- und Differenzierungsprozesse von Ei- und Samenzellen und reguliert die Testosteronproduktion. Damit hat Vitamin A eine wesentliche Funktion im Rahmen des Stoffwechsels reproduktiver Organe. [58, 60]

Der Stoffwechsel von Vitamin A ist zum Teil auch an die Existenz des Spurenelementes Zink gebunden. So wird das in der Leber gebildete RBP (retinolbindendes Protein), aber auch eine Reihe anderer Proteine, nur unter Anwesenheit von ausreichenden Zink-Mengen gebildet. RBP ist das Transportprotein für Vitamin A. Die in der Leber gespeicherten Retinyleser werden durch mikrosomale Enzyme hydrolysiert, womit Retinol freigesetzt wird. Über RBP wird Retinol aus den Leberspeichern über das Blut bis zu den entsprechenden Gewebezellen transportiert, wo es vom RBP-Komplex wieder abgespalten wird.[58] Der im Plasma zirkulierende RBP-Vitamin A-Komplex wird während des Transportes auf dem Blutwege an ein weiteres Protein, nämlich an das thyroxinbindende Präalbumin (PA) gebunden. Dieser Doppel-Komplex verhindert, daß RBP vermehrt über die Nieren ausgeschieden wird. Die zusätzliche Bindung an PA ist in insofern bemerkenswert, als Vitamin A damit *indirekt den Schilddrüsen-Stoffwechsel* (Thyroxin ist ein Schilddrüsenhormon) beeinflussen dürfte. [50]

Auch der Sehvorgang ist an Vitamin A und Zink gebunden. 11-cis-Retinal ist der farbgebende Molekülanteil (Chromophor) der Sehpigmente in den Lichtrezeptoren der Retina. Die Stimulierung der Lichtrezeptoren durch Photonen führt zur Auslösung von Nervenimpulsen.[58] Zur *Hell/Dunkel-Adaption des Auges* muß Retinol mit Hilfe des zinkhaltigen Enzymes ADH zu Retinal oxidiert werden. [58, 60]

Mangelerscheinungen und Anwendungsbeispiele:

Weltweit betrachtet ist Vitamin A-Mangel die folgenschwerste Vitamin-Mangelkrankheit. So dürften weltweit etwa 500.000 Kinder an Vitamin A-mangelbedingter Xerophthalmie erblinden.[60] In den industrialisierten Ländern dagegen treten Retinol-Avitaminosen kaum auf, zum Teil sind aber *latente* Vitamin A-Unterversorgungen bei bestimmten Bevölkerungsgruppen feststellbar. Fettarme Ernährung, eine gestörte Fettresorption, Lebererkrankungen, Darmparasiten und Alkoholismus gehören zu den größten Risiko-Bedingungen für Vitamin A- Defizite.[58,60]

Im Rahmen seiner zentralen biologischen Bedeutung für die Zellteilung und -differenzierung äußert sich eine Vitamin A-Unterversorgung in Störungen des Haut- und Bindegewebsstoffwechsels: *Verzögerte Heilungsphasen* nach Verletzungen, *Eintrocknung und Verhornung von Schleimhäuten, Akne* und *Verkümmerung der Darmschleimhäute* können Zeichen eines Vitamin A-Mangels sein. [58] Am Auge äußern sich Vitamin A-Mängel an eingeschränkter Dunkeladaption (*Nachtblindheit*) und an einer Austrocknung der Bindegewebs- und Hornhaut des Auges (Xerophthalmie).58 Auch *Hörstörungen* und *herabgesetzte Geruchs- und Geschmacksempfindlichkeit* können Folgen eines Vitamin A-Defizites sein. [58, 60]

Vitamin A fördert das Wachstum und die Differenzierung von Gewebe- und Knochenzellen. Retinsäure erhöht darüber hinaus die Rezeptorendichte an den Zellmembranen und fördert damit die Bindung des „epidermal growth factor" an Gewebezellen. Auf der nukleären Ebene reguliert Retinsäure die Gen-Expression des Wachstumshormons. Bei Kindern und Jugendlichen äußern sich Vitamin A-Defizite daher durch Wachstums- und Zahlungs-Störungen sowie Knochendeformationen.[58]

Die Zelldifferenzierung wird im Zellplasma durch Retinol, am Zellkern jedoch durch Retinsäure gesteuert. Während zelluläre Retinsäure durch Stimulierung kernständiger Rezeptoren über Gen-Expression die Synthese von Enzymen und anderen Proteinen steuert, aktiviert zelluläres Retinol den Stoffwechsel des Golgi-Apparates und die Ausbildung zellulärer Glycoproteine (Rezeptoren). Im Bereich der reproduktiven Organe führen Vitamin A-Defizite zu eingeschränkter Testosteronproduktion, zur vermehrten Bildung unausgereifter Ei- und Samenzellen sowie zu Libido- und Potenzverlust. [58, 60]

Zelluläre Vitamin A- Defizite sind logischerweise häufig die Folge erniedrigter Plasmaspiegel. Im Zuge der Gewebeversorgung mit Vitamin A wird Retinol in den Zielorganen (zum Beispiel Haut, Auge, reproduktive Organe) vom Tyrosin- PA- RBP- Komplex auf Membranrezeptoren (so genannte retinolbindende Proteine cRBP) übertragen. Personen, die an Hautatrophien, Nekrosen oder Psoriasis leiden, haben offensichtlich weniger dieser retinolbindenden Rezeptoren an ihren Epidermalzellen. Diese Personen reagieren auf hochdosierte Vitamin A-Dosierungen meist rasch und positiv.[58,60]
Im Bereich des Immunsystems führen Vitamin A-Defizite zu unspezifischer Infektan-

fälligkeit und zu erhöhter Infektionshäufigkeit im Bereich des Respirationstraktes (vermutlich auch als Folge von Schleimhautatrophien). Vitamin E und Vitamin A zeigen Synergien im Immunstoffwechsel, da Vitamin E den oxidativen Abbau von Vitamin A hemmt. Im Rahmen von Tumorerkrankungen fördert Vitamin A die Wiederherstellung der Gewebshomöostase. Tumorzellen zeigen überschiessende Zellteilungsraten, wogegen gesunde Zellen zwar biosynthetisch aktiv, im Bezug auf Zellteilung jedoch eher inaktiv sind. Vitamin A wird vor allem bei myeloischen Leukämien, bei Bronchial- und Blasenkarzinomen sowie bei einigen soliden Tumoren empfohlen.[58,60]

Leberschädigungen durch Alkohol oder Medikamente äußern sich häufig durch eine eingeschränkte hepatische Proteinbiosynthese. Von dieser eingeschränkten Syntheseleistung kann auch das retinolbindende Protein (RBP) betroffen sein, insbesondere auch bei gleichzeitig bestehenden Zink-Defiziten. Bei gestörtem Leberstoffwechsel ist die Vitamin A-Ausschleusung aus den Speicherzellen erhöht, sodass es zu einem raschen Abbau der hepatischen Vitamin A-Speicher kommen kann. In der Folge kommt es zu eingeschränkter Synthese- und Entgiftungsleistung der Leber, obwohl die Retinol-Plasmaspiegel noch im Normbereich liegen. Vitamin A-Defizite führen übrigens auch zu einer verminderten Sekretionsleistung des Pankreas.[58,60]

Vorkommen:

Retinol und Retinylester kommen ausschließlich in tierischen Lebensmitteln vor. Besonders Fischleberöle (Dorsch- und Haifischleber) sowie Eisbären- und Robbenleber sind reich an Vitamin A. Eisbären-, Robben- und Haifischleber können bis zu 5 g, also den 5.000fachen Tagesbedarf (!) pro 100 g enthalten. Schweine- und Rinderleber enthält etwa 3 - 8 mg pro 100 g.[60, 84] 10 g Butter enthalten etwa 0,1 mg Vitamin A, die gleiche Menge ist in einem 1/4 l Milch enthalten. [60, 65]

Auch Pflanzen sind eine gute Vitamin A-Quelle, allerdings nicht in Form von Retinol-Verbindungen, sondern als Carotinoide. Beta-Carotin und 50 weitere Vertreter aus der Gruppe der etwa 500 verschiedenen Carotinoide können im Darm zu Provitamin A gespalten werden. Während tierisches Vitamin A unter Anwesenheit von Fett und Gallensäuren nahezu vollständig resorbiert wird, hängt die Bioverfügbarkeit pflanzlicher Carotinoide von der Art der Zubereitung ebenso und vom Fettgehalt der Nahrung ab. So werden Carotinoide aus rohen Karotten nur zu etwa 10 % resorbiert, da diese großteils in unverdaulichen zellulosehaltigen Zellen vorliegen. Dagegen sind feingeschabte Karotten in Vollmilch bestens verwertbar. [60] Bei durchschnittlichen Verzehrgewohnheiten geht man davon aus, daß aus 6 mg Beta-Carotin 1 mg Retinol gebildet wird. Für andere Carotinoide wurde ein durchschnittliches Umwandlungsverhältnis von 12:1 festgesetzt. [67] Carotinoide sind jedoch nicht nur als Vitamin A-Vorstufe bedeutend, sondern weisen für sich selbst wichtige antioxidative Eigenschaften auf.
Hohe Carotingehalte finden sich in Grünkohl, Spinat, Karotten, Kartoffeln, roher Pe-

tersilie, Brokkoli sowie in Melonen und Mangos (Gehalte zwischen 2 und 4,6 mg pro 100 g). Carotinoide sind auch in Vollkorn-Getreidesorten enthalten.[58] Besonders hohe Beta-Carotin-Gehalte weisen die Algen Spirulina sowie Dunaliella salina auf. Aufgrund ihrer zahlreichen konjugierten Doppelbindungen sind Vitamin A-Verbindungen und Carotinoide empfindlich gegen Luftsauerstoff, Licht und Wärme. Oxidiertes Vitamin A wird teilweise farblos und verliert seine biologische Wirksamkeit.[58]

Tagesbedarf:

Der Retinol-Tagesbedarf wird in Retinol-Äquivalenten angegeben. 1 mg Retinol-Äquivalent entspricht 6 mg Beta-Carotin bzw. 12 mg anderen Provitamin A-Carotinoiden. Früher wurde die Vitamin A-Aktivität in internationalen Einheiten (IE) angegeben. Ein IE entspricht 0,3 mcg Retinol bzw. 0,6 mg Beta-Carotin. Die internationalen Einheiten wurden im Tierversuch ermittelt, wodurch sich geänderte Umrechnungsfaktoren für Beta-Carotin ergaben. Für die Ernährungspraxis beim Menschen gilt jedoch der Umrechnungsfaktor 6:1.[67]

Der Vitamin A-Tagesbedarf für Säuglinge beträgt 0,5 - 0,6, jener für Kinder, je nach Lebensalter 0,6 -1,1, für Jugendliche und Erwachsene 0,8 - 1,1 mg-Äquivalente. In der Schwangerschaft erhöht sich der Bedarf auf 1,1 - 1,8 mg-Äquivalente.[67]

Vitamin A ist neben Vitamin D das einzige Vitamin, das auch überdosiert werden kann. Die chronische Zufuhr von täglich 6 - 20 mg bei Kindern und etwa 17 - 35 mg bei Erwachsenen führt zu Schälreaktionen an der Haut mit Rötungen und Juckreiz, zu Knochenschmerzen, Kopfschmerzen, Schlafstörungen, Müdigkeit und zu Blutungen.[58] Akute Vitamin A-Vergiftungen treten bei Kindern bereits bei 25 - 100 mg Vitamin A und bei Erwachsenen bei 650 - 1650 mg auf. Symptome einer akuten Vitamin A-Vergiftung sind Kopfschmerzen, Appetitlosigkeit, Erbrechen, Schwindel, Schälreaktionen an der Haut, Müdigkeit, Gewebsblutungen und Nasenbluten.[58] Ein übermäßige Vitamin A-Zufuhr wirkt zwar nicht kanzerogen, sehr wohl aber teratogen, das heißt, es treten Mißbildungen bei Neugeborenen auf, wenn Vitamin A unmittelbar vor und während der Schwangerschaft in hohen Dosen eingenommen wird. Frauen mit Kinderwunsch und Schwangere sollte daher keinesfalls größere Vitamin A-Dosen als 3,5 mg pro Tag (entsprechend 10.000 IE) einnehmen.[17] Auch sollte der Genuß von Vitamin A-reichen Nahrungsmitteln, vorallem Leber, während der Schwangerschaft vermieden werden.[17] Andererseits muß jedoch erwähnt werden, daß auch eine Vitamin A-Unterversorgung während der Schwangerschaft ein teratogenes Risiko darstellt.[58]

Riboflavin (Vitamin B_2)

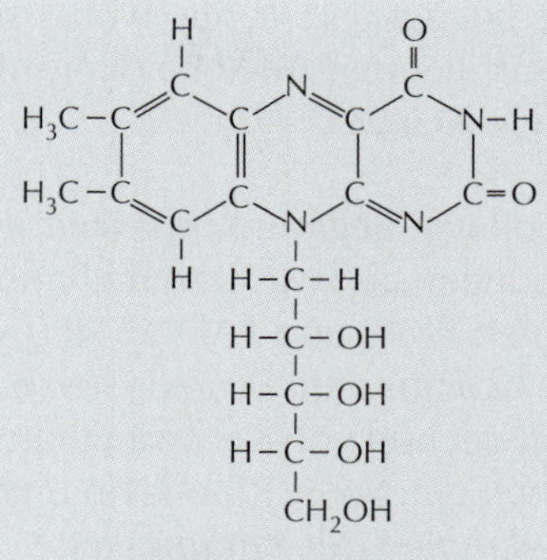
Riboflavin (Vitamin B_2)

Allgemeine Beschreibung:

Riboflavin, auch als Ovoflavin, Lactoflavin oder Uroflavin bezeichnet, hält ein stickstoffhaltiges 3-Ring-Grundgerüst (Benzopteridin) sowie ein Ribosemolekül. Die chemisch exakte Bezeichnung für Riboflavin lautet 7,8-Dimethyl-10-(1-D-Ribithyl)-2,4(3H,10H)-Benzopteridindion. Biologisch wirksam sind der Phosphorsäure-Ester des Riboflavins, FMN (Flavinmononukleotid) sowie der ADP-Ester des Riboflavins FAD (Flavinadenindinukleotid). [58, 60] FMN und FAD sind Coenzyme von mehr als 40 verschiedenen Körperenzymen (sogenannten Apoenzymen), die in ihrer biologisch aktiven Form (somit als Holoenzyme) als Flavoproteine bezeichnet werden.[58] Die Flavoproteine sind meist Oxidasen und Reduktasen, wobei FMN und FAD aufgrund ihrer Molekülstruktur in der Lage sind, Wasserstoff und Elektronen zu übertragen.

Biochemische/physiologische Bedeutung:

Riboflavin wird von Pflanzen und Mikroorganismen gebildet. Tier und Mensch sind zur Riboflavinbiosynthese nicht fähig. Das isolierte Riboflavin-Molekül weist jedoch keinerlei biologische Aktivität auf. Dazu muss es erst (durch Flavokinasen) phosphoryliert werden. Erst mit diesem Schritt entstehen biologisch aktives FMN, FAD und andere Flavine wie zum Beispiel Faktor 420. Der humane (und tierische) Organismus sind zur Umwandlung von inaktivem Riboflavin zu biologisch aktiven Flavinen fähig, wobei die Flavokinase-Aktivität unter anderem vom hormonellen Status und vom Alter abhängt.[58,60]

Nach alimentärer Zufuhr werden Flavine durch die Magensäure aus ihren Enzymbindungen abgespalten. Im oberen Jejunumwerden FAD, FMN und andere Flavine von pankreatischen Phosphatasen freigesetzt, aktiv in die Mucosazellen resorbiert und anschließend im mucosalen Zytosol durch Flavokinasen rephosphoryliert. Im Plasma liegt Riboflavin zu etwa 80-90% als FAD, zu etwa 5-30% als FMN und nur zu etwa 0,5-2% frei (weitgehend an Albumine und Globuline gebunden) vor. Rund 1/3 der gesamten Körperflavine sind (vorwiegend als FAD) in der Leber gespeichert, wobei die Speicherkapazität für Flavine nur etwa 3-4 Monate beträgt. Flavine werden vorwiegend renal und als freies Riboflavin ausgeschieden. Die tägliche Ausscheidungsrate beträgt 0,15-2 mg, wobei sie in Mangelzeiten auf 0,04-0,07 mg absinken kann. Derart geringe Ausscheidungsmengen sind allerdings bereits Hinweis auf manifeste Flavin-Mängel.[58,60]

Riboflavin liegt im Körper nur in geringen Mengen frei vor, der überwiegende Teil ist gebunden als FMN und mehr noch als FAD. Ähnlich wie die Nikotinamid-Coenzyme zählen FMN und FAD zu den wichtigsten Wasserstoff- und Elektronen-Überträgern der *biologischen Redoxsysteme.* [58] In dieser Funktion greifen sie gleichermaßen in den Stoffwechsel von Kohlenhydraten, Aminosäuren, Fettsäuren, Nukleinsäuren und Vitaminen ein. So ist Riboflavin unter anderem essentiell für die zelluläre Energiebildung *im Rahmen der Atmungskette.* [58, 60] Das FAD/FADH-System hat ein Standard-Redoxpotential von -190 mV. Riboflavin gehört somit zu den stärksten Antioxidantien des humanen Stoffwechsels.[35]

Eine zentrale Rolle erfüllen Flavine im Rahmen der Energiebildung unserer Körperzellen. In Den Mitochondrien ist FAD Koenzym der Succinatdehydrogenase (Umwandlung von Succinat zu Fumerat), FMN wiederum ist Koenzym der NADH-Zytochrom-C-Reduktase (Übertragung des NADH-Wasserstoffs auf Ubichinon). Die Flavine entscheiden somit wesentlich die mitochondriale Energiebildung im Rahmen des Zitratzyklus und der Atmungskette. Stoffwechselaktive Organe wie Leber, Herz, Nieren und Muskulatur reagieren daher sehr empfindlich auf Flavin-Mängel.[58,60]

Als Coenzym der molybdänhaltigen Xanthinoxidase reguliert FAD den *Abbau von Purinen* zu Harnsäure. Dabei werden sowohl die Oxidation von Hypoxanthin zu Xanthin, als auch jene von Xanthin zu Harnsäure durch die Xanthinoxidase katalysiert. Somit sind Flavine wesentlich für den Abbau von Kernsäuren (DNA, RNA), von Speicherenergie-Molekülen (ATP, GTP) aber auch für die Entgiftung methylierter Xanthine Theophyllin oder Koffein.[35,58,60]

Im Rahmen des Leberstoffwechsels fungiert FAD als Koenzym der Aldehydoxidase und ist daher wesentlich für die Entgiftung von Aldehyden zu Carbonsäuren. Auch die Regeneration von verbrauchtem NAD zu antioxidativem NADH wird durch FAD (als Koenzym der Dihydroliponamid-Dehydrogenase) katalysiert. Daneben ist bei Flavin-Defiziten die Glutathion-Regeneration reduziert, sodass sich Riboflavin-Mangel auf mehreren Ebenen negativ auf die Entgiftungsleistung der Leber auswirkt.[58,60, 124]

Als Coenzym der Glutathion-Reduktase fördert Riboflavin als FAD die *Regeneration oxidierten Glutathions.* Dazu benötigt FAD allerdings NADPH als Elektronen- (bzw. Hydrid-)Spender. Reduziertes Glutathion ist ein wichtiges Antioxidans des Zellinneren. Es wechselt ständig zwischen einer (reduzierten) Thiolform (GSH) und einer (oxidierten) Disulfidform (GSSG). Dieses oxidierte, verbrauchte GSSG muss permanent von der flavinabhängigen Glutathion-Reduktase mit NADHPH und FAD als Vermittler zu GSH regeneriert werden. Das stark reduktive Glutathion-System ist elementar für die

Funktionsfähigkeit und Lebensdauer von Immunzellen, Erythrozyten und Nervenzellen.[35,58,60,124]

Im Rahmen des Fettstoffwechsels fungiert FAD als Koenzym der Acyl-KoA-Dehydrogenase beim erste Dehydrierungsschritt bei der ‚-Oxidation der Fettsäuren. Auch die Übertragung des Wasserstoffs von der Acyl-KoA-Dehydrogenase auf Ubichinon wird durch FAD als Koenzym (des elektronenübertragenden Flavoproteins ETF) katalysiert. Als FMN wiederum sind Flavine prosthetische Gruppe der Dehydroacyl-Reduktase und damit an der Synthese langkettiger Fettsäuren beteiligt. Ein erhöhter Fettkonsum - in den Industrieländern weit verbreitet – provoziert somit einen erhöhten Bedarf und Verbrauch an Flavinen.[58,60]

Letztlich aber greift Riboflavin auch in den Stoffwechsel anderer Vitamine ein. FMN katalysiert als Koenzym der Pyridoxaminphosphat-Oxidase die Umwandlung von Pyridoxaminphosphat zu Pyridoxalphosphat und steuert somit indirekt Transaminierungen und Entgiftungen im intermediären Stoffwechsel. Auch der Stoffwechsel von Niacin (NADH, NADPH) und Folsäure sind Riboflavin-abhängig und bei Flavin- Defiziten daher eingeschränkt.[58,60]

Mangelerscheinungen und Anwendungsbeispiele:

Reine Riboflavin-Defizite sind labordiagnostisch und klinisch in der Praxis äußerst selten und nur unter experimentellen Bedingungen zu beobachten. Unter kontrollierten Bedingungen treten Mangelerscheinungen allerdings bereits nach wenigen Wochen auf, labordiagnostisch erkennbar an einer erniedrigten renalen Ausscheidung sowie an einer verringerten Erythrozyten-Glutathion-Reduktase (EGR)-Aktivität. In der ernährungsmedizinischen Praxis äußern sich Riboflavin-Defizite meist unspezifisch, einerseits aufgrund der vielfältigen Positionen von Riboflavin im Stoffwechsel, andererseits, weil Riboflavin-Defizite meist gemeinsam mit anderen Mikronährstoff-Defiziten auftreten.

Im Hautbild äußern Riboflavin-Mängel durch *Mundwinkelrhagaden*, durch *Hautentzündungen* und *Juckreiz*. Am Epithel äußern sich Riboflavin-Defizite durch Atrophien-Hyperkeratosen und Hyperplasien. Insbesondere die Schleimhäute von Mund, Zunge und weiblichen Genitalien neigen bei Flavin-Defiziten vermehrt zu Entzündungen. Im Bereich von Nase, Mund und Ohren neigt die Haut bei Riboflavin-Mangel häufig zu seborrhoischer Dermatitis (Pruritus). [58,60]

Latente Riboflavin-Mängel sind vermutlich bei allen Altersgruppen verbreitet. Definitivstellen-Wachstum, Infektionen, Schwangerschaft und Stillzeit, Alkoholkonsum, Umweltbelastungen, Schilddrüsenüberfunktion, die Einnahme oraler Kontrazeptiva, Sport, Hitze, Schwerarbeit, vermehrte Flüssigkeitszufuhr und hoher Fettanteil in der Nahrung stellen Faktoren für einen erhöhten Verbrauch bzw. eine erhöhte Ausscheidung dar. Aufgrund der äußerst geringe Toxizität von Flavinen ist die regelmäßige präventive Flavinzufuhr empfehlenswerter, als das Risiko (biochemisch nur schwer diagnostizierbarer) latenter Defizite einzugehen.[58,60]

Labordiagnostisch können Vitamin B_2-Defizite durch Blutuntersuchungen oder Bestimmung der Glutathion-Reduktase-Aktivität in den Erythrozyten erfasst werden. Als Maß der EGR-Aktivität wird der Aktivitäts-Koeffizient (AK) herangezogen. Dabei gelten Werte zwischen 0,8-1,2 als normal, Werte über 1,2 weisen auf Riboflavin-Defizite hin. Als Normwerte für die renale Riboflavinausscheidung gelten 40-80 µg Riboflavin/g Creatinin. Der Riboflavin Serumspiegel ist äußerst variabel und daher als Parameter für den Riboflavin-Status nicht geeignet.[58,60]

An der Augenlinse äußern sich Riboflavin-Mängel durch *Linsentrübung, reduzierte Sehschärfe* und *Katarakt-Ausbildung*. Diese Störungen dürften auf einer veränderten Zusammensetzung der Linsenproteine beruhen.[58]

Im Leberstoffwechsel führt Riboflavin-Mangel zu einer eingeschränkten Synthese-und Entgiftungsleistung. Bei chronischem Alkohol-Mißbrauch und bei umweltbedingter Aldehydbelastung ist die Aktivität der Aldehydoxidase und der Verbrauch an FAD erhöht. Darüberhinaus beeinträchtigt Alkohol die FAD-Pyrophosphatase und die FMN-Phosphatase, sodass die Aufnahme von Riboflavin in die Leberzellen eingeschränkt ist. [58,60] Bei Sportlern und Schwerarbeitern führt Riboflavin-Mangel zu einer eingeschränkten Leistung der Herz- und Skelettmuskulatur. Darüberhinaus sind regenerative Prozesse eingeschränkt, weil Riboflavin-Defizite auf zellulärer Ebene die Glutathion-Regeneration einschränken. Auch bei Diabetikern ist Riboflavin häufig erniedrigt, einerseits durch erhöhten Verbrauch, andererseits durch erhöhte Verluste aufgrund der vermehrten Diurese.[58,60]

Im Bereich des Nervenstoffwechsels ist bei Riboflavin-Defiziten die Bildung von Neurotransmittern beeinträchtigt, da FAD Koenzym von Monoaminooxidasen ist. Auch die B_2-Mangelbedingten zellulären Glutathion-Defizite beeinträchtigen den Stoffwechsel des Nervensystems. Neurologische Zeichen von Riboflavin-Defiziten sind Müdigkeit, Arbeitsunlust und Taubheitsgefühle an Händen und Füßen.[58,60]

Hämatologisch äußern sich Flavin-Mängel durch Störungen des Eisenstoffwechsels, der Erythrozyten-Synthese sowie durch eine verringerte Erythrozytenlebenszeit. Die Verringerung der erythrozytären Glutathion-Reduktase-Aktivität bei Riboflavin-Defiziten ist letztlich aber auch ein Indikator für eine generell reduzierte antioxidative Kapazität und somit für eine reduzierte Immunlage.[58,60]

Vorkommen:

Pflanzliche und tierische Lebensmittel enthalten fast ausschließlich biologisch aktive Flavine und nur Spuren von freiem Riboflavin. Dabei sind die Flavinokoenzyme FMN und FAD vorwiegend in Form biologisch aktiver Enzyme gebunden. Eine Ausnahme bilden Milch und Milchprodukte, da über Milch (und Harn) freies Riboflavin ausgeschieden wird.[58,60]

Besonders hoch sind die Flavin-Gehalte in tierischen Innereien wie Nieren und Leber, nämlich 2 - 3 mg pro 100 g Lebensmittel, berechnet als Riboflavin. . Auch Milch und Milchprodukte enthalten ebenso große Flavin-Mengen, und zwar 1 - 2 mg pro 100 g, ebenfalls berechnet als Riboflavin. Auch Vollwert-Getreidekörner sowie Getreidekeime tragen nennenswerte Flavin-Mengen (0,5 - 1 mg Riboflavin pro 100 g). Obst und Gemüse sind prinzipiell arm an Flavinen, nur schnellwachsende Gemüse wie z.B. Brokkoli enthalten relevante Flavin-Mengen. [58, 84] Bierhefe ist mit etwa 380 mg pro 100 g das flavinreichste Lebensmittel.

Riboflavin ist beständig gegen hohe Temperaturen und Luftsauerstoff. Daher wird Riboflavin durch Erhitzen von Lebensmitteln nicht zerstört. Dagegen ist Vitamin B_2 sehr empfindlich gegenüber UV-Strahlung. Sonnenlicht kann innerhalb weniger Stunden einen Großteil des Riboflavins in Milch, welches in hellen Glasflaschen aufbewahrt wird, zerstören. Aufgrund seiner Wasserlöslichkeit geht Riboflavin häufig über das Kochwasser verloren. [58]

Tagesbedarf:

Der Riboflavin-Tagesbedarf beträgt für Säuglinge 0,3 - 0,5 mg, für Kinder, je nach Lebensalter 0,8 - 1,5 mg, jener für Erwachsenen 1,5 - 1,8 mg. Schwangere haben einen Tagesbedarf von 1,8 mg, Stillende benötigen 2,3 mg täglich.[67]

Rutin und Quercetin

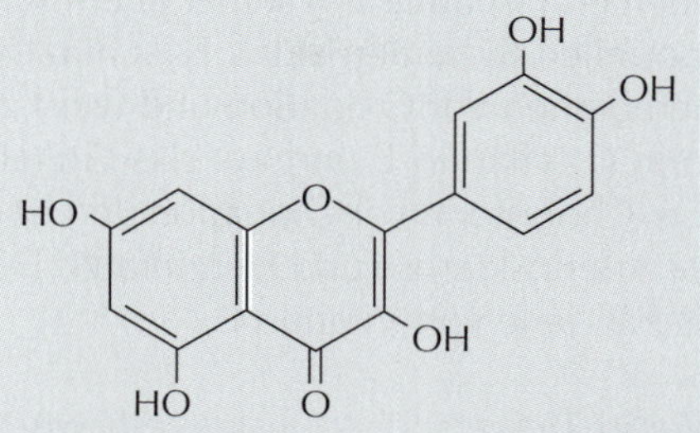

Quercetin

Allgemeine Beschreibung:

Rutin und Quercetin sind Flavonoide aus der Gruppe der Flavonole. Rutin und Quercetin besitzen den gleichen Flavonol-Grundkörper, wobei das Quercetin ein reines Flavonol darstellt. Rutin dagegen ist mit dem Disaccharid Rutinose (Glucose/Rhamnose) glycosidisch verbunden ist. Rutin ist also das Glycosid des Quercetins. [121]

Biochemische/physiologische Bedeutung:

Obwohl sich diese beiden Flavonoide nur durch den Zucker-Rest chemisch unterscheiden, weisen sie doch unterschiedliche biologische Aktivitäten auf.

Rutin wirkt vorallem abdichtend auf die Kapillargefäße und verhütet damit Kapillarbrüchigkeit, Blutungsgefahr und beugt Blutungsneigungen vor. [98, 121] Die bindegewebs- und gefäßstärkenden Wirkungen von Rutin beruhen wahrscheinlich auf einer Hemmwirkung des Enzyms Hyaluronidase. Durch diese Hemmwirkung wird verhindert, dass Hyaluronsäure, einer der Hauptbestandteile des elastischen Bindegewebes, vermehrt abgebaut wird.

Auf dem gleichen Wirkmechanismus beruhen die bindegewebsfestigenden, antiödematösen Eigenschaften des Rutins. Daher wurden Rutin und ein Gemisch aus verschiedenen Citrusbioflavonoiden früher als Vitamin P (Permeabilitätsfaktor) bezeichnet. [85, 121]

Rutin hat auch antiphlogistische (entzündungshemmende) Eigenschaften. In diesem Falle dürfte Rutin die Bildung entzündungsfördernder Prostaglandine unterdrücken. [121]

Quercetin und Rutin weisen aufgrund ihrer OH-Gruppen am Phenylchromanring beträchtliche antioxidative Eigenschaften auf. Diese beiden Flavonoide gehören zusammen mit Anthocyanen und Procyandinen zu den wirkungsvollsten Antioxidantien unter den Flavonoiden. [7, 18]

Aufgrund ihrer zahlreichen OH-Gruppen sind Rutin und Quercetin auch ausgezeichnete Chelatbildner. Sie sind daher in der Lage, in gewissem Maße toxische Schwermetalle aus dem Körper auszuschwemmen.

Quercetin ist aufgrund seiner chemischen Struktur sowohl in hydrophilen als auch in lipophilen Systemen aktiv. Es schützt vorallem die ungesättigten Fettsäuren der Biomembranen vor Oxidation und weist zugleich einen stabilisierenden Einfluss auf Vitamin C, Vitamin E und auf das Glutathion-System auf.[7, 18] Quercetin schützt auch LDL-Cholesterin vor Oxidation und ist daher ein wirksamer Nährstoff zur Vorbeugung vor Arteriosklerose und Herzinfarkt. Die Wirkung von Quercetin ist signifikant stärker als z.B. jene von Vitamin E.[7]

Wie in Tierversuchen festgestellt wurde, weist Quercetin einen direkten antiviralen Effekt gegen verschiedenste Viren auf.[7] Quercetin hemmt auch eine übermäßige Histamin-Freisetzung aus Mastzellen und wirkt dadurch entzündungshemmend.[7] Durch Beeinflussung des Lymphozytenwachstums, der Interleukin-2-Produktion sowie durch Hemmung der Aktivität der Natürlichen Killerzellen wirkt Quercetin in gewisser Weise auch immunsuppressiv, besser gesagt, immunmodulatorisch.[7] Dadurch werden überschiessende Immunreaktionen bei Allergien und akuten Infektionen vermieden.

Mangelerscheinungen und Anwendungsbeispiel:

Naturgemäß gibt es keine definierten Mangelerscheinungen für Rutin und Quercetin. Lange Zeit wurde vermutet, Vitamin P, also ein Gemisch aus Citrusflavonoiden und Rutin, sei der eigentliche Schutzfaktor für Skorbut und nicht das Vitamin C. Diese Hypothese wurde und wird noch immer bezweifelt, obwohl es als gesichert gilt, dass die Anti-Skorbutwirkung von Vitamin C in Gegenwart von Rutin effektiver ist.

Rutin wird - zum Teil in Form rutinhaltiger Medikamente - eingesetzt bei Skorbut, Arteriosklerose, Diabetes, erhöhter Blutungsneigung, bei Bluthochdruck und bei Entzündungen und Ödemen.[121]

Quercetin dagegen findet vornehmlich Verwendung zur Stabilisierung von Immunfunktionen und als biologisches Antioxidans.

Vorkommen:

Rutin und Quercetin sind pflanzliche Nährstoffe. Auch die Pflanze bildet diese beiden hochwirksamen antioxidativen Flavonoide zum Schutz ihrer biologischen Strukturen vor dem Einfluss oxidativer Schädigung durch UV-Strahlung, Bakterien und Viren.

Quercetinhaltige Lebensmittel sind Küchenzwiebel (35 mg), Grünkohl (11 mg) sowie grüne Bohnen, Äpfel, Kirschen und Brokkoli (3 - 4 mg pro 100 g Lebensmittel).[7]
Rutin ist vorallem enthalten in Buchweizenblättern sowie in den Knospen des japanischen Pagodenbaumes (Rutingehalt bis zu 25%).[121]

Tagesbedarf:

Es gibt keine Angaben über einen Rutin- oder Quercetin-Tagesbedarf.

Eine biologische Wirksamkeit ist in täglichen Dosierungen von 50 - 300 mg, die völlig ungefährlich sind, zu erwarten. [7, 98]

In der Pharmaindustrie werden teilsynthetische Rutin-Derivate mit verbesserter Bioverfügbarkeit und verlängerter Wirkungsdauer eingesetzt.

Saponine

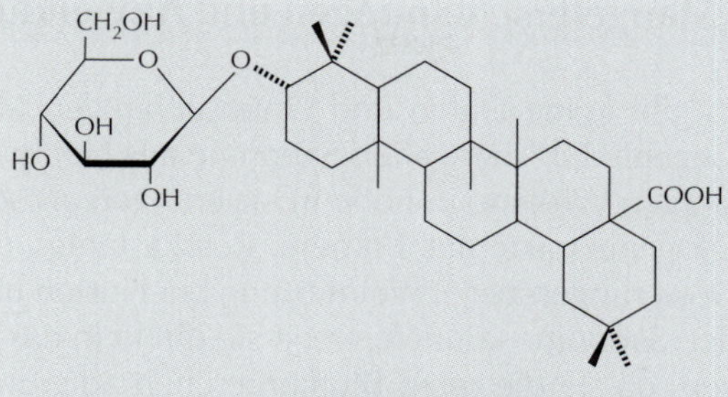

Struktur eines Saponins

Allgemeine Bedeutung:

Saponine sind pflanzliche Glycosid-Verbindungen, die als Grundstruktur einen Triterpen- oder Steroid-Körper aufweisen, der mit einem oder zwei Zuckermolekülen verbunden ist. Aufgrund des lipophilen Grundkörpers und des hydrophilen Zuckerrestes weisen Saponine, ähnlich wie Seifen, stark oberflächenaktive Eigenschaften auf. Ihr Name leitet sich von der Eigenschaft ab, in wässerigen Lösungen starke Schaumbildung hervorzurufen. [7, 98]

Biochemische/physiologische Bedeutung:

Saponinhaltige Lebensmittel senken erhöhte Cholesterinspiegel. Die Wirkung beruht darauf, dass im Darm schwerlösliche Saponin/Gallensäure-Salze gebildet werden. Die in den Darm freigesetzten Gallensäuren können nicht mehr in den Körper rückresorbiert werden, so dass die Leber in der Folge weitere Gallensäuren aus dem bestehenden Cholesterin-Speicher bilden muss. [7]

Obwohl Saponine, in geringen Dosen zugeführt, nicht resorbiert werden, ließ sich im Tierversuch eine Aktivierung des Immunsystems nachweisen. Auf welche Weise Saponine die Bildung von T-Lymphozyten und antikörperproduzierende B-Lymphozyten aktivieren, ist noch ungeklärt. [7] Vielleicht kommt die immunstimulierende Wirkung dadurch zustande, dass Saponine an das Membran-Cholesterin immunkompetenter Zellen im Dünndarmbereich binden und so die Immunzellen zu vermehrter Aktivität und gesteigerter Proliferation anregen. [7]

Saponine hemmen das Wachstum von Pilzen. Diese Wirksamkeit dürfte jedoch für den Menschen keine Bedeutung haben, da Saponine bereits in den oberen Darmabschnitten an Gallensäuren gebunden und dadurch gegenüber Pilzen unwirksam werden. [7]

Saponine verringern das Krebsrisiko, besonders jenes von schnellwachsenden Zellen. So konnte im Tierversuch durch die Gabe von saponinhaltigen Lebensmitteln das Dickdarmkrebsrisiko und die Vermehrung von Tumorzellen unterdrückt werden. [7]

Mangelerscheinungen und Anwendungsbeispiele:

Es gibt keine Daten und Untersuchungen über Saponin-Mangelerscheinungen. Im Gegenteil, bisher galten Saponine aus Heilkräutern aufgrund ihrer stark oberflächenaktiven Wirkung in hohen Dosierungen als schädlich. Daher werden saponinhaltige Drogenextrakte aus Primeln, Rosskastanien und Mäusedorn nur in eingeschränkten Dosierungen zur Schleimlösung bei Husten und zur Stärkung der Blutgefäße verwendet. Saponine können, wenn sie direkt in das Blut injiziert werden, sogar tödlich wirken, da sie die roten Blutkörperchen aufgrund ihrer Oberflächenaktivität zur Auflösung bringen (Hämolyse). [98]

Anders verhält es sich mit den Nahrungs-Saponinen. Bei saponinhaltigen Lebensmitteln steht die tumorvorbeugende, antimikrobielle, cholesterinsenkende, entzündunghemmende und immunmodulierende Wirkung im Vordergrund. Es gibt keine Berichte über schädigende Auswirkungen beim Genuss saponinreicher Lebensmittel. [7]

Vorkommen:

Kichererbsen und Sojabohnen sind die saponinreichsten Lebensmittel mit 4 - 5 mg Saponin pro 100 g Lebensmittel. Linsen, Spinat, Tomaten, grüne und weiße Bohnen weisen Saponin-Gehalte von 0,4 - 2 mg pro 100 g auf. [7] Auch in Knoblauch und Haferflocken sind gewisse Saponingehalte nachweisbar.

Tagesbedarf:

Es gibt keine Angaben über einen Saponin-Tagesbedarf. Bei durchschnittlichen Ernährungsgewohnheiten dürften täglich etwa 10 mg an Saponinen mit der Nahrung zugeführt werden. Vegetarierer dagegen nehmen, in Abhängigkeit des Anteils an Hülsenfrüchten, täglich 110 - 240 mg Saponine mit der Nahrung auf. [7]

Sauerstoff

Allgemeine Beschreibung:

Sauerstoff ist, wie Schwefel, Selen und Tellur, ein Element aus der 6. Hauptgruppe des Periodensystems der Elemente. Gasförmiger Sauerstoff besteht aus 2 Atomen und ist zu etwa 20% Bestandteil der Luft. Die Atmosphäre enthält daneben noch geringe Mengen an Ozon, einem sehr reaktiven, aus 3 Atomen bestehenden Molekül. Sauerstoff kommt aber auch gebunden vor, als Bestandteil des Wassers, verschiedener Gesteine (Carbonate, Silicate, Oxide, Phosphate) und ist in praktisch allen organischen Verbindungen enthalten. Somit ist Sauerstoff Bestandteil allen organischen Lebens, ebenso der Atmosphäre, der Hydrosphäre und der Erdkruste. [85, 98]

Biochemische/physiologische Bedeutung:

Ohne Sauerstoff wäre Leben nicht möglich. Jedes flüssige und feste Molekül in uns enthält auch Sauerstoff. Atmosphärischer Sauerstoff und alle sauerstoffhaltigen organischen Verbindungen werden aus grünen Pflanzen gebildet, indem sie aus Kohlendioxid und Wasser unter dem strahlungsenergetischen Einfluss des Sonnenlichts molekularen Sauerstoff und Glucose bzw. Stärke bilden. Ein biologische Voraussetzung für die Pflanze, Lichtquanten aus der Sonnenenergie zu absorbieren, ist das Vorhandensein von Chlorophyll und Carotinoiden. [85] Chlorophyll, das dem menschlichen Hämoglobin sehr ähnlich ist, spaltet im aktivierten Zustand Wasserstoff aus dem Wasser der Pflanze ab und überträgt diesen auf Kohlendioxid. Auf diese Weise wird unter Lichteinwirkung und unter Beteiligung zahlloser Enzyme, die weitgehend jenen des menschlichen Stoffwechsel entsprechen, Glucose und Stärke aufgebaut. Bei der Abspaltung von Wasserstoff aus dem Wassermolekül entsteht dabei molekularer Sauerstoff sozusagen als Nebenprodukt. [85]

Die Vereinigung von Sauerstoff mit anderen Elementen wird Oxidation genannt. Läuft diese Oxidation unter Licht- und Wärmeentwicklung ab, so sprechen wir von Verbrennung. Aber auch das Vermodern von Holz, das Rosten und Anlaufen von Metallen sind Oxidationsvorgänge. Die Verbrennung von Atmungssauerstoff im menschlichen Körper wird als biologische Oxidation bezeichnet. Durch schrittweisen Abbau von organischen Nährstoffen wie Proteinen, Fetten und Kohlenhydraten wird im Rahmen des menschlichen Stoffwechsels laufend CO_2 (Kohlendioxid) freigesetzt. Im Rahmen der zellulären Energieverwertung entstehen dabei aus Aminosäuren, Glucose und Fettsäuren letztlich jene Abbauprodukte, die bei weiterer Verwertung (Citratzyklus genannt) Wasserstoff für die Vereinigung mit Sauerstoff abgeben. Dabei wird der Atmungssauerstoff in den zellulären Mitochondrien unter Beteiligung zahlreicher Enzyme stufenweise mit dem Wasserstoff vereinigt. Dieser Vorgang, der über mehrere enzymatisch gesteuerte Teilschritte abläuft, wird als Atmungskette bezeichnet. Am Ende der Atmungskette entsteht jedoch nicht nur H_2O, also Wasser, sondern vorallem energiereiches Phosphat, sogenanntes Adenosintriphosphat (ATP). Die Bildung von energiereichem ATP als Speicherenergie ist der eigentliche biologische Anspruch der Nährstoffoxidation.

Mangelerscheinungen und Anwendungsbeispiele:

Jede körperliche Betätigung, zahlreiche therapeutische Maßnahmen, sei es die Sauerstoff-Mehrschritt-Therapie von M.v.Ardenne, sei es die Aktivierung von Herz/Kreislauf-Funktionen, seien es Maßnahmen zur Verbesserung der Durchblutung, all diese Maßnahmen zielen darauf ab, die zelluläre Sauerstoffversorgung und damit sämtliche Stoffwechselleistungen zu verbessern.

Entsprechend werden mangelnde körperliche und geistige Leistungsfähigkeit, Abgeschlagenheit, Depressionen, Herz/Kreislauf-Erkrankungen und herabgesetzte Immunlage mit zellulärer Sauerstoff-Mangelversorgung assoziiert. [162]

So wichtig und grundlegend die zelluläre Sauerstoffversorgung für alle Lebensvorgänge ist, so darf dabei nicht die Janusköpfigkeit des Sauerstoffs übersehen werden. Stoffwechselvorgänge sind im biologische Milieu nur deshalb möglich, weil sich als Zwischenstufen energiereiche aktivierte Sauerstoffstufen, bekannt als Radikale und Peroxide, bilden. Die Bildung dieser aktivierten Sauerstoffverbindungen ist also einerseits Voraussetzung für den Ablauf von Lebensvorgängen, ist andererseits aber auch Auslöser oxidativer Zerstörungen von biologischen Strukturen. Jede Maßnahme zur Verbesserung der zellulären Sauerstoffversorgung, sei es nun Sport oder eine der therapeutischen Maßnahmen, setzt das ausreichende Vorhandensein antioxidativer Nährstoffe im Körper voraus. Gesteigerte Sauerstoffzufuhr bedeutet auch gesteigerte Oxidation. Gesteigerte Oxidation bedeutet gesteigerte Radikal- und Peroxid-Bildung. Maßnahmen zur Verbesserung der Sauerstoffversorgung sollten daher immer mit gezielter und ausreichender Antioxidantien-Zufuhr gekoppelt sein.

Vorkommen:

Sauerstoff ist zu 20,9 Vol.% in der Luft enthalten. Ein Gehalt von 7% und weniger führt zu Bewusstlosigkeit, noch drastischer Abfälle führen zu Erstickung. [98]

So wie unsere flüssigen und festen Nährstoffe ist auch der gasförmige „Nährstoff“

Sauerstoff einer zunehmenden Belastung durch Umweltschadstoffe aller Art ausgesetzt. Schwerwiegender noch als die Schädigung unserer Gesundheit durch einzelne, bekannte und damit messbare Schadstoffe ist die kumulative Gesamtwirkung dieser Xenobiotika, die in ihrem schädigenden Gesamtausmaß nicht abschätzbar ist. [1, 38]

Tagesbedarf:

Der Sauerstoff-Bedarf des Menschen hängt stark von dessen Aktivität ab. Der stündliche Sauerstoffbedarf eines ruhenden Menschen beträgt etwa 20 Liter, jener eines Schwerarbeiters kann auf 400 l steigen.

Selen

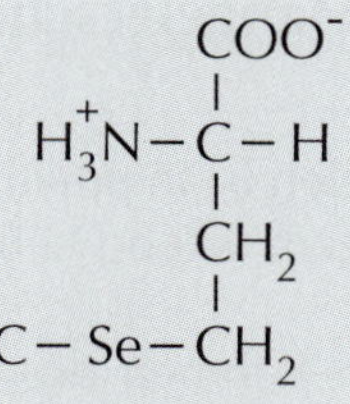

Seleno-Methionin

Allgemeine Beschreibung:

Selen ist ein Halbmetall aus der 6. Hauptgruppe des Periodensystems. Die Essentialität, also die Lebensnotwendigkeit, von Selen wurde 1957 entdeckt. [44]

Biochemische/physiologische Bedeutung:

Der Selen-Gesamtbestand des Erwachsenen beträgt etwa 3 - 20 mg. [76] Gebunden an die selenhaltige Aminosäure Selenocystein ist Selen Baustein des Enzymes Glutathionperoxidase. Dieses Enzym, das pro Molekül 4 Selen-Atome enthält, sorgt mit Hilfe des Tripeptids Glutathion für die Neutralisation zellschädigenden Wasserstoffperoxids und membranschädigender Hydroperoxide. Diese schädigenden Peroxide entstehen im Rahmen des normalen Stoffwechselgeschehens, werden aber bei intensiver Belastung (UV-Strahlung, Radiotherapie) und bei entzündlichen Prozessen vermehrt gebildet, so dass es in der Folge zu einer Schädigung biologischer Membranen kommt. Diese Membranschädigung führt, wie man heute weiß, zu genetischen Schäden im Erbmaterial und zu frühzeitigem Zelltod, welche Zellen auch immer davon betroffen sind. Im Rahmen der Neutralisation dieser zellschädigenden Peroxide wird reduziertes Glutathion fortwährend verbraucht, also oxidiert, und muss durch niacinhaltige Glutathion-Reduktase wieder zu reduziertem Glutathion regeneriert werden.[163] Die selenhaltige Glutathionperoxidase ist besonders konzentriert in den Erythrozyten, den Phagozyten, den Thrombozyten, in der Leber und in den Augenlinsen anzutreffen. Daher ist Selen ein besonders wichtiger Oxidationsschutz für die roten Blutkörperchen, für die Immunzellen, die Blutplättchen, für den Leberstoffwechsel sowie für den Stoffwechsel der Augenlinse. [163]

Selen ist auch in der Typ I-Jodthyronin-5-Dejodase enthalten. Dieses selenhaltige Enzymprotein steuert die Umwandlung des Schilddrüsenhormons Thyroxin in die biologisch aktive Form Trijod-Thyronin. Selen erfüllt somit auch wichtige Aufgaben im Stoffwechsel der Schilddrüsenhormone und beeinflusst daher indirekt den Grundumsatz sowie die Zellaktivität sämtlicher Körperzellen in Bezug auf Zellteilungsrate, Zelldifferenzierung und Zellwachstum. [163]

Neben den genannten selenhaltigen Enzymen gibt es noch andere selenhaltige Proteine, deren biologische Funktion heute noch unklar ist.

Mangelerscheinungen und Anwendungsbeispiele:

Selen ist in praktisch allen Körpergeweben enthalten. Oxidativer Stress bei gleichzeitigem Selen-Defizit kann daher zahlreiche klinische Symptome hervorrufen:

Im Rahmen des Immunsystems äußert sich Selen-Mangel in einer herabgesetzten Immunleistung. So wurden z.B. die Selen-Gehalte von Blutproben verschiedener Blutbanken aus 27 Ländern untersucht und dabei eine inverse Korrelation zwischen den Selen-Spiegeln und der Krebssterblichkeit in den untersuchten Ländern festgestellt.[75]

Umgekehrt konnte im Rahmen der sogenannten „Linxian-Studie" Anfang der 90er Jahre innerhalb von 2 Jahren durch gezielte Zufuhr von Vitamin E, Beta-Carotin und Selen bei knapp 30.000 Chinesen die Krebshäufigkeit signifikant verringert werden.[76]

Kuklinski stellte fest, dass bereits 6stündiges Sonnenbaden die Lipidperoxidation, also die Zerstörung von Zellmembranen, über einen Zeitraum von 2 Wochen auf das 3fache anheizt. Wurden 14 Tage vor der Sonnenexposition regelmäßig Antioxidantien, unter anderem auch Selen, eingenommen, so wurde die schädigende Radikalbelastung verhindert.[38]

In Selenmangel-Gebieten Chinas kam es zu einem gehäuften Auftreten der sogenannten Keshan-Krankheit. Diese Erkrankung äußert sich in ihrer chronischen Form als Herzschwäche bei gleichzeitiger Vergrößerung des Herzmuskels. Durch tägliche Selen-Zufuhr (60 mcg pro Tag) konnte die Keshan-Krankheit vollständig eingedämmt werden.[163] Mittlerweile bestätigten weitere Studien, dass Herz/Kreislauf-Erkrankungen häufig mit einer Selen-Unterversorgung korrlieren. Entsprechend konnte durch Selen- und Antioxidantien-Zufuhr die Häufigkeit von Todesfällen nach Herzinfarkt und Schlaganfall reduziert werden.[163]

Auch Stoffwechselstörungen der Leber und der Bauchspeicheldrüse gehen häufig mit einem Selen-Mangel einher. Besonders bei der Alkohol-Leber sind die Selen-Gehalte häufig reduziert.[163]

Der Verzehr heißer und saurer Speisen sowie Kaugummikauen setzen vermehrt Quecksilber aus Amalgamplomben frei. Das über die Mundschleimhaut resorbierte Quecksilber bindet Selen zu Quecksilber-Selenid und entzieht dem Organismus somit den wichtigen Immun-Nährstoff.[164, 165] Auch Raucher, die den Körper vermehrt mit Radikalen und Cadmium belasten, weisen häufig Selen-Mängel auf.[38, 163]

Radio- und Chemotherapien, aber auch Sauerstoff- und Ozontherapien provozieren einen vermehrten Ausstoß von Radikalen und Peroxiden. Diese aggressiven Moleküle zerstören auch gesundes Gewebe. Ein „Antioxidantien-Begleitschutz" verbessert die Verträglichkeit und steigert häufig auch den Erfolg von Krebstherapien.[38]

B. Kuklinski und R. Schiefer konnten klinisch nachweisen, dass Selenit im sauren wässerigen Milieu ein enormes antioxidatives Potential aufweist. Sie setzten im Rahmen einer Anwendungsbeobachtung 100 - 200 mcg Selenit bei Stomatitis aphthosa und Herpes simplex-Infektionen ein. Bei 23 von 24 Patienten trat innerhalb weniger Tage Spontanremission ein. Bei Patienten mit rezidivierenden Infektionen konnten die beiden Ärzte die Rezidiv-Intervalle verlängern, in einigen Fällen traten Rezidive nicht mehr auf.

Auch bei verschiedenen Formen der Arthritis, bei degenerativen Gelenkserkrankungen sowie bei Muskeldystrophie wurden geringere Selen-Gehalte im Gewebe festgestellt.[163] Durch Selen-Zufuhr konnten sich Gelenksveränderungen teilweise wieder rückbilden.[163]

Im Tierversuch führt Selen-Mangel zu eingeschränkter Fertilität und verminderter Spermienmobilität. [75]

Vorkommen:

Selenreiche Lebensmittel sind Kokosnüsse (810 mcg), Pistazien (450 mcg), verschiedene Fische wie Brasse, Heringe, Bücklinge, Hummer und Thunfisch (130 - 160 mcg), aber auch pflanzliche Lebensmittel wie Weizenkleie, Steinpilze, Sojabohnen und Vollwert-Getreide (50 - 100 mcg pro 100 g Lebensmittel). Hierbei ist jedoch anzumerken, dass bei pflanzlichen Lebensmitteln der Selen-Gehalt abhängig ist von den Selen-Gehalten der Böden und von der Bodenbeschaffenheit. So ist Selen aus sauren und schwermetallbelasteten Böden nur schlecht für die Pflanzen verfügbar. Allgemein gelten die Böden Mitteleuropas als selenarm. [166, 167]

Nahrungsergänzungen in Form von Kapseln oder Kautabletten, die eine Kombination von Vitamin C und anorganischen Selenverbindungen enthalten, führen nicht zur Selen-Inaktivierung, wie oft behauptet wird. In Abwesenheit von Wasser (Kapseln und Tabletten enthalten kein Wasser) ist eine chemische Reaktion zwischen Selen-Verbindungen und Vitamin C nicht möglich. Im Gegenteil, ein Vitamin C-unterversorgter Körper ist nur eingeschränkt befähigt, Nahrungs-Selen zu verstoffwechseln. [163]

Tagesbedarf:

Die Selenversorgung in Österreich und in Deutschland scheint durch die übliche Ernährung nicht ausreichend gewährleistet. [166, 167] Die DGE gibt als Selen-Tagesbedarf für Säuglinge einen Schätzwert von 5 - 30 mcg, für Kinder, je nach Lebensalter, von 10 - 100 mcg und für Erwachsene von 20 - 100 mcg an. [67] Manche Ernährungsmediziner jedoch sind der Meinung, dass der tägliche Selenbedarf für Erwachsene bis zu 300 mcg betragen kann. [38, 163]

Selen gehört zu jenen Spurenelementen, die ohne ärztliche Aufsicht nicht hochdosiert zugeführt werden sollten. Bereits bei längerdauernder Selen-Zufuhr von 750 mcg täglich kommt es laborchemisch zu einer Verlängerung der Blutungszeit sowie zu einer Erhöhung der Leukozytenzahl. Chronische tägliche Selen-Zufuhr von 2 mg führt zu metallischem Geschmack im Mund, knoblauchartigem Atemgeruch, Rötungen und Schwellungen der Haut sowie zu Gewichtsabnahme, Erbrechen und Durchfällen. [163]

Häufig wird darauf hingewiesen, Selen nicht zusammen mit Vitamin C einzunehmen. Es bestünde die Gefahr, dass anorganisches Selenit durch Vitamin C zu elementarem Selen abgebaut und damit unwirksam werden würde. Die Wechselwirkung Selen/Vitamin C hat jedoch nur Bedeutung für flüssige Präparate, die diese Kombination enthalten.

Silicium

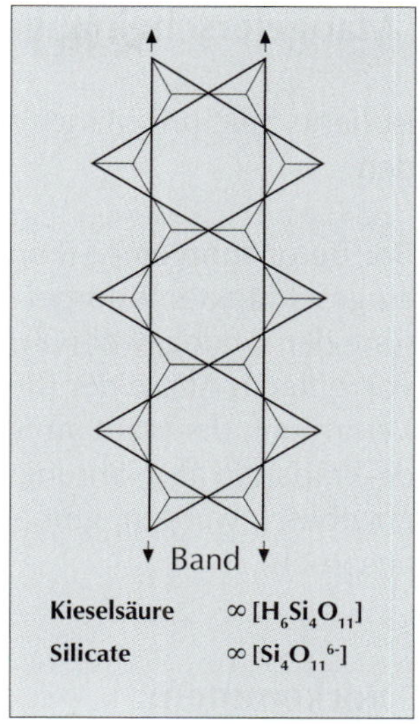

Allgemeine Beschreibung:

Silicium ist ein Element aus der 4. Hauptgruppe des Periodensystems. Es ist neben Sauerstoff das zweithäufigste Element auf unserer Erde und bildet zu etwa 25% die Erdkruste. Es liegt dort in Form verschiedener Silicate und als Siliciumdioxid (Quarz, Bergkristall) vor. [44, 170] Die Lebensnotwendigkeit von Silicium für den Menschen wurde erst 1972 entdeckt. Siliciumdioxid wird auch als Kieselerde oder Kieselgur bezeichnet.

Biochemische/physiologische Bedeutung:

Der Gesamtbestand des Erwachsenen beträgt etwa 1,4 g. Im menschlichen Gewebe liegt Silicium als Siliciumdioxid vor. [170]

Silicium ist als Spurenelement ein wesentlicher Wachstumsfaktor, da es aktiv am Verkalkungsprozess der Knochen beteiligt ist. Der Silicium-Gehalt steigt mit dem Mineralisierungsgrad des Knochengewebes an. Dabei steigen die Silicium- und Calcium-Gehalte während des Calcifizierungs-Prozesses an der Verkalkungszone parallel an, während nach AbSchluss der Calcifizierung die Silicium-Gehalte an den verkalkten Stellen wieder abfallen. [44, 170]

Die hochpolymere Kieselsäure, wie biologisches Siliciumdioxid auch genannt wird, ist auch ein integrales Element der Bindegewebssubstanz. Sie sorgt für eine Quervernetzung der Mukopolysaccharide des Bindegewebes und dürfte auf diese Weise für die elastische Raumstruktur des Bindegewebskolloids verantwortlich sein. Eine ausreichende Silicium-Versorgung in Form von Kieselerde ist daher notwendig für die Transmitterfunktion des Bindegewebes zwischen den einzelnen Zellen. [4, 170]

Untersuchungen an Zellkulturen zeigten, dass Silicium die Collagenbildung stimuliert. Dabei gibt es einen Zusammenhang mit dem Stoffwechsel des Vitamin C im Bindegewebe. [171]

Mangelerscheinungen und Anwendungsbeispiele:

Isolierte Silicium-Mängel konnten am Menschen bisher noch nicht festgestellt werden.

Bei Tieren führt eine Silicium-Unterversorgung zu Störungen des Wachstums, zu einer eingeschränkten Knorpel- und Knochenbildung sowie zu einer krankhaften Veränderung der Bindegewebs-Zusammensetzung.[171] Eine Silicium-Verarmung führt auch zu vorzeitigem Altern der Blutgefäße und der Haut.[171] Einige Studien verweisen auf eine Verarmung der Haut an Silicium bei Neurodermitis.[170] Obwohl zahlreiche Kieselerde-Präparate als Nahrungsergänzung mit dem Anspruch „für Haut, Haare und Nägel" angeboten werden, gibt es keine klinisch dokumentierten Arbeiten über diesen Heilanspruch.

Vorkommen:

Siliciumreiche Lebensmittel sind ungeschälte Getreidesorten. Dabei sind besonders Hafer (450 mg) und Gerste (188 mg pro 100 g) reich an Silicium. Andere Getreidesorten wie Weizen enthalten etwa 8 mg Silicium pro 100 g. Weitere siliciumhaltige Lebensmittel sind Bier (6 mg), Pilze (6 - 8 mg), Tomaten, Salat, Blumenkohl, Rote Johannisbeeren, Erdbeeren, Hagebutten, Pflaumen, Pfirsiche und Rote Rüben (0,4 - 3 mg pro 100 g). Eine siliciumreiche Heilpflanze ist Zinnkraut. Getrocknete Diatomeen, sogenannte Kieselalgen, bestehen aus reiner Kieselerde. Manche Mineralwässer weisen hohe Siliciumgehalte auf.

Tagesbedarf:

Der Silicium-Gesamtbestand eines erwachsenen Menschen beträgt etwa 1,4 g. Es gibt keine Angaben für einen Silicium-Tagesbedarf. Die täglichen Zufuhrmengen dürften - je nach Anteil an pflanzlichen Lebensmitteln - bei 5 - 50 mg liegen. 2 mg Kieselerde entsprechen etwa 1 mg Silicium.[98]

Taurin

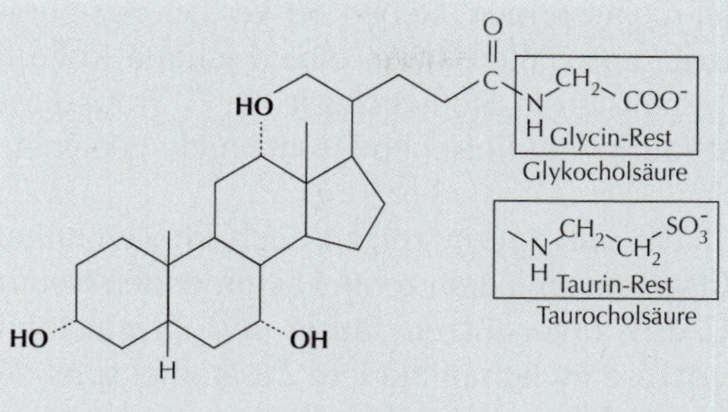

Taurin

Allgemeine Beschreibung:

Taurin ist eine schwefelhaltige Aminosäure und wird chemisch als Beta-Aminoethansulfonsäure bezeichnet. [98] Wie die obige Strukturformel zeigt, unterscheidet sich Taurin von den „klassischen" Aminosäuren durch die Säuregruppierung. Taurin ist daher auch nicht-proteinogen, das heißt, es ist nicht struktureller Bestandteil der Körperproteine.

Biochemische/physiologische Bedeutung:

Taurin wird im Körper aus den Aminosäuren Methionin bzw. Cystein unter Beteiligung von Vitamin B_6 über mehrere Stoffwechselschritte gebildet. [74, 129]

Taurin zählt daher auch nicht zu den essentiellen Nährstoffen im klassischen Sinn, wenn gleich Methionin- bzw. Cystein-Mängel bzw. ein Vitamin B_6-Defizit die endogene Taurin-Synthese einschränken und somit zu einem sekundären Taurin-Mangel führen können.

Taurin ist ein starkes Antioxidans. Als einziger Vertreter der Antioxidantien ist es in der Lage, Hypochlorit-Radikale zu neutralisieren. [38] Aber auch andere Radikalbildner wie Formaldehyd, Alkohol, Phenole und Amine werden durch Taurin neutralisiert. [38]

Taurin aktiviert auf enzymatischer Ebene die Aldehyd-Dehydrogenase. Alkoholinduziert erhöhte Acetaldehyd-Spiegel im Blut und in der Leber werden durch Taurin signifikant reduziert. [204]

Eine weitere - und auch bekanntere - Funktion des Taurins im Leberstoffwechsel ist die Ausbildung von Gallensäure-Konjugaten. Taurin und Glycin bilden mit Cholsäure und Chenodesoxycholsäure (aus hepatischem Cholesterin gebildet) Konjugate aus, die über die Galle in den Dünndarm sezerniert werden. Dort werden diese (primären) Gallensäure-Konjugate durch Darmbakterien in die (sekundären Gallensäuren) Desoxycholsäure und Lithocholsäure umgewandelt und dienen dem Verdauungssystem als biologische Emulgatoren zur Verdauung von Nahrungsfetten und -ölen. Der größte Teil der sezernierten Gallensäuren wird über den entherohepatischen Kreislauf wieder rückresorbiert. Neben der Verdauungs-Funktion kommt dem Stoffwechsel der (konjugierten) Gallensäuren eine wichtige Rolle im Rahmen des Cholesterin- bzw. des Gesamtsteroid-Stoffwechsels zu. [85] Trotz dieser wichtigen pyhsiologischen Funktion ist Taurin im klinischen Einsatz nicht geeignet, erhöhtes Cholesterin zu senken. [205]

Glycin und Taurin zeigen auch im Zentralnervensystem synergistische Funktionen. Zusammen mit dem zentral hemmenden Neutrotransmitter Gamma-Aminobuttersäure (GABA) unterstützen Taurin und Glycin inhibitorische, beruhigende Stoffwechselprozesse im kompliziertem Zusammenspiel der Neurotransmitter. [129] Dabei unterliegen die Taurin-Spiegel im Zentralnervensystem einem zirkadianen Rhythmus. Bei Tageslicht z.B. reichert sich Taurin in der Zirbeldrüse an, während in den Nachtstunden vermehrt Melatonin produziert wird. Unter Tageslicht- bzw. UV-Karenz dagegen wird die Melatonin-Produktion in der Epiphyse auf Kosten der Taurin-Synthese gesteigert. Welche Rolle Taurin - vielleicht in Abwechslung mit Melatonin - in der Zirbeldrüse letztlich spielt, ist heute noch nicht bekannt. [129]

Auch im Auge wird unter Lichteinfall Taurin aus der Retina freigesetzt und über das retinale Pigmentepithel in den gefäß- und pigmentreichen Teil der mittleren Augenhaut, in die sogenannte Choroidea, aktiv transportiert. Die Augenlinse ist besonders reich an freiem Taurin. [206]

Am Herzmuskel zeigt Taurin, ähnlich dem Elektrolyt Magnesium, stabilisierende Effekte auf die Myokard-Membran. Vermutlich wird bei ausreichend hohen myokardialen Taurin-Spiegeln die Membran-Erregbarkeit durch eine Normalisierung des Kaliumstromes herabgesetzt. Taurin kann somit bei (auch digitalisinduzierten) Herzarrhythmien ein hilfreicher nutritherapeutischer Ansatz sein. [207]

Mangelerscheinungen und Anwendungsbeispiele:

Taurin-Mangelsymptome beim Menschen sind bis heute noch nicht untersucht. Man nimmt jedoch an, dass der Taurin-Bedarf nicht nur durch die Eigensynthese, sondern auch teilweise durch taurinhaltige Nahrung gedeckt wird. Jedenfalls ist die endogene Taurin-Synthese abhängig von ausreichenden Körperbeständen an den beiden schwefelhaltigen Aminosäuren Methionin und Cystein sowie von bedarfsadäquaten Vitamin B_6-Spiegeln. Vegetarier sind ausschließlich auf die körpereigene Taurin-Synthese angewiesen, da pflanzliche Nahrung kein Taurin enthält.

Östrogene führen zu einer Erniedrigung des Taurin-Spiegels in der Leber. Daher ist vorallem bei zusätzlicher Östrogen-Zufuhr (Antibaby-Pille) mit erniedrigten Taurin-Spiegeln im Körper zu rechnen. [129]

Vegetarierinnen, die Kontrazeptiva einnehmen, weisen häufig niedrige Taurin-Spiegel mit den entsprechenden Mangelsymptomen auf.

Kuklinski stellte in seinen Untersuchungen fest, dass Menschen unter Taurin-Mangel besonders empfindlich auf Chlorverbindungen in Freibädern oder aus chloriertem Trinkwasser reagieren. Auch Formaldehyd, Alkohol sowie Phenole und Amine aus Fischgerichten werden von diesen Personen schlecht vertragen. [38] Personen, die auf Zigarettenrauch und andere Xenobiotika mit Übelkeit und anderen Unverträglichkeitssymptomen reagieren, sollten daher nicht voreilig als hysterisch oder neurotisch abgestempelt werden. Taurin ist - ebenso wie Alpha-Liponsäure - ein wichtiger Bestandteil von Antioxidantien-Cocktails in der Behandlung der MCS (Multiple Chemical Sensitivity). [38]

Acetaldehyd wird durch Taurin auf zwei Ebenen neutralisiert. Einerseits aktiviert Taurin die Aldehyd-Dehydrogenase, andererseits wird der Acetaldehyd durch Taurin antioxidativ abgefedert. Alkoholisch induziert erhöhte Acetaldehyd-Spiegel im Blut und in der Leber werden durch Taurin signifikant reduziert, vorausgesetzt, die Taurin-Konzentrationen sind bereits vor der Alkoholzufuhr hoch genug. [204]

Wenn durch Taurin zwar nicht erhöhtes Cholesterin gesenkt wird, so ist diese Aminosäure doch essentiell für die Bildung der Gallensäure-Konjugate. Während nämlich die freien Gallensäuren nicht löslich sind, dissoziieren die konjugierten Säuren im physiologischen pH-Milieu fast vollständig, was wesentlich ist für die Aktivierung der Pankreas-Lipasen und für den AufSchluss der Nahrungsfette. [35, 76]

Obwohl freies Taurin kaum die Blut/Hirnschranke passiert, zeigt Taurin (zusammen mit Zink) in Einzelfällen eine signifikante Abnahme der Anfallshäufigkeit bei Epilepsie. Vermutlich kommt in diesen Fällen der neuroinhibitorische Effekt von Taurin zum Tragen. [208] Eine Untersuchung an 6 Patienten mit gemischten Anfallserkrankungen dagegen zeigte unter Taurin-Supplementierung keine Verminderung der Anfallshäufigkeit. [209] Es soll erwähnt werden, dass alle klinischen Untersuchungen zu Taurin nur geringe Fallzahlen aufweisen.

In einer plazebokontrollierten Untersuchung an 100 Patienten konnte durch regelmäßige Instillation mit 4%-igen Taurin-Augentropfen eine deutliche Verbesserung der Sehschärfe erzielt werden. [210]

Am Herzen zeigt sich bei ischämischen Arrhythmien häufig ein intrazellulärer Taurin-Mangel. [211] Durch Taurin-Zufuhr kann das Ruhepotential der Myokardzelle stabilisiert werden. Dieser Effekt tritt auch bei digitalisinduzierten Arrhythmien auf. [212] Daneben senkt Taurin auch den erhöhten systolischen und diastolischen Blutdruck. Der antihypertone Effekt durch Taurin wird begleitet von einem Abfall des Adrenalin-Spiegels im Plasma. [213]

Vorkommen:

Taurin kommt in pflanzlichen Lebensmitteln nicht vor. Besonders taurinreich sind tierisches Muskelfleisch (10 - 40 mg pro 100 g) und Fleischextrakt (400 - 1.400 mg pro 100 g). [74]

Tagesbedarf:

Es gibt keine Angaben über einen Taurin-Tagesbedarf, da man davon ausgeht, dass Taurin bei ausreichendem Vitamin B_6-, Methionin- und Cystein-Bestand vom Körper selbst gebildet werden kann. Tägliche Zufuhrmengen von 50 - 1.000 mg sind nach heutigem Wissen als unbedenklich anzusehen. Höhere Zufuhrmengen (1 - 3 g täglich) können allerdings zentral-dämpfende Wirkung und eine Einschränkung des Kurzzeit-Gedächtnisses nach sich ziehen. [88]

Die Kombination von Taurin und Koffein in verschiedenen sogenannten Energy-Drinks führt zu einer zentralen Relaxierung durch Taurin bei gleichzeitiger Stimulierung (coffein-induziert). Ein übermäßiger Konsum dieser Getränke führt aufgrund der zum Teil exzessiven Coffein-Zufuhr zu einer zellschädigenden Radikal- und Peroxidbildung. [130]

Terpene

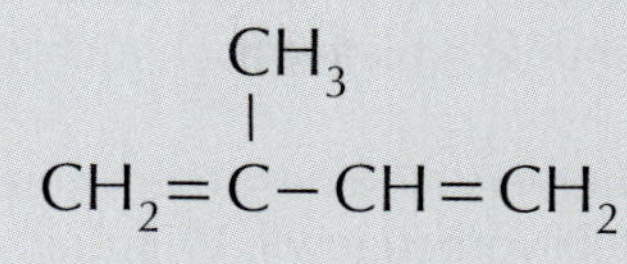

Isopren

Allgemeine Beschreibung:

Terpene ist eine Sammelbezeichnung für Pflanzeninhaltsstoffe, die sich chemisch aus sogenannten Isopren-Einheiten zusammensetzen. Isopren ist ein verzweigtes, 5-gliedriges Kohlenstoff-Molekül mit zwei Doppelbindungen. Je nach Anzahl der Isopren-Einheiten werden die Terpene als Hemiterpene (C 1), Monoterpene (C 2), Sequiterpene (C 3), Diterpene (C 4), Triterpene (C 6), usw. oder als Polyterpene (bis zu 10.000 Isporen-Einheiten) bezeichnet. Zu den Monoterpenen zählen die Aromastoffe Citral, Kampfer, Limonen und Carbon. Gibberelline, wichtige hormonähnliche Pflanzenwuchsstoffe, und Harzsäuren zählen zu den Diterpenen. Bekannte Vertreter der Triterpene sind Steroide, Tetraterpene, also Verbindungen mit acht Isopren-Einheiten, sind als Carotinoide bekannt, während z.B. Kautschuk ein wichtiger und bekannter Vertreter der Polyterpene ist.[98]

Biochemische/physiologische Bedeutung:

Die niedermolekularen und daher leicht-flüchtigen Aromastoff-Terpene aus Pflanzen haben sich nach neuesten Untersuchungen im Tierversuch als krebsvorbeugend erwiesen. So erhöht z.B. der Hauptaromastoff des Zitrusöles, das Limonen, in der Leber und im Dünndarm die Aktivität von verschiedenen Entgiftungsenzymen. Diese Untersuchungen weisen darauf hin, dass die Aromastoffe in der Ernährungswissenschaft bisher zu wenig beachtet wurden.[7]

Das im Kümmelöl zu etwa 50% vorhandene Carvon konnte im Tierversuch, ebenso wie Limonen, die krebsauslösende Wirkung von Nitrosaminen, welche häufig nach dem Verzehr gepökelter Fleischwaren entstehen, verringern. Beide Monoterpene konnten eine stark hemmende Wirkung auf die Bildung von Magen- und Lungenkrebs ausüben, allerdings nur, wenn sie vor der Nitrosamin-Zufuhr verabreicht wurden.[7]

Terpene weisen im Labor- und Tierversuche auch Wirkungen gegen Pilze und Viren auf.

Mangelerscheinungen und Anwendungsbeispiele:

Mangelerscheinungen für Aromastoffe, wie sie Terpene darstellen, sind bis heute beim

Menschen noch nicht bekannt. Dies allerdings vorallem deshalb, weil derartige Untersuchungen bisher noch nicht durchgeführt wurden.

Wie Tierversuche bewiesen, zeigen Terpene, vorallem jene aus der Monoterpen-Reihe, krebsvorbeugende Wirkung, nicht dagegen heilende Effekte bei bereits bestehenden Tumoren.[7]

Vorkommen:

Zusammen mit den verschiedenen Kautschuken, Harzsäuren und Carotinoiden sind heute bereits mehrere Tausende Terpene bekannt.[98] Die als Aromastoffe bekannten Terpene kommen vorallem in Lebensmitteln mit hohem Gehalt an ätherischen Ölen wie Zitrusfrüchten und Gewürzen (Anis, Fenchel, Kümmel) vor. Auch das Menthol der Pfefferminze zählt zu den bekannten Terpenen. Ernährungsphysiologische Bedeutung kommt den Terpenen besonders in der küchenmäßigen Verarbeitung von Gewürzen (mediterrane Küche!) zu.

Tagesbedarf:

Naturgemäß gibt es keine Angaben über einen Tagesbedarf an aromatischen Terpenen. Jedenfalls sind Terpene in ernährungsüblichen Dosierungen völlig unbedenklich. Die Einzelgabe von 20 mg Limonen, das über 90% des Zitrusöles ausmacht, führte zu keinerlei toxischen Wirkung am Menschen.[7]

Thiamin (Vitamin B_1)

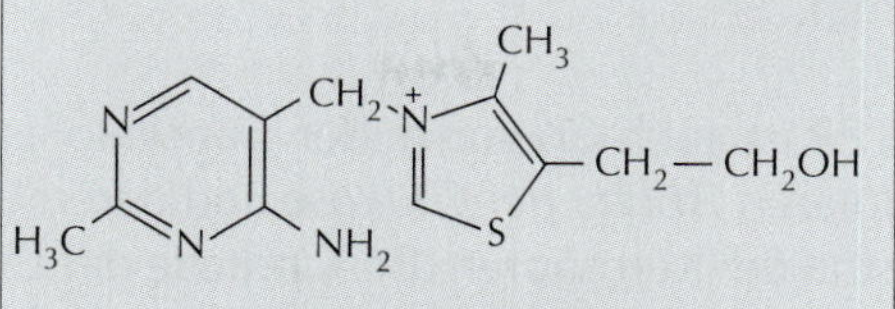

Thiamin (Vitamin B_1)

Allgemeine Beschreibung:

Thiamin ist ein wasserlösliches Vitamin aus der Gruppe der B-Vitamine. Es wurde früher als Aneurin bezeichnet. Chemisch handelt es sich bei Thiamin um die Verbindung eines stickstoffhaltiges Pyrimidin-Ringes mit einem stickstoff- und schwefelhaltigen Thiazol-Ring, die über eine Methylengruppe verbunden sind.

Biochemische/physiologische Bedeutung:

Der Körperbestand des Erwachsenen an Thiamin beträgt etwa 25 - 30 mg.[60, 65] Dabei befinden sich die höchsten Thiamin-Konzentrationen in der Herz- und Skelettmuskulatur (etwa 40 %) sowie in Leber, Niere und im Gehirn. All die genannten Organe sind äußerst stoffwechselaktiv. Der hohe Thiamin-Gehalt in diesen Organen ist somit bereits ein indirekter Hinweis auf die elementare Rolle des Vitamin B_1 für die zelluläre Stoffwechselaktivität. Die biologische Halbwertszeit des Thiamins beträgt nur 10 - 19 Tage, sodaß der Körper nur kurze Zeit auf eventuell vorhandene Thiamin-Speicher zurückgreifen kann.[60]

In der Nahrung liegt Thiamin meist in seiner biologisch aktiven Form als Thiaminpyrophosphat vor. Vor der Resorption wird der Phosphatrest durch ein an der Darmwand liegendes Enzym (Pyrophosphatase) abgespalten. Die Resorptionsrate von Thiamin ist dosisabhängig: Bei einer Zuführ von 1 mg werden etwa 50%, bei 5 mg 33% und bei 20 mg nur noch 25% resorbiert. Unmittelbar nach der Resorption durch die Darmschleimhaut wird enzymatisch an das Thiamin wieder Phosphat angedockt, sodass sofort wieder biologisch aktives Vitamin B_1 entsteht.[58]

Die biologisch aktive Form des Thiamins ist das Thiaminpyrophosphat, ein mit zwei Phosphatresten verestertes Vitamin B_1. Dieses Thiaminpyrophosphat (TPP) wird auch als Cocarboxylase bezeichnet. TPP erfüllt eine wichtige Funktion als Coenzym beim Abbau sogenannter Alpha-Ketosäuren, die aus dem *Stoffwechsel der Kohlenhydrate* und z.T. aus jenem der Aminosäuren entstehen. Für die Verstoffwechselung dieser Ketosäuren ist neben Vitamin B_1 auch die Anwesenheit von Alpha-Liponsäure, Vitamin B_2 und Niacin notwendig.[60,65] Der Abbau der genannten Ketosäuren findet in den Mitochondrien im Rahmen des sogenannten Citratzyklus statt. Diese Abbaureaktionen sind Schlüsselvorgänge des zellulären Energiestoffwechsels innerhalb der Mitochondrien.[58,60]

TPP ist auch Coenzym der Transketolase. Dieses Enzym ist entscheidend für den zellulären *Abbau der Glukose* und deren Umwandlung in Ribose, einem wichtigen Substrat der Kernsäuren (Bestandteile der DNA). Neben seiner energetischen Funktion hat Vitamin B_1 somit auch wichtige Funktionen im Rahmen des regenerativen Stoffwechsels und im Rahmen der Neubildung der Erythrozyten. So ist bereits bei latenten Thiamin-Mängeln die Aktivität der erythrozytären Transketolase deutlich erniedrigt.[58,60,65]

Eine weitere, wenn auch noch nicht genau bekannte Funktion, erfüllt Thiamin im *Nervensystem* in Form des Thiamintriphosphates (TTP). Wahrscheinlich wird die Erregbarkeit der Nervenzellen durch die Freisetzung des Thiamins aus seinen beiden Phosphat-Estern TTP und TPP gesteuert. [60]

Hochdosierte Vitamin B_1-Zufuhren (täglich 50 - 100 mg) zeigen schmerzstillende Effekte. Wahrscheinlich stimuliert Thiamin im Zentralnervensystem die körpereigene Bildung schmerzhemmender Neurotransmitter wie Gamma-Aminobuttersäure (GABA) und Serotonin.[60]

Mangelerscheinungen und Anwendungsbeispiele:

Neben den Folsäure-Mängeln sind Thiamin-Mängel die weitest verbreiteten Vitamin-Mangelerscheinungen in den Industrienationen.[60] Ursache für diese generelle Unterversorgung ist wahrscheinlich der allgemein hohe Alkohol-Konsum sowie der häufige Konsum raffinierter Getreidemehlprodukte. [60] Weißmehl hat z.B. nur mehr 2 bis 5% des Vitamin B_1-Gehaltes von Vollkornmehl, geschälter Reis nur mehr 1% im Vergleich zu ungeschältem Reis. Zucker, Limonaden und Fette sind völlig frei von Vitamin B_1. Die genannten Nahrungs- und Genussmittel enthalten somit nicht nur geringe bis gar keine Mengen an diesem lebensnotwendigen Vitamin, sondern plündern die meist ohnehin bereits geringen Körperbestände an Thiamin. Der Ausdruck „Vitaminräuber" für diese Nahrungsmittel ist also keinesfalls überzogen.

Die klassische Vitamin B_1-Avitaminose ist die Beriberi. Allerdings handelt es sich bei *Beriberi* um eine *kombinierte Vitamin-Protein-Mangelkrankheit.* Das heißt also, durch alleinige Thiamin-Verabreichung können die Symptome von Beriberi nicht beseitigt werden. [65] Je nach den klinischen Symptomen wird Beriberi unterschieden in eine *feuchte Form* („feucht" wegen der verstärkten Wasseransammlung im Gesicht, am Körper, an den Beinen und im Bauchraum), in eine *trockene Form* (Augenzittern, Doppelsehen, Gedächtnisstörungen, Muskelschwäche und Nervenentzündungen an den Extremitäten) sowie in eine *infantile Beriberi* (bei Brustkindern, die den Vitamin B_1-Mangel von den Müttern übertragen bekommen).[60]

Leichtere Formen des Thiamin-Mangels äußern sich in *Störungen des Herz/Kreislauf-Systems* und in *neurologischen Störungen*. Die Herz/Kreislauf-Störungen treten in Form von *Atemnot, Beklemmungsgefühlen, Herzschmerzen, Ödembildung* und durch rasche *Ermüdbarkeit* auf. Am Nervensystem führt eine Vitamin B_1-Unterversorgung zu *Sensibilitätsstörungen* an Händen und Füßen, zu *Fußbrennen, Muskelschmerzen, Muskelkrämpfen* sowie zu Müdigkeit, *Konzentrationsmangel, verminderter Merkfähigkeit, Depressionen*, zu erhöhter *Reizbarkeit* und zu *Angstzuständen*.[60] In Einzelfällen wurde unter Vitamin B_1-Mangel ein Symptomenkomplex, bestehend aus Anämie, Diabetes mellitus und Taubheit beschrieben.[60]

Auf äußerst tragische Weise wurde uns vor wenigen Jahren die elementare Rolle von Vitamin B_1 ins Bewusstsein gerufen: In einer Säuglingsklinik in Tel Aviv wurden Neugeborene unwissentlich mit einer Thiamin-freien Multivitamin-Formel gefüttert. Erst nachdem einige Säuglinge innerhalb weniger Wochen aus scheinbar unerklärlichen Gründen gestorben waren, stellte man fest, dass in der Produktion vergessen worden war, Thiamin beizumischen. Weniger dramatisch, aber mit deutlich erkennbarer Tendenz beobachtet man während der letzten Jahre einen kontinuierlichen Anstieg aufmerksamkeits- und konzentrationsgestörter Kinder und Jugendlicher. ADS (Aufmerksamkeits-Defizits-Syndrom) und ADHS (Aufmerksamkeits-Defizits-Hyperaktivitäts-Syndrom) mit ihren Leitsymptomen der raschen Ermüdbarkeit, Konzentrationsdefizite, verminderter Merkfähigkeit und erhöhter Reizbarkeit sind deutlicher kindlicher Ausdruck latenter Defizite an Thiamin und anderen Vitaminen aus der B-Gruppe. Viele TherapeutInnen konnten sich bereits davon überzeugen, dass die gezielte Gabe hochdosierter Vitamin B-Komplex-Formeln bereits nach wenigen Wochen positive Effekte in der Behandlung von ADS- und ADHS-Kindern zeigt.

Vorkommen:

Thiamin kommt vorallem im Getreide vor, allerdings zu etwa 80 % in der Schale und im Keim. Daher enthält Weißmehl, je nach Ausmahlungsgrad, nur mehr Bruchteile des ursprünglichen Thiamin-Gehaltes.[60]

Den höchsten Thiamin-Gehalt weisen Weizenkeime (2 mg pro 100 g) auf. Ungeschälte Getreidemehle von Hafer, Weizen, Mais, Amaranth und anderen Vollkorn-Getreidesorten enthalten Thiamin-Mengen von etwa 0,3 - 1 mg pro 100 g. Auch Nüsse (Pistazien, Cashew-Nuß) und Hülsenfrüchte dienen als wichtige Vitamin B_1-Lieferanten. Blumenkohl, Brokkoli, Karotten, Kartoffeln, Grünkohl und Tomaten enthalten etwa 0,1 mg pro 100 g Lebensmittel. Das Fleisch von Rindern enthält etwa 0,2 - 0,3 mg, Schweinefleisch 0,8 - 0,9 mg pro 100 g.[60]

Thiamin ist gegen Licht, Hitze und Oxidationsmittel empfindlich. Bei der üblichen Nahrungsmittelzubereitung wird mit durchschnittlichen Thiamin-Verlusten von 30 % gerechnet.

Auch die körpereigenen Darmbakterien vermögen Thiamin zu bilden. Es ist allerdings nicht sicher, inwieweit die Vitamin B_1-Synthese durch die Darmbakterien zur Vitaminversorgung beiträgt.

Tagesbedarf:

Der Thiamin-Tagesbedarf beträgt etwa 0,3 - 0,4 mg für Säuglinge, 0,7 - 1,4 mg für Kinder und 1,1 - 1,6 mg für Jugendliche und Erwachsene.[67]

Regelmäßiger Alkoholkonsum führt zu vermehrtem Thiamin-Verbrauch. Ebenso ist bei erhöhter Stoffwechselleistung (Sport, Fieber), in der Schwangerschaft und während der Stillzeit sowie bei vermehrter Harnausscheidung der Vitamin B_1-Bedarf erhöht. Auch ältere Menschen sollten bei einseitigen Ernährungsgewohnheiten und reduzierter Energiezufuhr besonders auf eine ausreichende Thiamin-Versorgung achten.[60, 67]

In Gegenwart von Knoblauch bilden sich fettlösliche Thiamin-Komplexe (Allithiamine), die sich im Blut und Gewebe stärker anreichern als das ursprüngliche wasserlösliche Vitamin B_1.[60, 67] Allithiamine werden auch synthetisch hergestellt und therapeutisch angewendet.

Thiamin ist gut verträglich. Tägliche Zufuhrmengen von 20 - 100 mg, also der gut 60fache Tagesbedarf, werden gut vertragen. Allerdings nimmt die Resorptionsrate mit steigenden Zufuhrmengen ab.[60]

Tocopherole (Vitamin E)

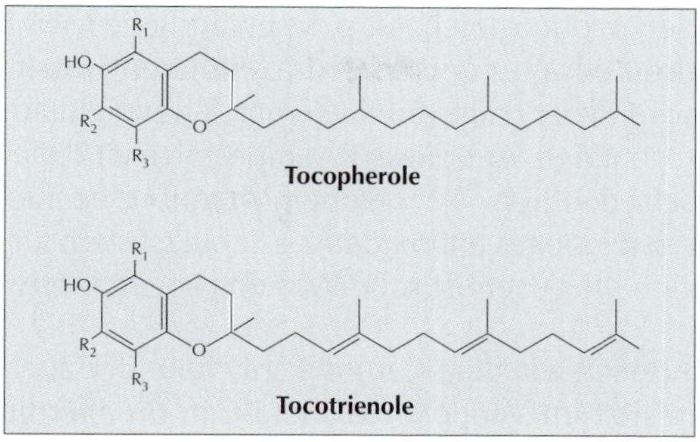

Allgemeine Beschreibung:

Tocopherol ist ein Sammelbegriff für eine Gruppe von acht verschiedenen Vitaminen, die einen Chromanring mit einer dreigliedrigen Isoprenoid-Seitenkette aufweisen. Dabei unterscheiden sich Alpha-, Beta-, Gamma- und Delta-Tocopherol durch die Anzahl und Verteilung von Methyl-Gruppen am Chromanring. Enthält die Isopren-Seitenkette drei Doppelbindungen, so spricht man von Tocotrienolen, die analog ebenfalls in Alpha-, Beta-, Gamma- und Delta-Form unterteilt werden. Alle natürlichen Tocopherole und Tocotrienole drehen die Ebene polarisierten Lichtes nach rechts und werden daher als D-Tocopherole bzw. D-Tocotrienole bezeichnet. Synthetisches Vitamin E dagegen enthält die biologisch weniger aktiven linksdrehenden L-Formen oder eine Mischung aus D- und L-Formen, die man als Racemate bezeichnet. In neueren Publikationen werden D-Formen des Vitamin E auch als R-Tocopherol und die L-Formen als S-Tocopherol bezeichnet. [65, 67]

Biochemische/physiologische Bedeutung:

Obwohl der essentielle Charakter von Vitamin E heute unbestritten ist, gibt es über die biologischen Wirkmechanismen des Tocopherols noch viel Uneinigkeit. [172] Vieles aus der Biochemie des Vitamin E wurde aus Tierversuchen oder Versuchsmodellen auf den Menschen übertragen.

Als gesichert gilt, dass Vitamin E ein wichtiges Anitoxidans ist, aufgrund seiner Fettlöslichkeit vor allem in lipidreichen Geweben und in den Biomembranen. Die hochungesättigten Fettsäuren der biologischen Doppelmembranen von Zellen und Zellorganellen sind einem Angriff körpereigener aktivierter Sauerstoffstufen (z.B. Superoxid-Radikale oder Singulett-Sauerstoff) besonders ausgesetzt. Dabei werden die Fettsäuren-Moleküle der Biomembranen bei nachfolgender Anlagerung von molekularem Sauerstoff zu Peroxid-Radikalen umgewandelt. Wird diese Peroxid-Bildung an der Membran nicht durch ein wirksames, lipophiles Antioxidans wie Vitamin E abgefangen, so breitet sich die Peroxid-Bildung in Form einer Kettenreaktion explosionsartig über die gesamte Membran aus und führt zur Erstarrung und vorzeitigem Zerfall der Membran. Vitamin E ist in der Lage, die Peroxid-Bildung an der Membran abzufangen und wird dabei selbst zum Radikal (Tocopheroxylradikal). Durch Flavonoide oder Vitamin C kann das auf diese Weise oxidierte Vitamin E wieder regeneriert werden, wobei gleichzeitig die gefährliche Membranperoxidation in das wässerige Milieu des Zellsaftes und der extrazellulären Flüssigkeit verlagert wird. Oxidiertes Vitamin C wird in der Folge durch ein niacin- und glutathionhaltiges Reduktasesystem zu Ascorbat regeneriert. Aus dieser Reaktionsfolge wird die Komplexität antioxidativer Schutzsysteme sehr deutlich.[76, 172] Neben Vitamin E ist auch die selenhaltige Glutathionperoxidase ein wichtiges antioxidatives Schutzsystem für biologische Membranen.[172] Daraus zeigt sich die synergistische Wirkung sogenannter „antioxidativer Cocktails".

Ähnlich wie Beta-Carotin kann Vitamin E auch Singulettsauerstoff abfangen. Tocopherol besitzt im Vergleich zu Beta-Carotin allerdings nur 1/10 der biologischen Wirksamkeit.[18, 172]

Auch andere aggressive Sauerstoffverbindungen wie Superoxidanionen und Ozon können durch Vitamin E neutralisiert werden. Damit kommt dem Vitamin E eine wichtige Schutzfunktion im Rahmen des antioxidativen Stoffwechsels zu. Im Gegensatz zu wasserlöslichen Antioxidantien wie Vitamin C, B_2 oder Niacin neutralisiert Vitamin E aggressive Radikale und Peroxide jedoch vor allem in fettlöslichen Körperkompartimenten.

Tocopherol dürfte auch eine gewisse Rolle beim Elektronentransport in den Mitochondrien im Rahmen der Enzymregulation und Energiebildung spielen.[76]

Nicht zuletzt beeinflusst Tocopherol auch die genetische Regulation im Rahmen der körpereigenen Bildung spezifischer Zellenzyme und Proteine. Vitamin E steuert damit auch die Differenzierung und die Anpassung verschiedenster Körperzellen.[76]

Nach allgemeiner Lehrmeinung gilt die biologische Aktivität von Tocotrienolen im Vergleich zu Tocopherolen als geringer. Diese Angaben beziehen sich aber auf die Aktivität als Vitamin.[67] Der kalifornische Wissenschaftler Lester Packer dagegen wies nach, dass die antioxidative Aktivität von D-Alpha-Tocotrienol etwa 40 - 60 mal höher ist als jene von D-Alpha-Tocopherol, das üblicherweise als biologisch wirksamste Form des Vitamin E gilt.[173] Vermutlich ist das antioxidative Potential der Tocotrienole noch weit höher als von Packer vermutet. Neueste Untersuchungen haben an natürlichen Vitamin E-Komplexenzwei weitere Bindungen identifiziert: Des- und Didesmethyltocotrienol zeigten antioxidative, cholesterinsenkende und anticancerogene Effekte, die sogar noch jene der Tocotrienole übertreffen.[249] Ähnlich wie bei den Carotinoiden war auch in der Tocotrienol-Grundlagenforschung das Augenmerk zu sehr auf die Vitamin E-Aktivität dieser Naturstoffe gerichtet. Tatsächlich aber zeigen natürliche Vitamin-Gemische eine Reihe zusätzlicher benefits, die synthetischen Vitaminen fehlen.

Mangelerscheinungen und Anwendungsbeispiele:

Im Tiermodell wird die Vitamin-Aktivität von Tocopherol durch sogenannte Hämolyse-Tests ermittelt. Bei Vitamin E-Mangel zerfallen rote Blutkörperchen, wahrscheinlich durch fehlenden Antioxidantien-Schutz der Erythrozyten-Membranen, wobei die Zerfallsgeschwindigkeit in Relation zum erzeugten Vitamin E-Mangel steht.

Reine Vitamin E-Avitaminosen beim Menschen treten isoliert praktisch nicht auf. Dagegen können relative Tocopherol-Mängel beobachtet werden, obwohl man sich bis heute nicht über den eigentlichen Tagesbedarf und über die notwendigen Zufuhrmengen bei entsprechenden Mängeln einig ist. [60, 172] Da Vitamin E für sich selbst als Antioxidans wirksam ist, zugleich aber auch Bestandteil von bisher 144 verschiedenen bekannten Enzymen und Enzymsystemen ist, sind Mangelsymptome gegeneinander nur schwer abgrenzbar und auch entsprechend schwer zuordnenbar. [76]

Generell äußert sich eine Vitamin E-Unterversorgung in einer vermehrten Lipidperoxidation im Blut und im Gewebe. Aufgrund des vermehrten oxidativen Zerfalls von Körperzellen dürfte Vitamin E-Mangel das Auftreten von Arteriosklerose und Herzerkrankungen begünstigen. [17]

Im Rahmen des Immungeschehens dürfte eine Vitamin E-Unterversorgung zu einer eingeschränkten Immunleistung führen und das Auftreten von Krebs begünstigen. [17]

Bei Rheuma, aktivierter Arthrose und chronischer Polyarthritis konnten durch Vitamin E-Zufuhr teilweise günstige Erfolgen erzielt werden. Ob Rheuma und andere degenerative Erkrankungen Folge eines Vitamin E-Mangels sind oder ob Vitamin E in hohen Dosierungen in diesen Fällen therapeutische Wirksamkeit aufweist, ist heute noch nicht abgeklärt. [174] Vitamin E wird auch im Rahmen komplexer Therapien zur Behandlung von Störungen in der Blutbildung (Anämien, Hämolyse) erfolgreich eingesetzt. [60]

Vitamin E-Mangel wird mit all jenen Erkrankungen in Zusammenhang gebracht, die durch oxidativen Stress hervorgerufen werden, also mit vorzeitigem Altern, mit Diabetes-Folgeerkrankungen, mit vermehrter Bildung sogenannter Altersflecken (Lipofuszin und Lipopigmentablagerungen) sowie mit neuromuskulären Ausfallserscheinungen (eingeschränkte Bewegungsreflexe und Gehstörungen). [17, 60]

Obwohl es keine eigentlichen Vitamin E-Speicher im Körper gibt, wird Tocopherol vor allem in der Leber und im Fettgewebe vorgefunden. Herz, Skelettmuskulatur und Nebennieren enthalten ebenso bedeutende Mengen an Vitamin E. [67] Da Vitamin E in den männlichen Hoden abgelagert wird und im Tierversuch bei Tocopherol-Mangel Fertilitätsstörungen auftreten, wird Vitamin E auch als Fruchtbarkeitsvitamin bezeichnet.

Vorkommen:

Da ausschließlich Pflanzen zur Biosynthese von Tocopherol befähigt sind, kommt Tocopherol vor allem in pflanzlichen Lebensmitteln vor. In den tierischen Organismus gelangt Tocopherol nur über die Nahrungskette.

Lebensmittel mit hohem Vitamin E-Gehalt sind Weizenkeimöl (etwa 170 mg pro 100 g), Sonnenblumen-, Distel-, Raps- und Erdnussöl (10 - 60 mg pro 100 g). [84] Auch Nüsse wie Pistazien, Walnüsse und Erdnüsse weisen beträchtliche Vitamin E-Mengen auf. Olivenöl und Palmöl enthalten zwar geringere Mengen an Tocopherolen, jedoch hohe Tocotrienol-Gehalte. Der griechische Naturwissenschafter G. Pandalis entwickelte einen tocotrienolreichen Extrakt aus Gerstenkeimen.

Tagesbedarf:

Über den Vitamin E-Tagesbedarf herrscht international große Uneinigkeit. Dazu kommt, dass verschiedene Tocopherole und Tocotrienole unterschiedliche biologische Aktivität aufweisen. Was die Vitamin-Aktivität anbelangt, hat man sich international auf „Tocopherol-Äquivalente" geeinigt. Dabei entspricht 1 mg RRR-Alpha-Tocopherol einem Tocopherol-Äquivalent. Diese Menge entsprach der früheren Einheit von 1,49 I.E. (Internationale Einheiten). Nimmt man für eine Tocopherol-Äquivalent die biologische Wirksamkeit von 100%, so weisen die synthetischen E-Vitamine D-Alpha-Tocopherylacetat 91%, D-L-Alpha-Tocopherol 74%, das racemische Beta-Tocopherol 50%, das racemische Gamma-Tocopherol 25% und das synthetische Delta-Tocopherol nur mehr 1% der Wirkung auf. [65] Die biologische Aktivität der entsprechenden Tocotrienole beträgt 20 - 30% der Tocopherole. [67] Zu beachten ist jedoch, dass die biologische Aktivität nur Aussagen über den Vitamin-Charakter der Tocopherole zulässt. Ähnlich, wie es bei Beta-Carotin neben der Provitamin A-Wirkung eine zusätzlichen antioxidative Aktivität gibt, werden auch die Vitamin E-Verbindungen in Zukunft aller Wahrscheinlichkeit nach komplexer zu bewerten sein.

Die DGE gibt als Tagesbedarf für Säuglinge 3 - 4 mg-Äquivalent, für Kinder, je nach Alter, 6 - 12 mg und für Jugendliche und Erwachsene ebenso 12 mg an. Schwangere haben laut DGE einen Tagesbedarf von 14 mg, Stillende aufgrund des Mehrverbrauches 17 mg. [67] Diese Empfehlsmengen wurden unter der Annahme errechnet, dass der Durchschnittsbürger pro Tag 7 g an ungesättigten Fettsäuren, berechnet als Linolsäure, mit der Nahrung zuführt. Man weiß mittlerweile, dass der Vitamin E-Bedarf mit der Zufuhrmenge an ungesättigten Fettsäuren steigt. Vitamin E schützt nämlich die im Blut zirkulierenden ungesättigten Fettsäuren vor Peroxidation. Der Vitamin E-Tagesbedarf hängt aber nicht nur von der Zufuhrmenge der ungesättigten Fettsäuren ab, sondern auch von der Anzahl der in diesen Nahrungsfettsäuren enthaltenen Doppelbindungen. Mit jeder weiteren Doppelbindung in der Fettsäure steigt auch der Vitamin E-Bedarf um den Faktor 1. Beträgt also der Tocopherol-Mehrbedarf je Gramm Butter 0,02 mg, so steigt er bei der gleichen zugeführten Menge an Fischöl auf 0,9 mg. [67] Da es für den Normalverbraucher praktisch unmöglich ist, den jeweils individuellen Vitamin E-Bedarf zu errechnen, erscheint eine täglich Vitamin E-Zufuhr von 20 - 100 mg durchaus als vertretbar. Es gilt heute als gesichert, dass selbst tägliche Zufuhrmengen von 300 mg - 1 g Tocopherol nicht nur unschädlich, sondern als durchaus gesundheitsfördernd anzusehen sind. [17]

Vanadium

Allgemeine Beschreibung:

Vanadium ist ein Metall aus der fünften Nebengruppe des Periodensystems der Elemente. Vanadium-Salze, auch als Vanadate bezeichnet, dürften für den Menschen essentielle Wirkung haben. [175]

Biochemische/physiologische Bedeutung:

Der Vanadium-Körperbestand des Erwachsenen wird auf 100 - 200 mcg geschätzt. Vanadium ist besonders in der Leber, Milz, in Nieren, in den Hoden und in der Schilddrüse konzentriert. Innerhalb der Zelle ist Vanadium an den Zellkern und an die Mitochondrien gebunden, im menschlichen Serum an das eisenhaltige Transferrin. [44, 175]

Vanadium fördert, ähnlich wie Insulin, die zelluläre Aufnahme und Verwertung von Blutzucker. Über welche biochemische Mechanismen dies geschieht, ist heute noch nicht geklärt. [72, 175]

In höherer Dosierung dürfte Vanadium die Cholesterin-Bildung einschränken. Ob Vanadium auch in ernährungsphysiologischen Dosierungen den Cholesterin-Haushalt reguliert, ist ebenso noch unklar. [175]

Untersuchungen mit radioaktiv markiertem Vanadium zeigten, dass sich Vanadium in den Wachstumszonen von Knochen und Zähnen anreichert. Es dürfte eine Stimulierung auf die Knochenmineralisation ausüben und die Zähne vor Karies schützen. [175]

Modelluntersuchungen ergaben eine Beeinflussung der zellmembranständigen Natrium- und Kalium-Ionenpumpen durch Vanadium. Insofern dürfte Vanadium auch eine Rolle in der zellulären Erregbarkeit spielen. [175]

Im Tierversuch zeigte Vanadium günstige Effekte auf die Fertilität. [44]

Mangelerscheinungen und Anwendungsbeispiele:

Es gibt bisher noch keine Untersuchungen über Vanadium-Mangelerscheinungen beim Menschen.

Einzelne Untersuchungen weisen jedoch auf eine insulinähnliche Wirkung von Vanadium-Salzen hin. Auch scheint bei Vanadium-Mangel die Knochen- und Zahnbildung im Wachstum verzögert zu sein. Auch könnte eine eingeschränkte Regeneration nach Knochenbrüchen mit Vanadium in Zusammenhang gebracht werden. [72, 175]

Im Tierversuch führte Vanadium-Mangel bei Ratten zu eingeschränkter Fertilität. [44]

Vorkommen:

Es gibt nur wenige Untersuchungen über Vanadium-Gehalte von Lebensmitteln. Als besonders vanadiumreich stellten sich in diesen Untersuchungen Buchweizen, Hafer und bestimmte Weizensorten heraus (80 - 230 mcg pro 100 g). Hülsenfrüchte wie Erbsen, Linsen und grüne Bohnen sowie Radieschen enthalten ebenso nennenswerte Vanadium-Gehalte (etwa 60 - 300 mcg pro 100 g). [44] Besonders hohe Vanadium-Gehalte wurden in Erdnuss-, Mais-, Oliven-, Sojabohnen- und Sonnenblumenöl gemessen (600 mcg - 4 mg pro 100 g).

Tagesbedarf:

Aufgrund der noch kurzen Entdeckungsgeschichte des Vanadiums gibt es keine Tagesempfehlungen. Die mittlere tägliche Vanadium-Aufnahme wird auf etwa 10 - 20 mcg pro Tag geschätzt. Nach heutigem Wissen dürften tägliche Zufuhrmengen von 10 - 100 mcg Vanadium als sicher gelten. Höhere Dosierungen sind nicht empfehlenswert, da wir über Vanadium noch zu wenig wissen. [175]

Wasser

Allgemeine Beschreibung:

Wasser, chemisch als H_2O bezeichnet, ist mengenmäßig der Hauptbestandteil des menschlichen Körpers. Reines Wasser ist farb-, geruch- und geschmacklos und müsste aufgrund seiner kleinen Molekülgröße bei Raumtemperatur eigentlich gasförmig sein.[52] Das Wassermolekül ist aber am Sauerstoff-Atom negativ und an den beiden Wasserstoff-Atomen positiv geladen (Dipolcharakter), so dass sich einzelne Wassermoleküle über die entgegengesetzten Ladungen zu dreidimensionalen Clustern (Molekülfamilien) vereinigen. Diese besondere, nur dem Wasser eigene, Struktur macht H_2O zu einem Schlüsselmolekül für alle biologischen Systeme.

Biochemische/physiologische Bedeutung:

Das Neugeborene besteht zu 79 Gew.% aus Wasser, der Wassergehalt nimmt während des ersten Lebensjahres jedoch auf 65% ab. Wasser verteilt sich jedoch nicht gleichmäßig innerhalb des Körpers. Bestimmte Gewebe wie Haut, Muskeln, Gehirn, Herz, Lunge, Nieren und Blut weisen Wassergehalte von 72 - 83% auf, während das Fettgewebe mit 10% und das Skelett mit 22% nur wenig Wasser enthalten. [34] Der Flüssigkeitsgehalt von Mädchen und Frauen beträgt etwa 50%, männliche Jugendliche und Erwachsene bestehen zu etwa 60% aus Wasser. [34]

Aufgrund seines Dipolcharakters, negativer Sauerstoff- und positiver Wasserstoff-Atome, weist das Wassermolekül eine hohe Dielektrizitätskonstante auf. Diese physikalische Stoffkonstante gibt z.B. an, wie sehr eine Lösungsmittel in der Lage ist, Salze und andere polare Verbindungen durch die Herabsetzung der Anziehungskraft zwischen den einzelnen gelösten Ionen in Lösung zu bringen. So kann Wasser z.B. im Kochsalz (Na^+Cl^-) aufgrund seiner Dielektrizitätskonstante von 80 im Vergleich zu Olivenöl (Dielektrizitätskonstante etwa 3) die Anziehungskraft zwischen gelösten Na^+ und Cl^- -Ionen etwa 25 mal stärker reduzieren. [85, 98] Alle polaren Moleküle in biologischen Systemen, also alle Moleküle mit positiven oder negativen (Teil)ladungen, sind daher von Wassermolekülen umgeben. Diese Wasserhüllen werden als Hydrathüllen bezeichnet, die von den Wassermolekülen umschlossenen polaren Moleküle werden als „hydrophil" bezeichnet. Durch die Ausbildung der Hydrathüllen (Hydratation) gehen kleine Moleküle wie Mineralstoffe, Spurenelemente, einzelne Aminosäuren, kleinere Oligopeptide sowie Zuckermoleküle in Lösung, während größere polare Moleküle wie die DNA und RNA des Zellkernes, die Zucker-Protein-Makromoleküle des Bindegewebes, die Glykoproteine der Zellmembranen (Rezeptoren) und andere Makromoleküle zwar hydratisiert werden, nicht jedoch in Lösung gehen. Das diese Makromoleküle umgebende Hydratwasser ist äußerst wichtig für den übermolekularen Aufbau dieser Biomoleküle und für den kolloidalen Zustand dieser Moleküle innerhalb und außerhalb unserer Körperzellen. [35, 85] Wasser ist somit als Lösungs- und Transportmedium innerhalb und außerhalb aller Körperzellen an allen Stoffwechselprozessen beteiligt. Fast alle Stoffe, die in die Zellen gelangen und aus den Zellen transportiert werden, können die Zellmembran nur in gelöster Form passieren. Der Transport von Mineralstoffen, Vitaminen, Spurenelementen und anderen Nährstoffen ist also meist nur in wässeriger Lösung möglich. [34, 65]

Wasser besitzt eine hohe Wärmekapazität und eine große Wärmeleitfähigkeit. Wasser schützt daher den Körper vor äußerer Kälteeinwirkung. Umgekehrt wird Wasser bei Hitzeeinwirkung vermehrt über den Schweiß abgesondert. Dabei kommt es über die Bildung von Verdunstungskälte zu einer Abkühlung des Körpers. Wasser dient also auch der Thermoregulation des Körpers. [34]

Heftig und kontrovers diskutiert wird die Frage, ob und inwieweit Wasser aufgrund seiner besonderen physikalisch/chemischen Struktur in der Lage ist, „Informationen" von gelösten Stoffmolekülen zu speichern und an lebende biologische Systeme weiterzugeben. So wird unter anderem das Wesen homöopathischer Potenzen damit erklärt, dass durch das Verschütteln (Potenzieren) pflanzlicher, tierischer oder mineralischer Stoffe in Wasser/Alkohol die energetische Information der jeweils potenzierten Wirkstoffe in dem Lösungsmittel abgespeichert wird. Umgekehrt beruhen die Forschungsarbeiten des deutschen Physikers Hacheney und des österreischischen Naturforschers Grander auf der Hypothese, durch sogenannte Levitations- bzw. Energetisierungsmaßnahmen Wasser zu beleben und gesundheitsschädigende Schadstoff-Informationen aus dem Wasser zu entfernen. [52, 55, 56]

In den letzten Jahren hat der österreichische Mediziner Michael Ehrenberger die Grundlagenforschungen Schaubergers und Hacheneys fortgesetzt. Er konnte durch Biolumineszenzuntersuchungen am Wasser selbst und an mit levitiertem Wasser gekeimten Samen eindrucksvoll die Zunahme der Vitalität nachweisen. Ehrenberger sieht in der Levitation von Wasser enorme Einsatzmöglichkeiten in der Trinkwasserproduktion, in der Landwirtschaft, in der Medizin und in der Lebensmittelproduktion.

Mangelerscheinungen und Anwendungsbeispiele:

Der Flüssigkeitshaushalt des Menschen wird über verschiedene Regelkreise gesteuert. Neben individuellen Faktoren wie Alter, Gewicht, Geschlecht, Körperoberfläche, Ernährung, körperlicher Aktivität, Stoffwechselbedingungen und äußeren Einflüssen wird der Wasserhaushalt über die Organe Haut, Lungen, Leber und Nieren geregelt.

Die Feinregulation des Wasserhaushalts wird über hormonelle Regelkreise (Renin, Angiotensin, Aldosteron-System, ADH, STH, ATPasen-Hemmstoffe) sowie über Enzyme (z.B. die zinkhaltige Carboanhydratase) gesteuert. [25] Auch das vegetative Nervensystem (Sympathikus/Parasympathikus) spielt eine wesentliche Rolle in der Steuerung des Flüssigkeitshaushaltes. [25] Jede Veränderung im zellinneren oder zelläußeren Bereich führt zu einer Stimulierung dieser Regelkreise mit entsprechender Funktionsänderung der regulierenden Organe, vor allem der Nieren, oder umgekehrt, mit Einsetzen des Durstgefühles. [65]

Bereits geringe Änderungen des Wasserbestandes äußern sich in entsprechenden Funktionsstörungen: Wasserverluste um etwa 3% führen zu einem Rückgang der Speichel- und Harnproduktion, bei Wasserverlusten um 5% kommt es zu beschleunigter Herztätigkeit, zu erhöhtem Puls und zu Temperaturanstieg. 10% Wasserverlust führen zu Verwirrtheitszuständen, bei 20% verliert der Mensch die Lebensfähigkeit. [34] Unter optimalen klimatischen Bedingungen kann der Mensch 11 - 20 Tage ohne Wasseraufnahme überleben. [65]

Übermäßiger Durst kann auf Erkrankungen wie Diabetes, starke Elektrolytverluste, auf Entzündungen, Tumore oder auf traumatische Verletzungen hinweisen. [65] Andererseits ist es bei körperlichen Dauerleistungen - besonders während der ersten Tage - sehr gefährlich, sich auf das Durstgefühl zu verlassen. Bei einem raschen Übergang in heißes Klima und/oder bei tageweise absolvierten körperlichen Dauerleistungen ist der Schweiß des Sportlers anfangs sehr reich an Kochsalz. Mit dem gleichzeitigen Verlust an Elektrolyten und Körperflüssigkeit werden auch die „Durstregelkreise" heruntergeschraubt, so dass Sportler (z.B. Bergsteiger) der Meinung sind, sie würden nur wenig Flüssigkeit benötigen. In Wirklichkeit nimmt jedoch der Wasser- und Elektrolyt-Bestand des Körpers kontinuierlich ab, die Viskosität des Blutes erhöht sich und die Leistungsfähigkeit wird eingeschränkt. [176] Daher sollten Ausdauersportler ihren Mikronährstoff- und Flüssigkeitsbedarf nicht nach dem Durstgefühl richten, sondern aus dem Wissen um die eminente Bedeutung des Wassers für alle physiologischen Stoffwechselprozesse in unserem Körper.

Vorkommen:

Nicht nur Flüssigkeiten enthalten Wasser, sondern auch feste Lebensmittel wie Obst, Gemüse, Fleisch und Fisch (Wassergehalte zwischen 50% und 90%). [34] Obwohl destilliertes Wasser chemisch die reinste Form von H_2O wäre, ist es nicht zur Flüssigkeitszufuhr geeignet. Wir führen dem Körper mit Flüssigkeit immer auch lebenswichtige Nährstoffe zu. Daher sind Gemüsesäfte, frisch gepresste Obstsäfte, bicarbonat-, magnesium- und kaliumreiche Mineralwässer sowie reines Quellwasser die gesundheitlich am wertvollsten Flüssigkeiten. Auch regelmäßiger und ausreichender Konsum verschiedener Kräutertees, vor allem flavonoidreicher Teesorten (Lindenblüten, Weißdorn, Hibiskus, Malvenblüten, Kornblumen) ist für die tägliche Flüssigkeitszufuhr bestens geeignet. Die in diesen Heilkräutern enthaltenen Flavonoide verbessern die Vitaminwirkungen, binden Schwermetalle, senken Cholesterin, Blutzucker und Blutdruck, entfalten Wirkungen gegen Bakterien, Pilze und Viren, beugen Tumoren vor und bauen oxidativen Stress ab. Diese „Begleiteffekte" der Flavonoide gelten sinngemäß auch für frischgepresste Obst- und Gemüsesäfte. [130]

Ein generelles Problem der Wasserversorgung ist die Schadstoff-Belastung unseres Trinkwassers. Leitungswasser in Großstädten und Gebieten mit intensiver Landwirtschaft weisen hohe Schadstoff- und Nitrat-Belastungen auf. Von den Behörden wird ein maximaler Nitrat-Gehalt des Trinkwassers von 50 mg Nitrat pro Liter toleriert. Dies, um die Bildung krebserregender Nitrosamine und die Bildung des für Säuglinge lebensgefährlichen Methämoglobins weitestgehend zu reduzieren. Nun haben wir es aber mittlerweile bereits mit etwa 60.000 - 100.000 Schadstoffen zu tun, die einzeln und in Summe unsere Gesundheit zunehmend belasten. [38] Neben der Atomkraft und der Gentechnologie im Lebensmittelbereich ist die Schadstoffbelastung unseres Trinkwassers die dritte große Hypothek, die wir an die nächsten Generationen weitergeben.

Tagesbedarf:

Der Tagesbedarf an Wasser beträgt für Säuglinge bis zu 6 Monaten 130 - 180 ml pro kg Körpergewicht, für Säuglinge bis zu einem Jahr etwa 120 - 145 ml pro kg Körpergewicht. Bei Erbrechen oder Durchfall von Säuglingen sollte immer auf eine ausreichende Elektrolyt- und Flüssigkeitszufuhr geachtet werden.

Bei Kindern erniedrigt sich der Wasserbedarf im Laufe der Lebensjahre auf etwa 50 - 60 ml Wasser pro kg Körpergewicht. Jugendliche und Erwachsene haben einen täglichen Wasserbedarf von 20 - 50 ml pro kg Körpergewicht . Ein Erwachsener benötigt also etwa 1,4 - 3,5 l Wasser täglich. [65]

Unter durchschnittlichen Lebensbedingungen liegt der Wasserbedarf bei etwa 2,6 l pro Tag. [85] Dabei entfallen etwa 1,3 l auf Getränke, etwa 1 l auf feste Speisen sowie 0,3 - 0,35 l auf sogenanntes „Oxidationswasser". Dies ist jener Anteil, der aus der Verstoffwechselung von Eiweiß (41 g Wasser aus 100 g), Kohlenhydraten (56 g Wasser aus 100 g), Fetten (107 g Wasser aus 100 g) und Alkohol (117 g Wasser aus 100 g Alkohol) frei wird. [85] Ein Großteil dieses Oxidationswassers entsteht im Rahmen der Atmungskette innerhalb der zellulären Mitochondrien. Für bestimmte Kleinsäugetiere der Wüste und für das Dromedar ist die Bildung von Oxidationswasser aus gespeicherten Nährstoffen zeitweise die einzige Wasserquelle. [85]

Zink

Allgemeine Beschreibung:

Zink ist ein Übergangelement aus der 2. Nebengruppe des Periodensystems der Elemente. Zink zählt zu den essentiellen Spurenelementen. [177]

Biochemische/physiologische Bedeutung:

Der Zink-Gesamtbestand des Erwachsenen beträgt etwa 2 - 3 g. Bis heute sind mehr als 200 Enzyme aus allen sechs Hauptklassen bekannt, die Zink als strukturelle oder regulatorische Komponente enthalten. [177] Viele Schlüsselenzyme der Nukleinsäuresynthese des Zellkernes und der zellulären Proteinsynthese sind zinkabhängig. Zink ist daher essentiell für das Wachstum und für die Differenzierung aller Körperzellen. [76, 177]

Zink ist Bestandteil eines Zink-Insulin-Komplexes der Bauchspeicheldrüse. Dieser Komplex dient im Körper als Insulin-Speicher zur Regulation des Blutzuckers. [178] Die Beta-Inselzellen des Pankreas reduzieren bei abnehmenden Zink-Körperbeständen die Insulin-Produktion.

Auch andere Hormone wie Wachstumshormone, Gonadotropine und Sexualhormone sind auf eine ausreichende und regelmäßige Zinkzufuhr angewiesen. [177, 178] Zink aktiviert verschiedene RNA- und DNA-Polymerasen. Zellen mit hoher Teilungsrate, z.B. jene der reproduktiven Organe, reagieren besonders sensibel auf eine Zink-Unterversorgung. Bereits innerhalb weniger Wochen kann die Aktivität der hormonproduzierenden Enzyme um die Hälfte sinken. [124]

Zink und Vitamin A zeigen funktionelle Abhängigkeiten im Stoffwechsel des Auges. Das Retinol-bindende Protein (RBP) ist jenes Enzym, das Vitamin A aus den Leberspeichern freisetzt und über das Plasma zu den Erfolgsorganen transportiert. Bei Zink-Mangel sind die RBP-Spiegel erniedrigt, Vitamin A kann nur ungenügend mobilisiert werden. Daneben ist auch die Aktivität der Alkoholdehydrogenase (ADH), die für die Hell/Dunkel-Adaption des Auges während der Nacht verantwortlich ist, zinkabhängig. Zink-Defizite können daher Vitamin A-Mangelsymptome wie Nachtblindheit und eingeschränkte Dunkeladaption verstärken. [178, 222]

Im Rahmen des Immunsystems ist Zink lebensnotwendig für die Ausbildung der Lymphozyten, die Antikörper-Produktion, die Aktivität der Natürlichen Killerzellen sowie für die Leistungen der Thymusdrüse. [178] Eine Einschränkung der Polymerasen-Aktivität bei bereits latenten Zink-Defiziten hat unmittelbare Auswirkung auf die Reagibilität und Interleukin-Produktion der Immunzellen. [178]

Die Alkoholdehydrogenase (ADH) in der Leber enthält als aktives Molekülzentrum ein Zinkion, das koordinativ an 2 Cystein-Moleküle und an 1 Histidin-Molekül gebunden ist. Mit NADH als Coenzym fördert die ADH die Entgiftung und den Abbau alkoholischer Verbindungen. [124]

Zink ist auch Bestandteil der zinkhaltigen Superoxid-Dismutase (SOD), eines wichtigen antioxidativen, zellschützenden Enzymes. [177] Zink verdrängt auch kompetitiv toxische Schwermetalle aus dem Organismus. Umgekehrt bedeutet dies jedoch, dass unter Schwermetallbelastungen vermehrt Zink verbraucht wird. [38]

Eine wichtige biologische Funktion erfüllt Zink auch im Säuren/Basen-Haushalt. Zink ist struktureller Bestandteil des Enzymes Carboanhydrase. Durch seine Bindung an 3 Histidin-Moleküle ist das Zinkion im Enzym sterisch so ausgerichtet, dass es besondere Affinität zu CO_2- und OH-Molekülen hat. Die Carboanhydrase kommt in Erythrozyten vor, katalysiert in den Magenzellen die Salzsäure- und Bicarbonat-Produktion und ist in den Nierenkanälchen für die Bicarbonat-Rückresorption verantwortlich. Zink-Defizite schränken die Aktivität der Carboanhydrase ein. [85, 124]

Mangelerscheinungen und Anwendungsbeispiele:

Aufgrund der vielfältigen biologischen Wirkungen von Zink können sich Zink-Mängel in zahlreichen klinischen Symptomen äußern.

Dermatologisch zeigen sich Zink-Mängel durch verminderte Wundheilung, Verlust der Kopf-, Brauen- und Wimpernhaare sowie Veränderungen an den Schleimhäuten. Bei verschiedenen Formen des Haarausfalls, besonders bei der Alopecia areata (kreisrunder Haarausfall) können durch gezielte Zink-Gaben gute Erfolge erzielt werden. [178] Auch häufig wiederkehrende Furunkulose sowie Unterschenkel-Geschwüre (Ulcus cruris) sind meist Folgen eines latenten Zink-Mangels. Einige Untersuchungen zeigen, dass Zink bei Akne ähnliche therapeutische Wirkungen erzeugen kann wie der Einsatz von Tetrazyklinen. Im Hinblick darauf, dass es sich bei Zink im Gegensatz zu Antibiotika um einen Nährstoff handelt, ist dies eine sehr nützliche Beobachtung. [178]

Bei Kindern führt Zink-Mangel zu Wachstumsstörungen und zu verzögerter sexueller Entwicklung. Erwachsene reagieren auf Zink-Defizite mit eingeschränkter Testosteron-Produktion, mit reduzierter Spermienanzahl und eingeschränkter Spermienbeweglichkeit, mit verzögerter Eireifung und mangelnder Libido. Größere Zink-Defizite können zu Infertilität und Impotenz führen. [177, 178]

Diabetiker scheiden im Vergleich zu Normalpersonen häufig 2 - 3fach höhere Zink-Mengen über die Nieren aus. Diabetiker sollten daher sowohl im Hinblick auf den Insulin-Haushalt als auch zur Propylaxe von Diabetes-Folgeerkrankungen (Sehstörungen, schlechtheilende Unterschenkel-Geschwüre) den Zink-Haushalt regelmäßig überprüfen lassen. [178]

Im Rahmen der Immunleistungen führt Zink-Defizit zu einer reduzierten Infektionsabwehr, zu reduzierter Antikörper-Bildung und zu einem verminderten Gehalt an Lymphozyten und Natürlichen Killerzellen. [178] Schwermetall-Belastungen werden häufig in der Praxis nicht diagnostiziert. Sie belasten das Immunsystem dauerhaft und verstärken die Zink-Ausscheidung durch kompetitive Verdrängung. [177, 178]

Bei Zink-Mangel ist auch das Geschmacksempfinden reduziert und die Hell/Dunkel-Adaption des Auges (Nachtblindheit) eingeschränkt. Im Falle der Nachtblindheit ist das Zink-Defizit meist von einem Vitamin A-Mangel begleitet. [177] Zinkdefizite können auch zu Netzhaut-Funktionsstörungen und Maculadegeneration führen. [222]

Auch bei Erkrankungen des Knochenstoffwechsels (Osteomalazien) ist der Zink-Gehalt des Körpers erniedrigt. [177]

Regelmäßiger Alkoholkonsum führt zu Zink-Defiziten in der Leber und in der Bauchspeicheldrüse. Umgekehrt kann durch Zink-Zufuhr der Verlauf entzündlicher Leber- und Bauchspeicheldrüsen-Erkankungen gestoppt werden. Kuklinski konnte durch gezielte Zink-Supplementierung die Sterblichkeitsrate bei Leber- und Bauchspeicheldrüsen-Erkrankungen signifikant senken. [38]

Zink eliminiert giftige Schwermetalle wie Blei, Cadmium und Quecksilber aus dem Körper. Umgekehrt ist bei erhöhter Schwermetall-Belastung häufig ein Zink-Mangel feststellbar. [13] Auch bei Leistungssport (Zinkverluste über den Schweiß), Psoriasis (Zinkverluste durch abschilfernde Hautzellen) sowie bei vermehrten Zink-Verlusten über die Nieren infolge regelmäßigen Alkoholkonsums, hämolytischer Anämie, verschiedener Nierenerkrankungen und Diabetes sollte der Zink-Haushalt überprüft werden. [178]

Obwohl Zink aufgrund seiner geringen Tagesbedarfsmengen keine Bedeutung als Elektrolyt hat, ist der Säure/Basen-Haushalt sehr stark von ausreichenden Zink-Beständen abhängig. Tierexperimentelle Untersuchungen zeigten, dass Zink-mangelernährte Ratten bereits nach wenigen Tagen die Aktivität der Carboanhydrase um 40 - 50% reduzierten. [245] Beim Menschen führt mangelnde Carboanhydrase-Aktivität zu einer vermehrten Ausscheidung von Natrium, Kalium und Bicarbonat und damit zu einer hyperchlorämischen Azidose.

Neurologisch äußert sich Zink-Mangel durch apathisches Verhalten, geistige Retardierung, depressive Stimmungslage und Antriebslosigkeit. Schwere Zink-Defizite können zu Psychosen und Schizophrenie führen. [177, 178]

Vorkommen:

Pflanzliche Lebensmittel mit hohen Zink-Gehalten sind Roggenkeime (20 mg), Weizenkeime (12 mg), Bierhefe (8,4 mg), Sonnenblumen (5 mg), Vollkorn-Weizen (4,5 mg) und Sojabohnen (4 mg pro 100 g).[84] Schweine- und Kalbsleber (6 - 8 mg) und andere Fleischsorten (2 - 4 mg pro 100 g) enthalten ebenfalls beträchtliche Zink-Mengen.[177] Die Zink-Gehalte verschiedener Vollkorn-Getreidesorten differieren zwischen 0,7 und 4 mg pro 100 g, wobei Roggen das zinkreichste Getreide ist.[84] Geringere Zink-Gehalten weisen Milch und Milchprodukte sowie Obst und Gemüse auf. Als besonders zinkreich gelten Austern.

Tagesbedarf:

Der Zink-Bedarf für Säuglinge und Kleinkinder wird mit 5 - 7 mg täglich angegeben. Kinder ab 10 Jahren, Jugendliche und Erwachsene benötigen täglich 12 - 15 mg Zink. Für Stillende wird ein täglicher Zink-Bedarf von 22 mg angegeben.[67]

Eine zusätzliche Zink-Zufuhr im Rahmen des 2 - 3fachen Tagesbedarfes ist unschädlich. Höhere Zink-Dosierungen über längere Zeiträume können jedoch zu einem Absinken des HDL-Cholesterinspiegels im Serum und zu sekundären Kupfer-, Eisen-, Calcium- und Mangan-Defiziten führen.[177, 178]

Bei der Acrodermatitis enteropathica, einer vererbbaren Zink-Aufnahmestörung, müssen unter laufender ärztlicher Kontrolle täglich etwa 200 mg Zink verabreicht werden.[177]

Zinn

Allgemeine Beschreibung:

Zinn ist ein Element aus der 4. Hauptgruppe des Periodensystems der Elemente und ist damit chemisch verwandt mit Kohlenstoff, Silicium, Germanium und Blei. Die Salze von Zinn heißen Stannate. Ob Zinn zu den essentiellen Nährstoffen gehört, ist heute noch ungeklärt.

Biochemische/physiologische Bedeutung:

Gastrin, ein vom Magen produziertes Enzym, enthält Zinn. [44] Die Gastrinsekretion der Schleimhautzellen des Magens wird vor allem durch Nahrungsprotein-Bruchstücke bei abnehmender Säurekonzentration des Magens stimuliert. Durch die Freisetzung von Gastrin wird in der Folge die Salzsäure-Sekretion und die Bildung von Pepsinogen, einem eiweißabbauenden Enzym, gesteigert. Gastrin stimuliert aber auch die Wasser- und Elektrolyt-Sekretion des Magens, des Dünndarms und der Bauchspeicheldrüse. [85]

Auch im Zentralnervensystem wurden gastrinähnliche Enzyme gefunden, die möglicherweise als Neurotransmitter wirken. Ob diese gestrinähnlichen Proteine Zinn enthalten, ist heute noch nicht bekannt. [85]

Vermutlich spielt Zinn auch eine gewisse Rolle in Vitamin B_2-abhängigen Stoffwechselreaktionen. [72]

Zinn dürfte auch an der Zahnentwicklung mitbeteiligt sein. [75]

Mangelerscheinungen und Anwendungsbeispiel:

Der Gesamtbestand des Erwachsenen an Zinn beträgt etwa 30 mg. Zinn-Mangelerscheinungen an Menschen wurden bisher noch nicht festgestellt. Im Tierexperiment führt Zinn-Mangel zu verzögertem Wachstum. [44]

Vorkommen:

Es gibt nur wenige Untersuchungen über Zinngehalte verschiedener Lebensmittel.

Vermutlich enthalten Gemüse und Vollkorn-Getreide die höchsten Gehalte an Zinn. Für Rüben, Mais und Karotten werden Zinn-Gehalte von etwa 2 - 3 mg (pro 100 g Asche) angegeben. [44]

Tagesbedarf:

Es gibt keine Angaben über einen Zinn-Tagesbedarf. Vermutlich werden täglich etwa 1,5 - 3,5 mg Zinn über die Nahrung aufgenommen. [44]

Organische Zinn-Verbindungen, wie sie z.B. in der Landwirtschaft zur Pilzbekämpfung eingesetzt werden, sind hochtoxisch. Zinn-Vergiftungen äußern sich in langedauernden schweren Kopfschmerzen, Erbrechen, Magenschmerzen, Gewichtsverlust, visuellen Störungen und psychischen Veränderungen. [75]

Symptombezogene Anwendung von Nährstoffen

Bestimmte Symptome und Erkrankungen sind - statistisch betrachtet - häufig mit bestimmten Nährstoff-Defiziten assoziiert. Die nachfolgende Tabelle soll dem Behandler einen Überblick geben über jene Mangelerkrankungen, die in der täglichen Praxis immer wieder auftreten. Obwohl gerade die tabellarische Auflistung der nutriologisch bedingten Erkrankungen zu kausalanalytischem Denken provoziert, ist gerade das Gegenteil beabsichtigt. Die Tabellen sollten dem orthomolekular noch wenig versierten Behandler ein mühsames Zusammensuchen von Details aus dem Sachregister ersparen. Auch sind die Tabellen mehr als Leitfaden zu verstehen denn als orthomolekulare Doktrin. Dem gewissenhaften Behandler wird die gründliche nutriologische und umwelttoxikologische Anamnese nicht erspart bleiben.

Nicht zuletzt sollten die Nährstoff-Hinweise in den Tabellen zugleich auch Symbol für notwendige Ernährungskorrekturen sein, als pars pro toto. Teilweise sind in den Tabellen Nährstoffe angeführt, ohne dass im Buchteil die jeweils assoziierte Erkrankung beschrieben ist. Eine zu umfangreiche Beschreibung jedes einzelnen Nährstoffes hätte den Umfang und den Anspruch des Buches jedoch überfordert. Wem dieser Symptomen-Index zu wenig Information bietet, dem sei der orthomolekulare Klassiker von M. R. Werbach „Nutritional Influences on Illness", den es mittlerweile auch in deutscher Version (M. R. Werbach, Nutriologische Medizin, übersetzt von H. Kapuste, Hädecke-Verlag, 1999) gibt, empfohlen.

Häufig festgestellte Nährstoff-Mäng

Nutriologisch assoziierte Symptome und Erkrankungen	Alpha-Liponsäure	Anthocyane u. Flavonoide	Ascorbinsäure	Ballaststoffe	Basische Elektrolyte	Betain	Vit. B-Komplex	Bor	Calciferole	Calcium	Carnitin	Carotinoide	Chlorid	Chlorophyll	Cholin	Chondroitsulfat/Glucosaminsulfat	Chrom
AIDS	•	•	•				•		•	•	•	•		•	•		•
Akne rosacea		•	•		•		•										
Akne vulgaris			•	•	•		•							•			•
Alkoholismus	•	•	•				•		•			•			•		
Altern	•	•	•				•					•		•			
Alzheimer			•				•		•	•					•		
Anämie			•				•							•			
Anorexia nervosa			•				•				•		•				
Arteriosklerose	•	•	•	•	•		•					•		•		•	•
Autoimmunerkrankungen			•		•		•										
Bronchialasthma			•		•		•		•	•							
Candidiasis			•	•	•		•										
Colitis ulcerosa							•		•		•	•				•	
Chronisches Müdigkeitssyndrom			•				•										
Darmflora-Störungen			•	•	•		•										
Depressionen			•				•										
Diabetes u. Folgeerkrankungen	•		•	•	•		•				•						•
Diarrhoe/Colon irritabile			•				•					•					
Dysmenorrhoe			•				•										
Entzündungen	•		•		•		•	•								•	
Epilepsie						•	•								•		
Gastritis			•		•		•			•							
Gedächtnis/Konzentr.-Störungen		•	•				•				•				•		

			•											•						•			Enzyme
•	•		•	•	•	•	•	•	•	•	•	•	•	•	•		•		•	•		•	EFS (Essent. Fettsäuren)
																							Fluorid
								•				•											Glucosinolate
•	•	•															•		•			•	Glutamin
						•												•	•			•	Glutathion
						•								•					•			•	Inosit
•																						•	Jodid
				•	•	•	•		•	•				•	•				•			•	Kalium
																							Kreatin
		•	•		•	•					•					•						•	Kupfer
•			•	•		•	•	•	•		•	•	•				•	•	•	•		•	Lecithine
							•												•				Lithium
•	•	•		•	•	•	•	•	•	•	•	•		•					•			•	Magnesium
		•															•					•	Mangan
																		•					Melatonin
						•														•		•	Molybdän
•							•		•								•	•	•			•	NADH
					•																	•	Natrium
																•						•	PABA
			•							•								•				•	Phyllochinone/Vitamin K
																						•	Phytoöstrogene
	•		•																			•	Propolis
		•	•	•		•		•			•		•	•				•			•	•	Rutin/Quercetin
													•	•			•	•	•	•		•	Selen
		•																•				•	Silicium
	•													•					•			•	Taurin
	•	•	•			•				•			•	•			•	•	•	•	•	•	Tocopherole
•		•	•	•	•	•	•	•		•	•			•	•		•	•	•	•	•	•	Zink

Häufig festgestellte Nährstoff-Mäng

Nutriologisch assoziierte Symptome und Erkrankungen	Alpha-Liponsäure	Anthocyane u. Flavonoide	Ascorbinsäure	Ballaststoffe	Basische Elektrolyte	Betain	Vit. B-Komplex	Bor	Calciferole	Calcium	Carnitin	Carotinoide	Chlorid	Chlorophyll	Cholin	Chondroitsulfat/Glucosaminsulfat	Chrom
Gicht			•		•		•										
Gingivitis/Parodontosopathien			•		•		•		•			•					
Haarausfall			•		•		•										
Hepatitis	•		•		•	•	•							•	•		
Herpes simplex			•														
Herpes zoster			•				•										
Hormonstörungen			•				•	•	•						•		
Hörschwäche			•		•		•		•	•		•					
Hyperlipidämie		•		•		•	•				•				•		•
Hypertonie		•	•		•		•		•								
Immunschwäche	•	•	•		•	•	•		•			•			•		
Infertilität			•				•										
Kapillarbrüchigkeit		•	•				•										
Karpaltunnelsyndrom							•										
Katarakt		•	•			•	•					•					
Koronare Herzkrankheit			•				•	•			•			•			
Leberfunktionsstörungen	•		•		•	•	•				•			•	•		
Maculadegeneration			•									•					
Migräne					•		•								•		
Multiple Chemikalien-Sensibilität	•				•		•					•			•		
Multiple Sklerose	•		•				•		•	•							
Muskelkrämpfe							•		•	•							
Muskelschmerzen			•		•		•				•		•		•		

																							Eisen
•		•										•											Enzyme
•		•		•		•	•			•	•		•	•	•	•			•	•			EFS (Essent. Fettsäuren)
	•														•								Fluorid
												•											Glucosinolate
												•											Glutamin
			•			•	•					•							•				Glutathion
						•					•								•	•		•	Inosit
												•				•							Jodid
	•		•	•			•						•		•	•				•			Kalium
																							Kreatin
		•					•	•		•		•				•							Kupfer
•		•	•	•		•				•		•	•			•			•	•			Lecithine
												•											Lithium
•	•		•	•			•						•		•	•				•	•		Magnesium
											•	•										•	Mangan
												•											Melatonin
			•			•													•				Molybdän
						•						•							•				NADH
	•																						Natrium
											•												PABA
•												•									•		Phyllochinone
												•				•							Phytoöstrogene/Vitamin K
						•													•				Propolis
							•	•		•		•	•		•			•		•			Rutin/Quercetin
•	•	•	•		•	•	•	•			•	•	•	•			•	•	•				Selen
										•													Silicium
			•		•	•	•	•				•	•						•				Taurin
•	•	•	•		•	•	•	•		•	•	•		•	•	•		•	•	•	•		Tocopherole
		•	•		•	•		•			•				•	•	•	•	•	•	•	•	Zink

Häufig festgestellte Nährstoff-Mäng

Nutriologisch assoziierte Symptome und Erkrankungen	Alpha-Liponsäure	Anthocyane u. Flavonoide	Ascorbinsäure	Ballaststoffe	Basische Elektrolyte	Betain	Vit. B-Komplex	Bor	Calciferole	Calcium	Carnitin	Carotinoide	Chlorid	Chlorophyll	Cholin	Chondroitsulfat/Glucosaminsulfat	Chrom
Neuralgien							•					•			•		
Neurodermitis					•		•					•			•		
Osteoporose			•		•		•	•	•	•							
Panikattacken							•										
Parästhesien		•	•		•		•										
Parkinson			•				•								•		
PMS							•			•							
Potenzstörungen							•										
Psoriasis					•		•		•			•				•	
Rheuma	•		•		•		•										
Rheumatoide Arthritis	•		•		•		•	•								•	
Schlafstörungen			•				•								•		
Schreckhaftigkeit							•		•								
Schwangerschaft			•		•		•		•	•		•					
Schwermetallbelastung	•	•	•		•										•		
Schwindel			•				•		•	•		•					
Sklerodermie			•		•		•										
Sport/Leistungsschwäche			•		•		•		•	•	•		•				•
Stuhlbeschwerden				•			•										
Übergewicht				•	•		•		•		•				•		
Vegetative Dystonie							•								•		
Vitiligo					•		•										
Wundheilungsstörungen			•				•					•					

																							Eisen
•					•							•	•										Enzyme
•			•		•	•	•		•			•	•	•		•	•	•			•	•	EFS (Essent. Fettsäuren)
							•													•			Fluorid
																							Glucosinolate
		•	•																				Glutamin
•								•				•	•										Glutathion
																						•	Inosit
																							Jodid
		•		•	•		•	•	•							•	•			•			Kalium
					•																		Kreatin
•	•				•				•			•	•							•			Kupfer
		•	•		•		•		•		•			•		•	•	•			•	•	Lecithine
																							Lithium
		•		•	•		•	•	•		•		•			•	•			•			Magnesium
									•		•	•								•			Mangan
											•												Melatonin
					•				•		•									•			Molybdän
					•										•		•						NADH
					•		•																Natrium
						•																•	PABA
									•											•			Phyllochinone/Vitamin K
																•							Phytoöstrogene
																							Propolis
					•			•				•	•					•					Rutin/Quercetin
					•		•	•	•			•	•	•							•		Selen
									•											•	•		Silicium
		•						•															Taurin
•					•	•	•	•	•			•	•		•	•	•	•			•	•	Tocopherole
•			•		•		•	•	•		•	•		•	•	•				•	•	•	Zink

Quellenverzeichnis

1) von Körber, Männle, Leitzmann: Vollwerternährung, Haug-Verlag, 1993
2) Kostennachweis der Krankenhäuser 1993, Fachserie 12 (Gesundheitswesen), Reihe 6.3. , Statistisches Bundesamt Wiesbaden, 1995
3) Ernährungsbericht der DGE, Umschau-Verlag, 1992
4) Heine, H.: Lehrbuch der Biologischen Medizin, Hippokrates Verlag, 1991
5) Kollath, W.: Getreide und Mensch, Helfer-Verlag E.Schwabe, 1965
6) Kollath, W.: Die Ordnung unserer Nahrung, Haug-Verlag, 1992
7) Watzl, B.; Leitzmann, C.: Bioaktive Substanzen in Lebensmitteln, Hippokrates-Verlag, 1995
8) Burgerstein, L.: Heilwirkung von Nährstoffen, Haug-Verlag, 1991
9) Elmadfa, I., et al. : Wiener Ernährungsbericht, WHO-Projekt: „Wien-gesunde Stadt", 7/1994
10) Hertzka, G.: Handbuch der Hildegard-Medizin, Hermann Bauer-Verlag, 1987
11) Flindt, R.: Biologie in Zahlen, Gustav Fischer Verlag, 1988
12) Sharon, N.;Lies, H.: Kohlenhydrate und Zellerkennung, Spektrum der Wissenschaft 3: 66-74, 1993
13) Perger, F. : Das Kompendium der Regulationspathologie und -therapie, Sonntag-Verlag, 1990
14) Pischinger, A.: Das System der Grundregulation, Haug-Verlag, 1990
15) VitaMinSpur, 3/95
16) D. Hötzel, B.; Kling-Steines, A. Zittermann: Vitamine - eine Übersicht, DAZ, 22: 1994
17) Dietl/Ohlenschläger: Handbuch der Orthomolekularen Medizin, Haug-Verlag, 1994
18) Ohlenschläger, G.: Freie Radikale, Oxidativer Streß und Antioxidantien; Reglin-Verlag, 1995
19) Miketta, G.: Netzwerk Mensch. Thieme, Hippokrates, Enke, 1992
20) Wendt, L.: Die Eiweiß-Speicherkrankheiten/Proteothesaurismosen, Haug-Verlag, 1987
21) Sander, F.F.: Der Säure-Basenhaushalt des menschlichen Organismus, Hippokrates-Verlag, 1985
22) Worlitschek, M.: Praxis des Säure-Basen-Haushaltes, Haug-Verlag, 1995
23) Vasey, Ch.: Das Säure-Basen-Gleichgewicht, Midena-Verlag, 1994
24) Forth, W.; Henschler.; Rummel.: Allgemeine und spezielle Pharmakologie und Toxikologie, B.I. Wissenschaftsverlag, 1992
25) Seeling, W.; Ahnefeld, F.: Störungen des Wasser-, Elektrolyt- und Säuren-Basen-Status, WVG, 1988
26) Peer, G.; Graf, H.: Therapie der metabolischen Acidose, Dtsch. med. Wschr. 28/29, 1991
27) Rauch, E.: Blut- und Säfte-Reinigung: Milde Ableitungskur, Haug, 1991
28) Rauch, E.: Die F.-X.-Mayr-Kur ... und danach gesünder leben, Haug, 1991
29) Grabowski, S.: Gewebsazidosen und Zivilistionserkrankungen, raum&zeit 60: 13-18, 1992
30) Grabowski, S.: Diagnostik und Gewebsazidosen, raum&zeit 61: 13-16, 1993
31) Grabowski, S.: Therapie der Gewebsazidosen, raum&zeit 62: 69-73, 1993
32) Böhmig, U.: Der Säure-Basen-Haushalt, Gesundheit 2: 40-42, 1994
33) Jörgensen, H.H.: Säure-Basen-Haushalt - Ein praxisnahes Meßverfahren zu Bestimmung der Pufferkapazität, EHK 5: 372-377, 1985
34) Eschenbruch, B.: Wasser und Mineralstoffe in der Ernährungsmedizin, Umschau-Zeitschriftenverlag, 1994
35) Karlson, P,: Kurzes Lehrbuch der Biochemie für Mediziner und Naturwissenschaftler, Thieme, 1988
36) Institut SportMed: Doppelblinduntersuchung zu MegaBasic, unveröffentlicht, 1993

37) Simone, Ch.B.: Krebs und Ernährung, Quintessenz, 1993
38) Kuklinski, B. : Neue Chancen zur natürlichen Vorbeugung und Behandlung von umweltbedingten Krankheiten, Lebensbaum-Verlag, 1994
39) Zittermann, A.: Antioxidative und prooxidative Lebensmittelinhaltsstoffe, DAZ 32: 23-34, 1994
40) Sarkisyanz, H.: Mykosen, Medizinisch Literarische Verlagsgesellschaft mbH, 1993
41) Heizmann, W.R.: Systemische Pilzinfektionen, Wissenschaftliche Verlagsgesellschaft mbH, 1993
42) Markus, H.; Finck, H.: Warum fühle ich mich ständig krank?, Ratgeber Ehrenwirth, 1995
43) Kuhlmann, D.: Die Pilz-Invasion - Gefährliche Hefepilze greifen unser Immunsystem und unsere Gesundheit an, Bio-Medoc-Verlag, 1993
44) Pfannhauser, W.: Essentielle Spurenelemente in der Nahrung, Springer-Verlag, 1988
45) Libbert, E.: Lehrbuch der Pflanzenphysiologie, G. Fischer-Verlag Jena, 1993
46) Pipitone, V.R.: Chondroprotection with chondroitin sulfate; Drugs Exptl. Clin. Res. 17 (1): 3-7, 1991
47) Setnikar, I.: Antireactive properties of „chondroprotective" drugs; Int. J. Tiss. Reac. 14, 5: 253 – 261, 1992
48) Elkins, R.: Glucosamine Sulfate and Chondroitin Sufalte, Woodland 1997
49) Greer, R.; Woodward, R.: Antioxidant Nutrition, Souvenir Press Ltd., 1995
50) Pollmer, U.: Prost Mahlzeit! Krank durch gesunde Ernährung, Kiepenheuer & Witsch, 1994
51) Schmidt, R.F.; Thews, G.: Physiologie des Menschen, Springer-Verlag, 1983
52) Hacheney, F.: Levitiertes Wasser in Forschung und Anwendung, Dingfelder-Verlag 1994
53) Stanway, A.: Spurenelemente, W. Jopp-Verlag, 1991
54) Duve, C. de: Die Zelle, Expedition in der Geheimnisse des Lebens, Spektrum der Wissenschaft, 1989
55) Hacheney, W.; Ehlers, H.-J.: Das Geheimnis des gesunden Wassers, raum&zeit 71: 26-37, 1994.
56) Hacheney, W.: Wasser ein Gast der Erde,Dingfelder Verlag, 1992
57) Deutsche Forschungsgemeinschaft: MAK u. BAT-Werte-Liste 1995, VCH 1995
58) Bayer, W.; Schmidt, K.: Vitamine und Prävention und Therapie, Hippokrates-Verlag, 1991
59) Ohlenschläger, G.; Treusch, G.:Reduziertes Glutathion und Anthozyane - Redoxcycling und Redoxrecycling in lebenden Systemen, PRAXIS-telegramm 6: 1-20, 1994
60) Bässler, K.-H.: Vitamin-Lexikon, Gustav Fischer Verlag, 1992
61) Trabold, A.: Wie sich die Zellen vor freien Radikalen schützen, PTA heute Nr. 9: 1993
62) Cameron, E.; Pauling, L.: Cancer and Vitamin C, Amino Books, 1992
63) Wright, V.; Suen, R.M.: A Human Bioavailability Study of Ester-C® Ascorbate, International Clinical Nutrition Review, Vol. 10. 1: 1990
64) Fay, M.J.; Verlangieri, A.J.: Threonate Accelerates Vitamin C Uptake, Life Sciences, Vol. 49. 1991
65) Elmadfa, I.; Leitzmann, C.: Ernährung des Menschen, Verlag Eugen Ulmer, Stuttgart 1988
66) Recommended Dietary Allowances, 10th Edition, National Academy Press, 1989
67) Deutsche Gesellschaft für Ernährung: Empfehlungen für die Nährstoffzufuhr, Umschau Verlag, 1991
68) Pauling, L.: How to live longer and feel better, Avon Books, 1987
69) Prasad, A.S.: Essential and Toxic Trace Elements in Human Health and Disease, Alan R. Liss, Inc.1988
70) Uthus, E.O.: Evidence for arsenic essentiality. Environmental Geochemistry and Health, Vol. 14,1992
71) Mertz, W.: The Essential Trace Elements, Science, Vol. 213, 1981

72) Frieden, E.: New Perspectives on the Essential Trace Elements. Journal of Chemical Education, Vol. 62, 1985
73) Mayer, D.R.; Kosmus, W.: Serum Arsenic Concentrations in Hemodialysis Patients in comparison to Healthy Controls, Biological Trace Element Research, Vol. 37, 1993
74) Lang, K.: Biochemie der Ernährung. Steinkopff Verlag, 1979
75) Zumkley, H.: Spurenelemente, Thieme Verlag, 1983
76) Biesalski, H.-K.: Ernährungsmedizin. Thieme Verlag, 1995
77) Heiss, R.: Lebensmitteltechnologie. Springer Verlag, 1991
78) Hoffer, A.: Orthomolecular Nutrition. Keats Publishing, 1978
79) Pflugbeil, K.: Vital Plus. Herbig Verlag, 1990
80) Glagau, K.; Ohlenschläger, G.: Vitalstoffe - Baustoffe der Gesundheit. Haug Verlag, 1994
81) National Cancer Institute: Beta Carotene and Vitamin A Halted in Lung Cancer Prevention Trial, Pressemitteilung vom 18. 1. 1996
82) Lüder, W.: Lösliche Ballaststoffe und ihre Bedeutung für die Ernährung. Ernährungs-Umschau 5/1995
83) Schuler, R.; Schuler, A.: Physiologie und Pathologie der Intestinalflora. Mikrobiologisches Laboratorium Dr. R. und A. Schuler, 3. Auflage
84) Souci, S.W.; Fachmann, W.; Kraut, H.: Die Zusammensetzung der Lebensmittel. Nährwert-Tabellen, medpharm GmbH, 1994
85) Lexikon der Biochemie und Molekularbiologie, Herder Verlag, 1991
86) Greer, R.; Woodward, R.: The Book of Vitamins and Healthfood Supplements. Souvenir Press, 1995
87) Balch, J.F.; Blach, P.A.: Prescription for Nutritional Healing. Avery Publishing Group Inc., 1993
88) Hendler, S.S.: The Doctors Vitamin and Mineral Encyclopedia. Simon & Schuster Verlag, 1991
89) Wirth, W.: Toxikologie. Thieme Verlag, 1981
90) Ohlenschläger, G.: Essentielle Nahrungsbestandteile. Die Vitamin D-Gruppe (Calciferole). Journal für Orthomolekulare Medizin, Ralf Reglin Verlag, 1995
91) Hötzel, D., et al.: Versorgung der Bevölkerung der BRD mit Nahrungscalcium-Verbesserungsmöglichkeiten, VitaMinSpur 3,2: 1988
92) Geiß, K.-R.; Hamm, M.: Handbuch Sportlerernährung, Rowohlt, 1992
93) Hof, S.: Carnitin – Wann ist sein Einsatz sinnvoll? Deutsche Apotheker Zeitung, 45: 1994
94) Cerretelli, P.; Marconi, C.: L-Carnitine Supplementation in Humans. The Effects on Physical Performance, Int. J. Sports Med., 11: 1990
95) Uhlenbruck, G.; Mil, A. van: Immunbiologische und andere neue Aspekte der Membranmodulation durch L-Carnitin, Echo Verlags-GmbH, 1993
96) Biesalksi, H.K.; Gollnick, H.: Effekt einer Betakarotinsupplementierung auf sonneninduzierte Veränderungen der Haut, Ernährungs-Umschau, 41: 1994
97) Ohlenschläger, G.: Essentielle Nahrungsbestandteile. Die Vitamine. Teil 2: Fettlösliche Vitamine: Beta-Carotin und Vitamin A, Journal für Orthomolekulare Medizin, Ralf Reglin Verlag, 1994
98) Gruyter, W.de: Hunnius Pharmazeutisches Wörterbuch, 7. Auflage, 1993
99) Koch, H.P.; Hühnler, G.: Chlorophyll, Blattgrün als Arzneimittel, Deutscher Apotheker Verlag, 1995
100) Thews, G.; Mutschler, E.; Vaupel, P.: Anatomie, Physiologie, Pathophysiologie des Menschen, Wissenschaftliche Verlagsgesellschaft mbH, 1980
101) Klein, J.: Cholin. Ein essentieller Nährstoff für den Menschen, Deutsche Apotheker Zeitung, Nr. 22, 1995

102) Werbach, M.R.: Nutritional Influences on Illness, Keats Publishing, 1988
103) Holdsworth, E., et al.: Assays of GTF, Journal of Inorganic Biochemistry 21: 31-44, 1994
104) Deliconstantinos, et al.: Rat Liver microsomal cholesterol biosynthesis, International Journal of Biochemistry 16: 935-938, 19947
105) Tischler, U.: Chrom - ein essentiellen Spurenelement, VitaMinSpur 3.2: 75-79, 1989
106) Bruker, M.O.: Ärztlicher Rat aus ganzheitlicher Sicht, emu-Verlag, 1989
107) Ohlenschläger, G.: Das Vitaminoid: Ubichinon (Coenzym Q10), Journal für Orthomolekulare Medizin, 3: 1994
108) Membranschutzfaktor Colamin v.a. für das Nervensystem unentbehrlich, PRAXIS-telegramm 2: 1995
109) Nieper, H.A.: Das neue Vitamin M_i, raum & zeit, 35: 1988
110) Reynolds, J.E.F.: Martindale The Extra Pharmacopoeia, The Pharmaceutical Press, 1989
111) Davidek, J.; Velisek, J.; Pokorny, J.: Chemical Changes During Food Processing, Avicenum, 1990
112) Gessing, H.: Die beste Waffe des Körpers: Enzyme, Herbig, 1990
113) Cichocke, A.J.: Enzymes and Enzyme Therapy, Keats Publishing, 1994
114) Haas, H.J.: Mechanismen des Transports von Mineralstoffen und Spurenelementen, Wissenschaftliche Verlagsgesellschaft, 1995
115) Nuhn, P.: Naturstoffchemie. Mikrobielle, pflanzliche und tierische Naturstoffe, Wissenschaftliche Verlagsgesellschaft, 1990
116) Singer, P.: Zur Essentialität von Omega-3-Fettsäuren, Akt.Ernährung, 14: 1989
117) Singer, P.: Fischreiche Kost, Lebertran und Fischölkonzentrat als Quelle von Omega-3-Fettsäuren, Akt.Ernährung, 14: 1989
118) Brückner, J.: Trans-Fettsäuren: gesundheitlich Aspekte des Verzehrs, Ernährungs-Umschau 42: 1995
119) Erasmus, U.: Fats that Heal Fats that Kill, alive books, 1993
120) Middleton, E.: Plant Flavonoid Modulation if Immune and Inflammatory Cell Functions, Human Nutrition-A Comprehensive Treatise; Vol. 8: Nutrition and Immunology, Plenum Press, 1993
121) Wagner, H.: Pharmazeutische Biologie. Drogen und ihre Inhaltsstoffe, Gustav Fischer Verlag 1993
122) In pflanzlichen Lebensmitteln vorkommende Flavonoide als Antioxidantien, DGE-info, November 1993
123) Moritz, O.; Frohne, D.: Einführung in die Pharmazeutische Biologie, Gustav Fischer Verlag, 1967
124) Stryer, L.: Biochemie, Spektrum Akademischer Verlag, 1991
125) Brönstrup, A.; Pietrzik, K.: Bedeutung von Homocystein bei der Entstehung von Atherosklerose - Ist eine Supplementierung von Vitaminen sinnvoll?, Ernährungs-Umschau, 43, 3:1996
126) Goerke-Vogel, B.: Folsäure, Die P.T.A. in der Apotheke, 25, 3:1996
127) Germanium-132 (Ge-132): Homeostatic Normalizer and Immunostimant. A Review of its Preventive and Therapeutic Efficacy, Internation Clinical Nutrition Review, Vol.7, Nr. 1: 1987
128) Hagers Handbuch der Pharmazeutischen Praxis, Springer-Verlag 1995
129) Chaitow, L.: Thorsons Guide to Amino Acids, Thorsons, 1991
130) Kuklinski, B.: Referat in Salzburg vom 18. 4. 1996
131) Voet, D.; Voet, J.G.: Biochemie, VCH-Verlag, 1992
132) N.N.: Die medizinische Bedeutung von Kupfer, PRAXIS-telegramm, 6: 1992

133) Kudlacek, S.: Spurenelemente in der Onkologie, Österreichische Apotheker Zeitung, 11: 1990
134) Schlieper, C.A.: Grundfragen der Ernährung, Verlag Büchner, 1992
135) Evans, D.: Lithium, Orthomolekular, Nr. 4: 1990
136) N.N.: Mehr Vergewaltigungen, Morde und Suizide in lithiumarmen Regionen, Int. Lithium-Symposium, Europ. Akademie 1990, Mineraloscop 2: 1990
137) Holtmeier, H.J.: Magnesium und Calcium, Analytik, Physiologie, Pathophysiologie und Klinik, WVG, 1995
138) Völger, K.D.: Magnesium – ein überschätztes oder unterbewertetes Pharmakon? Teil 1: Grundlagen für die Therapie, Deutsche Apotheker Zeitung, 13: 589-598, 1991
139) Völger, K.D.: Magnesium – ein überschütztes oder unterbewertetes Pharmakon? Teil 2: Therapeutischer Einsatz bei Herz-Kreislauf-Erkrankungen, Deutsche Apotheker Zeitung, 23: 1145-1157, 1991
140) Somer, E.: The Essential Guide to Vitamins an Minerals, HarperPerennial, 1992
141) Bosco, D.: The People's Guide to Vitamins and Minerals from a to Zinc, Contem Porary Books, 1989
142) Dubbels, R.: Melatonin in edible plants indentified by radioimmunoassay and by high performance liquid chromatography-mass spectrometry, J. Pineal Res., 18: 1995
143) Bock, J.; Boyette, M.: Wunderhormon Melatonin – Die Quelle von Jugend und Gesundheit, Knaur, 1995
144) Arendt, J.: Melatonin, Clinical Endocrinology, 29: 1988
145) Hardeland, R.; Reiter, R.J.: The Significance of the Metabolism of the Neurohormone Melatonin: Antioxidative Protection and Formation of Bioactive Substances, 1992
146) Hattori, A., et al.: Plant Melatonin-like Substances Effective to Blood Melatonin Levels and Receptore, 1995, noch nicht publiziert
147) Scholz, H.: Mineralstoffe und Spurenelemente, Hippokrates Verlag, 1990
148) Ohlenschläger, G.: Die komplexen Wege der Nukleinsäure-Biosynthese, Journal für Orthomolekulare Medizin, 3: 1995
149) Junginger, H.E.; Coos Verhoef, J.: Perorale Applikation von Peptiden und Proteinen, Deutsche Apotheker Zeitung, 24: 1992
150) Krug, E.: Orotsäure, Krebsgeschehen, 2: 1977
151) Schwietzer, C.: Physiologische Eigenschaften der Orotsäure, Biochemische Zeitschrift, 328: 1956
152) Bielenberg, J.: Arzneimittel und Vitamine, Govi-Verlag 1995
153) Div. Autoren: Journal für Orthomolekulare Medizin, Osteoporose, S 1/95, Reglin-Verlag, 1995
154) Weiß, R.F.: Lehrbuch der Phytotherapie, Hippokrates Verlag Stuttgart, 1991
155) Reglin, F.: Wieviel Eiweiß braucht der Mensch? Ralf Reglin Verlag, 1995
156) L. G. Rector-Page: Healthy Healing An Alternative Healing Referance, Healthy Healing Publications, 1992
157) Besson, P.G.: Dynamisch leben durch Säure-Basen-Gleichgewicht, Waldthausen, 1995
158) Serkedjieva, J.; Manolova, N.: Anit-Influenzy Virus Effect of Some Propolis Constituents and Their Analogues (Esters of Substituted Cinnamatic Acids), Journal of Natural Products, Vol. 55, No. 3: 1992
159) Amoros, A; Simoes, C.M.O.; Girre, L.: Synergetic Effect of Flavones and Flavonols against Herpes Simplex Virus Type 1 in Cell Culture. Comparison with the antiviral activity of Propolis, Journal of Natural Products, Vol. 55, No. 12: 1992
160) Doborwolski, J.W., et al.: Antibacterial, antifungal, antiamoebic, antiinflammatory and antipyretic studies on propolis bee products, Journal of Ethmopharmacology, 35, 1991

161) Dimov, V., et al.: Immunomodulatory action of propolis. Influence on anti-infectious protection and macrophage function, Anpidologie, 22: 1991
162) M. von Ardenne: Gesundheit durch Sauerstoff-Mehrschritt-Therapie, Nymphenburger, 1993
163) Schmidt, K.; Bayer, W.: Selen, Aktueller Wissenschaftlicher Erkenntnisstand, VitaMinSpur, 10: 1992
164) Daunderer, M.: Der amalgamvergiftete Zahnarzt, Sonderdruck aus FORUM des Praktischen und Allgemeinarztes, 9: 1990
165) Köstler, W.: Immunologische und spektralanalytische Veränderung durch Quecksilbermobiliserung aus Amalgamfüllungen, Sonderdruck aus Biologische Zahnmedizin 1:1991
166) Pfannhauser, W.: Der Versorgungsstatus mit dem essentiellen Spurenelement Selen in Österreich, VCH Verlagsgesellschaft mbH, 1994
167) Hartfield, W.; Schulte, W.: Selenmangel in der Bundesrepublik (II), Aktuelle Ernährungsmedizin, 3: 1988
168) Krämer, K., et al.: Selen und Tumorerkrankungen, Aktuelle Ernährungsmedizin, 21: 1996
169) Balkanyi, A.: Ozonwirkung in Abhängigkeit vom Spurenelement Selen, Erfahrungsheilkunde 8: 1988
170) Schmidt, K.; Bayer, W.: Silizium – ein „neues" Spurenelement? VitaMinSpur, 3,2: 1988
171) Charlisle, E.M.: Silicium als essentielles Spurenelement, VitaMinSpur, 3,2: 1988
172) Gaßmann, B., et al.: Vitamin-E-Stoffwechsel und -Bedarf
173) Packer, L.: Interactions among Antioxidans in Health and Disease: Vitamin E and Its Redox Cycle, Vitamin E in Health and Disease
174) Hofer, S.: Vitamin E bei Rheuma, Deutsche Apotheker Zeitung, 6: 1995
175) Harland, B.F.; Harden-Williams, B.A.: Is vanadium of human nutritional importance yet?, Journal of the American Dietetic Association, 1994
176) Berghold F.: Bergmedizin heute: Ratgeber für gesundes Wandern und Bergsteigen, F. Bruckmann KG, 1987
177) Holtmeier, H.J.; Kruse-Jarres, J.: Zink. Biochemie, Physiologie, Pathophysiologie und Klinik des Zinkstoffwechsels des Menschen, WVG, 1991
178) Bayer, W.; Schmidt, K.: Zur biomedizinischen Bedeutung von Zink, Sonderdruck aus VitaMinSpur, 1988
179) Heß, D.: Pflanzenphysiologie, Ulmer, 1991
180) Kutschera, U.: Kurzes Lehrbuch der Pflanzenphysiologie, Quelle & Meyer, 1995
181) Libbert, E.: Lehrbuch der Pflanzenphysiologie, G. Fischer, 1993
182) Kindl, H.: Biochemie der Pflanzen, Springer, 1994
183) Harthmuth-Hoene, A.E., et al.: Der Einfluß der Keimung auf den Nährwert von Weizen, Mungbohnen und Kichererbste, Z. Lebensm. Unters. Forsch., 185: 386-393, 1987
184) Harthmuth-Hoene, A.E.; Bogner, A.: Nährwert und mikrobielle Belastung von Keimlingen von Mungbohnen und Weizen, Ernährungs-Umschau, 35: 358-362, 1988
185) Lintschinger, J., et al.: Uptake of various trace-elements during germination of wheat, buckwheat and quinoa, Plant Food Hum. 48: 5362-5368, 2000
186) von Körber, Männle, Leitzmann: Vollwerternährung, Haug-Verlag, 8. Auflage, 1994
187) Berger, M.: Vitamin E – aktuelle Aspekte zur antioxidativen Schutzwirkung bei Erkrankungen, deren Entstehung in Zusammenhang mit oxidativen Streßreaktionen steht. WVG Stuttgart, 1995
188) Hoffmann, M.: Vom Lebendigen in Lebensmitteln, Deukalion Verlag, 1997
189) Wang-Bingji, et al.: Protective effect of plant polysaccharides against radiation injury, Zhonghua Fangshe Yixue Yu Fanghu Zazhi; 9:1, 24-6, 1989

190) Kawagishi-Hirokazu, et al.: A novel fatty acid from the mushroom Hericium erinaceum, Agric. Biol. Chem., 54:5, 1329-31, 1990
191) Mizuno-Taku, et al.: Isolation of phthalide derivative as uterocervical cancer inhibitor, Jpn. Kokai Tokkyo Koho, 3 pp., 91157379, 07-05-91, Kagome Co., Ltd., 1991
192) Zhou-Huiping et al.: Antiaging effect of Hericium erinaceus polysaccharides, Zhongguo Yaoke Daxue Xuebao, 22:2, 86-88, 1991
193) Arimoto-Yasushi, et al.: Cyathanes for treatment of ischemic brain disorders, Jpn. Kokai Tokkyo Koho, 7 pp., 97241158, 09-16-97, Kagome Co., Ltd., 1997
194) Kawagishi-Hirokazu, et al.: Chromans of Hericium erinaceum and their use as PGE2 formation inhibitors and nerve growth factor formation inducers, , Jpn. Kokai Tokkyo Koho, 4 pp., 92275285, 09-30-92, Kagome Co., Ltd., 1992
195) Matsuoka, H., et al.: Lentinan Potentiates Immunity and Prolongs the Survival Time of Some Patients, Anticancer Res. 17: 2751- 2756, 1997
196) Tsukagoshi, S., et al.: Lentinan – A new Polysaccharide for the Treatment of Cancer, Drugs of Today, 24(2), 91-95, 1988
197) Gordon, M., et al.: A Phase II Controlled Study of A Combination of the Immune Modulator, Lentinan, with Didanosine (DDI) in HIV Patients with CD4 Cells of 200-500/MM≥, J. Med. 26(5/6): 193-207, 1995
198) Soo, T.S.: The Therapeutic Value of Ganoderma lucidum, in: Proceedings of Contributed Symposium 59A, B, 5th International Mycological Congress, Vancouver, B.C. Aug. 14-21: pp. 105-113, 1994
199) Jin, H., et al.: Treatment of Hypertension by Linzhi Combined with Hypotensor and its Effects on Arterial, Arteriolar and Capillary Pressure Microcirculation, in: Microcirculatory Approach to Asian Traditional Medicine: Strategy for the Scientific Evaluation, International Congress Series 1117: Excerpta Medica, 131-138, 1996
200) Birkmayer, G.; NADH – The Energizing Coenzyme; Keats Publishing, 1998
201) Ohlenschläger, G.: Das Glutathionsystem aus biochemischer und ernährungsphysiologischer Sicht, Journal für Orthomolekulare Medizin 2: 185-189, 1997
202) Fuchs, N., et al.: Ergebnisse einer offenen Studie zur Evaluierung von Wirksamkeit und Verträglichkeit der adjuvanten Zufuhr des ISF-Nährstoffprogramms bei HIV-positiven Patienten, Wiener Medizinische Wochenschrift 146: 483-493, 1995
203) Guth, I., et al.: Stabilisierung immunologischer Funktionen von HIV-positiven Patienten durch das Panmolekulare Nährstoff-Konzept ISF®, Journal für Orthomolekulare Medizin 5; 4: 325-348, 1997
204) Watanabe, A., et al.: Lowering of liver acetaldehyde but not ethanol concentrations by pretreatment with taurine in ethanol-loaded rats, Experientia 451 (11): 1421-22, 1985
205) Tanno, N., et al.: Effect of taurine administration on serum lipid and biliary lipid composition in man, Tohuku J Exp Med 159(2):91-100, 1989
206) Kuck Jr., J.F.R.: Composition of the lens, in JB Bellows, Ed., Cataract and Abnormalities of the Lens. New York, Grune & Stratton, 1975:69-96, 1975
207) Shustova, T.I., et al.: Effect of taurine on potassium, calcium and sodium levels in the blood an tissues of rats. Vopr Med Khim 32(4):113-116, 1986
208) Airaksinen, E.M., et al.: Effects of taurine treatment on epileptic patients. Prog Clin Biol Res 39:157-66,1980
209) Mantovani, J., et al.: Effects of taurine on seizures an growth hormone release in epileptic patients. Arch Neurol 35:672, 1979
210) Vodovokov, A.M.; Glotova, N.M.: Results of treating senile cataracts with taurine. Vestn Oftalmol 2:44-45, 1981

211) Crass, M.F.; Lombardini, J.B.: Release of tissue taurine from the oxygen-deficient perfused rat heart. Proc Soc Exp Biol Med 157:486-8, 1978

212) Sebring, L.A.; Huxtable, R.J.: Cardiovascular actions of taurine, in Sulfur Amino Acids: Biochemical & Clinical Aspects, 1983

213) Fujita, T., et al. : Effects of increased adrenomedullary activity and taurine in young patients with borderline hypertension. Circulation 75:525, 1987

214) Ammon, H.P.T.; Kaul, R.: Crataegus, Herz-Kreislauf-Wirkungen von Crataegusextrakten, Falvonoiden und Procyanidinen, Teil 3: Wirkungen auf den Kreislauf. DAZ, 28: 35-42, 1994

215) Watzl, B.; Leitzmann, C.: Bioaktive Substanzen in Lebensmitteln, Hippokrates, 1999

216) Böhm, H.: Flavonoide (Referat), 3. Functional Food Symposium 1998 in Wiesbaden

217) Stein, M.: Arsen in der Therapie. Die Renaissance einer altbekannten Substanz, DAZ 139, 1:58-59,1999

218) Werbach, M.R.: Nutrional Influences on Illness, Third Line Press 1993

219) Werbach, M.R: Nutriologische Medizin, Hädecke-Verlag, 1999

220) Lintschinger, J., et al.: Selenium-Eriched Sprouts. A Raw Material for Fortified Cereal-Based Diets, Journal of Agricultural and Food Chemistry, Volume 48, 11: 5362-5368

221) N.N.: Die Bewertung von Nahrungsergänzungsmitteln aus der Sicht des Lebensmittel- und Bedarfsgegenständegesetzes, Tabelle 2, Berichtigung in Ernährungsumschau 47: 205, Heft 5, 2000

222) Zimmermann, M.; Schurgast, H.; Burgerstein, U.P.: Burgersteins Handbuch Nährstoffe, Haug Verlag, 2000

223) Spagnoli, L.G., et al: Myocardial carnitine deficiency in acute myocarial infarction. Lacet, Jun 19; 1 (8286): 1419-1420, 1982

224) Diplock, A.T.: Safety of antioxidant vitamins and ß-carotene. Am. J. Clin. Nutr. 62 (suppl): 1510S-6S, 1995

225) Polifka, J.E., et al.: Clinical Teratolgy Counseling and Consultation Report: High Dose ß-Carotene Use During Early Pregnancy. Teratology 54: 103-107, 1996

226) Nierenberg, et al.: Effect of 4 y of oral supplementation with ß-Carotene on serum concentrations or retinol, tocopherol, an five carotenoids. Am. J. Clin. Nutr. 66: 315-319, 1997

227) Heseker, H.: Vitamin B12, Ernährungs-Umschau 43, Heft 10: 379-381, 1996

228) Bliznakov, E.G.: Die Entdeckung: Energie-Vitamin Q10, Lebensbaum Verlag, 1995

229) Teichmann, A.; Schlicht, E.: Folsäure in der Schwangerschaft. Medizinische Monatsschrift für Pharmazeuten, 18, 11: 333-334, 1995

230) Salonen, J.T., et al.: High stored iron levels are associated with excess risk of myocardial infaretion in eastern Finnish man. Circulation 86 (3): 803-811, 1992

231) Gröber, U.: Orthomolekulare Medizin, Wissenschaftliche Verlagsgesellschaft mbH 114-117, Stuttgart 2000

232) Mei-Hui Hsiao: Organic Germanium, Today's Art Print Corp., 1992

233) Schauss, A.G.: Nephrotoxicity in humans by the ultratrace element germanium. Ren Fail 13 (1):1-4, 1991

234) Matsusaka, T., et. al.: Germanium-induced nephropathy: Report of 2 cases and review of the literature. Clin Nephrol 30:341-43, 1988

235) Majeron, G.: Untersuchungen über das Vorkommen von Spurenelementen in pflanzlichen Drogen, Diplomarbeit, Karl-Franzens-Universität Graz, 2000

236) Lombard, J.; Germano, C.: The Brain Wellness Plan. Kensington Books, 1997

237) Birkmayer, J.G.D.: Nicotinamide Adenine Dinucleotide (NADH) – a New Therapeutic Approach: Preliminary Results With Cancer Patients and Patients With Dementia of the Alzheimer Type, Journal of Toumor Maker Oncology, 10, 1: 71-78,1995
238) Forsyth, L.M., et al.: Therapeutic effects of oral NADH on the symptoms of patients with chronic fatigue syndrome. Annals of Allergy, Asthma & Immunology, 82: 185-191, 2/1999
239) Laconi, E., et al.: The effect of long-term fedding of orotic acid on the incidense of foci of enzyme-altered hepatocytes and hepatic nodules in Fischer 344 rats. Carcinogenesis, Sep; 14(9), 1901-1905, 1993
240) Vermeer, C., et. al.: Physiological Importance of Extrahepatic Vitamin K-Dependent Carboxylation Reactions. Annals New York Academy of Sciences 669, 21, 1992
241) Knapen, M.H.J., et al.: The Effect of Vitamin K-Supplementation on circulating Osteocalcin and urinary Calcium Excretion. Annals Internal Medicine, 111, 1001, 1989
242) Adlercreutz, H. et al.: Phyto-oestrogens and western diseases. Ann. Med. 29 (1997) 95-120
243) Adlercreutz, H. et al.: Effect of dietary components, including lignans and phytoestrogens, on enterohepatic circulation and liver metabolism of estrogens and on sex hormone binding globulin (SHBG). J. Steroid. Biochem. 27 1135-44, 1987
244) Adlercreutz, H., et al.: Excretion of the lignans enterolactone and enterodiol and of equol in omnivorous and vegetarian postmenopausal women and in women with breast cancer. Lancet 2 1295-9, 1982
245) Roth, H.-P.: Zur Biochemie des Zinks. In: Holtmeier, Kruse-Jarres: Zink. Biochemie, Physiologie, Pathophysiologie und Klinik des Zinkstoffwechsels des Menschen. WVG Stuttgart, 1991
246) Meier-Ploeger, A. et al.: Lebensmittelqualität, ganzheitliche Methoden und Konzepte, Verlag C. F. Müller, 1991
247) Werbach, M.R.: Nutriologische Medizin, „Spezieller Teil – symptombezogene Anwendung von Nährstoffen" Hädecke Verlag, 1999
248) Wolk, A., et al.: A Prospective Study of Association of Monounsaturated Fat and Other Types of Fat with Risk of Breast Cancer. Arch Intern Med. 158: 41-45, 1998
249) Schmandtke, H.: Zwei neue D-Tocotrienole mit antioxidativen, antikanzerogenen und hypocholesterinämischen Eigenschaften, Ernährungs-Umschau 48, Heft 5, 2001
250) Harish, P.: Vitamin C:Newer insights into its biochemical functions. Nutrition Reviews/ Vol. 49, 3: 65-70, 1991
251) Roth, H.J.: Vitamin C. DAZ, 10: 414 – 428, 1991
252) Schmoranzer, F., et al.: Veränderung immunologischer Parameter bei geriatrischen ProbandInnen durch das Panmolekulare Nährstoff-Konzept ISF®, nicht veröffentlicht.
253) Jungwirth, A., et al.: Veränderungen qualitativer und quantitativer Parameter von Spermien nach 3monatiger Supplementierung eines Mikronährstoff-Cocktails; nicht publiziert.
254) Pfeiffer, C.C.: Nährstoff-Therapie bei psychischen Störungen, Karl F. Haug Verlag, 3. Auflage, 1990

Sachregister